専門医のための
眼科診療クオリファイ

シリーズ総編集
大鹿哲郎
筑波大学
大橋裕一
愛媛大学

ぶどう膜炎を斬る!

編集
園田康平
山口大学

中山書店

シリーズ刊行にあたって

　21世紀は quality of life（生活の質）の時代といわれるが，生活の質を維持するためには，感覚器を健康に保つことが非常に重要である．なかでも，人間は外界の情報の80％を視覚から得ているとされるし，ゲーテは「視覚は最も高尚な感覚である」（ゲーテ格言集）との言葉を残している．視覚を通じての情報収集の重要性は，現代文明社会・情報社会においてますます大きくなっている．

　眼科学は最も早くに専門分化した医学領域の一つであるが，近年，そのなかでも専門領域がさらに細分化し，新しいサブスペシャリティを加えてより多様化している．一方で，この数年間でもメディカル・エンジニアリング（医用工学）や眼光学・眼生理学・眼生化学研究の発展に伴って，新しい診断・測定器機や手術装置が次々に開発されたり，種々のレーザー治療，再生医療，分子標的療法など最新の技術を生かした治療法が導入されたりしている．まさにさまざまな叡智が結集してこそ，いまの眼科診療が成り立つといえる．

　こういった背景を踏まえて，眼科診療を担うこれからの医師のために，新シリーズ『専門医のための眼科診療クオリファイ』を企画した．増え続ける眼科学の知識を効率よく整理し，実際の日常診療に役立ててもらうことを目的としている．眼科専門医が知っておくべき知識をベースとして解説し，さらに関連した日本眼科学会専門医認定試験の過去問題を"カコモン読解"で解説している．専門医を目指す諸君には学習ツールとして，専門医や指導医には知識の確認とブラッシュアップのために，活用いただきたい．

　　　　　　　　　　　　　　　　　　　　　　　　大鹿　哲郎
　　　　　　　　　　　　　　　　　　　　　　　　大橋　裕一

序

　ぶどう膜は虹彩・毛様体・脈絡膜の総称である．昔の解剖学者が，強膜をていねいに剝がしたちょうどその裏側に濃紫色の組織が出てきたことから"ぶどう膜"と命名したといわれている．ぶどう膜は，全体を通してみると，確かにつながった1枚の"被膜"となっている．眼球内での占有体積はわずかであるが，コンパクトな部分に豊富な量の血液が流れている．この"血流が多い，血管密度が高い"という性格から，膠原病・自己免疫疾患，感染症，癌などさまざまな要因でぶどう膜を介して眼内炎症が惹起される．ひと口に"ぶどう膜炎"といっても，単にぶどう膜の炎症のみを指すのではなく，実際はほぼ眼球全体の炎症の総称ともいえる．その意味で，広く眼全体の炎症状態を代表する呼び名として，ぶどう膜炎のことを"内眼炎"と呼ぶこともある．

　「ぶどう膜炎は，とっつきにくい」という声をよく聞く．具体的には，「診断がつかないことが多くて，自信をもって患者さんに説明できない」，「治療といえば，結局ステロイドしかないのではないか」，「ステロイドを投与しても治らないこともあるし，よくなってもすぐ再発するので困る」などがある．本巻は，そんな苦手意識をもつ医療者の立場に立って，診療の手順に沿ってわかりやすく解説することに主眼をおいた．

　診察のポイント，鑑別診断の手順，必要かつ最低限の検査，治療法の選択，開発中の新しい治療法．本巻では，このような視点から，現時点で最高の執筆陣が最新情報をわかりやすく解説している．本巻が，読者のぶどう膜炎診療の役にたつことを願っている．

2012年7月

山口大学大学院医学系研究科眼科学分野／教授
園田　康平

専門医のための眼科診療クオリファイ
13 ぶどう膜炎を斬る！

目次

1 ぶどう膜炎の疫学

- **EV** ぶどう膜炎の疫学 ………………………………………… 岩橋千春, 大黒伸行 2

2 所見から診るぶどう膜炎

- 肉芽腫性炎症と非肉芽腫性炎症 ……………………………………… 近藤由樹子 8
- 前房浸潤細胞, 角膜後面沈着物の種類と鑑別 ……………………… 髙瀬 博 11
- 虹彩結節・隅角結節・虹彩癒着の種類と鑑別 ……………………… 真下 永 16
- 前房蓄膿の鑑別診断 ………………………………………………… 沖波 聡 20
- 硝子体混濁の鑑別診断 ……………………………………………… 安積 淳 25
- 網膜視神経炎の鑑別疾患 …………………………………………… 毛塚剛司 28
- 網膜血管炎・滲出斑の鑑別診断 …………………………………… 田口千香子 33
- 滲出性網膜剥離の鑑別診断 ………………………………………… 小沢洋子 38
- 脈絡膜剥離の鑑別診断 ………………………………… 川口龍史, 岩﨑優子 42

3 検査

- 細隙灯所見のとらえ方 **カコモン読解** 23一般50 …………………… 酒井 勉 48
- 眼底所見のとらえ方 …………………………………………………… 西信良嗣 55
- 眼底検査／造影検査, OCT, MP-1® …………………………………… 竹内 大 63
- **CQ** 病態に則した, 適切なぶどう膜炎検査項目を教えてください
  カコモン読解 23一般54 ……………………………………………… 大黒伸行 75
- 眼内液検査 …………………………………………………………… 薄井紀夫 81

カコモン読解 過去の日本眼科学会専門医認定試験から, 項目に関連した問題を抽出し解説する "カコモン読解" がついています.（凡例：21臨床30→第21回臨床実地問題30問, 19一般73→第19回一般問題73問）
試験問題は, 日本眼科学会の許諾を得て引用転載しています. 本書に掲載された模範解答は, 実際の認定試験において正解とされたものとは異なる場合があります. ご了承ください.

CQ "クリニカル・クエスチョン" は, 診断や治療を進めていくうえでの疑問や悩みについて, 解決や決断に至るまでの考え方, アドバイスを解説する項目です.

EV "エビデンスの扉" は, 関連する大規模臨床試験について, これまでの経過や最新の結果報告を解説する項目です.

レーザーフレアセルメーターの使い方	松田順子, 沼賀二郎	85
病理検査	後藤 浩	90
発展するPCR検査, 網羅的診断法	杉田 直	94
CQ 眼内液採取法の実際を教えてください カコモン読解 20臨床46	太田浩一	102

4 治療

適正な副腎皮質ステロイド全身投与法	丸山耕一	108
副腎皮質ステロイド局所投与法バリエーション	神野英生	115
CQ 眼内注射法の実際について教えてください	北市伸義	119
免疫抑制薬の現状と今後の可能性	中村 聡	122
分子標的治療薬とぶどう膜炎治療	慶野 博	130
EV リウマチから学ぶ各種抗TNF阻害治療薬の使い方とぶどう膜炎への応用	慶野 博	138
非ステロイド性抗炎症薬の可能性	鈴木重成	143
ぶどう膜炎を併発した白内障手術	毛塚剛司	148
ぶどう膜炎における緑内障手術	蕪城俊克	151
ぶどう膜炎における硝子体手術	園田康平	156

5 感染性（外因性）ぶどう膜炎

結核 カコモン読解 23一般52	川野庸一	162
梅毒	園田康平	167
HTLV-1関連ぶどう膜炎	中尾久美子	171
ウイルス性虹彩毛様体炎	蕪城俊克, 高本光子	176
ウイルス性網脈絡膜炎	岩橋千春, 大黒伸行	183
眼トキソプラズマ症	髙瀬 博	188
眼トキソカラ症, 猫ひっかき病	福嶋はるみ, 沼賀二郎, 川島秀俊	192
内因性転移性眼内炎 カコモン読解 23臨床29	中島富美子, 川島秀俊	196
眼日和見感染症	肱岡邦明	199

6 内因性ぶどう膜炎

サルコイドーシス カコモン読解 18一般37	石原麻美	206
Vogt-小柳-原田病 カコモン読解 18一般38 23一般51	山木邦比古	214
Behçet病 カコモン読解 18一般39	竹本裕子, 南場研一	220

Fuchs虹彩異色性虹彩毛様体炎 カコモン読解 20臨床23	中井　慶	225
Posner-Schlossman症候群	丸山和一	229
急性前部ぶどう膜炎	肱岡邦明	234
炎症性腸疾患に伴うぶどう膜炎	北市伸義	238
皮膚疾患に伴うぶどう膜炎	藤野雄次郎	242
糖尿病に伴うぶどう膜炎	臼井嘉彦	246
小児のぶどう膜炎	北市伸義	249

7 特殊なぶどう膜炎

仮面症候群 カコモン読解 19臨床20	安積　淳	256
水晶体起因性ぶどう膜炎	中井　慶	261
交感性眼炎	山木邦比古	264

8 ぶどう膜炎研究

実験的ぶどう膜炎による基礎研究：過去，現在，そして未来へ	福島敦樹	266
自己炎症症候群とぶどう膜炎	武田篤信	273
EV ぶどう膜炎の病因遺伝子研究	河越龍方, 水木信久	280
新しいドラッグデリバリーシステムと抗炎症治療	橋田徳康	287
ぶどう膜炎と自然免疫	臼井嘉彦	294

文献*　299
索引　315

* "文献"は，各項目でとりあげられる引用文献，参考文献の一覧です．

編集者と執筆者の紹介

シリーズ総編集	大鹿　哲郎	筑波大学医学医療系眼科
	大橋　裕一	愛媛大学大学院医学系研究科視機能外科学分野（眼科学講座）
編集	園田　康平	山口大学大学院医学系研究科眼科学分野
執筆者 (執筆順)	岩橋　千春	大阪大学医学部眼科学教室
	大黒　伸行	大阪厚生年金病院眼科
	近藤由樹子	宇部興産中央病院眼科
	髙瀬　博	東京医科歯科大学大学院医歯学総合研究科眼科学
	真下　永	近畿中央病院眼科
	沖波　聡	佐賀大学医学部眼科学教室
	安積　淳	神戸海星病院眼科
	毛塚　剛司	東京医科大学眼科
	田口千香子	久留米大学医学部眼科学講座
	小沢　洋子	慶應義塾大学医学部眼科学教室
	川口　龍史	都立駒込病院眼科
	岩﨑　優子	都立駒込病院眼科
	酒井　勉	東京慈恵会医科大学眼科学講座
	西信　良嗣	滋賀医科大学眼科学講座
	竹内　大	防衛医科大学校眼科学教室
	薄井　紀夫	総合新川橋病院眼科
	松田　順子	東京都健康長寿医療センター眼科
	沼賀　二郎	東京都健康長寿医療センター眼科
	後藤　浩	東京医科大学眼科
	杉田　直	理化学研究所神戸研究所　発生・再生科学総合研究センター 網膜再生医療研究開発プロジェクト
	太田　浩一	松本歯科大学病院眼科
	丸山　耕一	川添丸山眼科
	神野　英生	東京慈恵会医科大学眼科学講座
	北市　伸義	北海道医療大学眼科学／北海道大学大学院医学研究科炎症眼科学講座
	中村　聡	吉野町眼科
	慶野　博	杏林大学医学部眼科学教室
	鈴木　重成	獨協医科大学眼科学教室
	蕪城　俊克	東京大学大学院医学系研究科眼科学
	園田　康平	山口大学大学院医学系研究科眼科学分野
	川野　庸一	福岡歯科大学総合医学講座眼科学分野
	中尾久美子	鹿児島大学大学院医歯学総合研究科先進治療科学専攻感覚器病学講座 眼科学研究分野
	高本　光子	東京大学大学院医学系研究科眼科学
	福嶋はるみ	JR総合東京病院眼科
	川島　秀俊	自治医科大学眼科
	中島富美子	さいたま赤十字病院眼科
	肱岡　邦明	福岡赤十字病院眼科
	石原　麻美	横浜市立大学医学部眼科学講座
	山木邦比古	日本医科大学千葉北総合病院眼科
	竹本　裕子	北海道大学大学院医学研究科眼科学分野

南場　研一	北海道大学大学院医学研究科眼科学分野
中井　　慶	大阪大学医学部眼科学教室
丸山　和一	京都府立医科大学眼科学教室
藤野雄次郎	東京厚生年金病院眼科
臼井　嘉彦	東京医科大学眼科
福島　敦樹	高知大学医学部眼科学講座
武田　篤信	九州大学大学院医学研究院眼科学分野
河越　龍方	横浜市立大学医学部眼科学講座
水木　信久	横浜市立大学医学部眼科学講座
橋田　徳康	大阪大学医学部眼科学教室

1．ぶどう膜炎の疫学

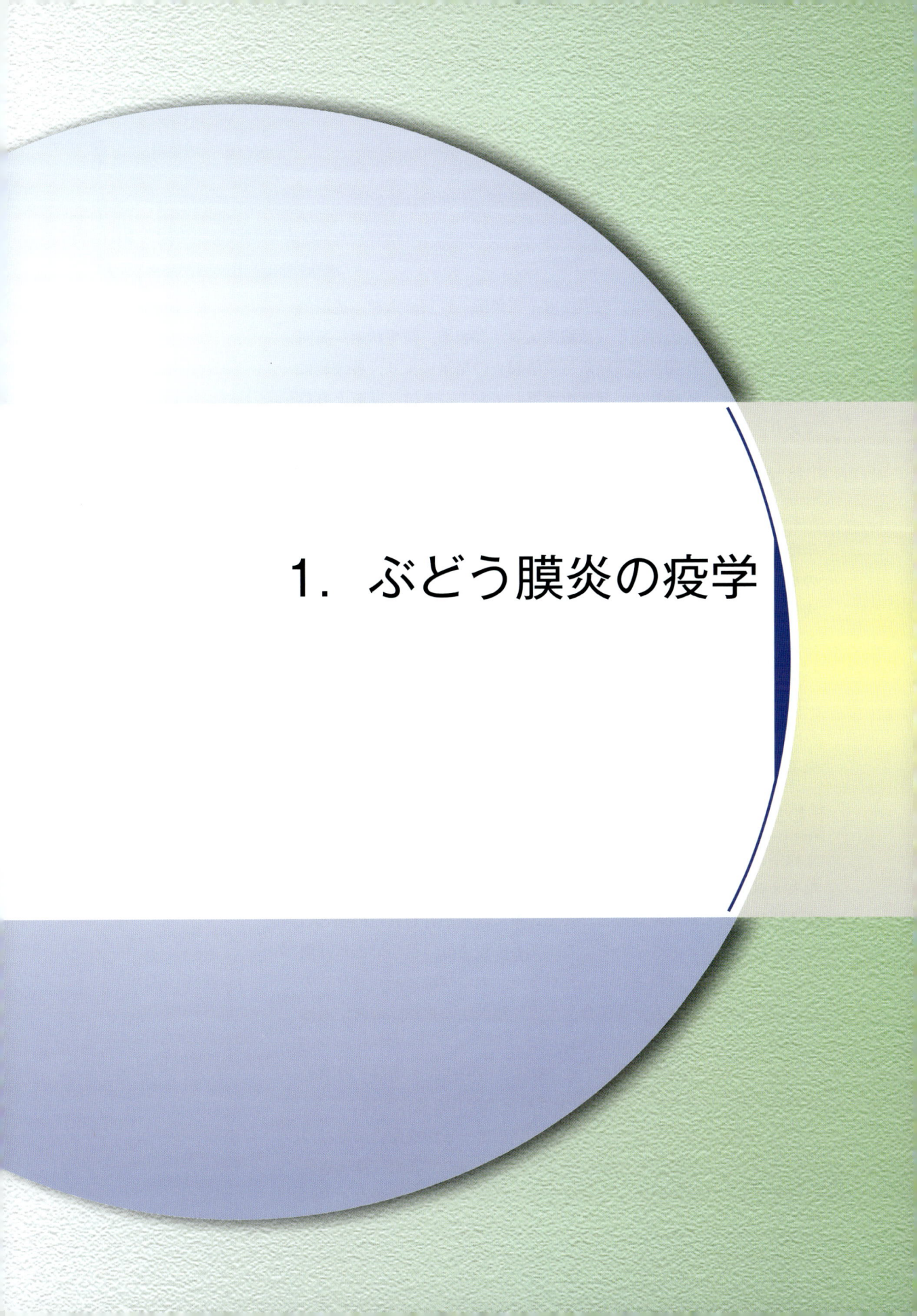

> エビデンスの扉

ぶどう膜炎の疫学

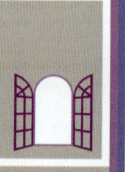

ぶどう膜炎の疫学には，内因性因子（年齢，性別，人種，遺伝的背景など）と，外因性因子（地域，気候，食習慣，衛生状態，周囲の微生物など）が関与している．疫学調査の結果により，各地域における各ぶどう膜炎疾患の頻度を理解しておくことは，診断上有益であり，疫学の動向に常に注意を払う必要がある．

わが国での疫学（1）大学病院

わが国でぶどう膜炎を診察している主な大学病院36施設の2009年度の臨床統計を著者らがまとめた結果を表1に示す[1]．最も頻度の高い疾患はサルコイドーシス（10.6％），次いでVogt-小柳-原田病（7.0％），急性ぶどう膜炎（6.5％）と続いている．後藤らが報告した2002年度の臨床統計[2]と比較して，Behçet病が6.2％から3.9％へと減少していた．分類不能例は33.5％であり，約7割の疾患が確定診断可能であったという結果であった．分類可能であった症例のうち，約75％が非感染性ぶどう膜炎であり，約25％が感染性ぶどう膜炎であった．強膜炎，網膜炎，仮面症候群の内訳を表2〜4に示す．

文献はp.299参照．

わが国での疫学（2）市中病院と大学病院の比較

疫学調査結果をみるときには，調査対象に留意する必要がある．たとえば，ある地域の住民を対象に網羅的に調査が行われたのか，あるいは，ある病院を受診した人を対象に調査が行われたのかという違いは，結果に大きく影響する．ぶどう膜炎は，軽症であれば開業医や市中病院で加療されることが多く，大学病院に紹介されるのは，全身疾患背景を有する場合や治療に難渋する症例，診断が困難な症例などである．

2000〜2002年に同じ地域の大学病院と市中病院を受診したぶどう膜炎症例の患者背景，および疾患背景を比較した報告[3]によると，大学病院受診患者の年齢（55.1±17.4歳）は，市中病院受診患者の年齢（47.0±18.2歳）と比較して有意に高かった．また，糖尿病虹彩炎とヘルペス性虹彩炎が市中病院受診患者で多く，サルコイドー

表1 わが国でのぶどう膜炎の診察例数 (2009年度の臨床統計)

症例	症例数（カッコ内は%）	症例	症例数（カッコ内は%）
サルコイドーシス	407 (10.6)	HTLV-1関連ぶどう膜炎	29 (0.8)
Vogt-小柳-原田病	267 (7.0)	炎症性腸疾患に関連したぶどう膜炎	28 (0.7)
急性前部ぶどう膜炎	250 (6.5)	多発性後極部網膜色素上皮症	28 (0.7)
強膜炎	235 (6.1)	その他の全身疾患に関連したぶどう膜炎	27 (0.7)
ヘルペス性虹彩炎	159 (4.2)	周辺部ぶどう膜炎	26 (0.7)
Behçet病	149 (3.9)	多発性脈絡膜炎	23 (0.6)
細菌性眼内炎	95 (2.5)	Fuchs虹彩異色性虹彩毛様体炎	21 (0.5)
仮面症候群	95 (2.5)	急性後部多発性斑状色素上皮症	16 (0.4)
Posner-Schlossman症候群	69 (1.8)	ぶどう膜炎に伴う尿細管間質性腎炎症候群	15 (0.4)
網膜血管炎	61 (1.6)	梅毒関連ぶどう膜炎	15 (0.4)
糖尿病虹彩炎	54 (1.4)	水晶体起因性ぶどう膜炎	13 (0.3)
結核性ぶどう膜炎	54 (1.4)	点状脈絡膜内層症	13 (0.3)
急性網膜壊死	53 (1.4)	若年性特発性関節炎関連ぶどう膜炎	11 (0.3)
眼トキソプラズマ症	48 (1.3)	地図状脈絡網膜炎	11 (0.3)
急性散在性網膜色素上皮症	40 (1.0)	交感性眼炎	10 (0.3)
真菌性眼内炎	39 (1.0)	眼トキソカラ症	9 (0.2)
サイトメガロウイルス網膜症	37 (1.0)	その他	112 (2.9)
リウマチ関連ぶどう膜炎	29 (0.8)	分類不能	1,282 (33.5)

表2 強膜炎の原因別統計

原因	症例数（カッコ内は%）
リウマチ性疾患	59 (25.1)
関節リウマチ	22 (9.4)
Wegener肉芽腫	10 (4.2)
その他	27 (11.5)
ウイルス感染	11 (4.7)
結核	4 (1.7)
その他	23 (9.8)
分類不能	138 (58.7)

表3 網膜炎の原因別統計

原因	症例数（カッコ内は%）
急性網膜壊死	53 (58.9)
単純ヘルペスウイルス	12 (14.0)
水痘帯状疱疹ウイルス	39 (43.3)
サイトメガロウイルス	1 (1.1)
その他	1 (1.1)
サイトメガロウイルス網膜症	37 (41.1)

表4 仮面症候群の背景疾患

背景	症例数（カッコ内は%）
原発性眼内悪性リンパ腫	48 (50.5)
原発性中枢神経悪性リンパ腫	12 (12.6)
全身性悪性リンパ腫	14 (14.7)
原発性眼内腫瘍	15 (15.8)
転移性腫瘍	6 (6.3)

シスとVogt-小柳-原田病が大学病院受診患者で多くみられた（表5）.

表5 市中病院と大学病院の比較

	市中病院	大学病院	p 値
有病率	183/7,210（2.54％）	550/25,608（2.15％）	NS
年齢（歳）	55.1±17.4	47.0±18.2	<0.001
男性/女性	64/119	233/317	NS
前部ぶどう膜炎	119（65.0％）	254（46.2％）	<0.0001
中間部ぶどう膜炎	5（2.7％）	35（6.4％）	NS
後部ぶどう膜炎	14（7.7％）	104（18.9％）	0.0005
汎ぶどう膜炎	45（24.6％）	157（28.5％）	NS
診断確定例	118（64.5％）	310（64.5％）	
頻度別1位	糖尿病虹彩炎（$n=30$）	サルコイドーシス（$n=55$）	
頻度別2位	ヘルペス性虹彩炎（$n=13$）	Vogt-小柳-原田病（$n=40$）	
頻度別3位	サルコイドーシス（$n=11$）	Behçet病（$n=38$）	
頻度別4位	急性前部ぶどう膜炎（$n=10$）	急性前部ぶどう膜炎（$n=29$）	
頻度別5位	強膜炎に伴うぶどう膜炎（$n=7$）	HLA-B27陽性急性前部ぶどう膜炎（$n=17$）	

わが国での疫学（3）年代による変化

　昭和40年代までは，サルコイドーシス，Vogt-小柳-原田病，Behçet病，トキソプラズマ症が四大ぶどう膜炎といわれていたが，衛生状態の改善に伴いトキソプラズマ症は減少し，現在ではサルコイドーシス，Vogt-小柳-原田病，Behçet病が三大ぶどう膜炎となっている．しかしながら，Behçet病は近年減少傾向にあり，たとえば東京大学から，1998～2000年（7.5％）は1981～1983年（13.7％）と比較してBehçet病患者が有意に減ったと報告されている[4]．前述したとおり，2009年の報告でも2002年と比較して減少がみられた．また，1990年代初診の患者層は1980年代初診の患者層より軽症になっているとの報告もあり[5]，Behçet病は，外因性因子により何らかの影響を受けている可能性があると思われる．

　なお，年代による疫学調査の結果を比較する際には，新しい疾患概念，診断基準の確立（サルコイドーシスやVogt-小柳-原田病は，近年国際診断基準が確立されている），ぶどう膜炎の原因検索の精度の向上（PCR〈polymerase chain reaction〉の臨床応用など）により，年代別疾患構成が影響されていることも踏まえて検討を行う必要がある．

表6 世界のぶどう膜炎の統計（炎症部位別）

	もとにした論文数	前部（%）	中間部（%）	後部（%）	汎（%）
北アメリカ	5	22〜61	11〜15	15〜48	9〜38
南アメリカ	1	34	9	19	37
ヨーロッパ	9	52〜92	1〜12	6〜26	1〜20
アジア	6	29〜50	1〜17	2〜32	15〜69
アフリカ	2	13〜41	0	2〜28	28〜63
オーストラリア	1	76	2	18	4

わが国での疫学（4）地域による差

わが国は国土が狭く，地域による疾患分布の差は少ない．地域差の存在する疾患は2002年度の全国統計では，HTLV-1関連ぶどう膜炎とトキソプラズマ症であり，両疾患とも九州地方5施設での頻度が有意に高かった．また，2009年度の全国統計でもHTLV-1関連ぶどう膜炎は有意に九州地方で多くみられた．HTLV-1関連ぶどう膜炎はHTLV-1のキャリア約1,000人あたり1人の有病率であるといわれており，HTLV-1のキャリアが南九州，南西諸島，太平洋沿岸地域に多いためと思われる．

世界での疫学（1）

世界各国の統計をまとめた報告[6]によると，ぶどう膜炎の年間新規発症患者数は10万人あたり17〜52人，有病率は10万人あたり38〜714人である．西欧諸国では，ぶどう膜炎患者が視覚障害の約10%を占め，ぶどう膜炎患者の約35%が重度の視覚障害あるいは社会的失明となっている．年齢層別では20〜59歳に多く，16歳以下の子どもは5〜10%と報告されている．おおむね男女差はないが，例外的にHLA-B27関連急性前部ぶどう膜炎は男性が女性の3倍を占め，逆に若年性特発性関節炎に関連する慢性ぶどう膜炎は，女性が男性の5倍を占めた．各地域からの報告を炎症部位別にまとめたものを表6に示す．

世界での疫学（2）前部ぶどう膜炎

前部ぶどう膜炎は西欧諸国でやや多くみられる．HLA-B27抗原の保有が急性前部ぶどう膜炎の危険因子とされており，HLA-B27抗原の保有率は白人全体では8〜10%であるのに対し，白人の急性

前部ぶどう膜炎患者での保有率は55%である．アジアではHLA-B27抗原の保有率が西欧諸国より少ないことが，前部ぶどう膜炎の比率がやや少ないことと関連していると思われる．

世界での疫学（3）中間部ぶどう膜炎

中間部ぶどう膜炎はほとんど特発性であり，ぶどう膜炎全体に占める比率は少ない．中間部ぶどう膜炎の形をとることが多い疾患にはHTLV-1ぶどう膜炎がある．HTLV-1はわが国の南西部やカリブ海，中央アフリカ，南アメリカにみられ，その報告としてはわが国が最も多く，その他，フランス領西インド諸島やブラジルから報告がみられる．

世界での疫学（4）後部ぶどう膜炎

後部ぶどう膜炎は，多くの地域で2番目に多いぶどう膜炎であり，約15～30%を占める．南アメリカではトキソプラズマ症が多く，トキソプラズマの囊胞を含んだ非加熱の豚肉の摂取の機会が多いことが原因と考えられる．トキソプラズマ原虫の宿主であるネコが少ないアジアでは，トキソプラズマ症の発生は比較的少ない．また，サイトメガロウイルス網膜症は，免疫不全患者の増加に伴い，近年増加傾向にある．現在，世界で推定4,000万人がHIV陽性であり，1日あたり13,000人の割合で感染者が増加しているとされている．サイトメガロウイルス網膜症はAIDS患者の約20%に発症するとされており，今後の増加が懸念される．その他，遺伝的背景が強く関与しているとされている疾患に，散弾状網脈絡膜炎があり，HLA-A29抗原の保有者は，非保有者と比較して50～224倍の発症率であり，北ヨーロッパからの報告が多い．

世界での疫学（5）汎ぶどう膜炎

汎ぶどう膜炎は南アメリカ，アフリカ，アジアで多い傾向にあり，代表的な疾患はVogt-小柳-原田病とBehçet病[*1]である．Vogt-小柳-原田病は日本，韓国，インド，アルゼンチンにおいて，原因が明らかな汎ぶどう膜炎のなかの11～38%を占める．アジア人，ヒスパニック，アメリカ先住民，アジアンインディアンなどの有色人種に多く，白人にはほとんどみられないことから遺伝的背景の関与がうかがわれる．

（岩橋千春，大黒伸行）

[*1] Behçet病患者の地理分布は北緯30～45°の地中海，アジア，ヨーロッパであり，シルクロードと一致していることから，シルクロード病ともいわれる．

2. 所見から診るぶどう膜炎

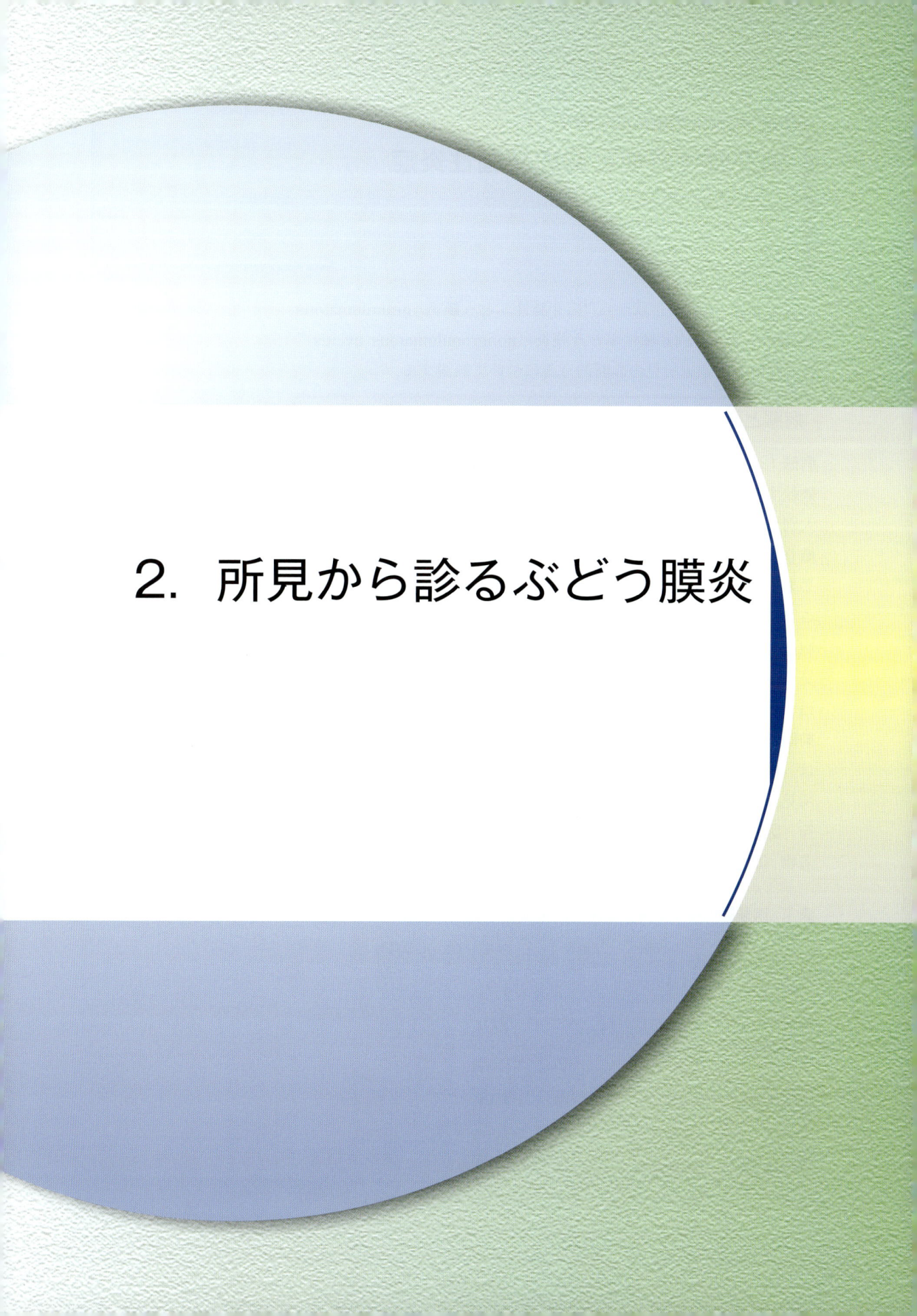

肉芽腫性炎症と非肉芽腫性炎症

ここでは，炎症の性状から"肉芽腫性ぶどう膜炎（granulomatous uveitis）"と"非肉芽腫性ぶどう膜炎（nongranulomatous uveitis）"に分け，その臨床所見の診断的意義について概説する．

病態と所見のちがい

病態：ぶどう膜炎でみられる眼所見は，炎症に伴い血液−眼関門が破綻することから起こり，その臨床像は主な浸潤細胞の種類により大別される（表1）[1]．肉芽腫性炎症はマクロファージとリンパ球が織りなす病態であり，マクロファージが抗原をリンパ球に提示する必要があるために細胞同士が接着し，集塊を形成する傾向がある．これに対して好中球が主体の非肉芽腫性炎症では，主に好中球が細胞ごとに異物の貪食を行うため細胞接着を要しない．その細胞の性質の違いから，角膜後面沈着物，虹彩・隅角，網膜滲出斑や血管炎，硝子体混濁などの所見において異なる様相を呈する．

前眼部の所見：炎症により毛様体上皮細胞のバリアが破綻した場合は，前房内炎症細胞，角膜後面沈着物，前部硝子体細胞といった眼所見がみられ，肉芽腫性では豚脂様角膜後面沈着物（図1），虹彩結節（図3），隅角結節（図5），非肉芽腫性では白色微細角膜後面沈着物（図2），フィブリン（線維素）析出や前房蓄膿（図4），隅角

文献はp.299参照．

表1　肉芽腫性ぶどう膜炎と非肉芽腫性ぶどう膜炎の臨床所見

	肉芽腫性ぶどう膜炎	非肉芽腫性ぶどう膜炎
浸潤細胞	マクロファージ リンパ球	好中球
前眼部所見	豚脂様角膜後面沈着物 虹彩結節 隅角結節	白色微細角膜後面沈着物 フィブリン析出 前房蓄膿
硝子体混濁	雪玉状	びまん性
血管炎	結節性	びまん性
網膜滲出斑	境界明瞭	境界不明瞭

（竹内　大：ぶどう膜炎と目の免疫．あたらしい眼科 2008；25：337-338．）

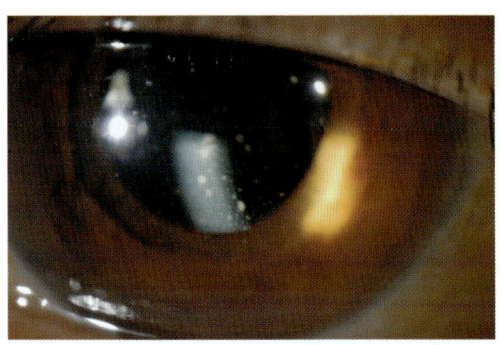

図1 肉芽腫性ぶどう膜炎の前眼部所見（1）
58歳，女性．サイトメガロウイルス前部ぶどう膜炎．豚脂様角膜後面沈着物を認める．

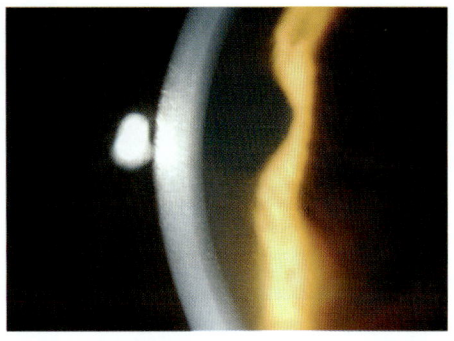

図2 非肉芽腫性ぶどう膜炎の前眼部所見（1）
42歳，男性．急性前部ぶどう膜炎．白色微細角膜後面沈着物を認める．

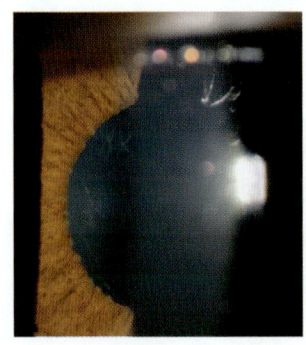

図3 肉芽腫性ぶどう膜炎の前眼部所見（2）
46歳，女性．Vogt-小柳-原田病の遷延例．瞳孔縁の虹彩結節（Koeppe結節）を多数認める．

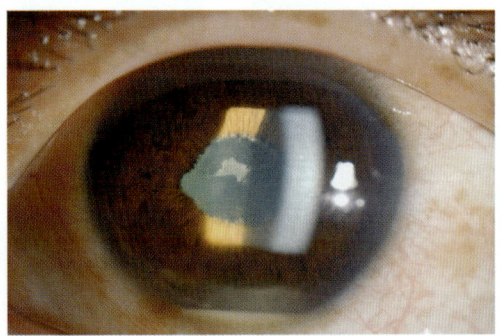

図4 非肉芽腫性ぶどう膜炎の前眼部所見（2）
40歳，女性．急性前部ぶどう膜炎．前房細胞や虹彩後癒着とともに瞳孔領のフィブリン析出，前房蓄膿を認める．

蓄膿（図6）を呈する．

後眼部の所見：網膜血管炎により血管内皮細胞のバリアが破綻すると，網膜血管炎，網膜滲出斑，硝子体混濁などがみられ，肉芽腫性では結節性血管炎，境界明瞭な網膜滲出斑，塊状硝子体混濁（図7），非肉芽腫性ではびまん性の血管炎や滲出斑，硝子体混濁（図8）を呈する．

関連する疾患のちがい

肉芽腫性ぶどう膜炎を呈する代表的な疾患：サルコイドーシス，Vogt-小柳-原田病，眼トキソプラズマ症，ヘルペスウイルスなどによる感染性ぶどう膜炎などがある．

非肉芽腫性ぶどう膜炎を呈する代表的な疾患：Behçet病，関節リウマチなど膠原病や潰瘍性大腸炎など炎症性腸疾患に伴うぶどう膜

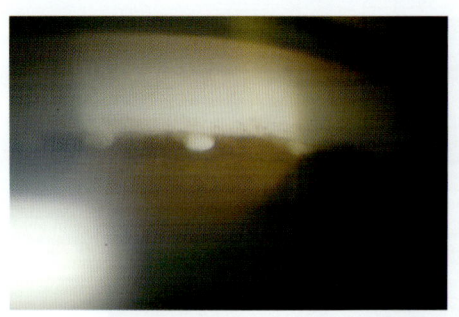
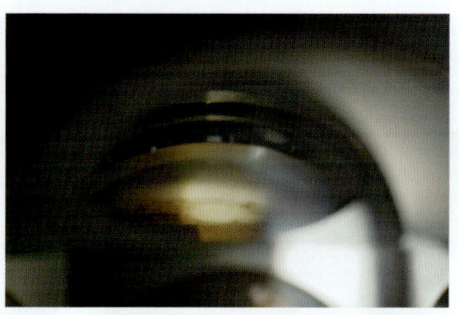

図5 肉芽腫性ぶどう膜炎の隅角所見
31歳,男性.サルコイドーシス.周辺虹彩前癒着と隅角結節を認める.

図6 非肉芽腫性ぶどう膜炎の隅角所見
47歳,女性.Behçet病.隅角蓄膿を認める.

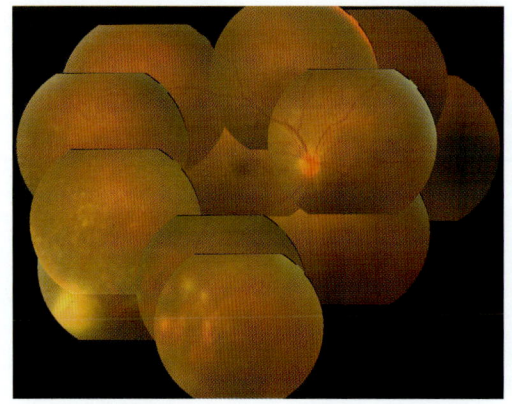
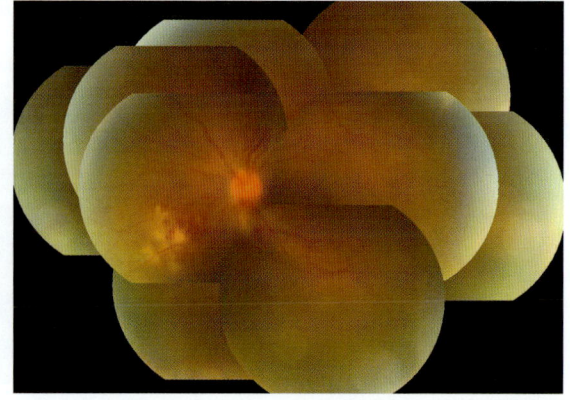

図7 肉芽腫性ぶどう膜の網膜硝子体所見
62歳,女性.サルコイドーシス.境界明瞭な網膜結節,雪玉状硝子体混濁を認める.

図8 非肉芽腫性ぶどう膜の網膜硝子体所見
27歳,男性.Behçet病.境界不明瞭な網膜滲出斑,網膜出血,びまん性硝子体混濁を認める.

炎,糖尿病虹彩炎などがある.急性前部ぶどう膜炎は,Behçet病ぶどう膜炎のような好中球主体の炎症とは臨床像が異なり,リンパ球と好中球による線維素析出性の炎症を呈する.

所見にある診断への手掛かり[*1]

これらの肉芽腫性または非肉芽腫性の臨床所見は,診断の大きな足掛かりとなる.特に感染性ぶどう膜炎においては,これらの所見をとることで病原体の類推にもつなげることができる.すなわち,莢膜をもつ結核菌などの細胞内寄生型細菌,原虫・寄生虫・スピロヘータや多くのウイルスなどは,それらを排除するためにリンパ球の活性化が必要なため,肉芽腫性炎症を呈する.一方,ブドウ球菌やレンサ球菌などの毒素産生型細菌,真菌などは好中球で処理するため,非肉芽腫性炎症を呈する[2].

(近藤由樹子)

[*1] 一般にぶどう膜炎の病因診断は,両眼性か片眼性か,肉芽腫性か非肉芽腫性か,などから鑑別を進めるとよい.ただし急性期か慢性期か,または炎症の強さの程度や患者背景(合併症など)により,必ずしも典型的な所見を示さないことがあり,あくまで眼所見に加えて,全身所見や血液検査などの諸検査結果も踏まえての総合的な検討が重要である.

前房浸潤細胞，角膜後面沈着物の種類と鑑別

観察にもとづく原因疾患のタイプ分け

　前房の浸潤細胞および角膜後面沈着物は，他覚的眼所見としては眼科医が最初にぶどう膜炎を診断する契機となる所見であり，それらの詳細な観察によってぶどう膜炎の原因疾患の大まかな鑑別を行う手掛かりとなる．

　ぶどう膜炎は，大まかに表1のように分類される．ぶどう膜炎診断の際には，これらの大きな分類を意識しながら診察を行っていくことが重要であるが，前房の浸潤細胞と角膜後面沈着物の注意深い観察によって，ぶどう膜炎をある程度までタイプ分けすることができる．

　診断の際に注意すべき最初のポイントは，病変が片眼のみに存在するのか，両眼性かを見分けることである．角膜や前房に炎症所見がなくても，隅角や眼底には炎症所見が存在することがあるため，前眼部所見のみで安易に判断すべきではない．また，その時点で片眼性病変であっても，数日から数年の差をもって僚眼にも病変が生じる可能性を常に念頭に置き，その後の診察を行う必要がある．

前房浸潤細胞の観察ポイント

　前房の浸潤細胞の観察は，幅1mm程度の細隙光を斜め45°から照射し，角膜後面と水晶体前面の間にピントを合わせる[*1]．その際に注意すべきポイントには，① 細胞の色，② 細胞の大きさ，③ 温

表1　ぶどう膜炎の大まかな分類

病因からの分類	感染性ぶどう膜炎 （細菌，真菌，ウイルス〈主にヘルペスウイルス〉）	内因性感染
		外因性感染（外傷，内眼手術後など）
	非感染性ぶどう膜炎	
病態からの分類	肉芽腫性ぶどう膜炎	
	非肉芽腫性ぶどう膜炎	

[*1] 前房浸潤細胞の定量は，観察者の経験と主観によって行われる．一般的には，スリット幅を上下1mmに設定し，1視野あたりに観察される細胞数によって以下のように分類される．

1視野あたりの細胞数	浸潤程度
5〜10個	1+
11〜20個	2+
21〜50個	3+
51個以上	4+

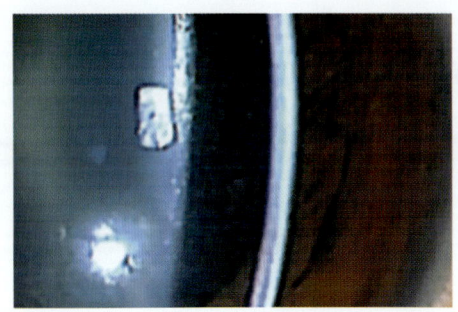

図1　Behçet病の前眼部発作（38歳,女性）
細隙光を高輝度に反射する，粒の大きい多数の浸潤細胞が観察される．温流が強く，さらさらした印象を受ける．

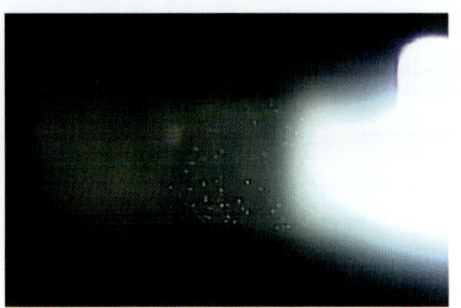

図2　サルコイドーシス慢性期（30歳,女性）
ベタメタゾン0.1％点眼により浸潤細胞数は減少し，小型の細胞が散見される．

流の有無などが挙げられる．

①浸潤細胞の色：前房にみられる細胞が，免疫学的機序により末梢循環から眼内に遊走，浸潤した炎症細胞なのか，虹彩などの眼内組織が何らかの原因で遊離した結果生じた色素細胞なのか，前房や硝子体に生じた出血から生じた赤血球なのかを鑑別する．炎症細胞は無色または白色の粒子として認識される．前房内への細胞浸潤は散瞳の影響で生じることもあるため，まずは無散瞳状態で診察を行い，散瞳の所見と比較する習慣が大切といえる．

②浸潤細胞の大きさ：無色素性の浸潤細胞が観察された場合，その大きさに注意する．しかし，細胞の大きさを細隙灯顕微鏡による観察の際に絶対的な指標で示すことは難しく，日ごろより細胞の大きさには注意を払って観察し，その違いを区別できる経験を養うことが重要である．Behçet病や急性前部ぶどう膜炎の前眼部発作，細菌性眼内炎の急性期では大型の細胞が浸潤し，細隙光がキラキラと反射して観察される（図1）．これは好中球などの多核白血球の浸潤であり，浸潤細胞数に応じて前房蓄膿や隅角蓄膿を形成することがある．また，眼内リンパ腫でも大型の浸潤細胞（腫瘍細胞）が観察されることがある．比較的小型の浸潤細胞はリンパ球の浸潤と考えられ，ぶどう膜炎の慢性期から消退期に観察される所見である（図2）．

③温流の有無：温流は，細隙灯顕微鏡で前房浸潤細胞を観察する際に，前房内を細胞が房水の対流によって移動する現象として観察される．前房内に細胞浸潤があるが温流がない場合に考えるべき病態としては，前房水の粘稠度の上昇，房水循環の低下などが考えられる．前房水の粘稠度の上昇はフィブリン析出や，眼内組織の血管透過性亢進による蛋白漏出（フレア）の程度が強いことなどにより生

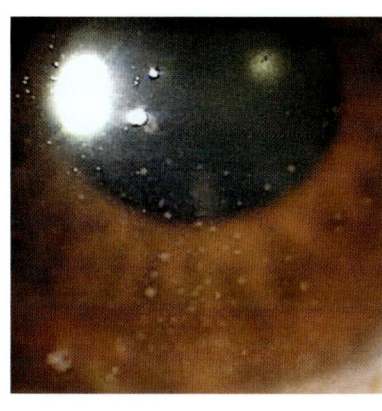

図3　サルコイドーシス
（38歳，女性）
面状，円形で大小不同の角膜後面沈着物が，角膜中央部から下方にかけて扇状に分布している．

じ，急性前部ぶどう膜炎，細菌性眼内炎などでよくみられる．また，サルコイドーシスのような肉芽腫性ぶどう膜炎でも温流は少ないことが知られている．一方，房水循環の低下による温流の減少は，外傷後や内眼手術後に生じる低眼圧に伴うことが多い．創口閉鎖不全，線維柱帯切除術後の過剰濾過などで生じる．Behçet病の急性発作時は，フィブリン析出を伴わない非肉芽腫性ぶどう膜炎像を呈し，温流の強いさらさらとした細胞の動きが観察される（図1）．

角膜後面沈着物の観察ポイント

　角膜後面沈着物を観察する際は，その色，大きさ，形，配列などに注目する．面状にべったりしたものでは，マクロファージやリンパ球が集簇している病態が考えられ，その病因としてはサルコイドーシスや原田病などの非感染性だが炎症性肉芽腫を形成する疾患群や，結核やヘルペスウイルスなどの感染病原体を中心として免疫細胞が集簇する機序が想像される．そこに色素沈着を伴えば，虹彩色素の強い遊離を伴う病態，すなわちヘルペス感染症や眼外傷，内眼手術の既往などを考える．細かい小粒子状の沈着物や，色素粒子がみられる場合は，炎症の消退時期の可能性や既往の存在を考える．以下に疾患別の特徴を列挙する．

サルコイドーシス，原田病（特に再発時），結核性ぶどう膜炎：肉芽腫性ぶどう膜炎像を呈し，いわゆる豚脂様[*2]と呼ばれる面状の白色円形の沈着物を生じる．大きさは大小さまざまであるが，主には中〜大型のものが角膜やや下方に不規則に集簇することが多い（図3）．病理学的にはマクロファージや類上皮細胞による肉芽腫の一形態と考えられ，肉芽腫性ぶどう膜炎と診断する最初の手掛かりとなりえる．ステロイドに比較的良好に反応し，消退することが多い．

[*2] 英語表記ではmutton-fat，すなわち羊脂様となる．

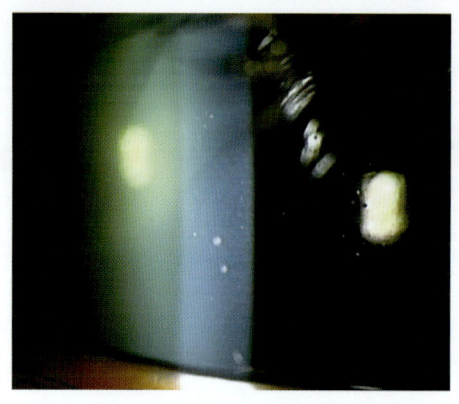
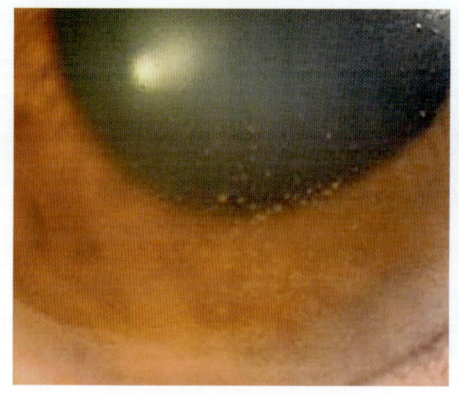

図4 Posner-Schlossman症候群（29歳，男性）
白色，小円形の角膜後面沈着物がみられる．ベタメタゾン0.1％点眼により速やかに消退した．

図5 VZV虹彩炎（66歳，男性）
色素を伴う小円形の角膜後面沈着物が角膜中央部から下方にかけて，扇状に密集している．

Behçet病，急性前部ぶどう膜炎などの非肉芽腫性ぶどう膜炎：微細な角膜後面沈着物をびまん性に生じる．ステロイドに対する反応はやや悪く，前房炎症が消退した後にしばらく残存することもある．

Posner-Schlossman症候群[*3]：白色円形，中～小型の角膜後面沈着物が角膜中央から下方付近に少数散在してみられ（図4），片眼に生じる発作性眼圧上昇に伴い生じた場合に本症を疑う．ステロイドに良好に反応する．

ヘルペスウイルスによるぶどう膜炎：水痘帯状疱疹ウイルス（varicella zoster virus；VZV）による前部ぶどう膜炎や急性網膜壊死では，色素を強く伴った豚脂様角膜後面沈着物を角膜中央部から下方にかけて密に生じ（図5），多くの場合で眼圧上昇を伴う．この色素はVZVが感染した虹彩から遊離した色素細胞と考えられ，後に分節状の虹彩色素脱失を生じることがある．また前房隅角にも強い色素沈着を生じていることが多い．サイトメガロウイルス虹彩炎[*4]では，白色円形，中～小型の角膜後面沈着物が角膜中央から下方付近に少数散在してみられ，Posner-Schlossman症候群のそれと類似した形態を示す（図6）．一方，サイトメガロウイルス角膜内皮炎[*4]では，コインリージョンと呼ばれる小円形に配列する角膜後面沈着物が角膜実質浮腫に一致して生じ，その特徴として報告されている（図7）[1]．

眼内リンパ腫：硝子体混濁や網膜下隆起性病変を生じるが，時に前部ぶどう膜炎様の細胞浸潤とともに，色素を伴い辺縁が不整な大小不同の角膜後面沈着物を生じる（図8）．

[*3] サイトメガロウイルス虹彩炎は，Posner-Schlossman症候群やFuchs虹彩異色性虹彩毛様体炎の臨床像との重複が多くみられることが報告されている[2]．

[*4] サイトメガロウイルスによる虹彩炎と角膜内皮炎は，基本的には同一線上にある疾患と考えられるが，両者の病理学的な差異は明らかではない．臨床的には角膜実質浮腫を伴うコインリージョンの有無が，両者の診断を区別する最も重要な根拠となりうる．

文献はp.299参照．

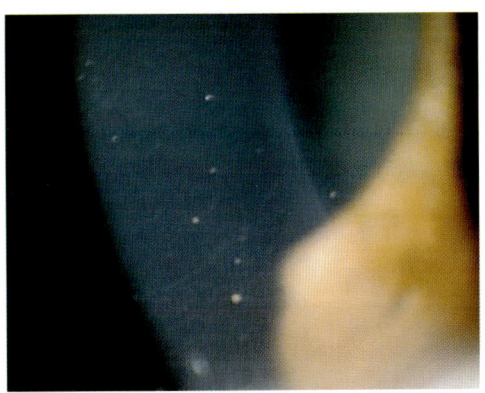

図6 サイトメガロウイルス虹彩炎
(48歳,男性)
白色,小円形の角膜後面沈着物が散在している.

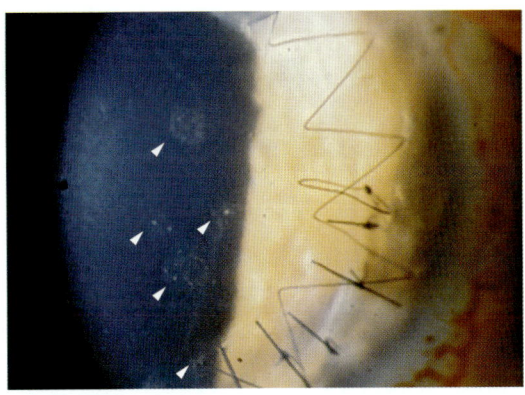

図7 サイトメガロウイルス角膜内皮炎
(51歳,男性)
小円形に配列した角膜後面沈着物(矢頭).
(Koizumi N, Suzuki T, et al：Cytomegalovirus as an etiologic factor in corneal endotheliitis. Ophthalmology 2008；115：292-297.)

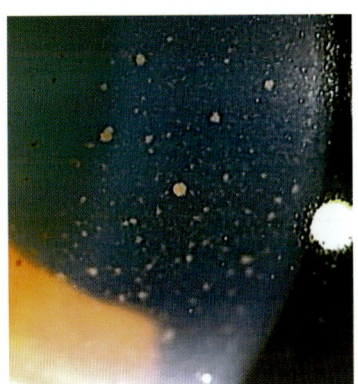

図8 眼中枢神経リンパ腫
(67歳,男性)
色素を伴う大小不同,不整形の角膜後面沈着物が多数散在している.

安易な治療開始は禁物

　前房浸潤細胞と角膜裏面沈着物は,ぶどう膜炎の原因疾患を推理していくための最初の手掛かりであるが,むやみに治療を開始するとせっかくの手掛かりが消失してしまい,後々の診断に苦慮する原因ともなりうる.そのため,治療開始前に詳細な記録を行うことが何より大切である.

（髙瀬　博）

虹彩結節・隅角結節・虹彩癒着の種類と鑑別

文献は p.299 参照.

早期発見の意義

　結節は，主に肉芽腫性ぶどう膜炎の前眼部の炎症に伴って虹彩および隅角に形成される．未治療の初診時に結節は見逃されがちであるが，結節を発見すれば診断につながることがあり，診断的意義の高い所見である．

　また，前眼部の炎症の結果生じる虹彩癒着は，最終的に隅角の閉塞を引き起こし，続発緑内障の主因となる．癒着の状態を正確に把握し病態を把握することが，その後の治療法や術式の選択をするうえで重要となる．

虹彩結節

　虹彩結節には，瞳孔縁に出現する Koeppe nodule（図1a）と虹彩実質に出現する Busacca nodule（図1b）とがある．いずれも表層にある場合は，灰白色の半球状の病変として認められる．ただし，実質深層にある Busacca nodule は色調では判別つかず隆起病変として認められる場合があるため，見逃さないようにしたい．

　虹彩結節を起こす疾患としては，ぶどう膜炎のなかでも特に，肉

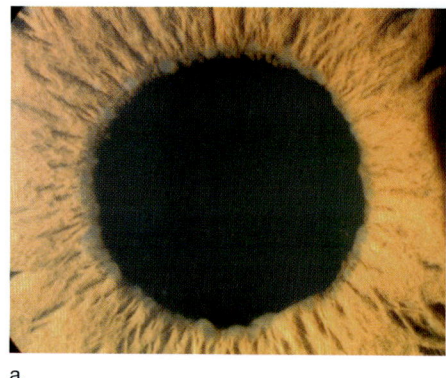
a.

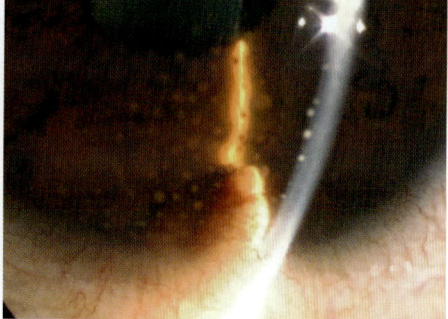
b.

図1　サルコイドーシスの虹彩結節
a. 瞳孔縁の結節（Koeppe nodule）.
b. 虹彩実質にある大きな結節（Busacca nodule）.

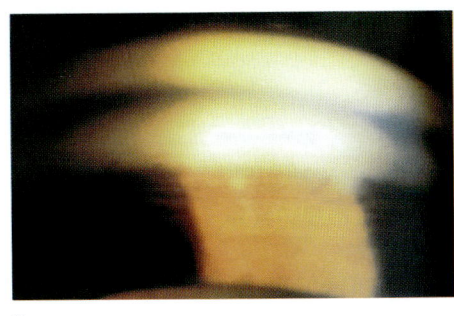 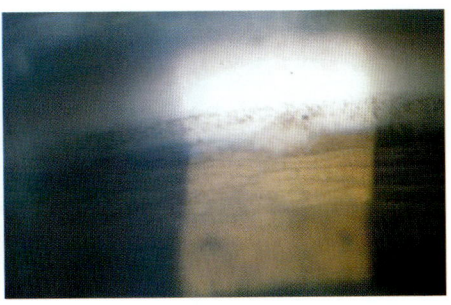

a.　　　　　　　　　　　　　b.

図2　サルコイドーシスの隅角結節
a．45歳，女性．（日本眼科学会専門医認定試験 第10回臨床実地問題27．）
b．新生血管を伴う大きな隅角結節を認める．

芽腫性ぶどう膜炎である．そのなかでも一番頻度が高いのは，サルコイドーシスである．マクロファージに由来する類上皮細胞，および多核巨細胞などが集合して結節を形成する．その他，Vogt-小柳-原田病，Posner-Schlossman症候群，Fuchs虹彩異色性虹彩毛様体炎などのぶどう膜炎でも認められることがある．感染（真菌，結核，梅毒など）や腫瘍（転移性腫瘍，悪性リンパ腫，白血病など）でも起こることがあり，念頭に置いておく必要がある．

隅角結節

　隅角結節は，灰白色の球状の病変として主に線維柱帯に数個，または隅角全周にわたって認められるが，透明度が高いため初期には発見が困難なことが多い．まれに血管新生を伴う大きな結節（**図2a**）が形成されることがある．サルコイドーシスなどの肉芽腫性ぶどう膜炎で認められる隅角結節（**図2b**）は，原因疾患診断上の価値が高い．虹彩結節と同様に，その他にVogt-小柳-原田病，Posner-Schlossman症候群，Fuchs虹彩異色性虹彩毛様体炎などのぶどう膜炎でも認められることがある．初期病変であればステロイド点眼によりすぐに消失してしまうため，初診時にぶどう膜炎を疑った際には，必ず隅角鏡を使用して隅角検査[*1]を行うべきである．

虹彩癒着

　虹彩癒着は，虹彩がどの部位でどの組織と癒着するかにより二種に分類できる．
虹彩前癒着：前述の隅角の結節などが原因となって虹彩が角膜側に癒着を生じた状態が，周辺虹彩前癒着（peripheral anterior synechia；PAS，**図3**）であり，テント状や台形の形状を呈する．非肉

[*1] 隅角鏡検査には直接法と間接法があり，間接法ではミラー内蔵の反射式隅角鏡が一般に用いられている．筆者は，回転することなく一度に隅角全周を観察することができる四面鏡を使用している．

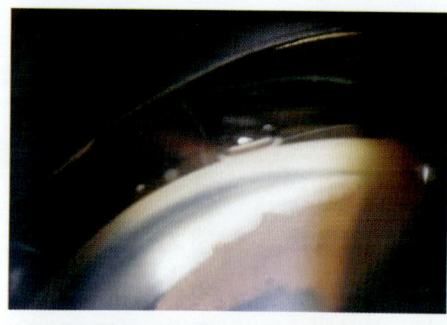

図3 サルコイドーシスの周辺虹彩前癒着（PAS）
隅角結節が生じた後，テント状 PAS が形成される．

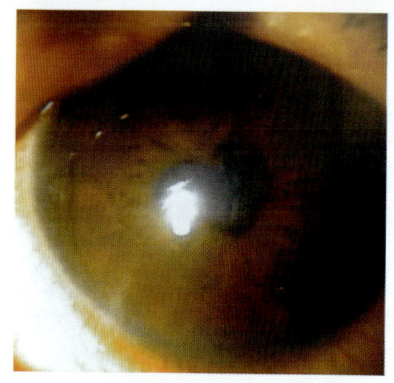

図4 交感性眼炎の虹彩後癒着
57歳，男性の右眼．6か月前に左眼に硝子体手術施行．
（日本眼科学会専門医認定試験 第20回臨床実地問題46.）

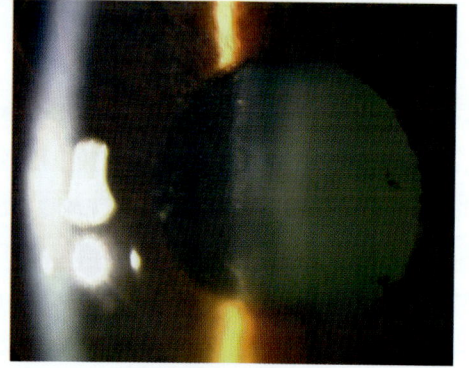

図5 Behçet 病の虹彩後癒着
線維素の析出とともに虹彩後癒着を来たしている．

芽腫性ぶどう膜炎である Behçet 病でも PAS を生じることがある．いずれの場合でも PAS が隅角の広範囲にわたって存在する際には，線維柱帯が閉塞されて眼圧上昇の原因となる．ぶどう膜炎患者で眼圧上昇を来たしている場合には，PAS を疑って必ず隅角鏡検査を行うべきである[*2,3]．

虹彩後癒着：虹彩と水晶体が瞳孔縁で癒着を生じた状態（**図4**）である．急性前部ぶどう膜炎をはじめとする非肉芽腫性ぶどう膜炎では，前房中への線維素（フィブリン）の析出が原因となり虹彩後癒着（**図5**）を生じ，肉芽腫性ぶどう膜炎では Koeppe nodule などが原因となって虹彩後癒着（**図6**）を生じることが多い．いずれにしても，虹彩後癒着を来たすような強い前眼部の炎症では消炎と同時に瞳孔管理が重要となる．一方，Fuchs 虹彩異色性虹彩毛様体炎では瞳孔縁に結節ができても虹彩後癒着を生じないのが特徴である．

癒着の範囲が瞳孔縁の一部や数か所に起こるものと，瞳孔縁全周に及ぶもの（完全虹彩後癒着）がある．完全虹彩後癒着（**図7**）になると，水晶体表面が透見できる瞳孔遮断の状態か，水晶体前面が

[*2] 隅角が狭くなっている眼においては，観察しているミラーの方向を患者に注視してもらうことにより隅角部が見やすくなる．ただ，それでも観察が難しい場合には圧迫隅角検査が必要となる．この検査は，単なる狭隅角と PAS による器質性閉塞との鑑別に有用である．単なる狭隅角眼では，圧迫により隅角が開くが，器質性閉塞眼では閉塞部位で隅角は開かない．専用の圧迫隅角鏡もあるが，一般の反射式隅角鏡でも代用できる．反射式隅角鏡の観察するミラーの部分を圧迫し，房水を反対側の隅角へ移動させることにより虹彩が後方へ押し下げられ，隅角が観察しやすくなる．

[*3] は p.19 参照．

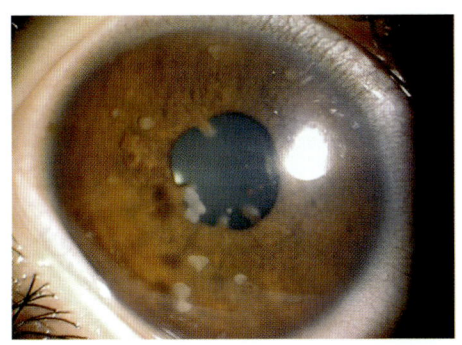

図6 サルコイドーシスの虹彩後癒着
Koeppe nodule のある部分で虹彩後癒着を来たしている．

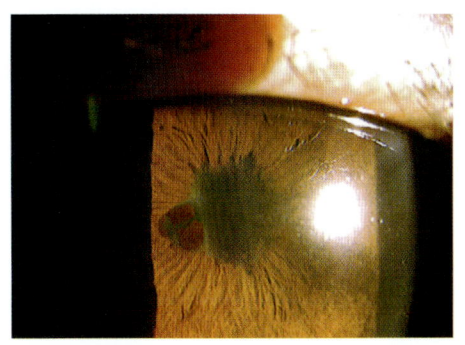

図7 急性前部ぶどう膜炎の完全虹彩後癒着
瞳孔縁全周にわたり虹彩後癒着を来たしており，瞳孔領には線維性の膜形成を伴っている．

虹彩からの滲出性膜状物で覆われて水晶体表面が透見できない瞳孔閉鎖の状態を呈する．Behçet 病では発作を繰り返している間に徐々に進行して完全虹彩後癒着となる症例があり，頻度も高い．原田病の遷延例でも徐々に進行して発生する例が多い．

　通常，完全虹彩後癒着を生じた場合，毛様体機能が正常であれば後房圧が上昇し瞳孔ブロックの状態（iris bombé）となり急激な眼圧上昇を来たすが，炎症などにより毛様体機能が低下している場合は，眼圧上昇を来たさず，最終的に瞳孔閉鎖や眼球癆に至る．

（真下　永）

> **＊3** サルコイドーシスを疑わせる眼所見（6項目，本巻"サルコイドーシス"の項目を参照）に以下の2項目が含まれている．
>
> 1. 肉芽腫性前部ぶどう膜炎（豚脂様角膜後面沈着物，虹彩結節）
> 2. 隅角結節 または テント状周辺虹彩前癒着

前房蓄膿の鑑別診断

前房蓄膿とは

前房蓄膿（hypopyon）は，前房内の炎症細胞[*1]が沈澱したものである．その量が少ないときは通常の細隙灯顕微鏡検査では見つからなくて，隅角検査を行って下方隅角に見いだすことがある．それを隅角蓄膿（angle hypopyon）と呼ぶ（図1）．また，仮面症候群では腫瘍細胞が沈澱しており，炎症によるものと区別して偽前房蓄膿（pseudohypopyon）と呼ぶことがある．

前房蓄膿をみたら，どのような疾患を疑うか

筆者がこれまでに経験した前房蓄膿（以下，隅角蓄膿を含めて扱う）を伴ったぶどう膜炎は，症例数が多いものとしてはBehçet病，急性前部ぶどう膜炎，糖尿病ぶどう膜炎があり，それらに次いで術後眼内炎，内因性転移性眼内炎が多かった．症例数は少ないが，ヒトTリンパ球向性ウイルス（human T-cell lymphotropic virus 1型〈HTLV-1〉）関連ぶどう膜炎，強膜ぶどう膜炎（sclerouveitis），水痘帯状ヘルペスウイルス性前部ぶどう膜炎（varicella zoster virus〈VZV〉anterior uveitis），間質性腎炎ぶどう膜炎症候群，関節リウマチや強直性脊椎炎，潰瘍性大腸炎，再発性多発軟骨炎に伴う前部ぶどう膜炎（anterior uveitis），水晶体起因性ぶどう膜炎（lens-induced uveitis）でも前房蓄膿が観察された．種々の検査を行っても病型の

[*1] 前房蓄膿の細胞
Behçet病などでは主に多核白血球で，単球もみられる．感染性眼内炎では多核白血球以外に病原体がみられることがある．眼トキソカラ症の眼内炎では，好酸球がみられる[1]．

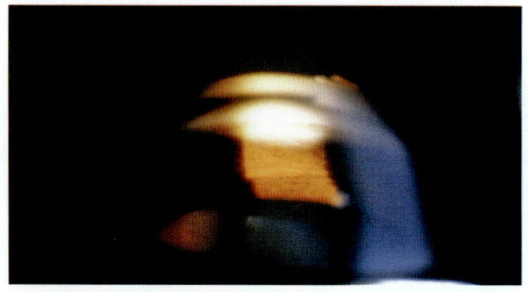

図1　Behçet病（30歳，男性）
下方隅角に隅角蓄膿がみられる．

表1　前房蓄膿の原因

非感染性ぶどう膜炎	Behçet 病		医原性疾患	1. 薬剤性	ミコブティン®（リファブチン）[11]
	急性前部ぶどう膜炎（HLA-B27 陽性と HLA-B27 陰性）				toxic anterior segment syndrome (TASS)[12]
	糖尿病ぶどう膜炎			2. 手術によるもの	水晶体起因性ぶどう膜炎
	全身疾患に伴うぶどう膜炎	炎症性腸疾患（潰瘍性大腸炎，Crohn 病）			硝子体内薬剤注入後の眼内炎[5]
		強直性脊椎炎			レーザー手術[13]
		乾癬	腫瘍（仮面症候群）	眼内悪性リンパ腫[14]	
		Reiter 病		白血病[15]	
		間質性腎炎ぶどう膜炎症候群		網膜芽細胞腫[16]	
		再発性多発軟骨炎		黒色腫	
		若年性特発性関節炎	角膜疾患	1. 感染性角膜炎	細菌性角膜炎
	水晶体起因性ぶどう膜炎				真菌性角膜炎
	強膜ぶどう膜炎				アカントアメーバ角膜炎
	特発性（病型同定不能）ぶどう膜炎			2. 非感染性	化学外傷
感染性ぶどう膜炎	1. 外因性眼内炎				再発性角膜上皮びらん[17]
		術後眼内炎	眼内レンズ手術 緑内障濾過手術 硝子体手術[4]		
		硝子体内薬剤注入後の眼内炎[5,6]			
		外傷性眼内炎			
	2. 内因性転移性眼内炎	細菌性眼内炎			
		真菌性眼内炎[3]			
	3. HTLV-1 関連ぶどう膜炎				
	4. ヘルペス性ぶどう膜炎[7]				
	5. 梅毒				
	6. 眼トキソカラ症[8]				
	7. レプトスピラ症[9]				
	8. Hansen 病[10]				

（Ramsay A, et al：Hypopyon uveitis. Surv Ophthalmol 2001；46：1-18 をもとに筆者による追加を含む．）

同定ができなかった症例（特発性ぶどう膜炎）もかなりみられた．2001 年の Ramsay らの前房蓄膿を伴うぶどう膜炎の総説[2]を参考にして，その後の文献報告例や筆者の経験した症例を追加したものが表1である．実際には頻度が低い疾患も含まれている．ぶどう膜炎では欧米では HLA-B27 関連ぶどう膜炎が多いが，合田ら[3]によると，わが国では Behçet 病と HLA-B27 関連ぶどう膜炎が多い．

　表1に示すように，前房蓄膿はぶどう膜炎以外の疾患も含めた多

文献は p.299 参照．

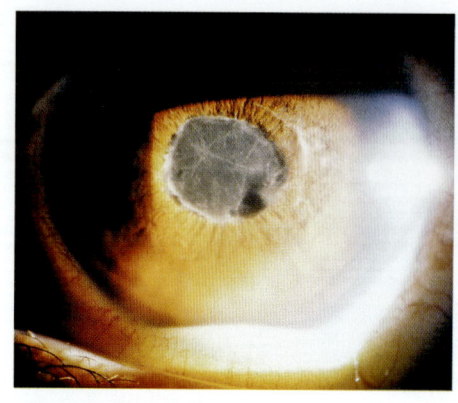

図2　Behçet病（27歳，男性）
前房蓄膿と瞳孔領にフィブリン（線維素）がみられる．

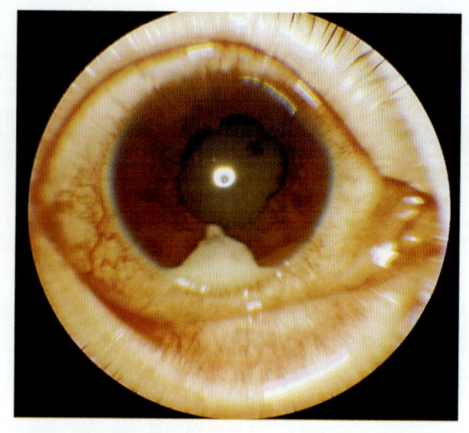

図3　Behçet病（40歳，女性）
前房蓄膿の中央が盛り上がった形を示している．

くの疾患で観察されることがある．第一印象にこだわらずに，全身状態の病歴の詳細な問診が大切である．外傷や手術の既往，眼疾患の既往と治療歴，動物との接触の有無についても聴取する必要がある．診察に当たっては隅角を含めた前部ぶどう膜炎の所見だけでなく，角膜，水晶体，硝子体，眼底の病変，眼圧にも注意を払うことが大切である．細隙灯顕微鏡検査を併用した眼底検査以外に，フルオレセイン蛍光眼底造影検査も有用なことがある．また，眼底の透見性が不良のときには超音波検査も行う．全身病変を疑うときには，血液検査を含めた全身検査を行う必要がある．また，急性前部ぶどう膜炎では，HLA検査を行うのも診断に役立つ．

　ここでは，関連する主な疾患について解説する．

Behçet病

　Behçet病の前房蓄膿は水平面を形成しやすく（図2），急性前部ぶどう膜炎では中央がやや盛り上がった形を示すという解説を多く見受けるが，Behçet病でも中央が盛り上がった形を示すことがある（図3）．口腔粘膜の再発性アフタ性潰瘍，結節性紅斑などの皮膚症状，外陰部潰瘍などの全身所見とあわせて総合的に診断を行う．

急性前部ぶどう膜炎

　片眼性の急激な羞明，充血，眼痛で発症することが多い．HLA検査を行った急性前部ぶどう膜炎の自験例51例のなかでHLA-B27陽性の24例では75％，陰性の27例では52％に前房蓄膿がみられたが，頻度に統計学的有意差はなかった．なお，HLA-B27陰性で

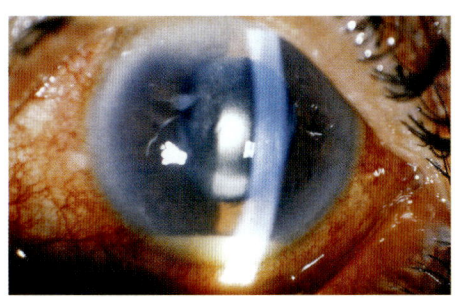

図4 眼内レンズ術後の*Propionibacterium acnes*による眼内炎
（70歳，男性）
前房蓄膿と水晶体囊内下方に白色混濁がみられる．

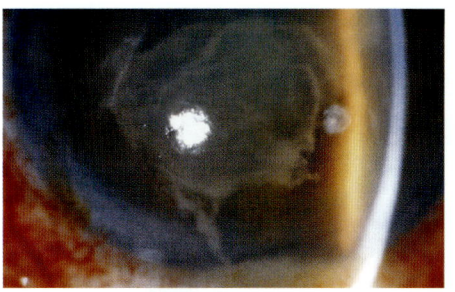

図5 水晶体起因性ぶどう膜炎
（85歳，男性）
前房内の大量のフィブリンと前房蓄膿がみられる．

前房蓄膿がみられた症例のなかには，HLA-B51陽性が2例，HLA-A26陽性が3例含まれていた．

HTLV-1関連ぶどう膜炎

九州，沖縄出身者に多い．ひも状，膜状，顆粒状の硝子体混濁がみられる．非肉芽腫性ぶどう膜炎と肉芽腫性ぶどう膜炎のどちらもみられるが，前房蓄膿がまれに観察される（自験例では66例中の3%）．

術後眼内炎とtoxic anterior segment syndrome（TASS）

TASSは前眼部手術，主に眼内レンズ手術後に手術に使用した薬剤，眼内灌流液，器具，眼内レンズなどが原因となって前房内に炎症を起こしたものをいう[12]．術後早期に発症して前房蓄膿を伴うことがあり，感染性の術後眼内炎との鑑別が必要になる．TASSの炎症は前房に限局し，房水，硝子体液から菌は検出されない．眼内レンズ術後の遅発性眼内炎（*Propionibacterium acnes*によることが多い，図4）でも前房蓄膿がみられる．水晶体起因性ぶどう膜炎（図5）とも鑑別する必要がある．

緑内障に対する線維柱帯切除術（trabeculectomy）などの濾過手術後に，術後早期だけでなく相当経過してから眼内炎が発症し，前房蓄膿を伴う場合がある（図6）．硝子体手術後にも頻度は低いものの，前房蓄膿を伴った眼内炎が起こることがある[4]．

硝子体内薬剤注入後の眼内炎

最近は加齢黄斑変性，黄斑浮腫などに対して硝子体内に薬剤を注入することが増えている．ケナコルト-A®（トリアムシノロンアセ

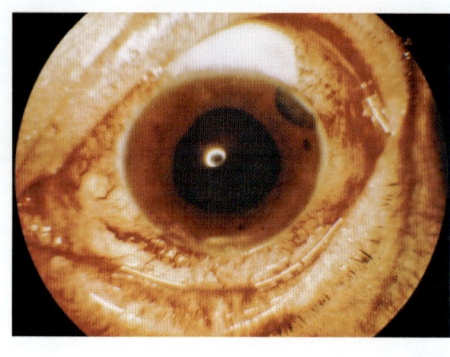

図6 緑内障手術後の眼内炎（43歳，男性）
左眼原発開放隅角緑内障に対して6年前と5年前に線維柱帯切開術（trabeculotomy），3年前に1時の位置に線維柱帯切除術（trabeculectomy）を施行された既往がある．前房蓄膿がみられる．

トニド）の硝子体内注入後に，前房蓄膿を伴った感染性眼内炎や無菌性眼内炎が起こることがある[5]．抗血管内皮増殖因子（vascular endothelial growth factor；VEGF）薬のアバスチン®（ベバシズマブ）の硝子体内注入後にも前房蓄膿を伴った硝子体炎を来たすことがある[6]．

ミコブティン®（リファブチン）によるぶどう膜炎

非結核性抗酸菌の治療薬であるミコブティン®（リファブチン）がわが国でも使用されるようになったが，前房蓄膿を伴ったぶどう膜炎を発症することがある[11]．内因性細菌性眼内炎と鑑別する必要がある．

（沖波　聡）

硝子体混濁の鑑別診断

硝子体混濁は炎症だけが原因ではない

　Ⅱ型コラーゲンとヒアルロン酸によるゲル状組織である硝子体に炎症細胞が浸潤すると，硝子体は"混濁"する．しかし，鑑別すべき硝子体混濁には，以下のようなものがある．
先天性：第1次硝子体過形成遺残など
変性：加齢・近視に伴うものや遺伝性のもの（Wagner症候群など）
出血性：網膜血管や脈絡膜血管からの出血の拡散
腫瘍性：腫瘍細胞の硝子体内播種
また，炎症によるフィブリンの析出も混濁の原因となる．

大切な問診

　炎症の本質は，血管透過性亢進，炎症細胞浸潤といった生物学的過程の積み重ねであり，それぞれの過程では数時間から数日，数週間といった時間で増悪と寛解がみられる．硝子体に起こる変化もこれに準じるから，あるとき突然，という炎症性硝子体混濁はない（その場合は，出血や変性もしくは後部硝子体剥離を考える）．

　炎症細胞（白血球）は12～14μm程度の小さなものだが，正常に機能する中心窩近傍では"黒い点"として内視される[*1]．特に青い空や明るく白い画面を背景にすると，内視現象が促されやすい．こうした黒い点は，やがて透明な"白い点"として内視されるようになる．

　このように炎症性混濁は，経時的変化と内視現象に大きな特徴がある．そのことを問診で聴取することは，混濁の本質を見きわめるうえで，また，炎症過程の現在位置を知るうえで，大きな手掛かりとなることが多い．

炎症性硝子体混濁の評価法

　前部硝子体混濁の観察には，細隙灯顕微鏡検査が有用である．直接照明法でも観察できるが（**図1a**），詳細かつ微細な炎症細胞浸潤

[*1] これは，細胞膜が脂質二重層で構成され，光を反射して透過させないことが原因と思われる．

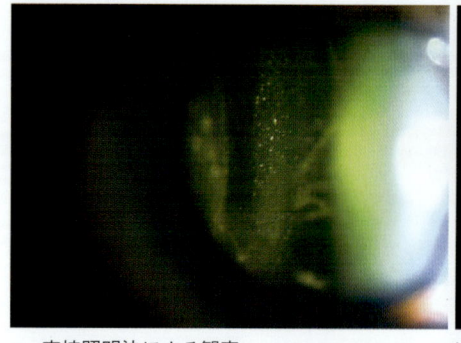

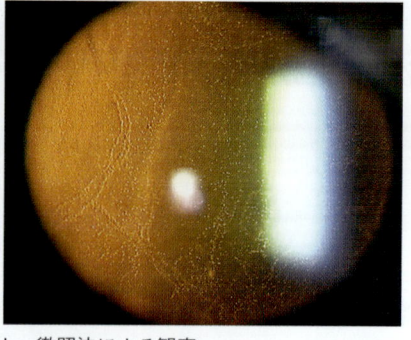

a. 直接照明法による観察　　　　　　　　b. 徹照法による観察

図1　細隙灯顕微鏡による炎症性硝子体混濁の観察
ともに同一症例同一眼の所見である．徹照法ではより詳細に，より微細に全体的な前部硝子体混濁の観察が可能になる．

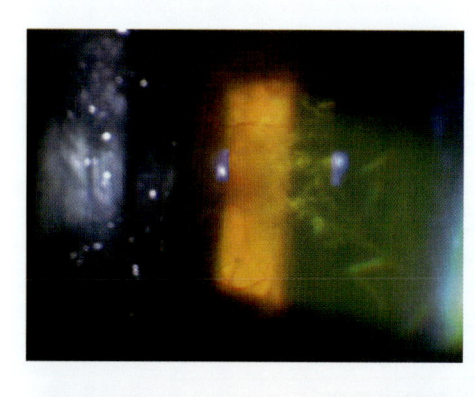

図2　細隙灯顕微鏡と接触型レンズによる炎症性後部硝子体混濁の観察
細隙灯のスリット光のフレアに硝子体液蛋白濃度の増加が，硝子体中に浮遊する粒子として炎症細胞浸潤が，観察できる．

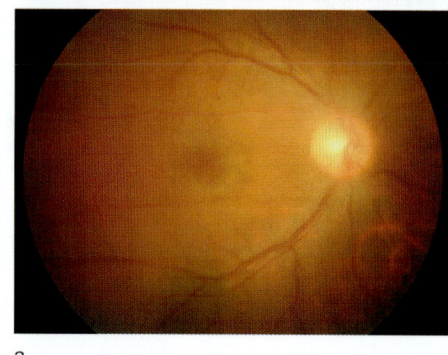

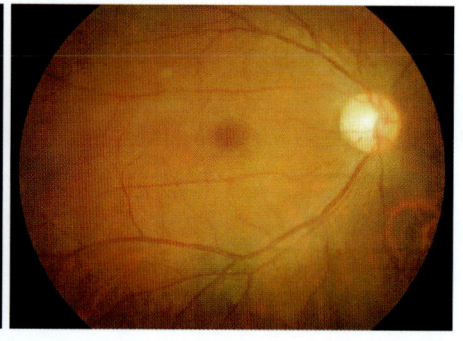

a.　　　　　　　　　　　　　　　　　　b.

図3　眼底写真による硝子体混濁の間接的評価
a. 初診時．網膜血管や脈絡膜の透見性が場所によって異なっている．
b. 治療後1か月．透見性は全体的に均質となった．

を観察するには徹照法が優れる（**図1b**）．いずれも散瞳は不可欠である．後部硝子体の観察には，接触型または非接触型レンズを用いて行う（**図2**）．この場合，微細な細胞の観察は容易ではない．眼底写真は，硝子体混濁の間接的記録法として用いることができる（**図3**）．直接に混濁を撮影することは不可能であるが，混濁による網膜

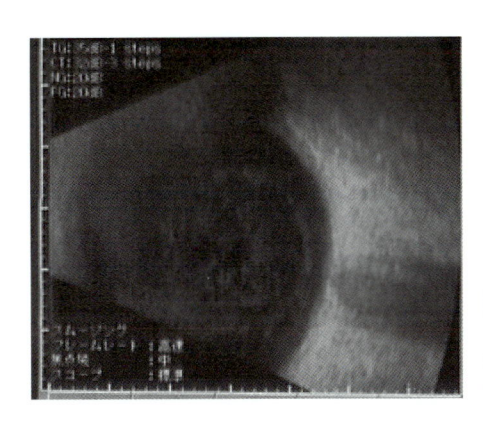

図 4　超音波 B モードによる硝子体混濁の観察
硝子体内に細かい顆粒状のエコー像がみられる．

脈絡膜の部分的または全体的な像の不鮮明さ，として硝子体混濁を記録できる．

　前眼部炎症や白内障が高度になると，細隙灯顕微鏡による硝子体混濁の評価はきわめて困難である．この場合，超音波 B モードを行う．眼球運動させると，硝子体内部の顆粒状もしくは点状エコーが観察できることがある（図 4）．

硝子体内炎症細胞の弁別

　炎症性硝子体混濁は，浸潤する炎症細胞の種類，性状および活動性によって，その形態が異なる[*2]．時に疾患特異性の高い所見として，疾患の鑑別を進めるうえで有用である．

雪玉状硝子体混濁：巨大な炎症細胞の集塊であり，肉芽腫性炎症，すなわち活性化マクロファージの出現する炎症を想定する．サルコイドーシスが有名だが，結核やその他の肉芽腫性炎症を来たす疾患でも観察される．一方で，Behçet 病で観察されることはない．

真珠の首飾り様硝子体混濁：硝子体線維に数珠状に細胞集塊が付着して発生した像で，サルコイドーシスに特異性の高い所見である．

ベール状硝子体混濁：個々の細胞が互いに融合して集塊を成さず，細かい粒子としての炎症細胞浸潤がびまん性に大量に硝子体に散布された状態をさす．非肉芽腫性の炎症を想定する．混濁消失までのターンオーバーが早い場合は多核白血球の浸潤と考えられ，Behçet 病を疑う．眼内リンパ腫でもベール状所見となるが，個々の粒子が大きいと感じられることが多い．また，細胞集積にムラがあり，オーロラ状と呼ばれることもある．

（安積　淳）

[*2] 多核白血球は細胞同士の接着が起こらず，脱顆粒とともに細胞は急速に死滅する．リンパ球は増殖時期には細胞集塊をつくるが，その規模は小さい．マクロファージは，活性化されると互いに接着して大きな集塊を形成する．

網膜視神経炎の鑑別疾患

　網膜視神経炎は，全身性疾患の一部として発症することが多く，特にぶどう膜炎に伴うことが多い．また，視神経そのものに炎症が少なくても見かけ上，腫脹が目立つことがある．視神経腫脹のみが前面に来る場合や，視神経炎が網膜にまで及んで広範囲な炎症を来たしている場合がみられ，眼外症状の有無とあわせて原疾患を探っていくことになる．

特発性視神経炎とぶどう膜炎主体の網膜視神経炎との違い

　どちらも，視神経腫脹が強く，検眼鏡的には前房内もしくは前部硝子体の細胞浸潤で，ぶどう膜炎由来の視神経疾患か否か判断する．脱髄などによる特発性視神経炎（図1）では，限界フリッカ値（critical flicker fusion frequency；CFF）の著明な低下（20 Hz 未満）がみられるが，原田病やサルコイドーシスによる視神経乳頭腫脹では20～30 Hz 程度の中等度低下しかみられない．このため，ぶどう膜炎でも視神経所見がみられる場合は，特発性視神経炎の除外のために安易に散瞳せず，CFF の測定，相対的瞳孔求心路障害（relative afferent pupillary defect；RAPD）の確認などの検査を行う必要がある．

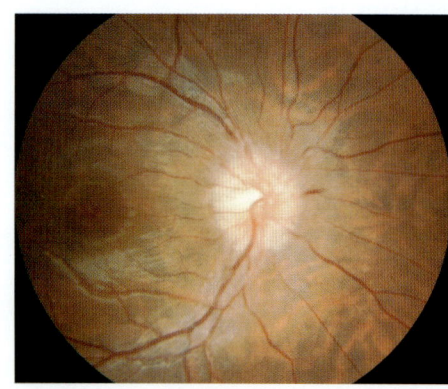

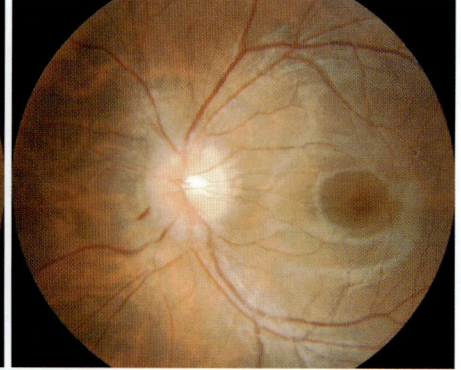

a. 右眼　　　　　　　　　　　　　　b. 左眼

図1　両眼の視神経乳頭炎（34歳，男性）
両眼．視力低下．多発性硬化症を併発している．

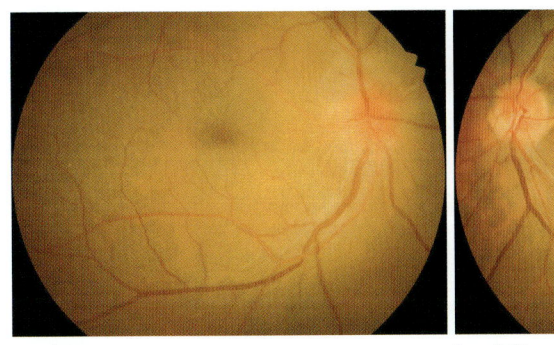

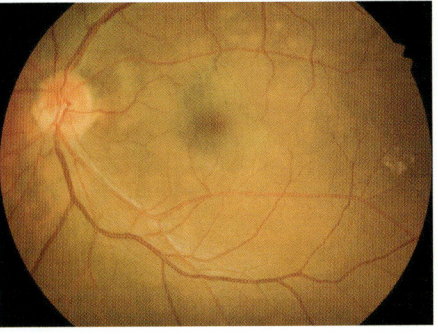

a. 右眼　　　　　　　　　　　　　　b. 左眼

図2　Vogt-小柳-原田病の眼底所見（42歳，女性）
急激な視力低下．感音性難聴，頭痛を来たしていた．両眼の視神経乳頭腫脹および漿液性網膜剝離．

三大ぶどう膜炎は視神経所見を来たすことがある

わが国において，頻度的に三大ぶどう膜疾患とされる，サルコイドーシス，Vogt-小柳-原田病，Behçet 病では，視神経所見を来たすことがある．

Vogt-小柳-原田病：特に Vogt-小柳-原田病においては，87％と高頻度でみられる[1]．Vogt-小柳-原田病では，視神経乳頭浮腫型と後極部剝離型に分けられるが，乳頭浮腫型は，視神経炎とよく似ているので注意が必要である（**図2**）．Vogt-小柳-原田病は，前眼部所見が後眼部病変の後から認めることがあるので，Vogt-小柳-原田病を疑ったら感音性難聴や頭痛，項部硬直，耳鳴りなど眼外症状の問診が重要である．

サルコイドーシス：後眼部病変を来たした場合，39％で視神経所見がみられる[2]．乳頭腫脹を認める症例の印象として，前眼部病変が軽度か，もしくは認められない傾向がある．通常は視神経炎とよく似た腫脹を来たし（**図3a**），蛍光眼底造影で静脈周囲炎が発見されることが多い（**図3b**）．サルコイドーシスを疑ったら，肺門リンパ節腫脹（bilateral hilar lymphadenopathy；BHL）を検出するために，胸部 X 線撮影や胸部 CT 撮影を施行したほうがよい．サルコイドーシスの視神経病変も腫瘤を来たすことがあるので，前眼部の炎症性病変がなくとも腫瘤性の視神経病変をみたら，サルコイドーシスを疑う（**図4**）．

Behçet 病：まれに網膜血管炎と連動して視神経乳頭浮腫を来たすことがあるが，通常は蛍光眼底造影で過蛍光を来たす程度の所見が多い．蛍光眼底造影で視神経の過蛍光を認める Behçet 病は，将来

文献は p.300 参照．

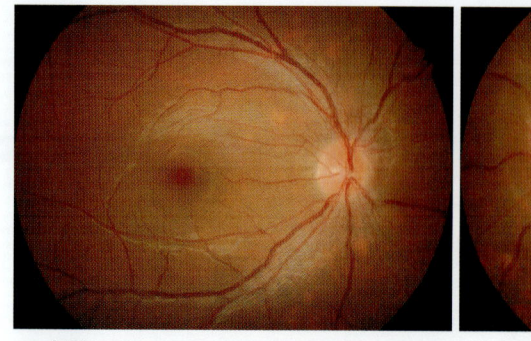

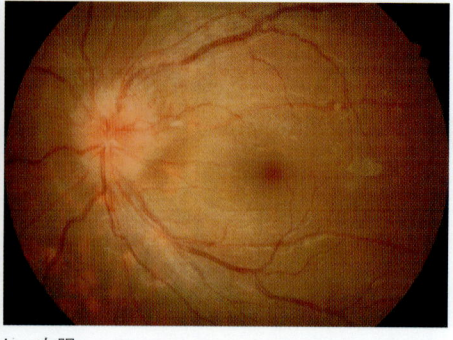

a. 右眼　　　　　　　　　　　　b. 左眼

図3　サルコイドーシスの眼底所見（24歳，男性）
a,b. 両眼：霧視，視力矯正（1.5）．左右眼で異なる視神経発赤を認める．
c. 蛍光眼底造影所見．視神経より蛍光漏出，静脈周囲炎を認める．

c.

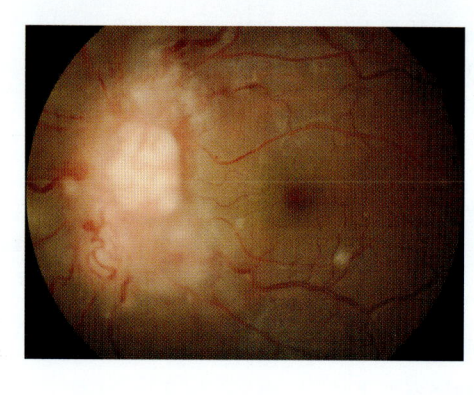

図4　サルコイドーシスの眼底所見（28歳，女性）
左眼．視力低下．視神経乳頭より隆起性病変を認める．

的に乳頭上に新生血管を来たして出血源となることがあり，注意深い経過観察が必要である．

梅毒による網膜視神経炎を忘れてはいけない

　梅毒による眼疾患は多彩な所見を来たすが，わが国でよくみられるのが前部ぶどう膜炎や視神経の発赤腫脹である[3]．梅毒による網膜病変は，網膜色素上皮レベルの異常が多い．このため，蛍光眼底造影やインドシアニングリーンを用いた造影検査が必要である．梅毒を疑うときは，眼外症状の有無が診断に重要な要素となるため，皮膚症状として手掌にみられることの多い紅斑をチェックする必要

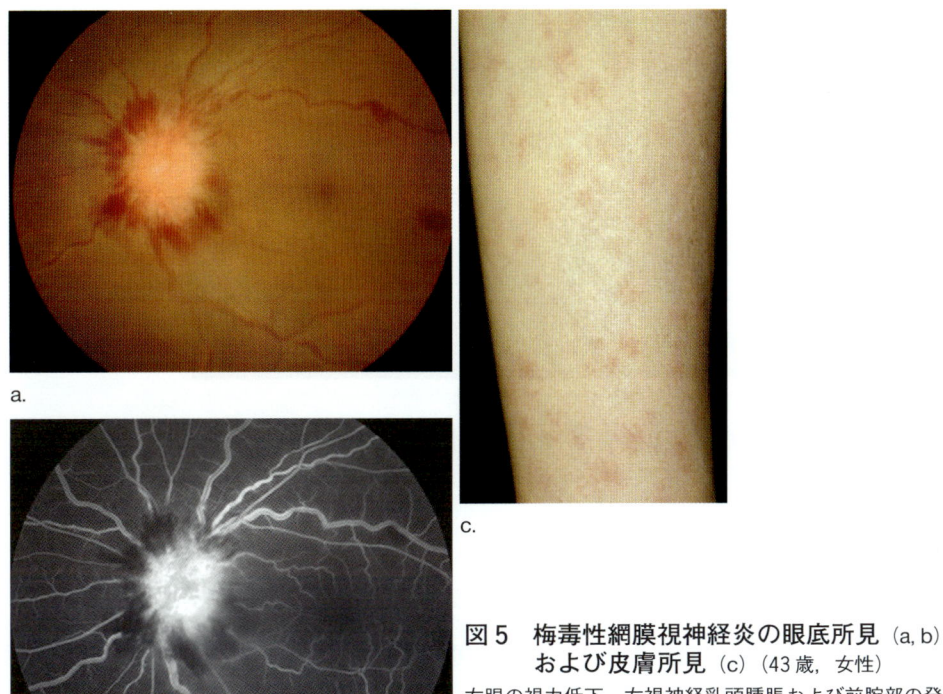

図5 梅毒性網膜視神経炎の眼底所見（a, b）および皮膚所見（c）（43歳，女性）
左眼の視力低下．左視神経乳頭腫脹および前腕部の発疹，血清 RPR，TPLA 高値．
RPR：rapid plasma reagin
TPLA：*Treponema pallidum* latex agglutination

がある（図5）．梅毒による視神経炎の場合，治療は中枢性梅毒病変に準じてペニシリン製剤を長期間にわたり内服させる．

小児の網膜視神経炎を診たら

小児では，全身の感染症状の後に網膜視神経炎を来たすことがある．多くは一過性であり，視力低下を自覚しないまま軽快することが多い．小児で視神経所見をみる可能性があるぶどう膜疾患は，若年性特発性関節炎，サルコイドーシス，間質性腎炎に併発する場合が挙げられる．特に，間質性腎炎に併発する視神経炎では，視神経が腫脹することがあるので，難治性ぶどう膜炎に視神経炎を来たした場合（特に女児）には尿中 β_2-ミクログロブリン，尿中 β-N-アセチルグルコサミニダーゼ（NAG）を含めた腎機能検査が必要である（図6）．

ほかの感染性網膜視神経炎も忘れずに

上記のぶどう膜炎関連疾患がすべて否定されたあとに考えなければいけない疾患がいくつか存在する．特に，頻度は少ないが，猫ひ

図6 間質性腎炎に続発する小児ぶどう膜炎（TINU）の眼底所見（13歳，女児）
両眼の霧視．両眼の視神経乳頭腫脹．尿中 β_2-ミクログロブリン高値（部分尿），尿中 β-N-アセチルグルコサミニダーゼ（NAG）高値．
TINU：tubulointerstitial nephritis and uveitis

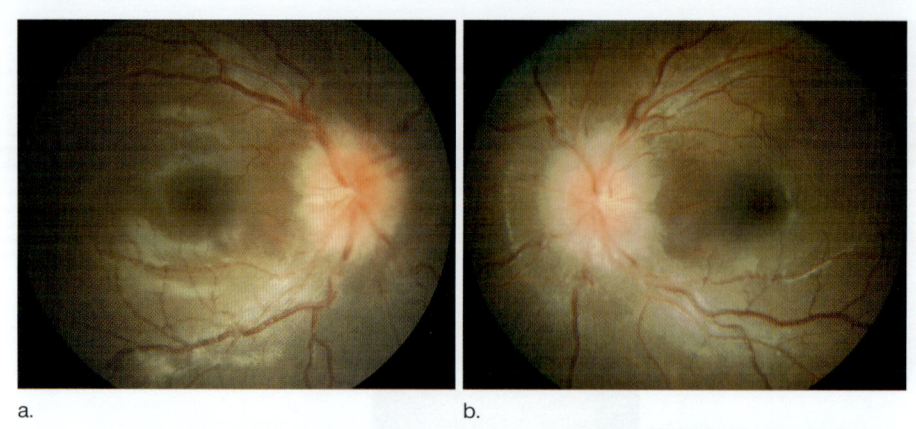

っかき病は考慮するべき疾患である．猫の接触の既往があり，原因不明の網膜視神経炎を診た場合には，バルトネラ抗体を測定する必要がある．

〔毛塚剛司〕

網膜血管炎・滲出斑の鑑別診断

文献は p.300 参照.

網膜血管炎（1）観察ポイント

網膜血管炎は血管壁や血管周囲に炎症細胞が浸潤した状態であり，検眼鏡的には網膜血管に沿って滲出斑や白鞘形成など白色の混濁がみられる．疾患により動脈炎主体のものと静脈炎主体のものがあるが，静脈炎と動脈炎ともにみられることもある．動脈炎のほうが頻度は少ない．

網膜血管炎（2）関連疾患

Behçet 病：代表的疾患の一つが Behçet 病（図1）で，動脈炎，静脈炎ともに起こるが，検眼鏡的に血管炎を認めることはそれほど多くはない．フルオレセイン蛍光眼底造影を行うと，網膜血管や毛細血管から特徴的なびまん性にシダ状の蛍光漏出がみられる（図2）．これは，後眼部炎症がない場合でもみられることがあり，診断には有用である．

サルコイドーシス：静脈炎が主体の代表疾患はサルコイドーシスである．静脈に沿った白鞘形成が散在的にみられる結節性静脈周囲炎は，特徴的な所見である（図3）．フルオレセイン蛍光眼底造影では，白鞘形成に一致した部に組織染による過蛍光がみられる（図4）．

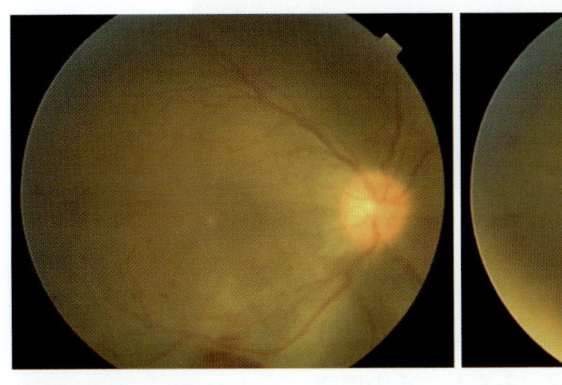

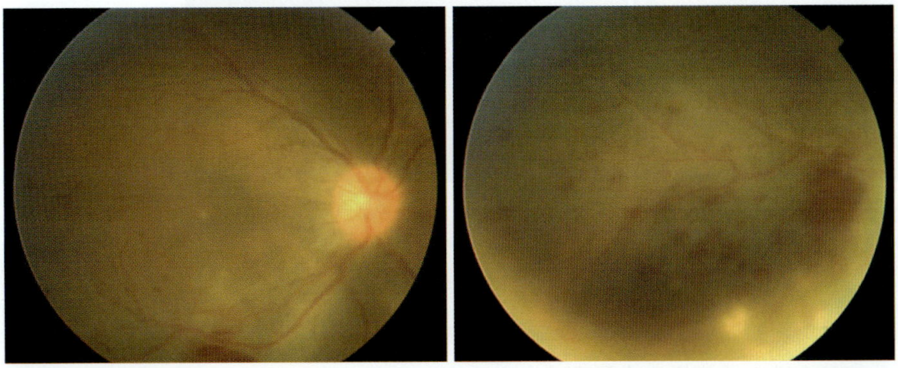

図1　Behçet 病
網膜出血と滲出斑がみられる．

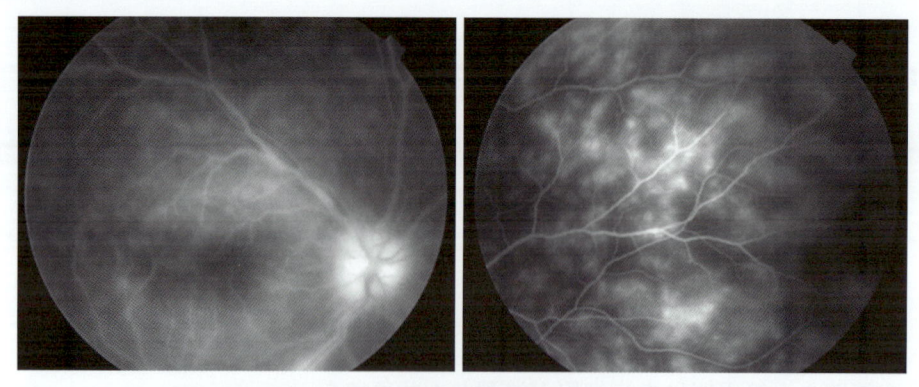

図2 Behçet病のフルオレセイン蛍光眼底造影
びまん性に,シダ状と呼ばれる毛細血管からの蛍光漏出がみられる.

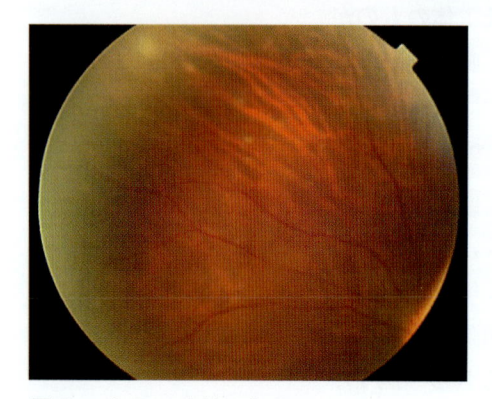

図3 サルコイドーシス
静脈に沿った白鞘形成と滲出斑がみられる.

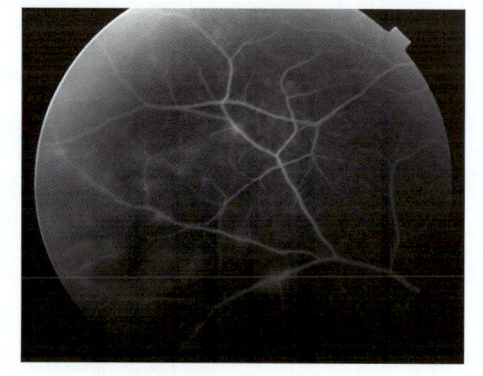

図4 サルコイドーシスのフルオレセイン蛍光眼底造影
白鞘形成に一致した部に,組織染による過蛍光と網膜静脈からの蛍光漏出がみられる.

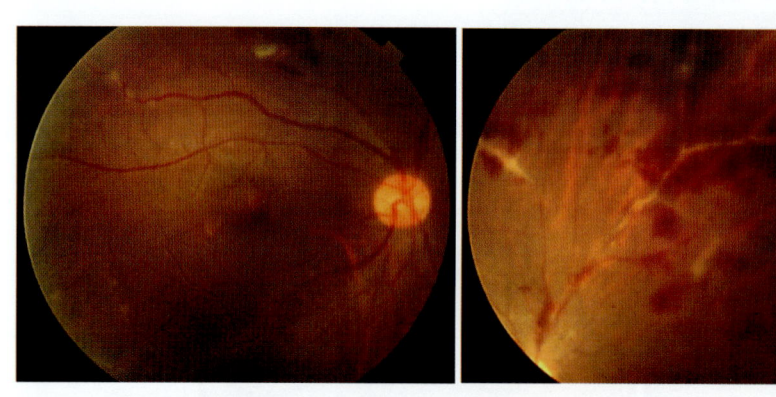

図5 結核性ぶどう膜炎
静脈に沿った白鞘形成と静脈周囲炎,網膜出血がみられる.

結核性ぶどう膜炎:サルコイドーシスと同様に静脈周囲炎がみられるが,より柔らかい羽毛様・綿花様の白鞘形成がみられ,その周囲に網膜出血を伴うことが特徴である(図5).フルオレセイン蛍光眼

図6 結核性ぶどう膜炎のフルオレセイン蛍光眼底造影
網膜静脈周囲炎からの蛍光漏出と網膜出血によるブロック，無血管域がみられる．

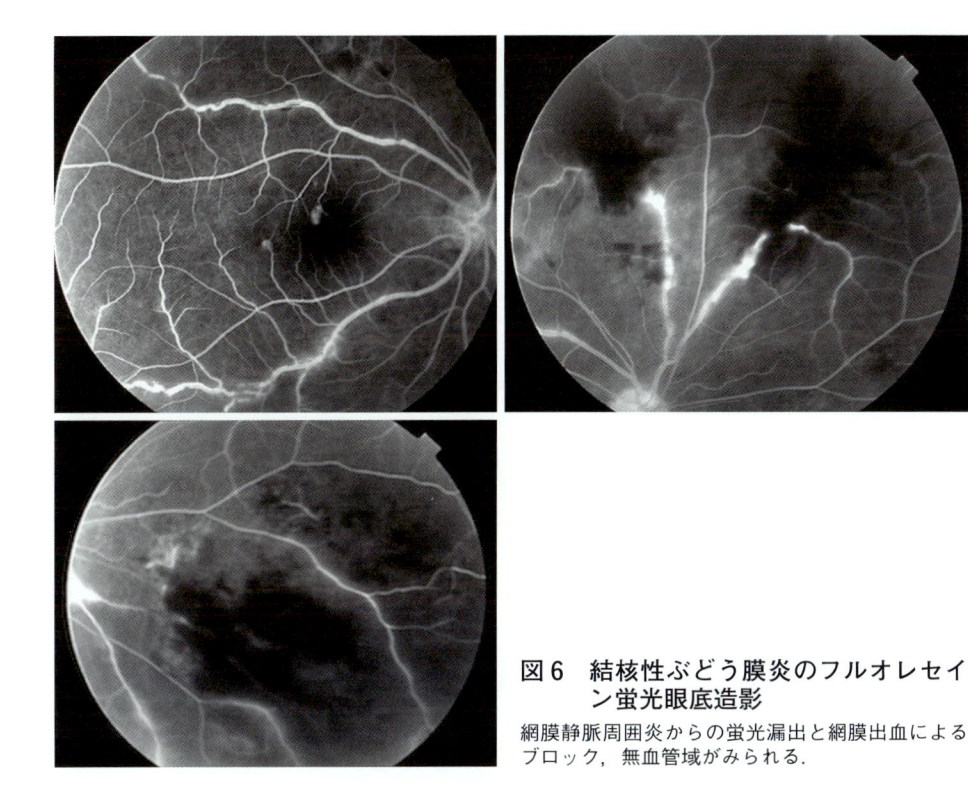

底造影では白鞘形成に一致した部に組織染による過蛍光がみられ，周辺部網膜には無血管域が広範囲にみられることが多い（図6）．

その他の静脈炎のみられる疾患：眼トキソプラズマ症やHTLV-I関連ぶどう膜炎（human T-cell lymphotropic virus type 1 associated uveitis）なども静脈炎がみられる．

その他の動脈炎が主体となる疾患：動脈炎が主体の疾患には急性網膜壊死（桐沢型ぶどう膜炎，図7）やサイトメガロウイルス網膜炎（図8）がある．滲出病巣や網膜出血とともに動脈炎がみられる．

網膜滲出斑（1）観察ポイント

網膜滲出斑は，網膜の炎症細胞浸潤や網膜の循環障害，壊死などによってみられる．小さい網膜滲出斑が散在性に出現するものや大きい網膜滲出病巣が限局性に出現するものなどがあり，網膜滲出斑・滲出病巣の局在，性状や周囲の色素沈着などの存在を確認することが重要である．

網膜滲出斑（2）関連疾患

Behçet病：後眼部炎症の出現時に，眼底周辺部に散在性の白色滲

図7 急性網膜壊死（桐沢型ぶどう膜炎）

動脈炎（a）と周辺部網膜に散在性の滲出斑（b），癒合した滲出病巣（c）がみられる．

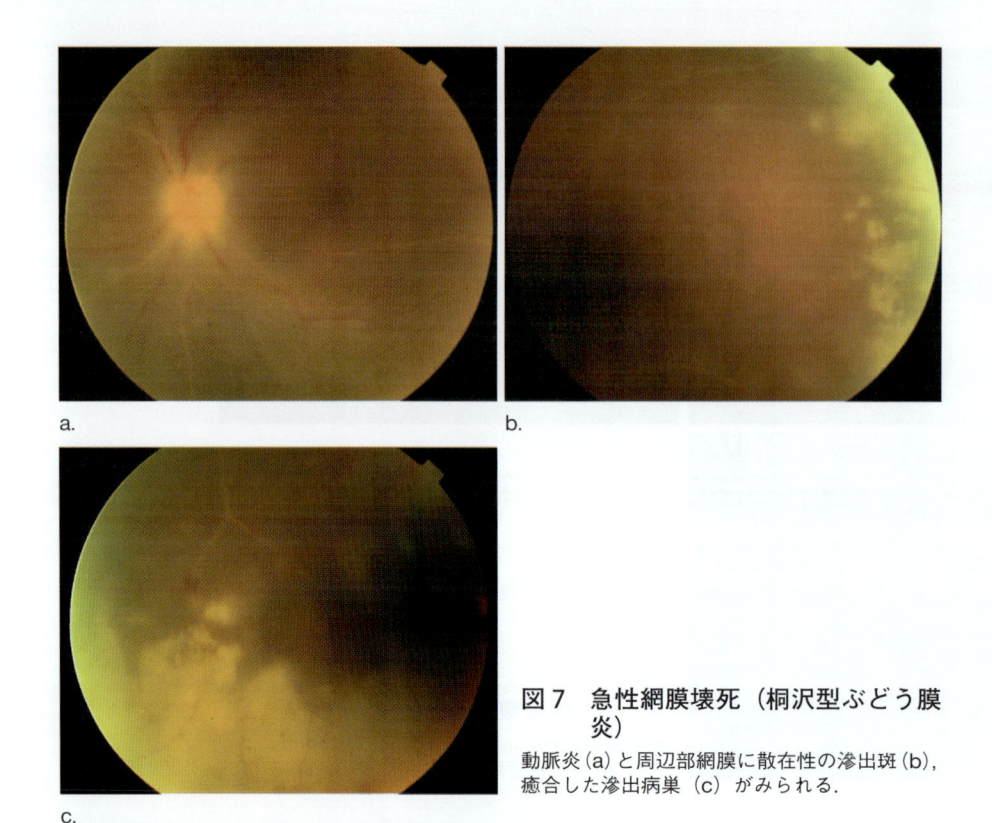

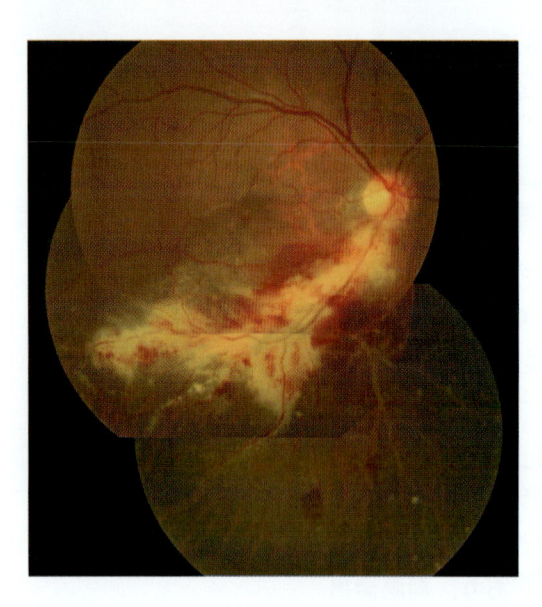

図8 サイトメガロウイルス網膜炎

アーケード血管に沿った白色滲出斑と網膜出血，動静脈炎がみられる．

出斑がみられる（図1）．滲出斑は，黄斑部に出現することもある．この滲出斑は，1～2週間程度で消失するのも特徴である．

サルコイドーシス：眼底周辺部に散在性の白色滲出斑が出現し，比較的下方にみられることが多い（図3）．滲出斑が癒合し，大きな滲

a.　　　　　　　　　　　　　　　　b.

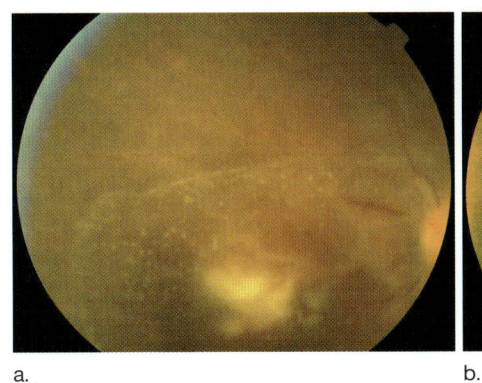

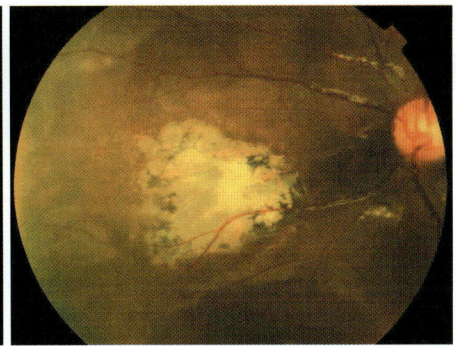

図9　眼トキソプラズマ症
a. 白色滲出斑，動静脈炎，硝子体混濁がみられる．
b. 瘢痕化した滲出病巣．

出斑となることもある．

真菌性眼内炎：初期は眼底後極部に境界が不明瞭な白色滲出病巣がみられ，経過とともに滲出病巣は硝子体側に突出する．孤発性，散在性ともにある．

眼トキソプラズマ症：眼底後極部に孤発性に白色滲出病巣が出現する（図9）．再発の場合には，脈絡膜の瘢痕病巣の辺縁に境界が不明瞭な白色滲出病巣がみられる．

眼トキソカラ症：白色滲出病巣が眼底後極部にみられる場合と眼底の最周辺部にみられる場合がある．

急性網膜壊死(桐沢型ぶどう膜炎)：初期は眼底周辺部に顆粒状の白色滲出斑が散在し，短い期間で滲出斑は癒合し白色の滲出病巣となり，後極部へと拡大していく（図7）．

サイトメガロウイルス網膜炎：初期は眼底後極部に網膜血管に沿った白色滲出斑と出血がみられ，進行すると滲出病巣は拡大・癒合する（図8）．

（田口千香子）

滲出性網膜剝離の鑑別診断

血液網膜関門の破綻に着目する

滲出性網膜剝離（exudative retinal detachment）は，滲出液の貯留により神経網膜が網膜色素上皮から離れた状態であり，その成因として血液網膜関門（blood retinal barrier；BRB）の破綻がある．BRBのうち，内血液網膜関門（inner BRB）は網膜血管，外血液網膜関門（outer BRB）は網膜色素上皮（retinal pigment epithelium；RPE）にある．両方のBRBが，どのような原因で破綻したのかを見きわめることは，原因疾患の同定につながる（**表1**）．ただし，ぶどう膜炎では，両方のBRBが破綻することもありうる．この項では，診断に重要な着目点を述べる．

網膜血管の破綻があるか

まず，網膜内に発端となる病巣があるかを診断する．眼底検査に加え，光干渉断層計（optical coherent tomography；OCT）は，滲出性網膜剝離の有無をみるだけでなく，原因の診断にも有用である．

眼底出血がある場合は，網膜浅層出血であると網膜内病巣のあることが多い．硬性白斑・浮腫は滲出液の広がりに応じて発生しうるため，これらが網膜内にあっても発生源が必ずしも網膜内とは限らない．しかし，これらの存在は，その近くにinnerもしくはouter BRBの破綻部位があることを示す．ぶどう膜炎に特徴的な網膜血管炎や滲出斑，血管腫の存在などは直接診断につながる．

鑑別の注目点：サルコイドーシス・Behçet病などのぶどう膜炎，および糖尿病網膜症では，網膜血管炎による滲出液の貯留を生じる[1]．そこで，それらの疾患のほかの特徴的眼所見があるかどうかとともに，全身所見をみて診断する．

網膜中心静脈（分枝）閉塞症（**図1**）による滲出は珍しくない．単独で発症することもあれば，Behçet病などのぶどう膜炎，糖尿病網膜症など，炎症性疾患に伴って生じることもあり，原因疾患の鑑別もするべきである．

文献はp.300参照．

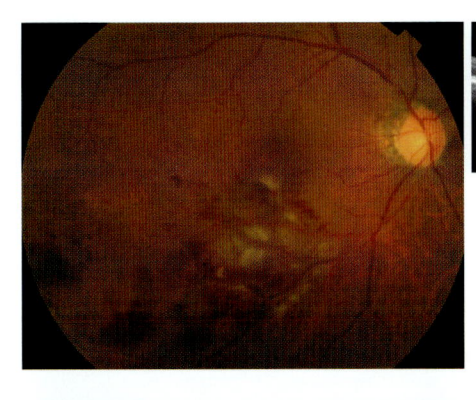

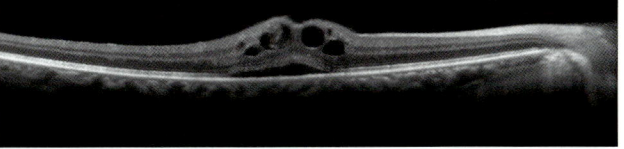

図1　網膜中心静脈分枝閉塞症
この症例では，黄斑浮腫とともに滲出性網膜剥離を生じていた．

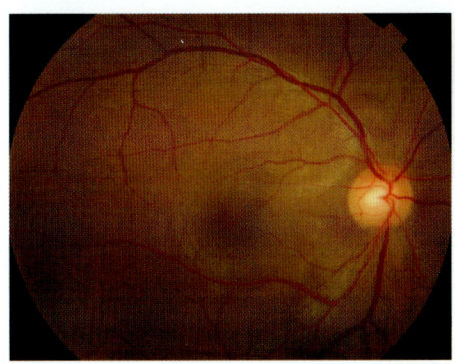

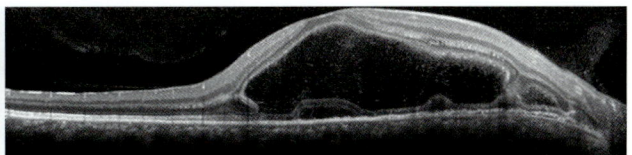

図2　Vogt-小柳-原田病
この症例では，cystoid space とともに滲出性網膜剥離を生じていた．

RPE の破綻があるか

　網膜内病巣がなければ，RPE の破綻の原因を考える．その多くは脈絡膜レベルの病巣による二次的 RPE 障害である．網膜下や RPE 下出血がある場合は，RPE 以下の病巣のあることが多い．診断のためには，OCT や血管造影が重要である．

鑑別の注目点（1）Vogt-小柳-原田病（図2）：メラノサイトに対する免疫反応から脈絡膜に著しい炎症性細胞浸潤がみられ，EDI-OCT[*1] で脈絡膜の肥厚が検出される．病初期に IA（インドシアニングリーン蛍光造影）で脈絡膜の充盈遅延がみられることもあり，強い炎症による脈絡膜循環障害があり RPE 障害を来たすとされる．OCT では滲出性網膜剥離に加えて膜様構造物により区画される cystoid space があり，多房性の液体貯留がみられる．膜様構造物は網膜外節が内節から分離しフィブリンにより修飾されたものを反映しているのではないかと報告された[2]．

鑑別の注目点（2）中心性漿液性脈絡網膜症（central serous chorioretinopathy；CSC）（図3）：IA で脈絡膜の血管透過性亢進と EDI-OCT で脈絡膜の肥厚が検出される[3]．脈絡膜からの滲出性変化

[*1] **EDI-OCT**
enhanced depth imaging optical coherence tomography（深部強調光干渉断層計）．OCT では一般に網膜断層像の撮影をするが，EDI-OCT 画像の撮影可能な機種が導入され，脈絡膜の観察も行われるようになった．これを用いて脈絡膜厚を測定し，病態解明に役立てられている．

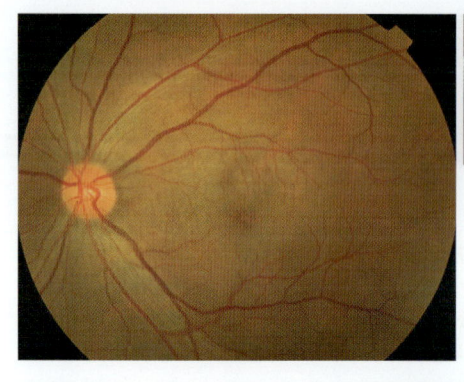

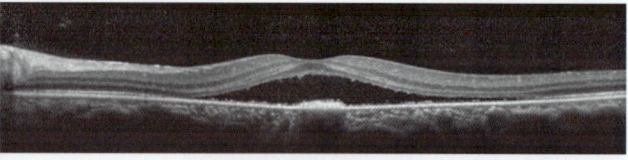

図3 中心性漿液性脈絡網膜症
この所見だけで鑑別するのは難しく，眼底造影が有用である．

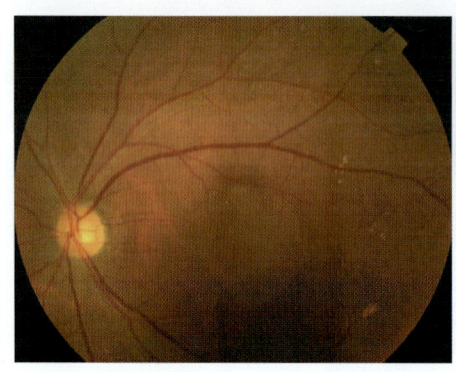

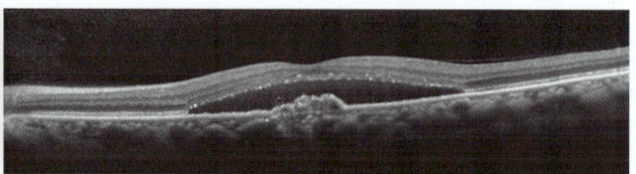

図4 加齢黄斑変性
この症例では，RPE下の病変とともに滲出性網膜剥離を生じていた．

はRPE剥離（pigment epithelial detachment；PED）を来たす．これが高じてRPE障害を来たすと一部でouter BRBが破壊され，FA（フルオレセイン蛍光造影）で検出されるように網膜下に滲出液が流れ出して貯留すると考えられている．この漏出点はOCTで検出されることもあり，micro-ripと呼ばれる．滲出性網膜剥離が2～3か月続くと，網膜に黄色の点状沈着物（網膜precipitates）が出現することがある．黄色のフィブリンを伴った滲出液がみられる場合もあり，これはOCTで比較的高反射を呈する．CSCは遷延したり再発治癒を繰り返したりすることがある．そのような場合には，RPEの二次的萎縮は検眼鏡的にも明らかとなり，FAではwindow defectとしてとらえられるようになる．

鑑別の注目点（3）多発性後極部網膜色素上皮症（multifocal posterior pigment epitheliopathy；MPPE）：CSCの疾患スペクトラムのなかで重症型に属する．複数の漏出部がみられる．

鑑別の注目点（4）加齢黄斑変性（age-related macular degeneration；AMD）（図4）：滲出性網膜剥離を生じうる[4]．狭義AMD，ポリープ状脈絡膜血管症（polypoidal choroidal vasculopathy；PCV），網膜血管腫状増殖（retinal angiomatous proliferation；RAP）

2. 所見から診るぶどう膜炎

表1 血液網膜関門破綻の鑑別診断

主に網膜血管（inner BRB）の破綻に伴う疾患	主に RPE（outer BRB）の破綻に伴う疾患	その他　鑑別すべきもの
サルコイドーシス Behçet 病 糖尿病網膜症 網膜中心静脈（分枝）閉塞症 高血圧網膜症 腎性網膜症 網膜動脈瘤 macular telangiectasia 網膜血管腫 Coats 病	Vogt-小柳-原田病 後部強膜炎 多巣性脈絡膜炎 点状脈絡膜内層症 uveal effusion syndrome 中心性漿液性脈絡膜症 多発性後極部網膜色素上皮症 加齢黄斑変性 特発性脈絡膜新生血管 脈絡膜血管腫 外傷性網膜色素上皮障害	乳頭小窩黄斑症候群 （pit-macular syndrome）*2 乳頭コロボーマ 視神経乳頭ドルーゼンに伴う網膜剥離

inner BRB, outer BRB の両方が破綻することもありうる．

*2 乳頭小窩黄斑症候群（pit-macular syndrome）（図5）
視神経の異常に伴う漿液性網膜剥離を生ずる．硝子体の牽引が病態に関与すると報告された[5]．視神経乳頭からつながる滲出液の貯留をみたら，乳頭に特徴的くぼみ（ピット）がないか確認する．

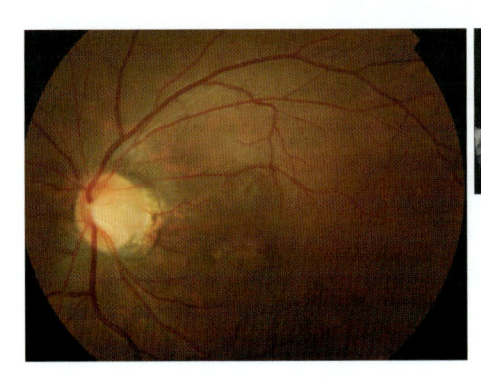

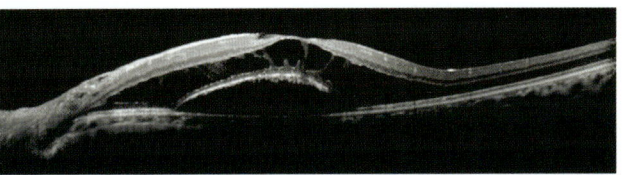

図5 乳頭小窩黄斑症候群
この症例では，視神経乳頭近傍から黄斑にかけて網膜浮腫とともに滲出性網膜剥離を生じていた．

のいずれの病型からも生じうる．診断には，OCT と血管造影（FA および IA）が役立つ．

（小沢洋子）

脈絡膜剝離の鑑別診断

呼称と疾患概念

　脈絡膜剝離（choroidal detachment）は，脈絡膜実質と強膜組織との間隙（suprachoroidal space；上脈絡膜腔）に何らかの原因によって液体が漏出あるいは滲出し，蓄積された状態をいう．蓄積される部位により脈絡膜剝離，毛様体脈絡膜剝離（ciliochoroidal detachment），choroidal effusion，uveal effusion などさまざまな呼称が存在するが，uveal effusion が最も包括的な概念とされる．原因は**表1**に示すようにさまざまなものがあり，特発性と続発性に大別される[1-3]．特発性脈絡膜剝離は特に uveal effusion syndrome と呼ばれるため，現象名としての uveal effusion との区別には注意が必要である．

文献は p.300 参照.

特発性脈絡膜剝離

　uveal effusion syndrome は，Schepens らによって 1963 年に初めて報告された症候群で，周辺部脈絡膜剝離を伴う非裂孔原性網膜剝離が特徴である[4]．その病因については，以下の二つのメカニズムが提唱されている．

表1　脈絡膜剝離の原因

特発性	短眼軸を伴うもの（真性小眼球，遠視眼）	
	正常眼軸（＝idiopathic uveal effusion syndrome）	
続発性	外傷，または手術後	穿孔や創口不全による低眼圧，強膜バックル術後，脈絡膜下出血
	静水力学的機序	頸動脈海綿静脈洞瘻，毛様体機能不全
	炎症性	Vogt-小柳-原田病，交感性眼炎，後部強膜炎
	腫瘍	脈絡膜悪性黒色腫，転移性脈絡膜腫瘍

（Brockhurst RJ, et al：Uveal effusion. In：Albert DM, et al, editors. Principles and practice of ophthalmology, Volume 1. Pennsylvania：W.B. Saunders Company；1994. p.548-560.
Yanoff M, et al：Uveal edema〈Uveal detachment；uveal hydrops〉. In：Ocular pathology. 6th ed. Philadelphia：Mosby Elsevier；2009. p.355-356.
Elagouz M, et al：Uveal effusion syndrome. Surv Ophthalmol 2010；55：134-145 より改変.）

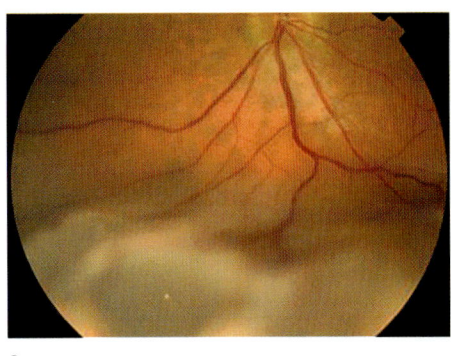

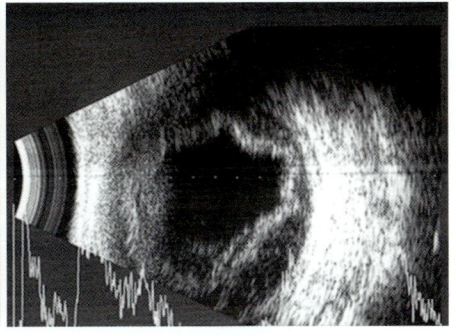

a.   b.

図1　uveal effusion（72歳，男性）
a．眼底周辺部に脈絡膜剝離を伴った滲出性網膜剝離がみられる．
b．超音波Bモード．可動性の少ないドーム状の隆起が描出される．
（Awotesu S, et al：Bilateral sequential uveal effusion syndrome after one-quarter of a century. Clin Expeiment Ophthalmol 2010；38：817-818．）

1. 肥厚した強膜のために渦静脈の流出抵抗が増大し，脈絡膜循環障害によって漏出が生じる．
2. 強膜組織の異常により蛋白の拡散が障害され，浸透圧によって液体が貯留する．

　真性小眼球[*1]や短眼軸を伴うものと，そうでない狭義の特発性（idiopathic）uveal effusion syndrome に区別できるが，いずれも強膜組織に肥厚があり，組織学的にはコラーゲン線維の配列の乱れや細胞間マトリックスの異常な蓄積を特徴とし，本疾患の病態に深く関与していると考えられている．

　idiopathic uveal effusion syndrome は男性に多い．脈絡膜剝離は周辺部から生じ，褐色ドーム状の隆起として観察される（図1）[5]．網膜剝離は典型的な滲出性網膜剝離であり，網膜下液は蛋白濃度が高く，比重が大きいために頭位変換で容易に移動する．前房や硝子体の炎症所見は乏しい．

続発性脈絡膜剝離

外傷，または手術後：外傷や手術を契機とした脈絡膜剝離の病態は，厳密にいえば後述する静水力学的機序や炎症による機序が関与しているのであるが，実際の臨床では最も遭遇する機会が多いため，あえて一つのカテゴリーとして記載する．外傷や手術では多かれ少なかれ強膜や脈絡膜への組織侵襲と，それに伴う炎症が生じている．また，角膜や強膜の穿孔性外傷や，手術創口の閉鎖不全，外傷性隅角離開による房水の過剰な上脈絡膜腔への流出など，低眼圧を伴う状況にもしばしば遭遇する．強膜バックリング手術では渦静脈の圧

[*1] **真性小眼球**
強膜コラーゲン線維に異常があり，強膜組織の肥厚を生じる．渦静脈うっ滞と経ぶどう膜強膜流出路の障害により，uveal effusion を来たす．多くは眼軸長が15〜20 mmとされる，高度遠視眼である．

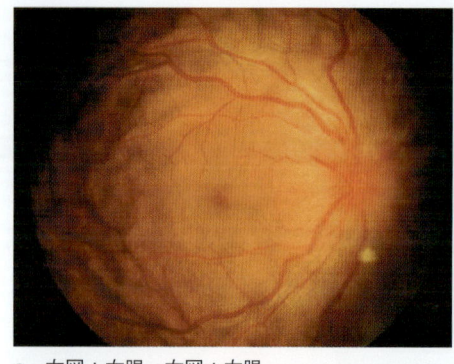

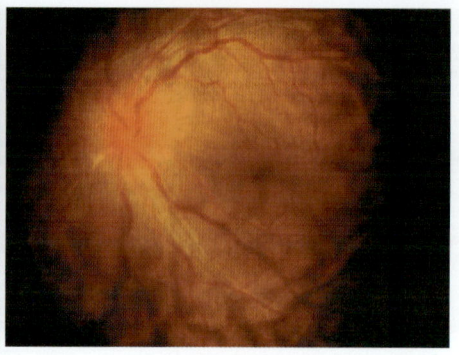

a. 左図：右眼，右図：左眼．

b.

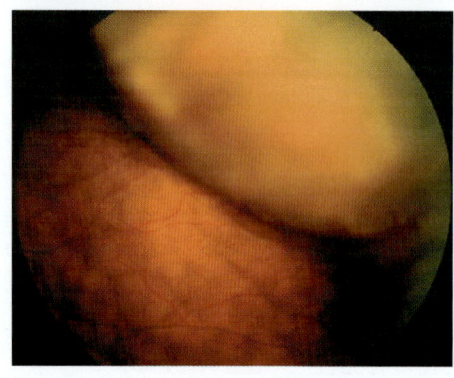

図2　Vogt-小柳-原田病（59歳，女性）
a. 視神経乳頭浮腫，網膜血管の蛇行，脈絡膜皺襞がみられる．
b. 眼底周辺部にはドーム状に隆起した脈絡膜剥離が存在する．
（Yamamoto N, et al：Annular choroidal detachment in a patient with Vogt-Koyanagi-Harada disease. Graefe's Arch Clin Exp Ophthalmol 2004；242：355-358．）

迫により脈絡膜循環を障害するとともに，裂孔閉鎖のために併施する冷凍凝固も強い炎症を惹起するために，脈絡膜剥離を来たしやすい．外傷や手術では上脈絡膜腔に出血を生じることもあり，この場合出血性の脈絡膜剥離となる．

静水力学的機序：脈絡膜血管内圧と眼内圧との均衡が崩れることで，脈絡膜毛細血管から上脈絡膜腔に漏出が生じ，脈絡膜剥離を来たす病態である．脈絡膜血管内圧が上昇する代表的な疾患は，頸動脈海綿静脈洞瘻であり，上眼静脈のうっ滞のため脈絡膜血管内圧が眼内圧よりも上昇し，脈絡膜毛細血管網から血漿成分の漏出が生じ脈絡膜剥離となる．眼内圧が低下する病態としては前述した穿孔性外傷や手術後の創口閉鎖不全に加え，さまざまな原因による毛様体機能不全が挙げられる．

炎症性：脈絡膜組織に炎症が存在すると脈絡膜毛細血管の透過性が亢進し，組織への滲出が増加するため，上脈絡膜腔への滲出液貯留が生じる．代表的な疾患として，Vogt-小柳-原田病（**図2**）[6]，交感性眼炎が挙げられる．

後部強膜炎[*2]の場合も隣接する脈絡膜組織に炎症が波及するため，脈絡膜炎と同様の機序が作用する．また，炎症による強膜組織

[*2] **後部強膜炎**
後部強膜炎の原因にはさまざまな疾患がある．関節リウマチ，SLE，ANCA関連血管炎，サルコイドーシスなどの全身性の炎症性疾患のほか，結核，梅毒，ヘルペスなどの局所感染が原因となる場合がある．原因を特定できないことも多く，副腎皮質ステロイドに反応しない場合，難治性となる．
SLE：systemic lupus erythematosus（全身性エリテマトーデス）
ANCA：anti-neutrophil cystoplasmic antibody（抗好中球細胞質抗体）

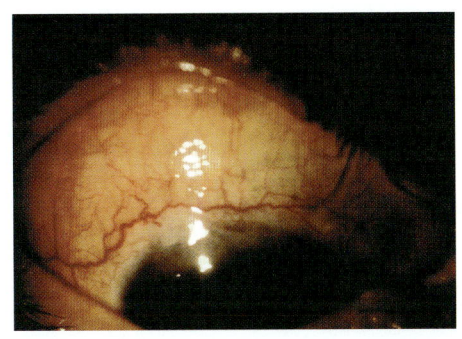

a.

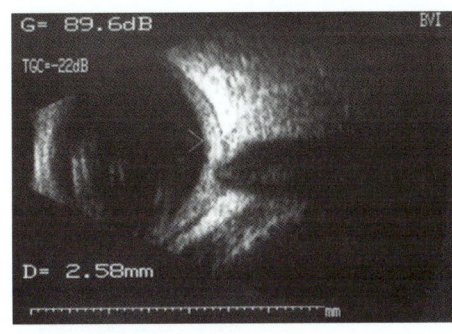

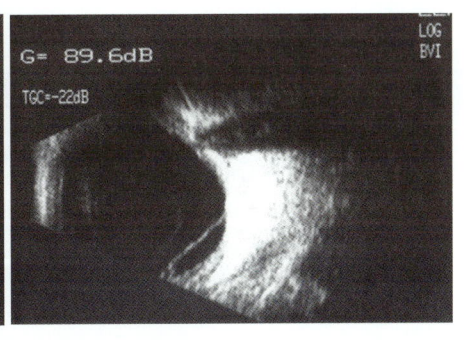

b.

図3 後部強膜炎（59歳，女性）
a. 強膜には充血と一部菲薄化がみられる．
b. 超音波Bモードでは強膜組織の肥厚（左図），網膜および脈絡膜の剥離（右図）が描出される．
（Matthews BN, et al：Bilateral combined retinal and choroidal detachment in antineutrophil cytoplasmic antibody-positive scleritis. Acta Ophthalmol Scand 2003；81：405-407.）

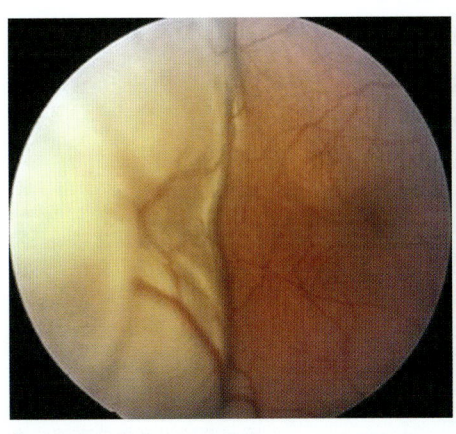

a. 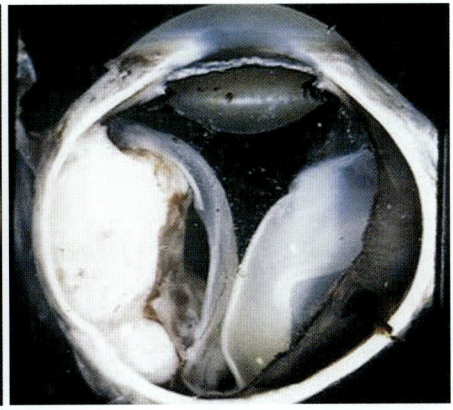   b.

図4 転移性脈絡膜腫瘍
眼底周辺部のドーム状の隆起は一見，脈絡膜剥離にみえるが，白色の充実性病変が透けてみえる（a）．
摘出された眼球から転移性の腫瘍が確認された（b）．
（Yanoff M, et al：Uveal edema〈Uveal detachment；uveal hydrops〉. In：Ocular pathology. 6th ed. Philadelphia：Mosby Elsevier；2009. p.355-356.）

の肥厚も存在するため，静脈からの流出が障害されることで上脈絡膜腔への液体貯留が著明となる（図3）[7]．

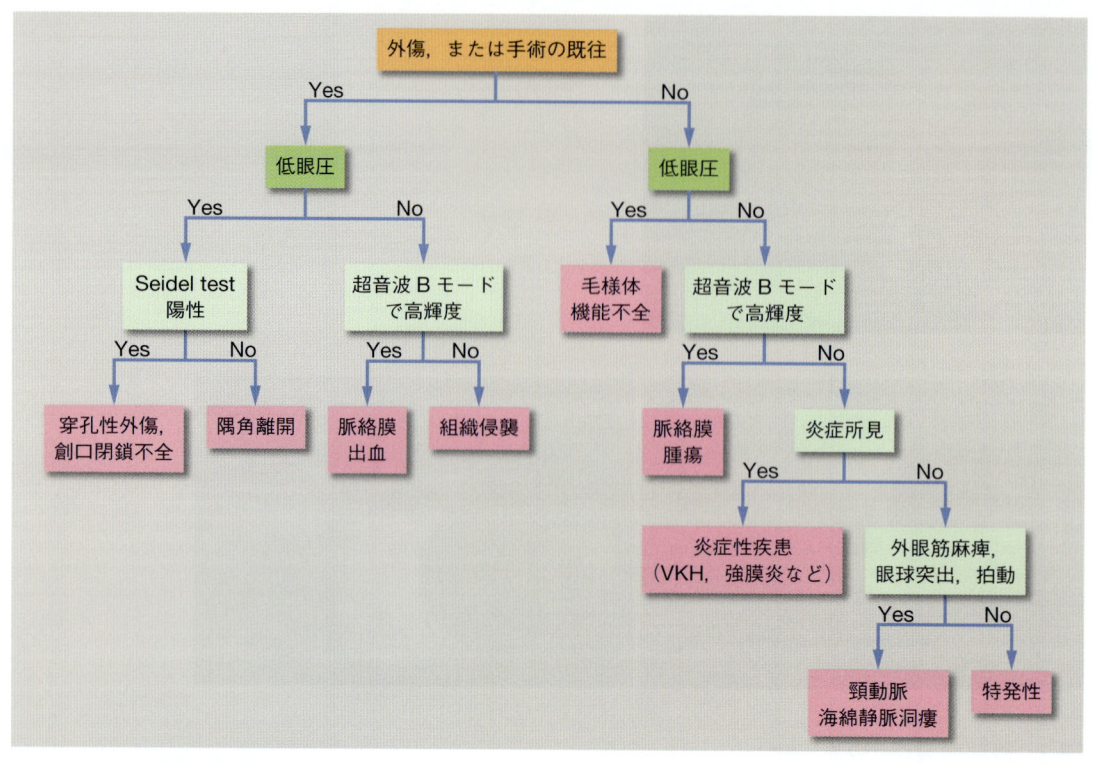

図5 脈絡膜剥離の鑑別診断
VHK：Vogt-小柳-原田病

腫瘍：脈絡膜腫瘍による隆起性病変そのものを，一見，脈絡膜剥離と見間違えることがある（図4）．それに加え，悪性腫瘍に豊富に存在する透過性の亢進した血管からの滲出，増大した腫瘍による脈絡膜循環障害，流出障害により，脈絡膜剥離を伴うこともある．

鑑別診断

脈絡膜剥離の原因を特定することは，その後の治療を進めるうえできわめて重要となる*3．

一般的に脈絡膜剥離の鑑別を行う際にチェックすべきポイントは，脈絡膜剥離の検眼鏡的所見に加え，① 低眼圧を伴うか，② 上脈絡膜腔に存在するものは液体か，血腫か，充実性病変か，③ 脈絡膜剥離以外の眼所見，全身所見で原疾患を示唆するものはないか，といった項目である．② については当然ながら画像診断が有効であるが，超音波Bモードが簡便かつ迅速であるのに対し，MRIはより詳細な情報を取得できる利点がある．鑑別診断のフローチャートを示す（図5）．

（川口龍史，岩崎優子）

*3 実際の臨床では，続発性脈絡膜剥離のなかで外傷や手術が契機である場合は，患者への問診で特定できる．しかしながら，外傷では組織侵襲，炎症，出血，穿孔に伴う低眼圧など，さまざまな要因が脈絡膜剥離の病態に複雑に関与する．特に受傷直後は患者の疼痛や精神的な動揺もあり，眼所見を把握することすらままならない場合がある．したがって，受傷した際の状況を詳細に聴取し，起こりうる病態を推測しながら所見をとる必要があり，眼科医としての臨床能力が問われる．

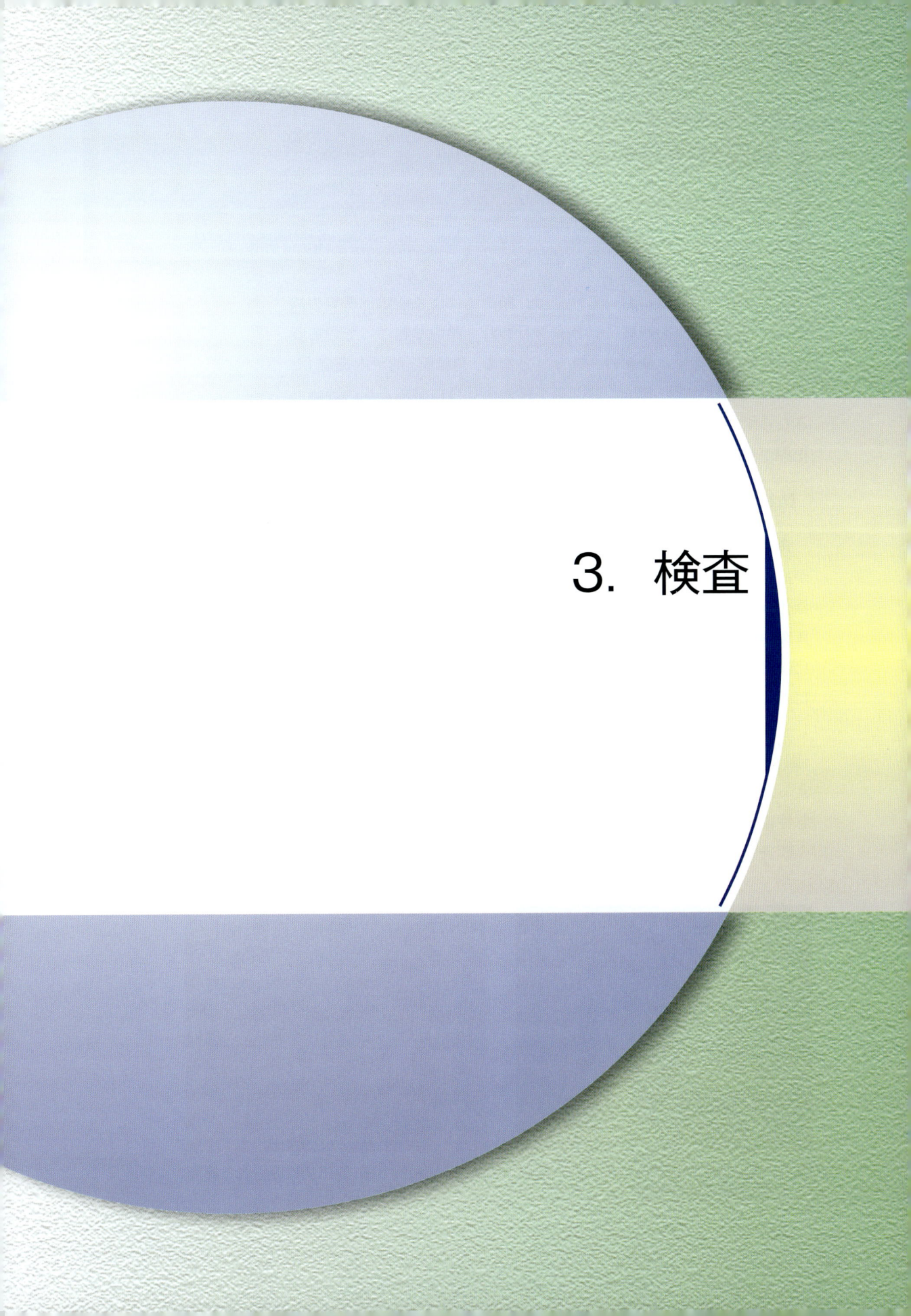

3. 検査

細隙灯所見のとらえ方

 ぶどう膜炎の診療において，細隙灯顕微鏡による前眼部所見の観察は，問診や肉眼的観察に引き続き行われ，眼内で起こっている炎症の状態を把握する最初のステップとなる．角結膜，前房内炎症（セル・フレア），虹彩，隅角，前部硝子体の所見は前眼部炎症の評価のみならず，診断への重要な足掛かりとなることから，正確な理解と把握が求められる．

角結膜所見

 角膜後面沈着物（keratic precipitates；KPs）の所見は診断的価値が高く，疾患の活動性の指標にもなる．帯状角膜変性は慢性虹彩毛様体炎や経過の長い小児ぶどう膜炎でみられる．

角膜後面沈着物：角膜後面沈着物は形状，部位，大きさ，色調などに注目してみることが重要である[1,2]．一般には，角膜中央から下方にかけて沈着することが多い．

1. 豚脂様：大小不同で不規則に配列する場合，サルコイドーシス（図1）やVogt-小柳-原田病（図2）などの肉芽腫性ぶどう膜炎を考える．整然とした配列がみられた場合，ヘルペス性虹彩炎（図3）や急性網膜壊死などのウイルス性ぶどう膜炎を疑う．ウイルス性ぶどう膜炎では，経過とともに色素性沈着物へと変化することが多い．

文献はp.301参照．

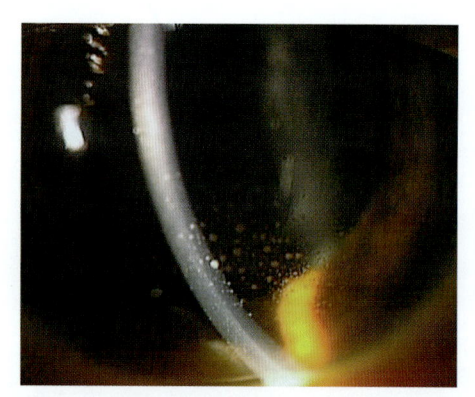

図1 サルコイドーシスにみられる豚脂様角膜後面沈着物

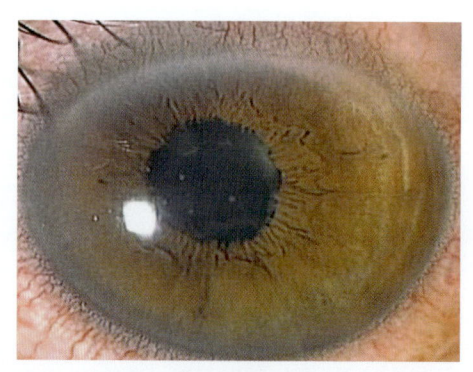

図2 Vogt-小柳-原田病にみられる豚脂様角膜後面沈着物

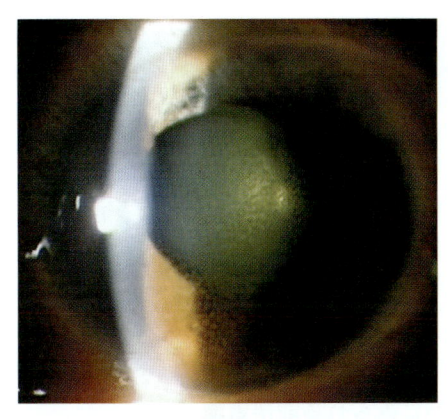

図3 水痘帯状疱疹ウイルスにみられる整然かつ濃密な角膜後面沈着物

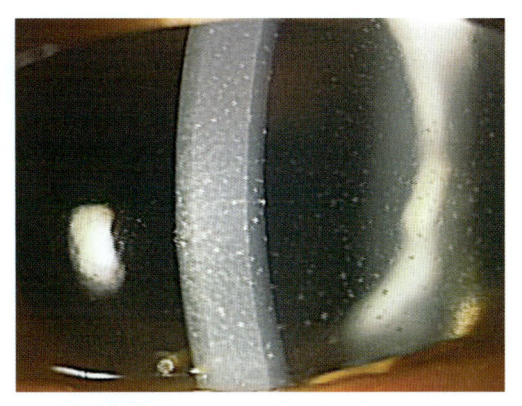

図4 眼内リンパ腫の硝子体術後にみられた樹状様かつ棘状の角膜後面沈着物

2. 微細：Fuchs虹彩異色性虹彩毛様体炎では，微細な棘状白色沈着物が角膜後面全体にわたり広範囲にみられる．眼内悪性リンパ腫では，主に硝子体術後や再発時に，樹状様かつ棘状の白色沈着物がみられることがある（図4）．

3. 大きめで少数：Posner-Schlossman症候群では，大きめで少数の円形白色の沈着物が角膜中央から下方にかけてみられる．

充血：急性発症の前部ぶどう膜炎では，毛様充血がみられる．急性前部ぶどう膜炎（acute anterior uveitis；AAU）では，毛様痛を伴う眼球結膜全体の充血がみられる．視診のみでは，上強膜炎やウイルス性結膜炎との鑑別が困難な場合があり，必ず細隙灯にての診察が必要である．

前房所見

前房の観察は，散瞳前に，深度，細胞・フレアのGrade評価を中心に行われる．炎症の推移や治療効果の指標となることから正確な評価を要する．

前房内細胞：前房内細胞の評価は，虹彩や毛様体の炎症の活動性の指標となり，ステロイド点眼薬の種類・濃度・回数などを決める際にも重要な情報源となる．Gradeの評価（**表1**）は，スリット光を調節（縦1mm，幅1mm）して行われる[3]．

前房フレア：前房フレアは，前房内蛋白を表しており，血液房水バリアの破綻の指標である．炎症の活動性の指標とはならないため，バリアが破綻している慢性のぶどう膜炎では，やみくもにステロイドの点眼を継続してはいけない．Gradeの評価（**表2**）は，スリッ

表1 SUN Working Groupによる前房細胞のGrade分類

Grade	1視野内細胞数*
0	<1
0.5+	1〜5
1+	6〜15
2+	16〜25
3+	26〜50
4+	>50

*1視野サイズは縦1mm×幅1mmのスリット光．

表2　SUN Working Groupによる前房フレアのGrade分類

Grade	記述
0	なし
1+	わずか
2+	中等度（虹彩と水晶体の詳細が明瞭）
3+	高度（虹彩と水晶体の詳細が不明瞭）
4+	著明（線維素析出）

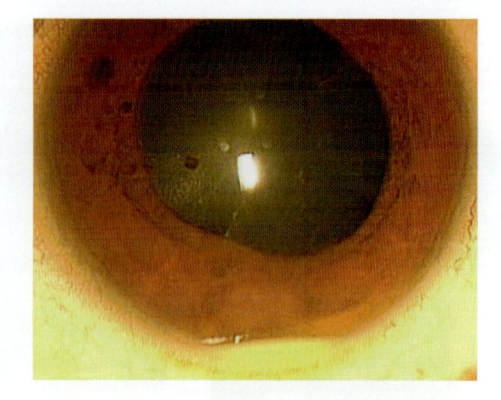

図5　Behçet病にみられる前房蓄膿
さらさらしていて，ニボーを形成しやすい．

ト光を細めて行われる[3)]．

前房蓄膿：前房蓄膿（hypopyon）を示す代表的な疾患は，Behçet病（図5），AAUのほか，強直性脊椎炎，乾癬，潰瘍性大腸炎，Crohn病，Reiter症候群，糖尿病虹彩炎など全身疾患に伴う前部ぶどう膜炎である．細菌や真菌などによる感染性眼内炎や腫瘍細胞が浸潤した悪性腫瘍でもみられる．Behçet病の前房蓄膿はさらさらしたきれいなニボーを呈するが，AAUや感染性眼内炎では線維素（フィブリン）析出を伴っており，粘稠度の高い，中央が盛り上がった形状の蓄膿を呈する．

前房内フィブリン：前房内フィブリンはAAUのほか，強直性脊椎炎，乾癬，潰瘍性大腸炎，Crohn病，Reiter症候群，糖尿病虹彩炎など全身疾患に伴う前部ぶどう膜炎，Vogt-小柳-原田病，感染性眼内炎などでみられる．

前房出血：Fuchs虹彩異色性虹彩毛様体炎では，前房穿刺時に穿刺部位と反対側の隅角から出血がみられる（Amsler徴候）．ヘルペス性虹彩毛様体炎，感染性眼内炎，仮面症候群などでもみられることがある．

前房内温流：前房内温流はフィブリン析出を伴っていて，粘稠度の高い場合に消失する．AAUでは温流が遅く，Behçet病では温流が速い．

前房深度：強い毛様体炎が生じると血管透過性が亢進し毛様体の浮腫や腫脹が生じ，水晶体が前方に偏位し，前房深度は浅くなる．Vogt-小柳-原田病は急性緑内障発作で発症することがあり，注意が必要である．また，AAUなどで瞳孔管理が不十分な場合，全周虹彩後癒着からiris bombéとなり前房深度が浅くなることがある．

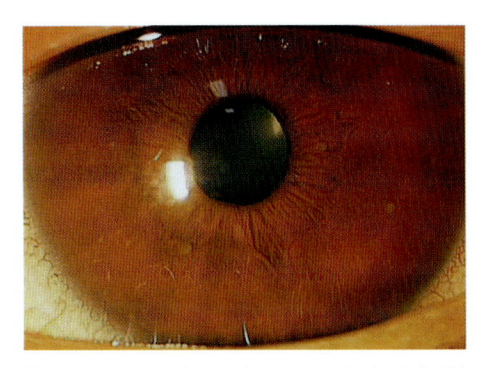

図6 サルコイドーシスにみられる虹彩結節
瞳孔縁にみられるのが Koeppe 結節で，虹彩実質にみられるのが Busacca 結節．

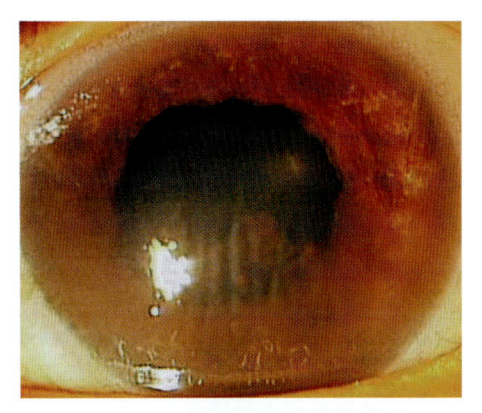

図7 トキソプラズマ虹彩毛様体炎にみられる虹彩萎縮

虹彩所見

　虹彩の観察のチェックポイントは，結節の有無，異色や萎縮の有無などで，必ず健眼と比較することが重要である[2]．

虹彩結節（iris nodule）：サルコイドーシスをはじめとする肉芽腫性ぶどう膜炎では，瞳孔縁に Koeppe 結節が，虹彩実質に Busacca 結節がみられる（図6）．Fuchs 虹彩異色性虹彩毛様体炎でも瞳孔縁に結節がみられることがある．

虹彩萎縮（iris atrophy）・虹彩異色（heterochromia iridis）：高眼圧を伴う虹彩毛様体炎の後に，限局性の虹彩萎縮と色素脱出が生じてきた場合には，水痘帯状疱疹ウイルスによる虹彩毛様体炎（図3）を考える．トキソプラズマによる虹彩毛様体炎でも類似の所見がみられることがあり，注意を要する（図7）．瞳孔は麻痺性散瞳の状態や消炎後も不整形のままのことが多い．健眼と比べて患眼の虹彩の色調が薄く（虹彩異色），あるいは虹彩実質が萎縮している場合は，Fuchs 虹彩異色性虹彩毛様体炎を疑う（図8）[4]．本症では，しばしば後嚢下白内障がみられる．

虹彩後癒着（posterior synechia）：Koeppe 結節を伴う肉芽腫性ぶどう膜炎や線維素析出を伴う AAU では，虹彩裏面と水晶体前嚢との間に癒着を生じる．Behçet 病やヘルペス性虹彩毛様体炎でもみられることがあるが，虹彩結節を伴う Fuchs 虹彩異色性虹彩毛様体炎ではみられない．全周虹彩後癒着になると，iris bombé となり，高眼圧を来たす．

虹彩ルベオーシス（iris rubeosis）：眼炎症発作を繰り返す Behçet 病をはじめ，ヘルペス性虹彩毛様体炎，Vogt-小柳-原田病，感染性

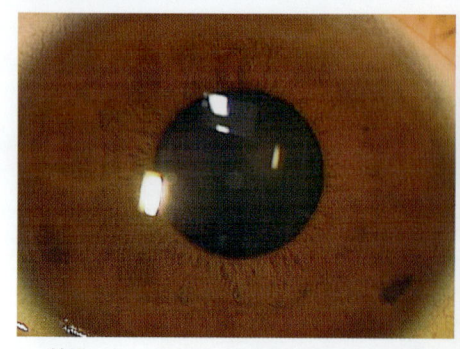

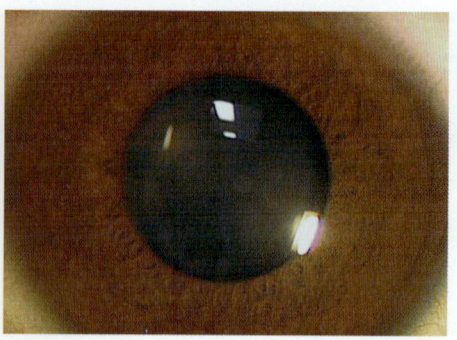

a. 健眼　　　　　　　　　　　b. 患眼

図8　Fuchs虹彩異色性虹彩毛様体炎でみられる患眼 (b) の虹彩実質の萎縮

眼内炎でもみられることがある*1.

隅角所見

　ぶどう膜炎の診療にあたり，散瞳前に隅角を観察することは重要である．疾患を想定しながら，あるいは前房や虹彩所見を参考にしながら観察すると有意な所見をとらえやすい*2.

隅角結節：サルコイドーシスやVogt-小柳-原田病などに代表される肉芽腫性ぶどう膜炎では，灰白色の小結節が線維柱帯にみられることがある[5]．全周にみられることもあり，血管新生を伴うこともある．隅角鏡で観察時，スリット光を絞り，斜めから照らすと見つけやすい．

周辺虹彩前癒着（peripheral anterior synechia；PAS）：隅角結節が原因となり，虹彩が隅角に癒着した状態であり，テント状・棘状・台形状などさまざまな形状を示す．サルコイドーシスを疑った場合，テント状PASの観察は必須である（図9a）．PASが広範囲に及ぶと眼圧上昇の原因となることから，高眼圧を呈する慢性ぶどう膜炎では，隅角の所見は手術選択を決定するうえでの重要なポイントとなる．

隅角蓄膿，pigment pellet：Behçet病やAAUに代表される前房蓄膿を伴うぶどう膜炎で，細隙灯顕微鏡で前房蓄膿がみられなくても，隅角鏡で観察すると，下方隅角に蓄膿がみられることがある．また，以前に前房蓄膿を伴う前部ぶどう膜炎の既往がある場合，下方隅角に黒色の円形の小色素塊（pigment pellet）が観察されることがある[5]．

隅角色素：ヘルペス性虹彩炎では，消炎後，患眼の隅角に強い色素沈着がみられ，Posner-Schlossman症候群では，患眼の隅角に色素脱失がみられることがあるが，必ず健眼と比較することが重要であ

*1 サルコイドーシスやBehçet病の前部ぶどう膜炎に伴う虹彩ルベオーシスは，ステロイドの点眼や結膜下注射で消退するが，細菌や真菌などの感染性疾患が疑われる場合にはステロイド結膜下注射は禁忌である．

*2 隅角検査は患者によっては難しいことがあるが，下方隅角の所見だけでも観察することが大切である．重要な所見は，下方隅角にみられることが多い．

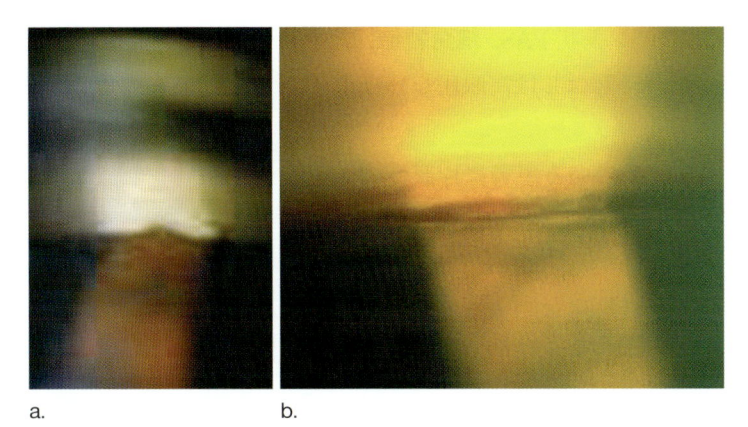

図9 サルコイドーシスにみられるテント状周辺虹彩前癒着（a）と隅角新生血管（b）

る．

隅角新生血管（angle neovascularization）：サルコイドーシス（図9b）やBehçet病などで新生血管がみられることがある．炎症が原因であるので，副腎皮質ステロイドなどで消炎できれば，新生血管は消退する．

前部硝子体所見

毛様体炎を主体とした中間部ぶどう膜炎や後部ぶどう膜炎が生じている場合，スリット光を水晶体後面にピントを合わせると，炎症細胞やかすみ（vitreous haze）を観察できる．前眼部・後眼部の所見とあわせて評価することが重要である．

カコモン読解　第23回　一般問題50

患眼と健眼の隅角色素に差がみられるのはどれか．2つ選べ．
a Behçet病　　b Posner-Schlossman症候群
c サルコイドーシス　　d 眼トキソプラズマ症
e ヘルペス性虹彩炎

解説　a. **Behçet病**：前房蓄膿や隅角蓄膿を起こしたあとに，下方の隅角にpigment pelletがみられることがある．炎症細胞がマクロファージに貪食され，塊状に沈着してできると考えられている[5]．患眼と健眼の隅角色素に差はみられない．
b. **Posner-Schlossman症候群**：健眼と比較して患眼の隅角色素が少ないことが多い．

c. サルコイドーシス：隅角所見では，テント状PAS，隅角結節，新生血管などがみられる．慢性疾患であり，しばしば高眼圧を伴うことから，PASの評価は重要である．

d. 眼トキソプラズマ症：免疫能が低下している患者に片眼性の前部ぶどう膜炎を発症した場合，虹彩の色素脱失を伴う強い炎症を起こすことがある．

e. ヘルペス性虹彩炎：一般に，片眼性の前部ぶどう膜炎で，患眼の隅角に色素沈着がみられることが多い．

【模範解答】 b，e

（酒井　勉）

眼底所見のとらえ方

文献は p.301 参照.

観察のポイント

　眼底病変を正確に観察することは，さまざまな種類のぶどう膜炎が呈する特徴的な眼底所見の把握と正確な診断にとって重要なものである．片眼性のぶどう膜炎であっても，少なくとも初診時は両眼を十分散瞳し，眼底検査を行う必要がある．倒像鏡で眼底を後極部から周辺部まで観察し，眼底の概略を把握する．細隙灯顕微鏡を用いて，水晶体後部の硝子体を観察し，次に中間部と後部硝子体の混濁を観察する．水晶体後部の硝子体の炎症性細胞は，虹彩毛様体炎でも発生する．前置レンズだけでなく眼底観察用接触型レンズを用いて，硝子体だけでなく，網膜病変部を詳細に観察する．鋸状縁付近の観察には圧迫子付き三面鏡を用いて観察する[*1].

眼底所見のちがいによる大まかな分類

　ぶどう膜炎を眼底所見で炎症の生じている部位により分類すると，① 後部ぶどう膜炎，② 汎ぶどう膜炎である．解剖学的な組織名から分類すると，① 脈絡膜炎，② 網脈絡膜炎，③ 網膜血管炎，④ 網膜視神経炎である．

後部ぶどう膜炎

　ここでは，眼底所見による後部ぶどう膜炎の鑑別を大まかに**表 1**にまとめ，以下に解説する．後部ぶどう膜炎は，ほかの部位のぶどう膜炎に比べて感染性ぶどう膜炎の頻度が高い．眼底所見から後部ぶどう膜炎を鑑別診断する方法として，硝子体中の炎症性細胞の有無により大きく分けることができる．硝子体における炎症性細胞の蓄積は，眼内のほかの部位，たとえば毛様体，網膜，脈絡膜の炎症の結果起こる．

硝子体中に炎症性細胞がなく，脈絡膜に孤立性の病変を認める場合

　腫瘍を考慮に入れる．転移性脈絡膜腫瘍では，乳白色の隆起性病

[*1] 眼底所見は異常な所見について，その位置や大きさをできるだけ正確に記載し，眼底写真として記録しておく．そうすることによって，経過観察や客観的な治療効果判定に威力を発揮するだけでなく，ほかの医師にコンサルトするときにも有用である．

表1　後部ぶどう膜炎の鑑別ポイントと関連する主な疾患

鑑別ポイント		関連する主な疾患
硝子体中に炎症性細胞がなく，脈絡膜に孤立性の病変を認める場合		腫瘍
硝子体に炎症所見を認めないか，あってもわずかであり，脈絡膜から網膜色素上皮にかけての多発性病変を認める場合		PIC（punctate inner choroidopathy；点状脈絡膜内層症），地図状網脈絡膜症，APMPPE（acute posterior multifocal placoid pigment epitheliopathy；急性後部多発性斑状色素上皮症）
硝子体中に炎症性細胞を認める場合	1. 網膜剝離を伴う場合	原田病，後部強膜炎，梅毒，サイトメガロウイルス網膜炎，猫ひっかき病，急性網膜壊死，眼トキソカラ症
	2. 網膜出血を伴う場合	サルコイドーシス，梅毒，サイトメガロウイルス網膜炎，Behçet病，急性網膜壊死など
	3. 乳頭浮腫を伴う場合	サルコイドーシス，眼トキソプラズマ症，原田病，猫ひっかき病，梅毒，Behçet病，APMPPE，交感性眼炎，仮面症候群など
	4. 網膜血管炎を伴う場合	Behçet病，サルコイドーシス，樹氷状血管炎，結核，急性網膜壊死，梅毒，眼トキソプラズマ症など
	5. 多発性の網脈絡膜病変を伴う場合	MCP（multifocal choroiditis with panuveitis），原田病，交感性眼炎，MEWDS（multiple evanescent white dot syndrome；多発消失性白点症候群），サルコイドーシス，悪性リンパ腫など
	6. 局所性または孤発性の網脈絡膜病変を伴う場合	眼トキソプラズマ症，眼トキソカラ症，結核など
	7. 網膜炎を伴う場合	眼トキソプラズマ症，眼トキソカラ症，梅毒，急性網膜壊死，サイトメガロウイルス網膜炎，サルコイドーシス，真菌性眼内炎など

変を認め（図1），悪性黒色腫では，黒褐色を呈する．

硝子体に炎症所見を認めないか，あってもわずかであり，脈絡膜から網膜色素上皮にかけての多発性病変を認める場合

　代表的な疾患として PIC（punctate inner choroidopathy；点状脈絡膜内層症），地図状網脈絡膜症，APMPPE（acute posterior multifocal placoid pigment epitheliopathy；急性後部多発性斑状色素上皮症）などを考える．

　PIC では，後極部に集中した点状白色病変を認め（図2），黄斑部に病変が及ぶと脈絡膜新生血管を伴うことがある．地図状網脈絡膜症では，黄白色斑状を呈する活動性病変が視神経乳頭近傍から発生し，次第に後極部に進展する．数か月で色素沈着を伴った萎縮病巣となる．APMPPE においても，後極部に黄白色の斑状病巣を認める．通常，数週間で軽度の網膜色素上皮の瘢痕を残して寛解し，再発はまれである．

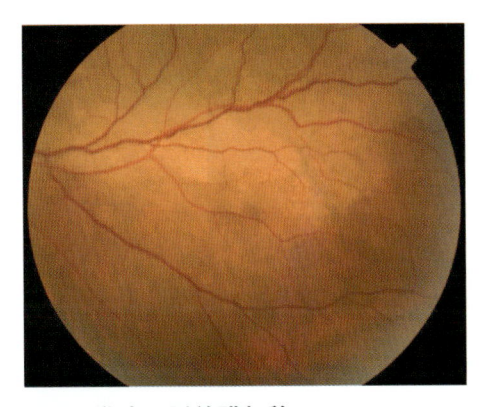

図1　乳癌の脈絡膜転移
写真上方に乳白色の隆起性病変を認める.

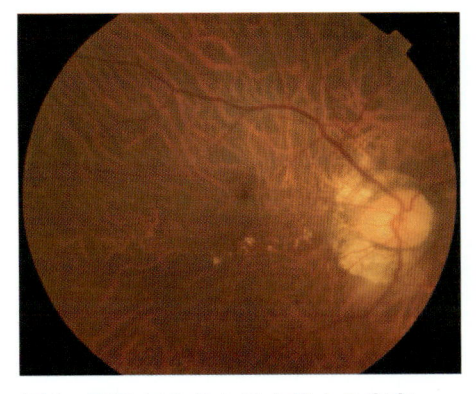

図2　PICにみられる点状白色病変

硝子体中に炎症性細胞を認める場合

1. **網膜剥離を伴う場合**：原田病，後部強膜炎，梅毒，サイトメガロウイルス網膜炎，猫ひっかき病，急性網膜壊死，眼トキソカラ症が代表疾患.

　原田病では，炎症の激しい場合には毛様体の浮腫を認め，前房が浅くなり急性閉塞隅角緑内障発作と判断されることがある．両眼の多発する滲出性網膜剥離（exudative retinal detachment）がみられ，視神経乳頭の腫脹，発赤を認めることも多い（図3）．後部強膜炎では，多くは片眼性の滲出性網膜剥離がみられる（図4）．前部強膜炎を合併する場合は，充血を認めることが多い．外眼筋や眼窩へ炎症が及ぶと眼球突出，眼瞼腫脹，有痛性の眼球運動障害を来たす．Bモード超音波検査にて後部強膜，脈絡膜の肥厚，球後組織の肥厚を表すTサインを示す．CTでは後部強膜の肥厚を示す．後天梅毒によるぶどう膜炎の後眼部炎症は，さまざまな所見を呈する．最も一般的な後眼部病変は網脈絡膜炎であり，典型的には眼底に黄灰色を呈する数か所の活動性病変を認め，漿液性網膜剥離，乳頭浮腫，血管炎を伴う．サイトメガロウイルス網膜炎は病巣部の網膜が萎縮し，裂孔が生じ網膜剥離を来たすことがある．猫ひっかき病による眼底病変は，典型的には視神経乳頭周囲肉芽腫，黄斑星状白斑を伴う神経網膜炎であり，漿液性網膜剥離を伴う．急性網膜壊死は，眼底周辺部に黄白色病変を認め，それらは癒合し拡大する（図5a, b）．病巣部の網膜は壊死に陥っており，後部硝子体剥離に伴い多発裂孔を生じ，裂孔原性あるいは牽引性網膜剥離を生じる．眼トキソカラ症の後極部肉芽腫型や周辺部腫瘤型では硝子体索状物を生じ，網膜剥

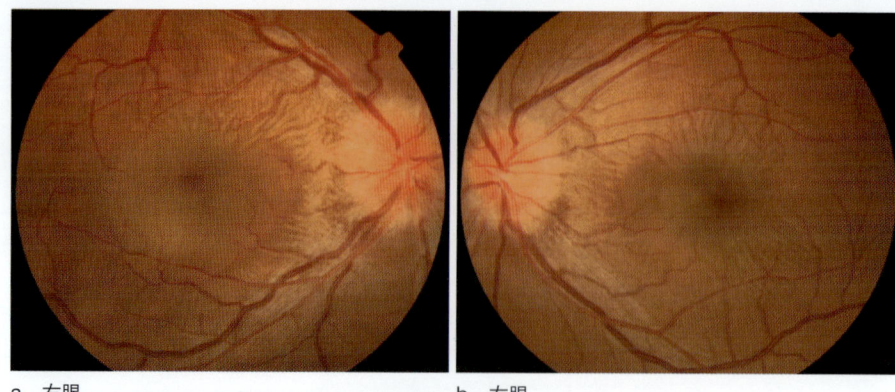

a. 右眼   b. 左眼
図3 原田病にみられる両眼性の滲出性網膜剥離，視神経乳頭の発赤

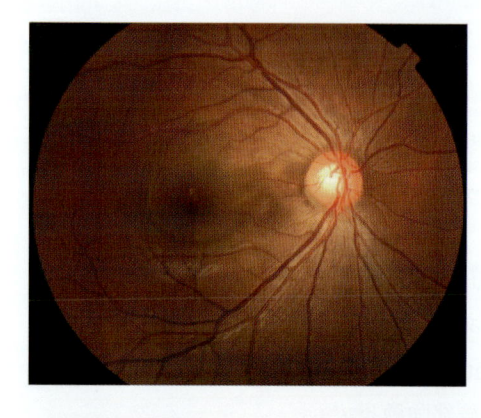

図4 後部強膜炎にみられる片眼性の滲出性網膜剥離
(西信良嗣：後部強膜炎．眼科プラクティス 12 眼底アトラス．東京：文光堂；2006．p.210.)

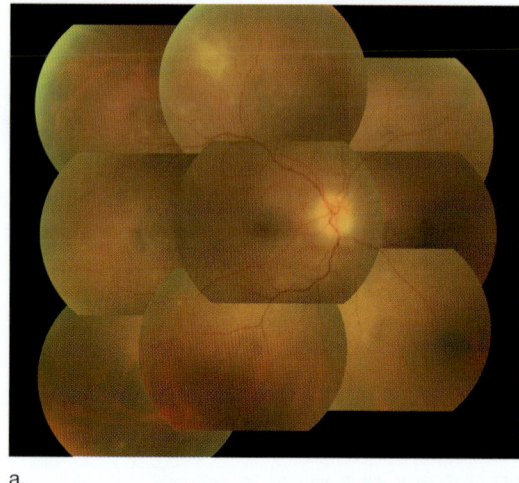

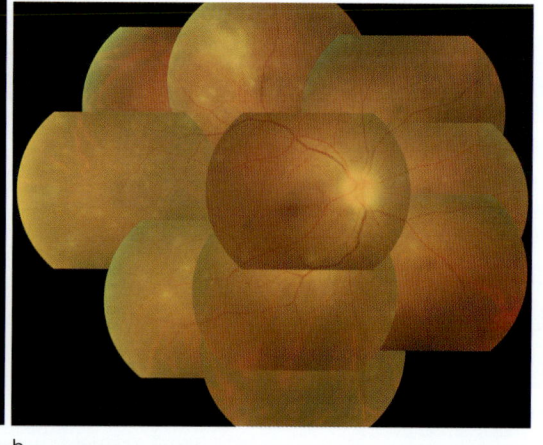

a.   b.
図5 急性網膜壊死の眼底写真
a. 初診時．周辺部の網膜に黄白色滲出病巣を認める．
b. aの5日後の眼底写真．抗ウイルス薬の全身投与を行っているが，周辺部の病巣の拡大を認める．

離を生じることがある．
2. 網膜出血を伴う場合：サルコイドーシス，梅毒，サイトメガロウ

イルス網膜炎，Behçet 病，急性網膜壊死など．

　網膜血管炎の結果，血管閉塞が起こると網膜の混濁，浮腫，壊死などを引き起こし網膜に出血を認める．サイトメガロウイルス網膜炎は，黄白色病巣部に出血を伴う（図 6）．急性網膜壊死と比較して進行は緩徐である．Behçet 病では，斑状あるいはしみ状の出血と網膜滲出斑が混在しており，時に血栓性静脈炎とともに網膜静脈分枝閉塞症様の出血を伴う（図 7）．急性網膜壊死では，網膜周辺部に壊死病巣とともに点状出血，棍棒状の出血を認める（図 8）．

3. 乳頭浮腫を伴う場合：サルコイドーシス，眼トキソプラズマ症，原田病，猫ひっかき病，梅毒，Behçet 病，APMPPE，交感性眼炎，仮面症候群など．

　サルコイドーシスでは視神経乳頭に肉芽腫を形成する．Behçet 病では，炎症発作を繰り返すことによって視神経内の血管に血流障害を生じ，最終的に視神経萎縮となる（図 9）．

4. 網膜血管炎を伴う場合：Behçet 病，サルコイドーシス，樹氷状血管炎，結核，急性網膜壊死，梅毒，眼トキソプラズマ症など．

　網膜血管炎は，血管壁に対する直接の炎症作用の場合と炎症反応に伴う免疫複合体の沈着の場合がある．大きく動脈炎，静脈炎，静脈周囲炎に分けられる．閉塞性の血管炎の場合，網膜の混濁，浮腫，壊死を引き起こす．Behçet 病では血栓性静脈炎を生じ，黄白色滲出斑と網膜静脈分枝閉塞症様の網膜出血を伴う（図 10）．サルコイドーシスでは結節性静脈周囲炎を生じ，静脈に沿って白鞘形成がみられる（図 11）．樹氷状血管炎は若年者に多く，眼底後極部を中心に広範囲にわたり網膜静脈の白鞘形成がみられる．結核によるぶどう膜炎では，網膜血管炎は静脈炎主体である．網膜静脈周囲の白鞘形成を伴った血管炎を認め，点状，斑状の出血を伴う．網膜新生血管や視神経網膜炎を伴うことがある．急性網膜壊死などのウイルス性網膜炎は動脈炎を主体としている．梅毒によるぶどう膜炎でも動脈炎を引き起こす．眼トキソプラズマ症では，静脈炎を認める．

5. 多発性の網脈絡膜病変を伴う場合：MCP（multifocal choroiditis with panuveitis），原田病，交感性眼炎，MEWDS（multiple evanescent white dot syndrome；多発消失性白点症候群），サルコイドーシス，悪性リンパ腫など．

　MCP では，急性期に乳頭周辺から中間部にかけて網膜色素上皮レベルに数個から多数の黄白色の病変を認める．多くは円状もしくは楕円状病変である．病変部は経過とともに色素沈着を伴って瘢痕化

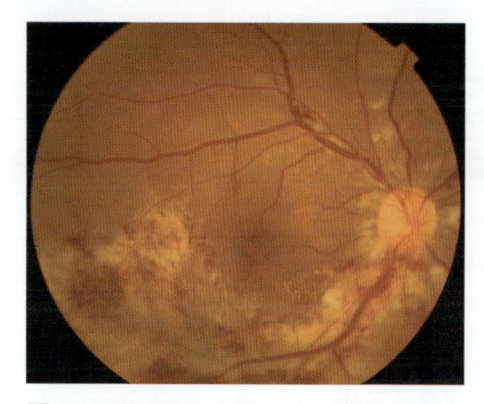

図6 AIDSによるサイトメガロウイルス網膜炎
眼底後極部に黄白色病巣と網膜出血を認める.

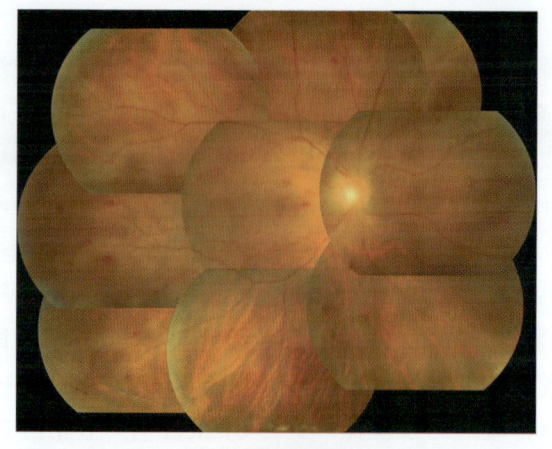

図7 Behçet病の後眼部発作
硝子体混濁,網膜浮腫,網膜出血を認める.

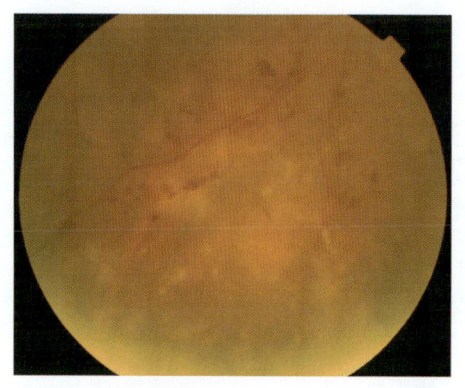

図8 急性網膜壊死にみられる周辺部網膜の病巣
病巣内に出血を認める.

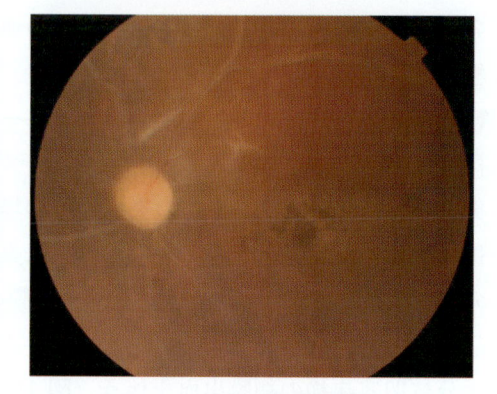

図9 Behçet病の終末期眼底
網膜血管閉塞,黄斑変性,視神経萎縮を認める.

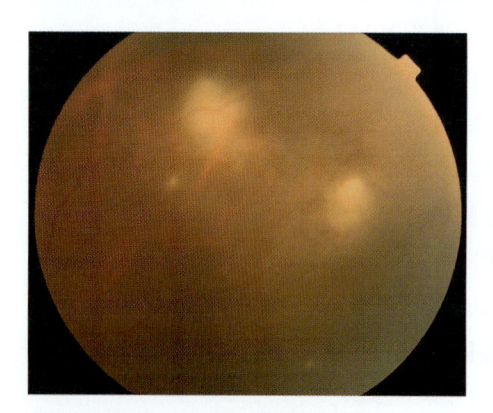

図10 Behçet病の後眼部発作
網膜血管炎および黄白色滲出斑を認める.

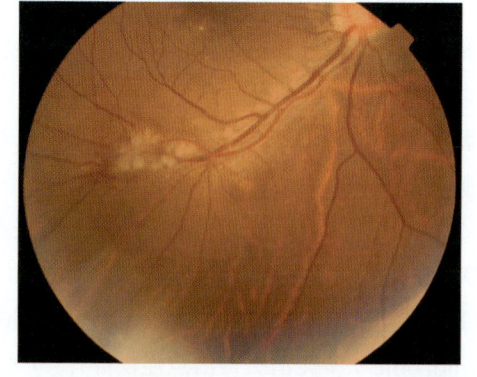

図11 サルコイドーシスにみられる網膜静脈周囲炎
肉芽腫性の血管周囲炎を認める.

する.原田病や交感性眼炎では,発症から数か月後に眼底全体が赤

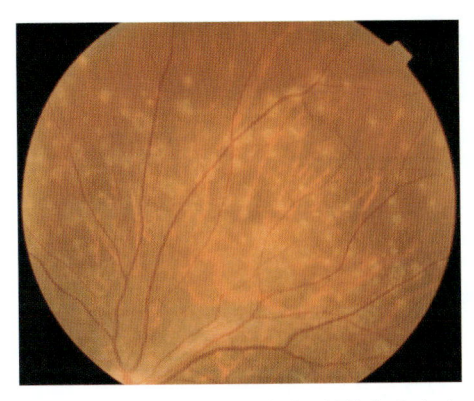

図12 MEWDSにみられる眼底の白点病変
多数の白点病変がみられた.

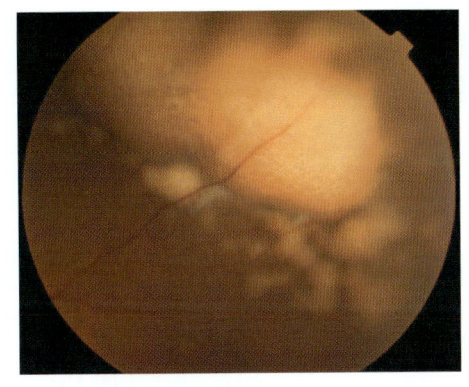

図13 原発眼内悪性リンパ腫でみられた網膜色素上皮下病変

みを帯びた夕焼け眼底を示し，その周辺部に脱色素斑が散在性にみられる．MEWDSでは，後極部から赤道部にかけて網膜深層から網膜色素上皮レベルの多発性の白点を認める（図12）．自然軽快傾向が強く，白点は数週間で消失し，視力予後は一般的によい．サルコイドーシスでは，周辺部網膜に蝋様の網脈絡膜滲出斑を認める．炎症の消退とともに，その部分に光凝固斑様の網脈絡膜萎縮病巣を認める．原発眼内悪性リンパ腫は"仮面症候群"の一つであり，網膜色素上皮下に白色から黄白色の病巣を形成する（図13）．ベール状硝子体混濁を伴うことがある．硝子体生検による硝子体の細胞診が有用である．

6. 局所性または孤発性の網脈絡膜病変を伴う場合：眼トキソプラズマ症，眼トキソカラ症，結核など．

　後天感染による眼トキソプラズマ症では，白色境界不鮮明な滲出性病変を認める（図14）．再発病巣では，瘢痕病巣の近傍に新たな白色滲出病巣を形成する（図15）．眼トキソカラ症の後極部肉芽腫型では，孤発性の境界不鮮明な白色の肉芽腫病巣を認め，網膜血管炎，硝子体炎を伴う．周辺部腫瘤型では，網膜鋸状縁近傍に白色隆起病変を形成する．結核の典型的後眼部病変としては，点状，斑状の出血を伴う脈絡膜結核結節，脈絡膜結核腫，網膜血管炎がある．脈絡膜結核結節は片眼性または両眼性に生じる小結節で，眼底後極に生じ，大きさは4分の1乳頭径かそれ以下の大きさであることが多い．灰白色から黄色を呈し境界不明瞭である．多数の脈絡膜結核結節は粟粒結核でみられる．治癒すると，色素沈着を伴う瘢痕を形成する．脈絡膜結核腫は，一般的には4〜14mmくらいの大きい孤

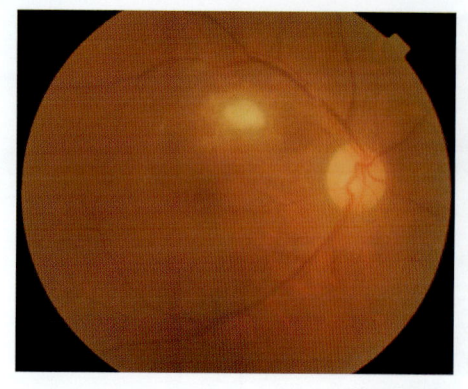

図14　眼トキソプラズマ症の後天感染病巣
硝子体混濁を伴う境界不鮮明な滲出病巣を認めるが，周囲に陳旧性瘢痕病巣を認めなかった．

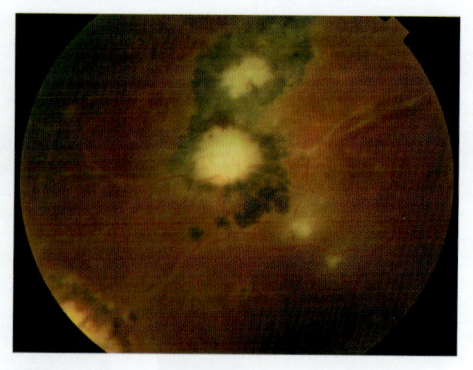

図15　眼トキソプラズマ症の再燃
色素を伴う瘢痕病巣の近傍に黄白色の活動性のある病巣を認める．

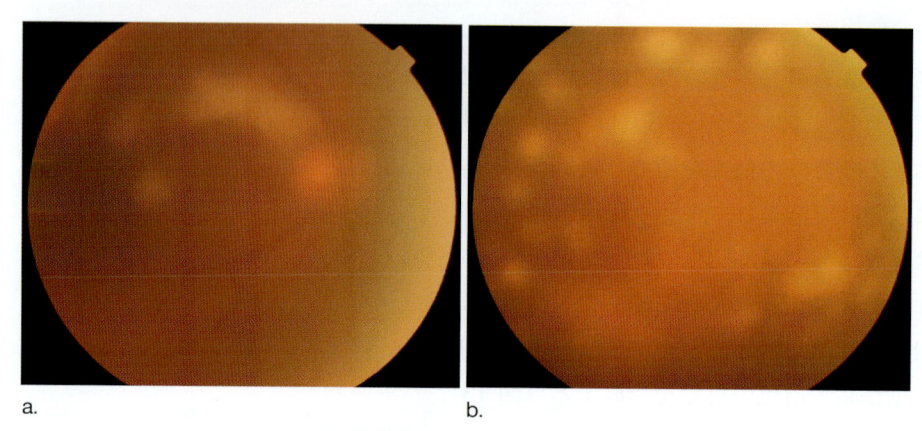

a.
b.

図16　カンジダによる真菌性眼内炎
a．硝子体混濁と後極部に白色の滲出病巣を認める．
b．眼底が透見できないほどの硝子体混濁を認める．

発性の黄色がかった腫瘤を形成し，表面に出血や網膜皺襞を伴っている．周囲に滲出性網膜剝離を伴うことがある．

7．網膜炎を伴う場合：眼トキソプラズマ症，眼トキソカラ症，梅毒，急性網膜壊死，サイトメガロウイルス網膜炎，サルコイドーシス，真菌性眼内炎など．

　眼トキソプラズマ症，眼トキソカラ症では，局所性の網膜炎を認めるが，梅毒，急性網膜壊死，サイトメガロウイルス網膜炎，サルコイドーシス，真菌性眼内炎では多発性の網膜炎を認める．真菌性眼内炎では種々の程度の硝子体混濁，眼底後極部を中心とした網脈絡膜に白色円形の滲出斑を認め，小出血を伴うことが多い（**図16a**）．主として両眼に発症するが，左右差がみられる．進行すると，硝子体混濁は強くなり，滲出性網膜剝離を来たす（**図16b**）．

（西信良嗣）

眼底検査／造影検査，OCT，MP-1®

　ぶどう膜炎の診断，治療の適応，治療効果判定には眼底画像検査が有用であり，造影検査および光干渉断層撮影（optical coherence tomography；OCT）が今日では必須となっている．本項ではこれらの画像検査に加え，眼底局所の視機能評価に有用なマイクロペリメーター MP-1® について述べていきたい．ぶどう膜炎の活動性は，視力，眼圧，眼臨床所見，全身検査結果のほか，これらの画像解析結果とあわせて複合的に評価することが大切である．

造影検査

　眼科で行われている造影検査には，フルオレセイン蛍光眼底造影（fluorescein angiography；FA）とインドシアニングリーン蛍光眼底造影（indocyanine green angiography；IA）がある．

造影検査（1）FA

　波長 485〜500 nm の励起光により，525 nm 付近をピークとする蛍光を発する造影色素フルオレセインナトリウム（分子量 377 Da）を用いた検査である．フルオレセインナトリウムは正常の血液眼関門を通過できないため，脈絡膜血管からは漏出するが，網膜毛細血管からは漏出しない．また 520 nm の蛍光波長は網膜色素上皮で吸収，散乱されるため，FA は網膜および血液眼関門の障害を観察するのに役立つ．ぶどう膜炎にみられる代表的な所見には，以下のものがある．

網膜血管炎：血管炎により内側網膜血液関門が障害されると，網膜血管壁からの蛍光漏出（leakage）がみられる．Behçet 病などの非肉芽腫性ぶどう膜炎では，びまん性血管炎により網膜毛細血管からの一様な蛍光漏出がみられ，"シダの葉状あるいはほうき状の蛍光漏出"と呼ばれている（**図 1a**）．一方，サルコイドーシスなどの肉芽腫性ぶどう膜炎における結節性血管炎では，血管炎の領域に局所性の染色増強（staining）がみられる（**図 1b**）．どちらのタイプの血管炎も閉塞性血管炎を生じることがあり，閉塞領域では造影色素が流

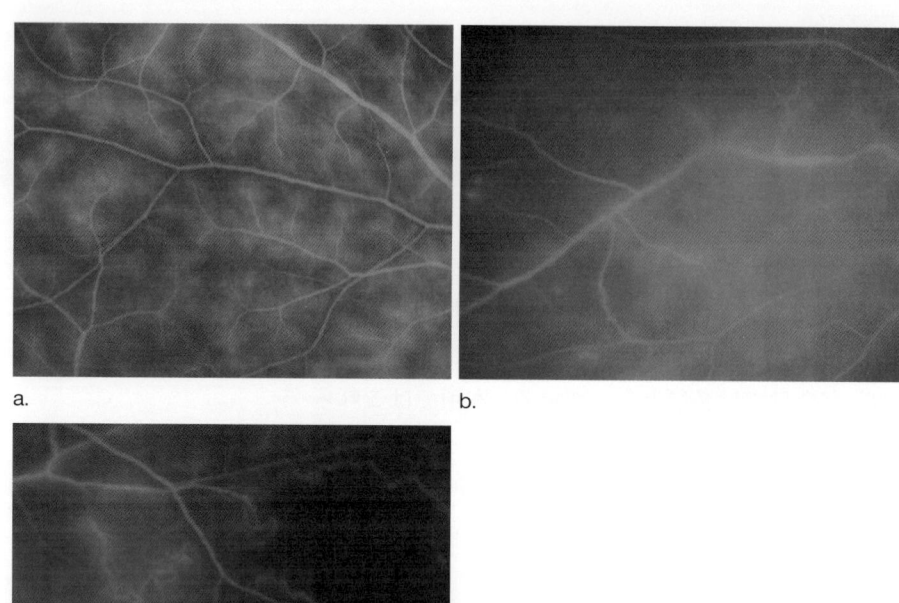

図1 FA でみられる網膜血管炎所見
びまん性血管炎では網膜毛細血管からの一様の leakage（a），結節性血管炎では局所性の staining（b）がみられる．閉塞性血管炎を生じると，その末梢は filling defect となる（c）．

入されないため充盈欠損（filling defect）を呈する（図1c）．

網膜病変：図2はサルコイドーシスの所見であるが，網膜出血は蛍光を遮断（block）するため，黒く抜け，網膜滲出斑は造影初期から後期にかけて過蛍光を呈する（図2a, b）．網脈絡膜萎縮病巣は，window defect により初期より過蛍光となる（図2c）．

網膜色素上皮病変：Vogt-小柳-原田病では，炎症により網膜色素上皮が障害され，外側網膜血液関門が破綻し滲出性網膜剥離を呈する（図3a）．造影初期では障害部位は脈絡膜からの色素漏出点として示され（図3b），造影後期にはそれに伴う滲出性網膜剥離の領域に一致して蛍光貯留（pooling）がみられる（図3c）．

囊胞様黄斑浮腫（cystoid macular edema；CME）：CME がみられると造影後期に菊花状の蛍光漏出，蛍光貯留所見を呈するが，ぶどう膜炎では周囲に網膜血管炎所見を伴っていることが多い（図4）．

視神経乳頭の発赤・腫脹：視神経乳頭は発赤により過蛍光となり，浮腫を伴うと蛍光漏出がみられる．

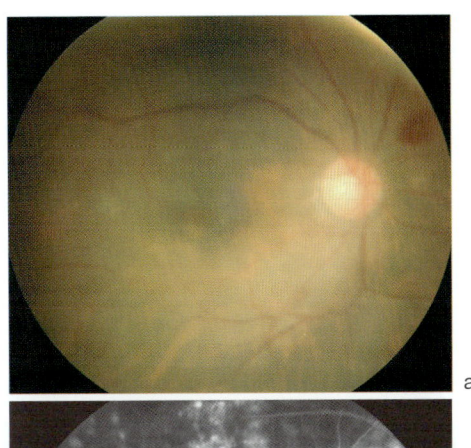

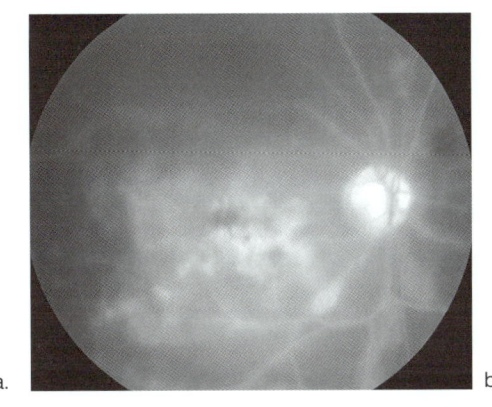

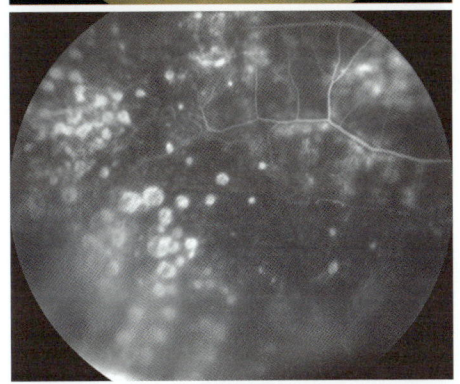

図2 サルコイドーシスのFA所見
網膜出血は蛍光をblockするため，黒く抜け，網膜滲出斑は造影初期から後期にかけて過蛍光を呈する(a, b)．網脈絡膜萎縮病巣は，window defectにより初期より過蛍光となる(c)．

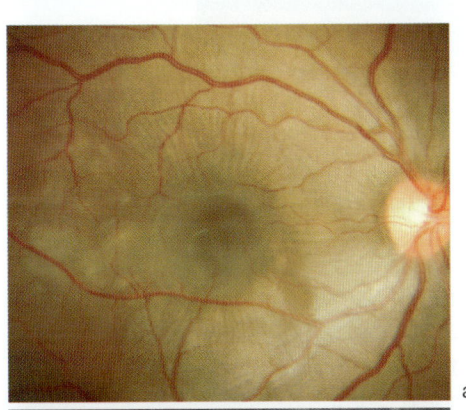

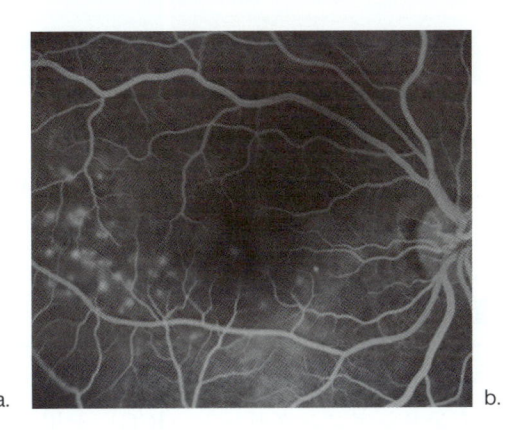

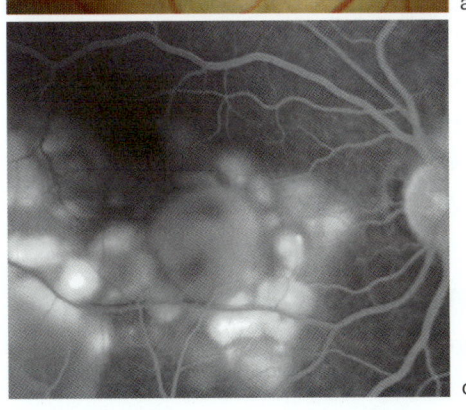

図3 Vogt-小柳-原田病急性期のFA所見
滲出性網膜剥離の領域では，造影初期に色素漏出点がみられ(b)，造影後期にはpoolingを呈する(c)．

a.　　　　　　　　　　　　　　　　　b.

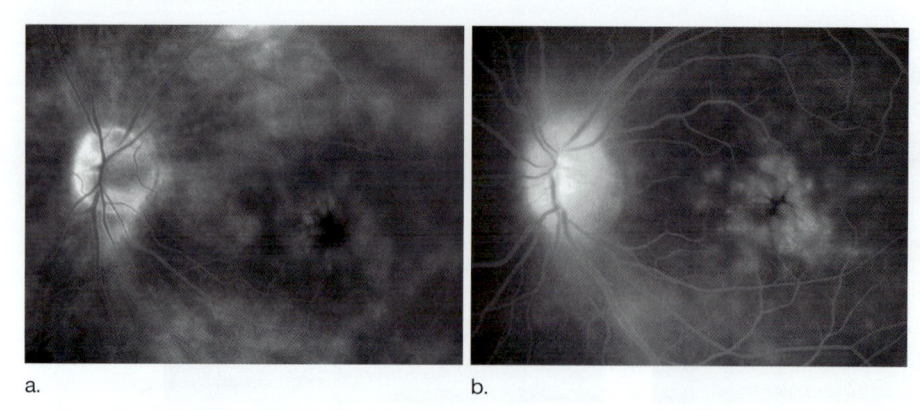

図4　CME（嚢胞様黄斑浮腫）のFA所見
CMEは造影後期に菊花状の蛍光漏出，蛍光貯留所見を呈するが，ぶどう膜炎では周囲の網膜血管炎に伴ってみられる．Behçet病（a）およびサルコイドーシス（b）のCME所見．

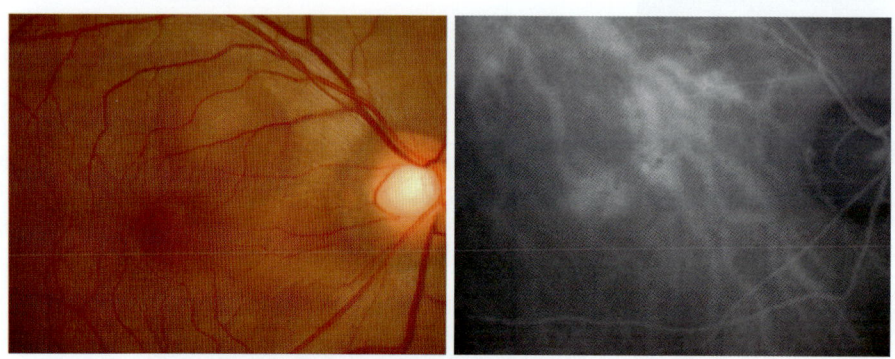

a.　眼底写真　　　　　　　　　　　b.　IA所見

図5　初発Vogt-小柳-原田病患者のIA所見
滲出性網膜剝離がみられる領域の脈絡膜血管は，炎症によりstaining, leakageを呈する．

造影検査（2）IA

　IAは，波長766 nmの励起光により826 nmの近赤外光蛍光を発する蛍光色素インドシアニングリーン（ICG）を用いた検査である．ICGは静注後，血漿蛋白と結合して高分子になるため，脈絡膜血管からもフルオレセインナトリウムのように漏出されることはなく，また，その蛍光は網膜色素上皮を透過するため脈絡膜病変の診断に有用である．一方，網膜血管の蛍光は脈絡膜血管と重なるため低コントラストとなる．

脈絡膜血管炎：FAによる網膜血管炎所見と同様に，IAにおける脈絡膜血管炎は染色増強（staining），蛍光漏出（leakage）を呈する（図5）．

脈絡膜異常血管：加齢黄斑変性の診断に用いられているように，脈

a. CME

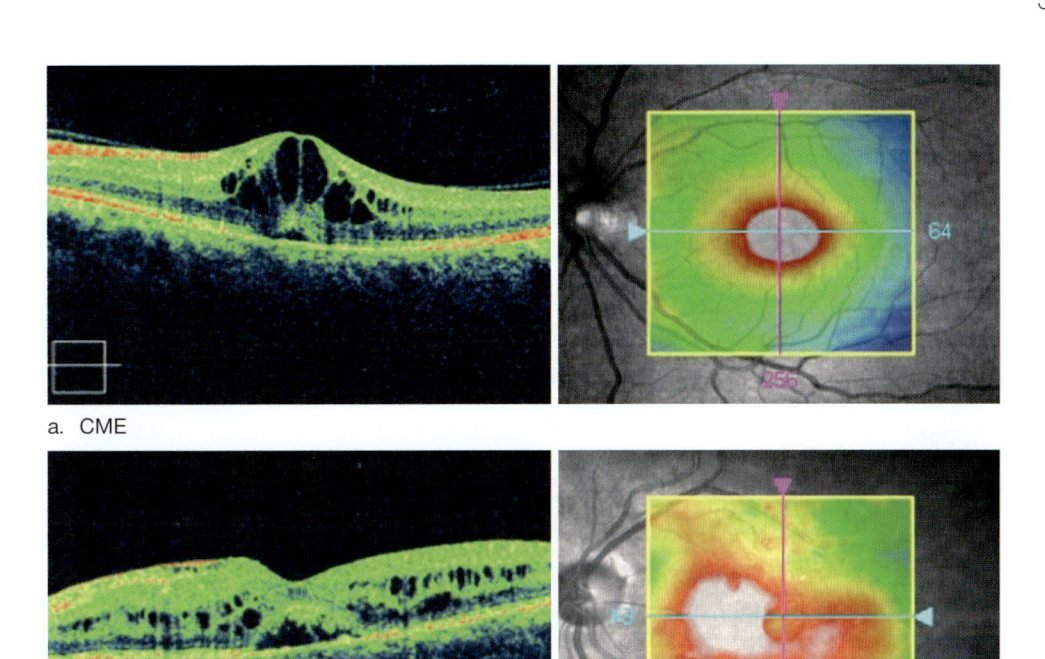

b. DME

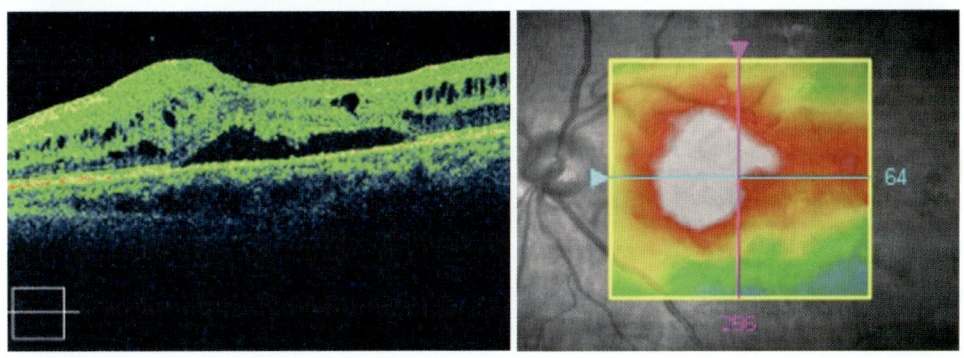

c. SRD

図6 OCTによる黄斑浮腫の所見
ぶどう膜炎による黄斑浮腫もOCTでみられる形態により，CME（a），DME（b），SRD（c）に分けられ，SRDは，CME，DMEに合併することが多い．
CME：cystoid macular edema（囊胞様黄斑浮腫）
DME：diffuse macular edema（びまん性黄斑浮腫）
SRD：serous retinal detachment（漿液性網膜剝離）

絡膜新生血管の検出に有用であり，MCP（multifocal choroiditis and panuveitis），PIC（punctate inner choroidopathy）やVogt-小柳-原田病では脈絡膜新生血管を生じることがある．

脈絡膜病変：Vogt-小柳-原田病，多発一過性白点症候群（multiple evanescent white dot syndrome；MEWDS），急性後部多発性斑状色素上皮症（acute posterior multifocal placoid pigment epitheliopa-

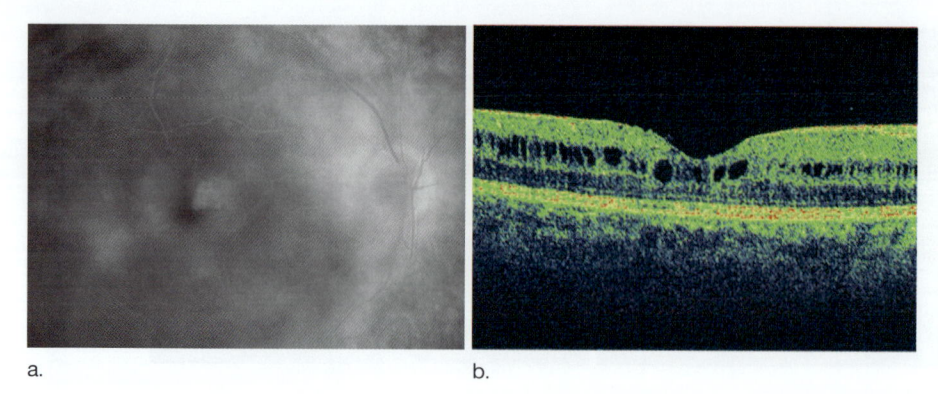

図7　CMEのFAとOCT所見
FAにおけるCME所見（a）に合致する網膜内嚢胞はみられるが，網膜の膨化に伴う肥厚像は呈していない（b）．

thy；APMPPE）などの白点症候群（white dot syndrome）は脈絡膜病変を伴い，充盈遅延（filling delay），あるいは充盈欠損（filling defect）を呈する．

光干渉断層計（OCT）

　OCT（optical coherence tomograph）は，820 nm前後の近赤外線を測定光とし，光の干渉現象を利用して網膜の組織断面像を非侵襲性に描写する装置である．time domain（TD）-OCTからspectral domain（SD）-OCTになり，その解像度はさらに向上し，ぶどう膜炎による網膜内の炎症病巣の深さ，組織障害の程度，合併する網膜前膜，黄斑浮腫，網膜下液，脈絡膜の肥厚など，さまざまな病態を把握することができるようになった．また，網膜外層を観察することにより視機能評価が可能となった．網膜出血，硬性白斑，瘢痕病巣は高反射信号となり，網膜内嚢胞や網膜下液は低反射信号に写る．

黄斑浮腫：OCTにて黄斑浮腫は内顆粒層と外網状層の嚢胞様変化として観察され，その形態により，①嚢胞様黄斑浮腫（cystoid macular edema；CME），②びまん性黄斑浮腫（diffuse macular edema；DME），③漿液性網膜剝離（serous retinal detachment；SRD）に分けられる（図6）．SRDは，CME，DMEに合併することが多く，慢性のCMEやDMEではSRDの割合が増える傾向がある．また，SRDの有無に関係なく，CMEのほうがDMEよりもステロイドの局所注射などの治療に奏効することが報告されている．FAでCME様所見がみられても，OCTでは網膜内嚢胞の陰影のみで網膜の膨化はみられないこともあり（図7），黄斑浮腫の程度判定にはFAよりもOCTが優れている．

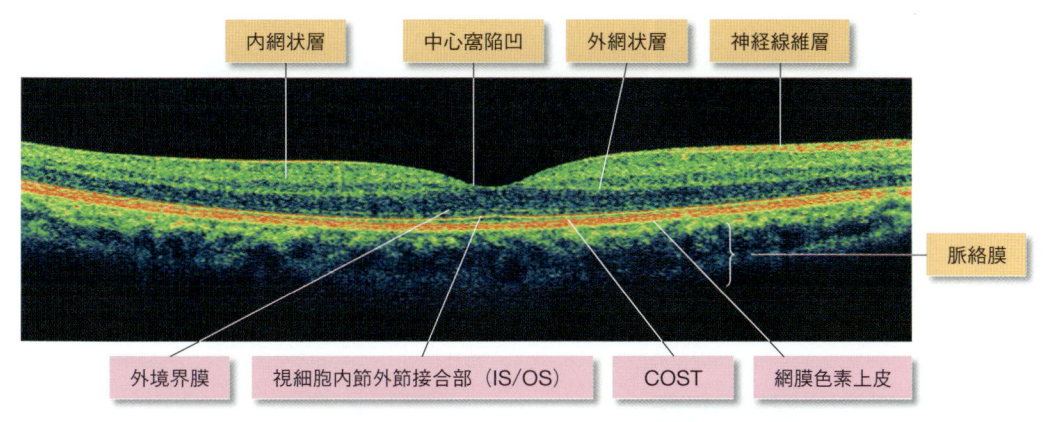

図8 SD-OCTによる網膜外層の観察
網膜外層には硝子体側から外境界膜, IS/OS, COST, そしてRPE（網膜色素上皮）の四つのラインが観察される.
COST：cone outer segment tips（視細胞錐体外節端）

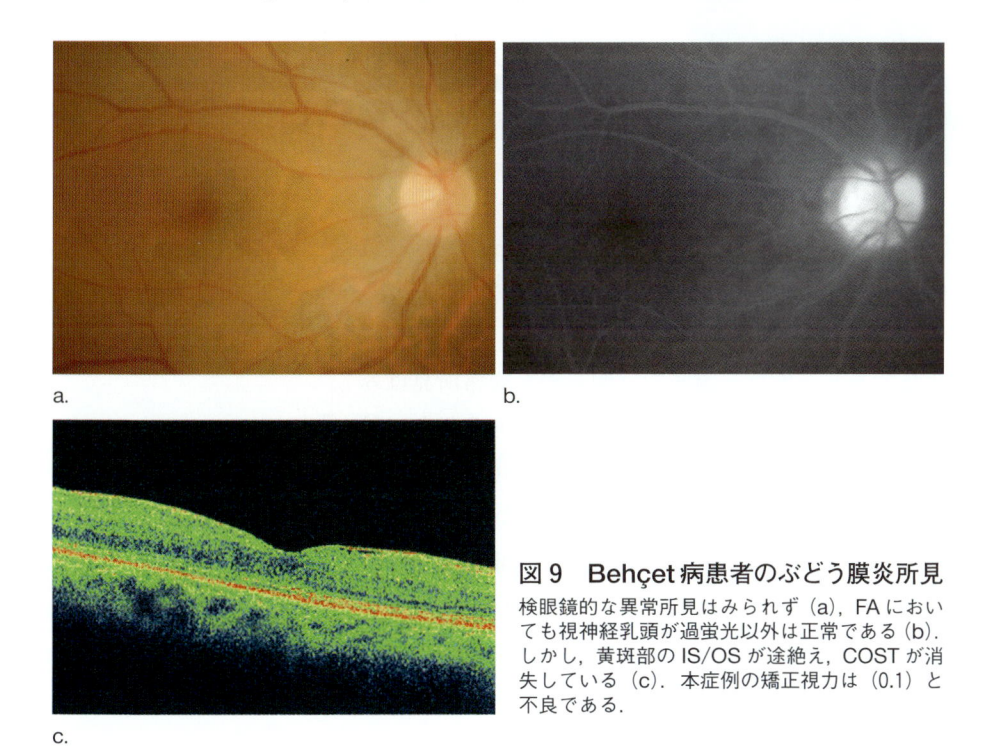

図9 Behçet病患者のぶどう膜炎所見
検眼鏡的な異常所見はみられず（a）, FAにおいても視神経乳頭が過蛍光以外は正常である（b）. しかし, 黄斑部のIS/OSが途絶え, COSTが消失している（c）. 本症例の矯正視力は（0.1）と不良である.

網膜外層：SD-OCTにより, 網膜外層にある以下の四つのラインが明確に抽出可能となった（図8）.

1. 外境界膜（external limiting membrane；ELM）
2. 視細胞内節外節接合部（junction between photoreceptor inner and outer segment；IS/OS）
3. 視細胞錐体外節端（cone outer segment tips；COST）
4. 網膜色素上皮（retinal pigment epithelium；RPE）

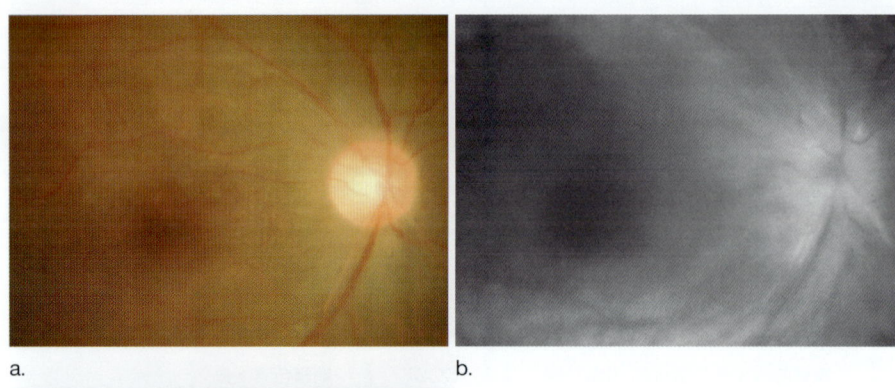

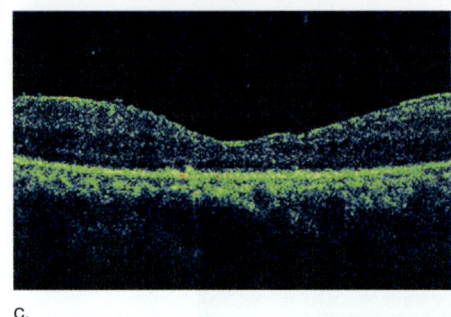

図10 眼炎症発作を繰り返したBehçet病患者の所見（図9と異なる症例）
検眼鏡的な異常所見はみられないが（a），FAにおいて活動性の血管炎（b），OCTにて網膜外層の萎縮がみられ，外境界膜，IS/OS，およびCOSTラインは消失している（c）．矯正視力は（0.02）である．

　ELMやIS/OS，およびCOSTラインは視細胞の状態を反映し，黄斑円孔や黄斑上膜などの疾患では術前術後の視機能指標になりうることが知られている．**図9**は，矯正視力（0.1）不良のBehçet病ぶどう膜炎患者の所見である．カラー眼底では明らかな異常所見はみられず（**図9a**），FAにおいても視神経乳頭が過蛍光であること以外は正常である（**図9b**）．しかし，OCT所見をみると黄斑部の外境界膜，IS/OSが途絶え，COSTが消失していることがわかる（**図9c**）．Behçet病では，繰り返す眼炎症発作により網膜外層は萎縮し，やがて外境界膜やIS/OS，COSTラインは消失する（**図10**）．

網膜病変：図11は視神経乳頭炎に網膜滲出斑を伴った原因不明のぶどう膜炎の症例である．OCTにて滲出斑は，網膜内層の高反射陰影として抽出され，それよりも深部はシャドーとなっている．黄斑部には漿液性網膜剥離，および伸展した網膜外層とフィブリンの複合物（黄色矢印）が観察される．

脈絡膜厚：OCTのenhanced depth imaging（EDI）モードを用いると，脈絡膜構造の変化を観察することができる．Vogt-小柳-原田病の急性期では脈絡膜が著明に肥厚し，ステロイド大量療法により漿液性網膜剥離の消失とともに正常化する．しかし，遷延化したVogt-小柳-原田病では，眼内に炎症性所見や漿液性網膜剥離がみられなくても，EDI-OCTにて脈絡膜の肥厚がIAにおける脈絡膜血管炎所

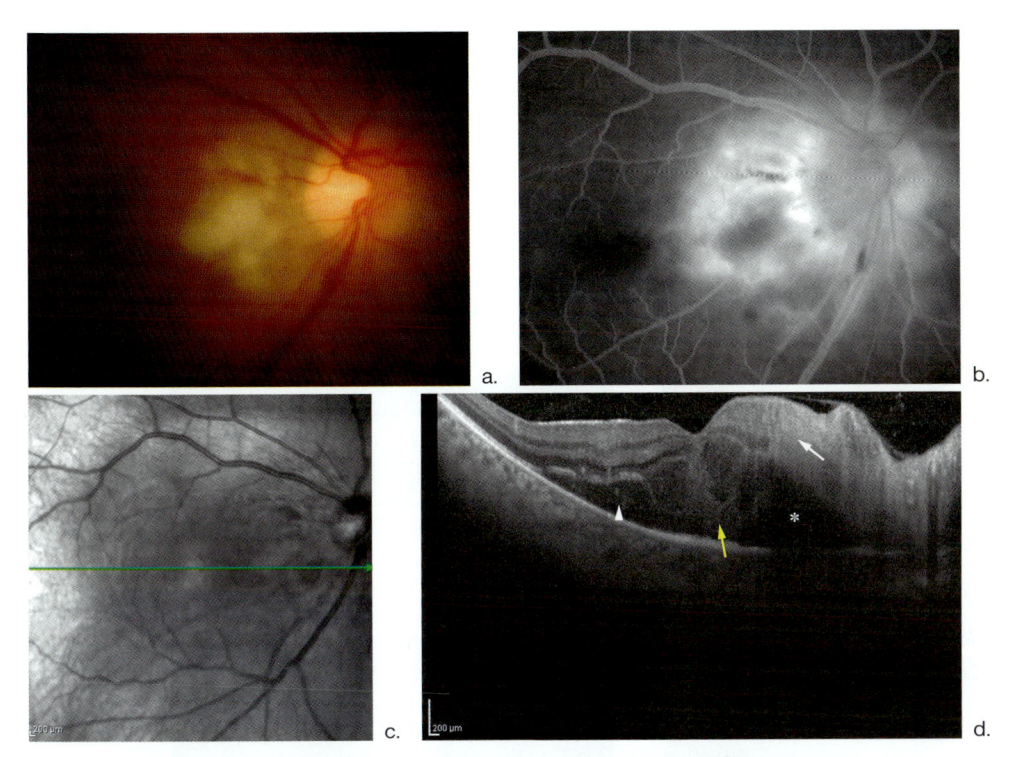

図11 視神経乳頭炎に網膜滲出斑を呈した原因不明のぶどう膜炎
OCT（d）では，網膜内層に高反射を呈する細胞浸潤がみられ（白矢印），網膜下腔はシャドーとなっている（＊）．黄斑部では漿液性網膜剥離（矢頭），および伸展した網膜外層とフィブリンの複合物（黄色矢印）が観察される．

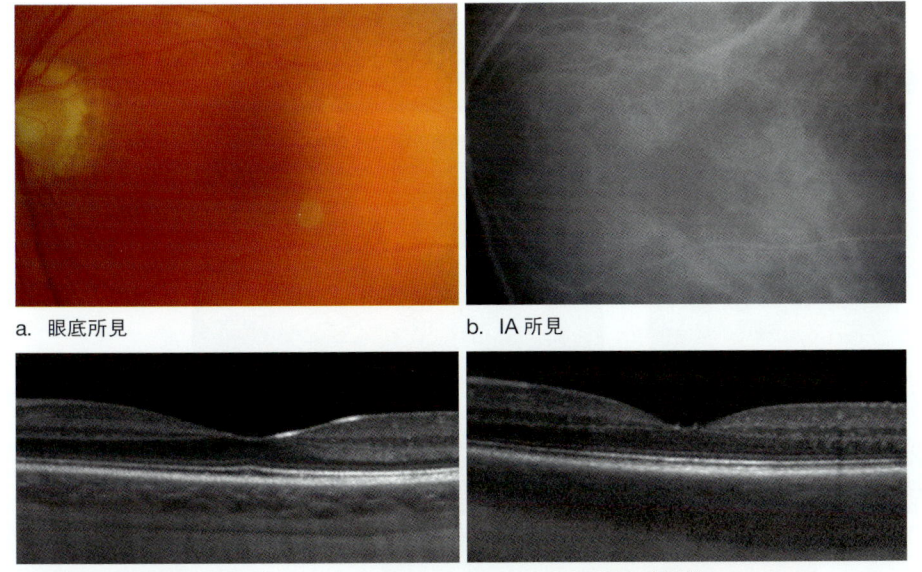

a. 眼底所見
b. IA 所見
c. EDI-OCT 所見（正常眼）
d. EDI-OCT 所見（患眼）

図12 遷延型 Vogt-小柳-原田病の所見
前眼部に炎症所見はなく，眼底は夕焼け状を呈しているが（a），漿液性網膜剥離などはなく，矯正視力（1.0）の症例である．しかし，IA では脈絡膜血管の staining, filling defect がみられ（b），EDI-OCT では，正常眼（c）と比較して脈絡膜の肥厚が観察される（d）．

見とともに観察される（図12）.

マイクロペリメーター

視力は視機能評価に重要であるが，視力によって反映されるのは主に固視点の機能であり，固視点以外の黄斑部，または黄斑部以外の網

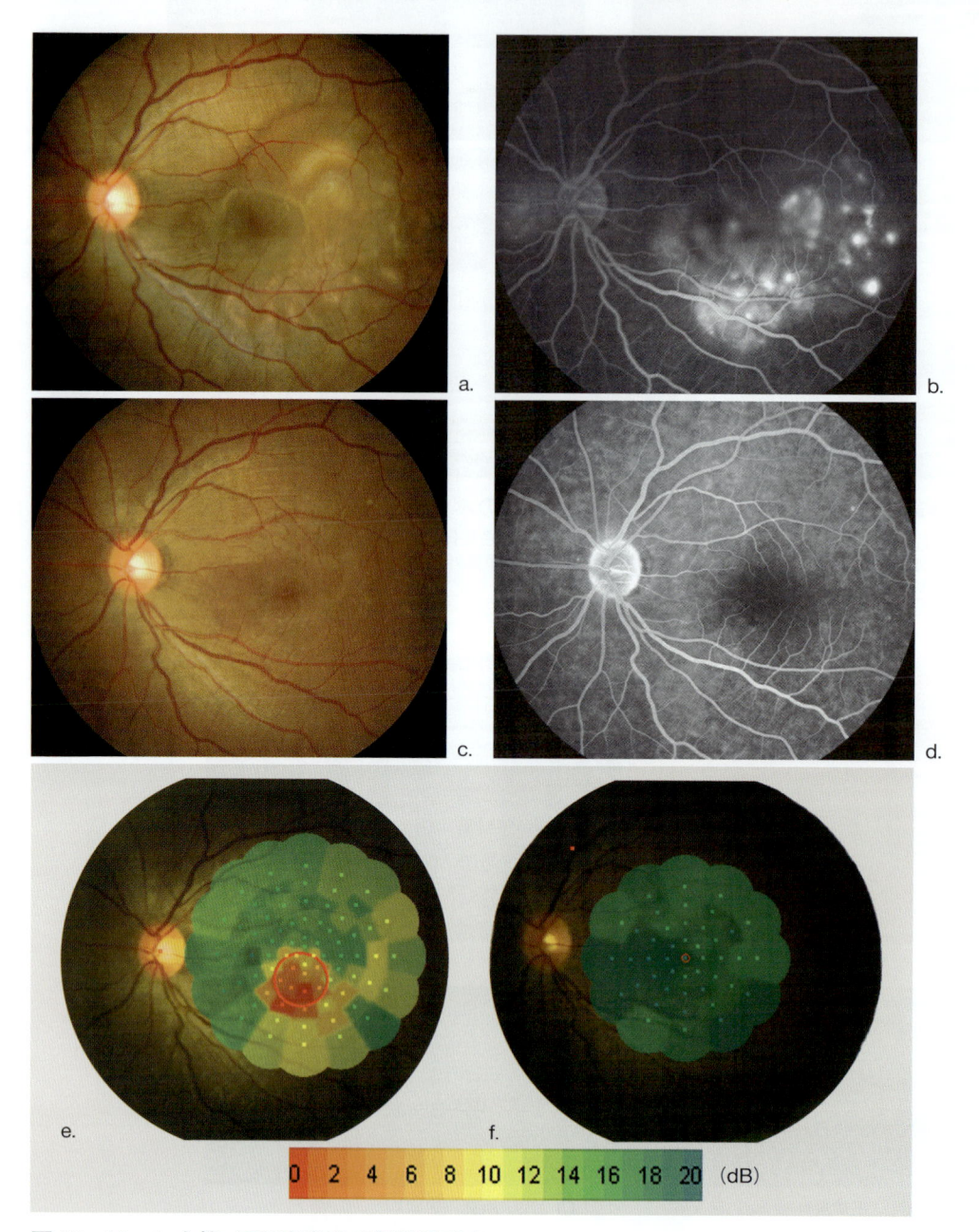

図13 Vogt-小柳-原田病患者の網膜視感度
治療前にみられた滲出性網膜剥離は（a, b），ステロイドパルス療法開始後2週間で消失した（c, d）．しかし，滲出性網膜剥離がみられた領域の網膜視感度は低下しており（e），網膜視感度は，治療開始後4か月目で正常に回復した（f）．

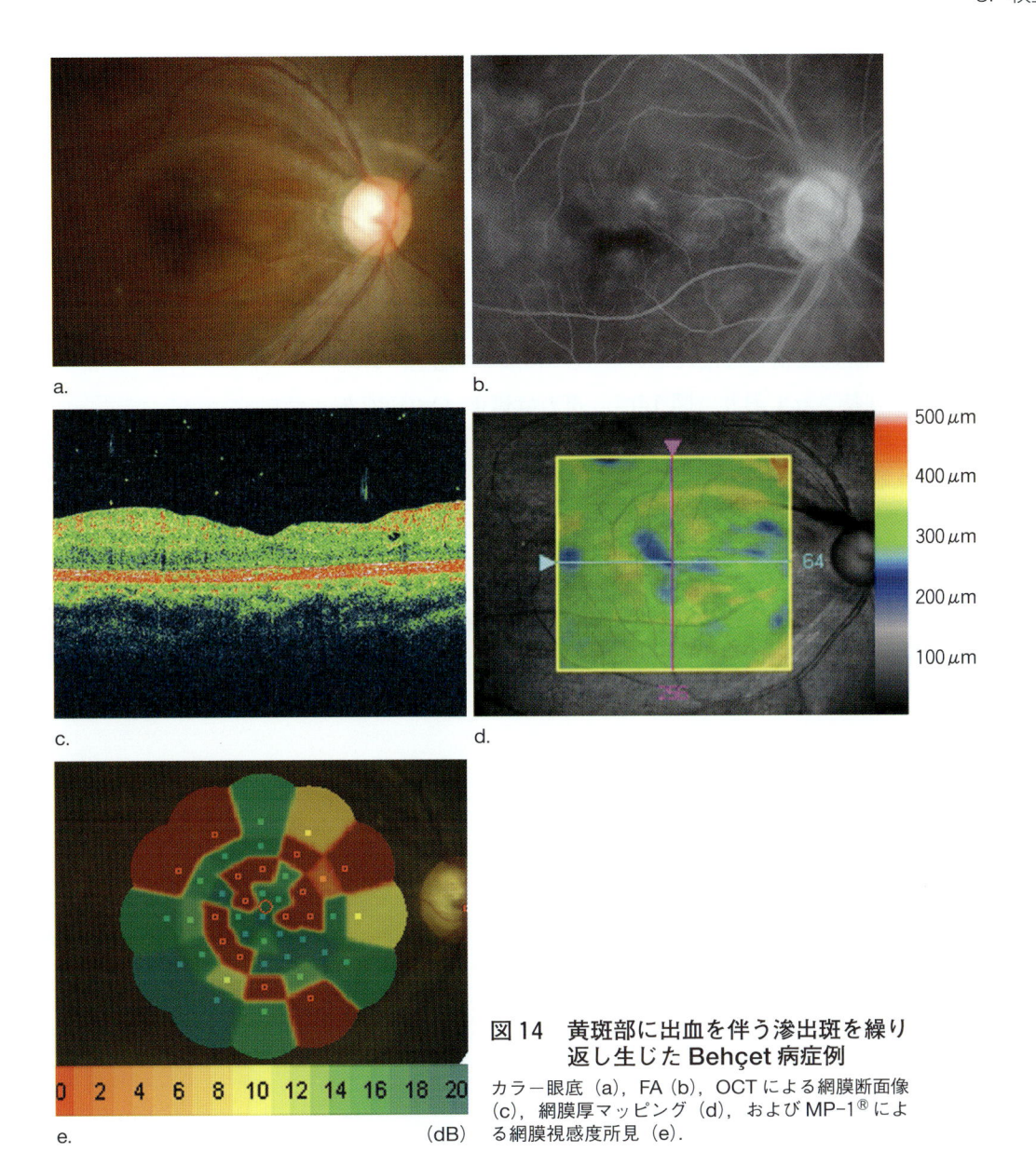

図 14 黄斑部に出血を伴う滲出斑を繰り返し生じた Behçet 病症例

カラー眼底 (a), FA (b), OCT による網膜断面像 (c), 網膜厚マッピング (d), および MP-1® による網膜視感度所見 (e).

膜機能を評価することはできない．マイクロペリメーター MP-1® はデジタル眼底画像と自動視野計を一体化させた装置で，網膜局所の視感度がカラー眼底写真上で表示できるため，網膜病巣局所の視機能評価に有用である．

Vogt-小柳-原田病：図 13 は Vogt-小柳-原田病症例のカラー眼底，FA，および MP-1® 所見を示している．治療前にみられた滲出性網膜剝離は（図 13a, b），ステロイドパルス療法開始後 2 週間で消失したが（図 13c, d），矯正視力は（0.6）と軽度低下していた．MP-1® で網膜視感度を測定してみると，滲出性網膜剝離を呈していた領域

の網膜視感度は低下し，回復が遅れていることがわかる（図13e）．4か月後には矯正視力（1.2）に回復し，同領域の網膜視感度も正常となっている（図13f）．

Behçet病：図14は，後極部を中心に炎症発作を繰り返すBehçet病ぶどう膜炎の症例である．黄斑部には出血，および滲出斑があり（図14a），FAでは黄斑部の滲出斑に一致してstaining，閉塞性血管炎領域のfilling defectがみられる（図14b）．OCTによる網膜の断面像をみると，網膜の層構造は乱れているが，中心窩の陥凹，外境界膜，IS/OSが保持されており（図14c），視力は矯正（1.2）であった．OCTの網膜厚マッピングでは，肥厚している領域もあれば，菲薄化している領域もあり（図14d），カラー眼底，FA所見と比較すると，網膜が肥厚している領域では過蛍光を呈し，網膜はわずかに白色調であるのに対して，菲薄化領域は低蛍光であり，網膜は暗色調である．これらの領域の網膜視感度をみると，肥厚領域も菲薄化領域もともに網膜視感度は低下していることがわかる（図14e）．

（竹内　大）

クリニカル・クエスチョン

病態に則した，適切なぶどう膜炎検査項目を教えてください

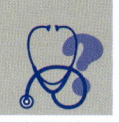

Answer　ぶどう膜炎の診断においては，眼所見から考えられる疾患についての検査を行うのが基本です．ただ，特徴的所見に乏しい場合には，頻度の高い疾患についてスクリーニング検査を行うようにします．また，全身疾患が疑われる場合には，眼科医が対応できる範囲を超えることが少なくなく，積極的に内科あるいは当該科と連携する必要があります．重要なことは，検査結果と眼所見との整合性を常に意識することです．検査結果のみから診断することはきわめて危険です．また，感染症や仮面症候群を疑う場合には，積極的に生検を行うべきです．

血栓性静脈炎を診たら？

　図1のような症例に遭遇したとき，まず鑑別すべきは，①結核，②サルコイドーシス，③Behçet病である．結核の検査としては，ツベルクリン反応が簡易であるが，最近ではクォンティフェロン®を用いて測定することが主流となりつつある．胸部X線撮影も必要となってくるが，胸部X線を放射線科医が読影してくれることは少なくなってきているので，自分に自信がないのであれば胸部CTを選択したほうがよいかもしれない．これは次のサルコイドーシスでも同じである．そのサルコイドーシスであるが，一次スクリーニングとして必要な検査を表1に掲載する．サルコイドーシスは診断基準が定められているので（詳細は"サルコイドーシス"の項〈p.206〉

表1　サルコイドーシス診断の一次検査

1. 胸部X線（あるいはCT）
2. 血清ACE
3. ツベルクリン反応
4. 血清・尿中カルシウム

ACE：angiotensin converting enzyme

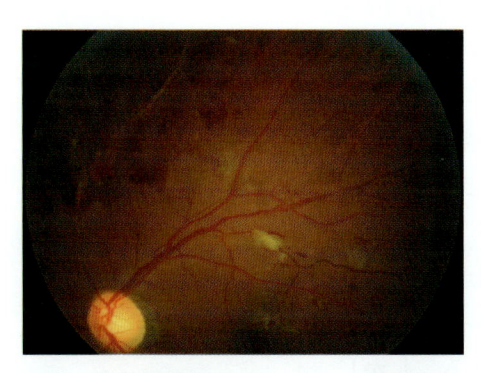

図1　血栓性静脈炎のみられる眼底所見

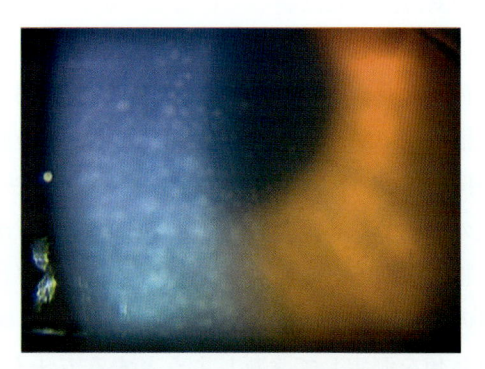

図2　虹彩炎にみられた豚脂様角膜後面沈着物（4歳，女児，片眼性）

参照），その基準に従って検査を進める．一次検査で疑いが濃い症例では二次検査に進む（表2）．ただ，この段階では眼科医が対応できる範囲を超えており，呼吸器内科にコンサルしたほうがよいであろう．最後のBehçet病であるが，この疾患も診断基準が定められている（詳細は"Behçet病"の項〈p.220〉参照）．ただ，サルコイドーシスとは異なりBehçet病は症状診断を行う疾患であるので，Behçet病診断のための検査というのは存在しない．もちろん，HLA-B51[*1]との関係が深いことや針反応陽性・CRPの亢進などは補助診断にはなりうるであろうが，確定診断として必要な検査かとなると疑問が残る．

豚脂様角膜後面沈着物を診たら？

図2は4歳，女児の片眼に発症した虹彩炎である．所見からわかるように豚脂様角膜後面沈着物が多数存在している．眼底には異常所見を認めない．片眼性ということから何らかの感染性疾患，特にヘルペス性感染症が疑われるが，サルコイドーシスのような非感染性肉芽腫性炎症も考慮する必要がある．

感染性疾患の診断法（1）PCR：ヘルペス性虹彩炎や急性網膜壊死などの診断では眼内液を採取してpolymerase chain reaction (PCR) を行い，ウイルスDNAを同定することが一般的となりつつある．しかし，この方法の問題点は二つある．ひとつは保険適応がないこと，もうひとつは，たとえ陽性で出たとしてもそれはあくまでも微生物のDNAが存在するという意味でしかなく，その微生物が病因であることの証明にはならないことである（臨床所見との整合性が求められる）．

感染性疾患の診断法（2）抗体率：PCR以外の方法として抗体率を求める方法がある．これは疑っている微生物に対する眼内液中の抗体値と眼内液中のIgG量の比を算出し，それを血清中のその微生物に対する抗体値と血清中のIgG量の比と比較する方法である．前者が後者の8倍程度であれば，有意（すなわち，その微生物が眼内で病原性を発揮している）とする方法である．この方法はPCRに比較して眼内液の量が多く必要であることが欠点であるが，有意と出ればその微生物が病因であると強く推定できることが利点である．

感染性疾患の診断法（3）対象微生物と血清抗体値：疑っている微生物の血清抗体値を測定して診断しようとする方法もある．しかし，この方法ではIgG抗体だけを測定したのでは，過去の感染か現在の

表2 サルコイドーシス診断の二次検査

1. 気管支肺胞洗浄検査
2. ^{67}Ga シンチグラフィ
3. 肺機能検査
4. 血液ガス
5. 心筋シンチグラフィ
6. 組織検査

[*1] **HLA**
HLA (human leukocyte antigen；ヒト白血球抗原）は，もともと白血球の血液型として発見された．しかし，現在ではHLAは白血球だけにあるのではなく，ほぼすべての細胞に分布していて，組織適合性抗原（ヒトの免疫にかかわる重要な分子）として働いていることが明らかになってきた．また，疾患とHLAに関係があることも明らかとなってきており．眼科領域ではBehçet病とHLA-B51，Vogt-小柳(Koyanagi)-原田(Harada)病(VKH)とHLA-DR4，急性前部ぶどう膜炎とHLA-B27などが有名である．

表3 Vogt-小柳-原田病国際診断基準

1. 眼外傷，内眼手術の既往なし		
2. ほかの眼疾患を示唆する眼所見，検査なし		
3. 両眼性	A. 病初期	びまん性脈絡膜炎，漿液性網膜剥離 FAにて多発性の漏出点，USにて脈絡膜肥厚
	B. 後期	夕焼け眼底，杉浦徴候など脱色素所見
4. 髄膜炎症状，耳鳴り，髄液細胞増多，のいずれか		
5. 脱毛，白髪，皮膚の白斑，のいずれか		
1〜5すべてがみられる場合：完全型，1〜3のすべてと4もしくは5がみられる場合：不全型		

FA：フルオレセイン蛍光造影検査
US：超音波B-モードエコー

感染かを見きわめることが難しい．そこで，IgM抗体を測定するか，ペア血清*2を測定するかしないと意味がない．ちなみに**図2**の症例では，4歳ということで眼内液採取が困難なため臨床診断でヘルペス性虹彩炎として治療し，ペア血清で有意な上昇（初診時HSV IgM抗体陰性，IgG抗体44.9，VZV IgM抗体陰性，IgG抗体24.3；3週後HSV IgG抗体125，VZV IgG抗体20.8）を認めたため，HSV虹彩炎と診断を確定した．

VKHの診断法：非感染性の肉芽腫性疾患の代表としてはサルコイドーシスとVKHがあるが，前者はすでに述べたので，後者について少し触れる．VKHの診断は国際診断基準（**表3**）に準じて行うのが一般的である．ただ，髄膜刺激症状や耳鳴りといった全身症状がない場合には，髄液検査を施行することが推奨されている．たとえば**図3**のような乳頭浮腫型で，国際基準に照らして確定診断がつかない場合に髄液検査は有用である．また，髄液検査を積極的に行ったほうが，診断が早く確定し視力予後もよいという報告もある．ただ髄液検査はリスクもあり，最終的には患者の希望を確認して行うべき検査であると考えられる．

強い硝子体混濁と眼底に滲出斑を認めたら？

図4のような硝子体混濁と限局性の網脈絡膜滲出病巣を認めたら，何を考えなければいけないか．滲出病巣が後極部なので急性網膜壊死は除外できるが，だからといってヘルペス性網膜炎である可能性は否定できない．トキソプラズマ，梅毒，真菌，細菌などは鑑別に入ってくるだろうし，眼原発悪性リンパ腫*3も頭の片隅に入れ

*2 急性期血清と発病後10〜14日以降に採血した回復期血清で特異抗体を測定し，4倍以上の上昇が認められるか，回復期に一定の値以上の抗体価を示すときに，その病原体による感染症と診断できる．

*3 眼原発悪性リンパ腫の診断は，硝子体生検を行って細胞診断を行う以外ない．ただ，硝子体中の細胞は変性していることが多く，細胞診断が難しいことがまれではない．そこで，眼原発悪性リンパ腫のほとんどがB細胞リンパ腫であることから，硝子体中のIL-10 (interleukin-10)/IL-6の比を算出（1以上で疑う，通常8以上程度の高値を示す）することが，補助診断として有用とされている．

a. 右眼　　　　　　　　　　　　　b. 左眼

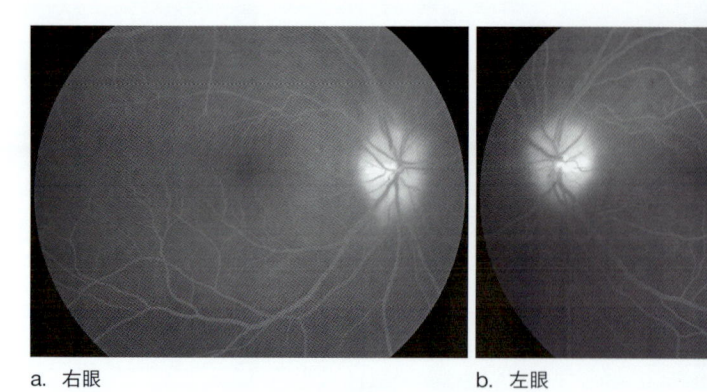

図3　Vogt-小柳-原田病の眼底所見
乳頭浮腫型で国際基準に照らして確定診断がつかない.

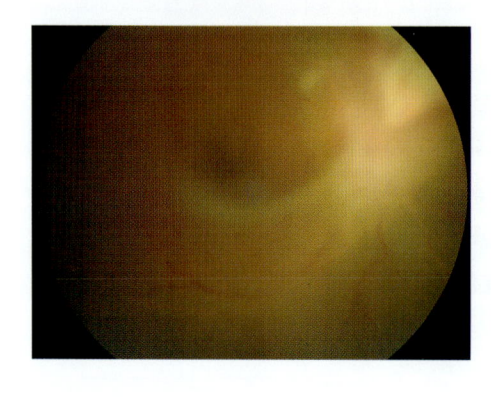

図4　硝子体混濁と限局性の網脈絡膜滲出病巣がみられる眼底所見

ておかないといけない.

　検査としては，トキソプラズマ・梅毒血清抗体値測定，β-D-グルカン，血球計算，CRPなどは必須と思われる．全身状態の把握も重要である．

スクリーニング検査

　ぶどう膜炎の原因は感染性のものから自己免疫性のもの，あるいは腫瘍性のものと多岐にわたっている．また，それぞれの疾患において特徴的な眼所見というのも本巻に集約されている．しかしながら，実際にぶどう膜炎診療に携わってみると，そのような特徴的眼所見を呈する症例はむしろ少数派で，多くは非特異的所見のみを呈する場合が多い．また，特徴的眼所見といっても，必ずしも疾患と1対1対応になっているわけではなく，ほとんどの場合，複数の疾患で重複する所見である．つまり，特徴的所見を呈していてもいくつかの疾患との鑑別が重要となってくるし，非特異的所見のみの場合はなおさらである．

　ぶどう膜炎は，全身疾患と関係が深いのは周知の事実である．ま

表4 "ぶセット"（筆者が考えるぶどう膜炎診断のための検査一覧"ぶどう膜炎セット"の略称）

1. 末梢血液一般検査（白血球が異常高値の場合は感染を疑う，好酸球が高値の場合にはアレルギーや寄生虫感染を疑う，その他，副作用モニター）	7. IgE（寄生虫感染，アレルギーの判定）
2. 肝機能・腎機能（ステロイドなど薬剤副作用モニター）	8. 感染症検査（梅毒，トキソプラズマ，ATLAは必須：HIVは疑ったときのみ，各種ウイルス抗体価も必要時のみ行う）
3. 空腹血糖（糖尿病の判定）	9. ACE（サルコイドーシスの判定）
4. CRP，血沈（炎症マーカー）	10. ツベルクリン反応（結核，サルコイドーシスの鑑別）
5. CH50（補体系活性化の判定）	11. 胸部X線（結核，サルコイドーシスの鑑別）
6. 抗核抗体，リウマチ因子（免疫疾患の素因検査）	12. 尿中 β_2-ミクログロブリン（小児のぶどう膜炎のみ：間質性腎炎ぶどう膜炎症候群の鑑別）

注1：5, 6で異常値が認められた場合には，免疫内科医あるいはリウマチ専門医にコンサルトするのが望ましい．
注2：7はトキソカラ症を疑う場合にのみ測定するようにしている．
ATLA：adult T-cell leukemia antibody
ACE ：angiotensin converting enzyme

た，多くのぶどう膜炎では病原体やその成分が眼内に到達して，病原体自体または病原体に対する宿主の反応がぶどう膜炎を起こすと考えられる．これらの起炎物質またはこれに対する抗体，宿主の反応による炎症関連因子などは，発症後1～2週間程度で血中から消えてしまうことが多い．

　以上のことを踏まえると，非特異的所見を呈する症例（言い換えると，よくわからない困った症例）では，初診時の十分な全身検査は不可欠である．しかし，"ぶどう膜炎"との病名を理由に検査の乱発を行うことは避けねばならない．そこで，ぶどう膜炎診断を網羅的に行う必要最小限度の検査と，筆者が考えている検査一覧"ぶどう膜炎セット（略称，ぶセット）"を表4に掲載する．

カコモン読解 第23回 一般問題54

疾患と検査結果の組合せで正しいのはどれか．2つ選べ．
a 眼内悪性リンパ腫————————眼内液IL-10/IL-6比低値
b 結核性ぶどう膜炎————————クォンティフェロン陽性
c 間質性腎炎ぶどう膜炎（TINU）症候群———尿中 β_2-ミクログロブリン増加
d Vogt-小柳-原田病————————髄液蛋白増多
e 脳回状脈絡網膜萎縮————————血清オルニチン低下

解説　a. 眼原発悪性リンパ腫のほとんどが，diffuse large B cell lymphomaであることから，硝子体液や前房水におけるIL-10 (interleukin-10）と IL-6 を測定して，その比が 1 以上（8 以上とする報告もある）であれば，眼内悪性リンパ腫を疑う．ただし，全身のリンパ腫が眼内に波及した場合，もとのリンパ腫によってはこの数値が意味をなさない場合があるので注意が必要である．あくまでも診断の基本は細胞診断であることを理解しておく．また，フローサイトメトリーや遺伝子再構成検査によって，モノクローナリティーを確認することも補助診断として有用である．

b．結核性ぶどう膜炎では，簡易検査としてツベルクリン反応（ツ反）を行うが，BCG 接種が広く普及しているわが国では，ツ反陽性は結核既感染を必ずしも意味しない．すなわち，ツ反の感度（既感染者に占めるツ反陽性者の割合）は 90％ 以上と良好だが，その特異度（未感染者に占めるツ反陰性者の割合）は著しく低く，ツ反の臨床応用は今までも限定的なものであった．そこで最近ではクォンティフェロン®（QuantiFERON® TB-2G；QFT-2G）が結核の診断に用いられるようになっている．QFT-2G は結核菌群などに特有の二種の蛋白質：ESAT-6 と CFT-10 を抗原としてリンパ球（Th1）を刺激し，Th1 より産生されたインターフェロンγ（interferon-γ）量を測定し，結核感染の有無を判定する検査法である．その感度は 85％ 以上，特異度は 95％ 以上と報告されており，ツ反に比較して特異度が優れているといえる．

c．小児のぶどう膜炎では間質性腎炎を伴うことが時にみられ，tubulointerstitial nephritis and uveitis syndrome（TINU 症候群）と呼ばれている．TINU 症候群では尿中 β_2-ミクログロブリンが高値を示すことが知られており，小児のぶどう膜炎を診た場合にはこの検査は必須といえる．もちろん最終診断は，小児科医との連携が必須である．

d．Vogt-小柳-原田病（VKH）では，既述のように髄液検査で細胞（リンパ球）増多がみられる．

e．脳回状脈絡網膜萎縮は，オルニチンアミノトランスフェラーゼの欠損，または低下によって高オルニチン血症と高オルニチン尿症を来たし，網膜と脈絡膜に変性・萎縮を来たす疾患である．

【模範解答】　b，c

（大黒伸行）

眼内液検査

クラシカルな眼内液検査の意義

　PCR（polymerase chain reaction）による高感度な核酸検出は，前房水や硝子体液など微量な検体を出発点とする眼疾患の診断や病勢把握にきわめて有用であり，また，最近の網羅的解析はさらにそれらに圧倒的な幅と奥行きを与えている（本巻"発展するPCR検査，網羅的診断法"〈p.94〉参照）．その一方で，以前は独壇場であった培養同定や抗体価測定に代表されるクラシカルな眼内液検査は，主役の座をPCRに譲り，今ではすっかり影を潜めてしまった．では，PCR以外の眼内液検索はもはや不要なのか？確かに迅速性や特異性を考えれば，非常に微量で貴重な眼内液は可能な限り優先的にPCRに用いるべきである．しかし，下記の点などを考慮した場合，クラシカルな検査方法の実用性は依然失われていない．

1. 特殊なPCRは特定の研究機関でしか行えない．
2. 民間検査施設へのPCR依頼には，高いコストを要する．
3. 急性期を過ぎた場合には，核酸が検出されないこともある．
4. 生体の免疫反応を知ることは病態解析に有用．

　眼内液を用いたPCR以外の検査において，診断的有用性が示されている主な疾患を表1に示す．

培養同定

　細菌性眼内炎（術後眼内炎，内因性眼内炎）の確定診断におけるゴールドスタンダードは，眼内液を用いた細菌の培養同定である．前房水と硝子体液の比較では，硝子体液のほうが培養同定率が高い[1]．採取した検体は直ちに細菌培養用チューブに入れて検査室に提出する．当日提出できない場合は4℃に保存する．想定される細菌性眼内炎の主な起炎菌を表2に示す．最近は，PCRによる細菌同定も行われ始めた．PCRであれば，検体採取前に抗菌薬を投与しても核酸の検出には影響を受けず，また高感度であるため灌流液で希釈された硝子体液からでも検索可能である．ただし，菌種の同定に

文献はp.301参照．

表1 眼内液を用いた検査（PCR以外）で有用性が示されている主な疾患

検査	疾患	検出項目
培養同定	細菌性眼内炎	細菌
	真菌性眼内炎	真菌
抗体測定	急性網膜壊死，壊死性網膜炎	ウイルス抗体（HSV, VZV）
	Fuchs虹彩異色性虹彩毛様体炎	風疹ウイルス抗体（病因か否かは不明）
	眼トキソプラズマ症	トキソプラズマ抗体
	眼トキソカラ症	トキソカラ抗体
抗原検出	真菌性眼内炎	β-D-グルカン
サイトカイン測定	悪性リンパ腫	IL-10＞IL-6

HSV：herpes simplex virus
VZV：varicella zoster virus
IL：interleukin

表2 細菌性眼内炎の起炎菌

術後急性眼内炎	数日～2週以内に発症．グラム陽性球菌が多い	Staphylococcus属（MRSEを含むコアグラーゼ陰性ブドウ球菌，MRSAを含む黄色ブドウ球菌など）
		Streptococcus属（溶血レンサ球菌，肺炎球菌など）
		Enterococcus属（腸球菌など）
白内障術後遅発性眼内炎	1か月以降に発症．グラム陽性桿菌が多い	Propionibacterium acnes（アクネ菌）
緑内障術後晩期眼内炎	発症時期不定．グラム陽性球菌のほか，グラム陰性桿菌も多い	Streptococcus属，Staphylococcus属，Enterococcus属
		セラチア菌，インフルエンザ菌，モラクセラ菌など
内因性眼内炎	糖尿病や免疫不全が背景．グラム陰性桿菌が多い	Klebsiella属（肺炎桿菌），Escherichia属（大腸菌）

MRSE：methicillin-resistant *Staphylococcus epidermidis*
MRSA：methicillin-resistant *Staphylococcus aureus*

はPCR後に塩基配列の解析を行うなど，さらなる検索が必要であるほか，薬剤感受性などを解析することはできない．

抗体検査

眼内液の抗体検査が有用な疾患として，ウイルス性ぶどう膜炎，眼トキソプラズマ症，眼トキソカラ症などが挙げられる（表1）．基本的には，細菌性眼内炎など培養同定が決め手となる感染症以外のすべての感染性眼疾患に関して眼局所の抗体検索は有用なはずであるが，PCRの登場以来，微量な眼内液はもっぱら核酸検出のみに利用され，アナログ的な抗体検査へまわされる機会は激減した．また，最近ではウイルス性角膜内皮炎のようにPCRによって初めて明らかにされた疾患もあり，ますます抗体解析の意義は乏しくなってい

る．さらに眼局所から何らかの抗体が検出されたとしても，それはあくまでも生体の抗原抗体反応を介して知る間接的な感染情報にすぎず，実際に眼局所における感染や再活性化を証明するためには，血清抗体価などとの比較解析を行わなければならない．これらの手間や解釈の繁雑さも"抗体検査離れ"に拍車をかけている要因であるが，一方で，微生物の核酸断片の有無を知るだけでなく，生体の抗原抗体反応を検討することは，病態を解析するうえでは非常に重要であることも忘れてはならない．

ウイルス抗体価と抗体率：抗体価の測定には，微量検体でも測定可能でかつ高感度である酵素抗体法（enzyme-linked immunosorbent assay；ELISA），あるいは蛍光抗体法（fluorescent antibody technique；FA）が適している．ウイルスの眼局所における再活性化を証明するためには，眼内液中のウイルス抗体価に加え，グロブリン量などを指標として血清抗体価との比較検討を行う抗体率（quotient ratio；Q値，表3）[*1]を算出して判断する．この抗体率は病因ウイルスを同定するうえで非常に有用であり，PCR登場以前は，この方法が病因ウイルス同定の切り札であった．

急性網膜壊死：herpes simplex virus（HSV），あるいは varicella zoster virus（VZV）のいずれかが病因と判明している急性網膜壊死の場合は必ずしも抗体率を求めなくても，眼内ウイルス抗体価（HSV，VZV）の単純な大小比較だけでも病因ウイルスを推定することが可能である[2]．さらに，抗体価は治療の有無に限らず発症数週間にわたり高値を示すので，治療によって陰性化の可能性があるPCRに代わる検査になりうる[3]．ただし，発症10日以内の場合は，眼内における抗体産生が十分行われておらず，偽陰性となることがあり注意を要する．また，最近ようやくHSVの型特異的エンベロープ蛋白であるglycoprotein G（gG）をELISAに応用したキットが市販されるようになったが，現時点では十分に普及しておらず，したがって眼内の抗体価レベルでHSV-1とHSV-2の型別はできない．

眼トキソプラズマ症，眼トキソカラ症：トキソプラズマ原虫（*Toxoplasma gondii*）による網脈絡膜炎は臨床症状に加えて，血清抗体価や眼内液におけるPCRの結果から診断されるが，以前は眼内液中の抗体検索も行われていた[*2]．一方，イヌ・ネコ回虫の幼虫移行症によって引き起こされる眼トキソカラ症は，主に血清中の特異的抗体の存在をELISA法かToxocara CHEKという簡易キットで検出することにより診断されている[4]．しかし，不顕性感染者も多く，また

表3 抗体率の算出

抗体率（Q値）= $\dfrac{\dfrac{\text{眼内液ウイルス抗体価}}{\text{眼内液中のIgG量}}}{\dfrac{\text{血清ウイルス抗体価}}{\text{血清中IgG量}}}$	
$1 \leq Q$値< 6	当該ウイルスに対する局所での抗体産生が行われている可能性あり
$6 \leq Q$値	有意な抗体産生であり，当該ウイルスを病因と同定可能

[*1] わが国では抗体率（quotient ratio，quotientもratioもともに"比率"という意味の不思議な言葉）の呼び名が一般的であるが，欧米ではGoldmann-Witmer coefficient（GWC，coefficientは"率"の意）の名称が使われている．

[*2] 抗体率という考え方が眼疾患に応用されたのは，眼トキソプラズマ症が最初である．その後，急性網膜壊死などのウイルス性疾患に広く用いられるようになった．

硝子体液での抗体反応が陽性にもかかわらず血清反応は陰性であったり，眼内液の検索において抗体反応のみが陽性でPCRが陰性になることもあることから，本疾患の確定診断には眼内液を用いた抗体検査が好ましいと考えられている[5]．

真菌感染症

　免疫不全やIVHの既往などを背景に，眼所見としてfungus ball（球形の硝子体混濁）などを認めれば，真菌性眼内炎を想定することは比較的容易である．しかし抗真菌薬を投与するためには，もう一歩踏みこんだ診断が必要になる．もちろん，硝子体液から真菌を培養同定できれば確定診断になるわけであるが，そのためには早い時期に検体を採取し，しかも微量な真菌を検出するためには反復して培養検査を行わねばならず，実際的ではない．また，カテーテル先端部分や血液の培養結果により真菌が証明されれば，眼内炎の原因として強い根拠となるが，必ずしも1回の，しかも短期の培養で真菌が同定されるとは限らない．現在，真菌性眼内炎を疑った場合には，眼内液を用いたPCRが行われるようになり，またPCR産物の塩基配列を解析することで菌種の同定も可能となった．一方，遺伝子同定には説得力が劣るものの，真菌の抗原検出も補助診断には広く用いられている．なかでも真菌抗原として細胞壁構成成分である(1→3)-β-D-グルカンを検出するキット（ファンギテックGテスト®，βグルカンテストワコー®など）は，pg/mLのオーダーで検出可能なほど高感度であり，また*Pneumocystis jirovecii*[*3]を含め，広範囲の菌種（*Cryptococcus neoformans*以外）に対応しており，真菌症のスクリーニングに非常に適している．このβ-D-グルカンの測定は硝子体液からでも可能であり，これによって菌種こそ明らかにはできないまでも，真菌性眼内炎の診断を得ることは可能である[6]．

悪性リンパ腫

　眼内悪性リンパ腫では，硝子体液中のサイトカインであるインターロイキン-10（IL-10）がIL-6より高値を示すことが知られ，もともと診断の難しい眼内悪性リンパ腫の診断に有用と考えられてきた[7,8]．しかし，現在は硝子体液のPCRによって免疫グロブリンの再構成や癌遺伝子の単クローン増殖を確認することが可能となり，サイトカイン測定はスクリーニングや補助診断に用いられている．

（薄井紀夫）

[*3] *Pneumocystis jirovecii*
ニューモシスチス・イロヴェツィイ．以前はニューモシスチス・カリニと呼ばれていた．

レーザーフレアセルメーターの使い方

文献は p.302 参照.

開発経緯

　ぶどう膜炎および加齢などの内因性要因，および術後の前房内炎症などの外因性要因は，血液房水関門に存在する細胞間隙の開裂を生じ，その結果，房水中に蛋白の増加や血球成分の漏出が生じる．房水中の蛋白や血球は炎症の強さに比例して増加し，細隙灯顕微鏡検査により，前房フレアおよびセルとして観察される．しかし，細隙灯顕微鏡検査は主観的検査法であり，かつ，フレア値30以上でないと認識できないため，フレア・セルの程度の評価においては限界がある．この変化，炎症を定量的に評価する手段として，澤　充博士らによって開発された機器がレーザーフレアセルメーターであり，そのうちフレア測定機能のみを独立させたものがレーザーフレアメーターである．

　これらの機器を使用することで，細隙灯顕微鏡検査ではとらえられない程度の前房内のフレアやセルを非接触，非侵襲的に定量測定することが可能である．

測定原理

　液相における，光散乱は Rayleigh 散乱の変形式である Debye の法則に従っている．すなわち，房水中の散乱光強度は，入射光の強度と波長[*1]および媒質の濃度と分子量に比例して増強する．この場合，入射光と散乱光の観察軸との角度も関与するため，入射光の強度・波長・測定系との角度を一定にした場合，散乱光強度は蛋白濃度と分子量に比例することが測定の基本原理である．このため，実際の測定では He-Ne レーザーを前房に照射し，蛋白粒子に当たって 90°の方向に散乱したレーザー光を捕獲して，電子倍増管にて光電変換し，解析部にてデータ解析後，散乱光強度が算出される．この散乱光強度をフレア値と呼び，photon counts (/ms) として表す[*2]．

　また，セルは，細隙灯顕微鏡検査では房水中の輝点として観察されるため，入射光が細胞に当たって生じる強い反射のピークをカウ

[*1] 散乱光強度は，入射光の波長が短いほど増加．

[*2] photon counts は，微弱光による光電子倍増管出力パルス数．この値は，アルブミン濃度に換算でき，ウシアルブミン溶液濃度 100 mg/dL は，およそ 13 photon counts/ms に相当する．

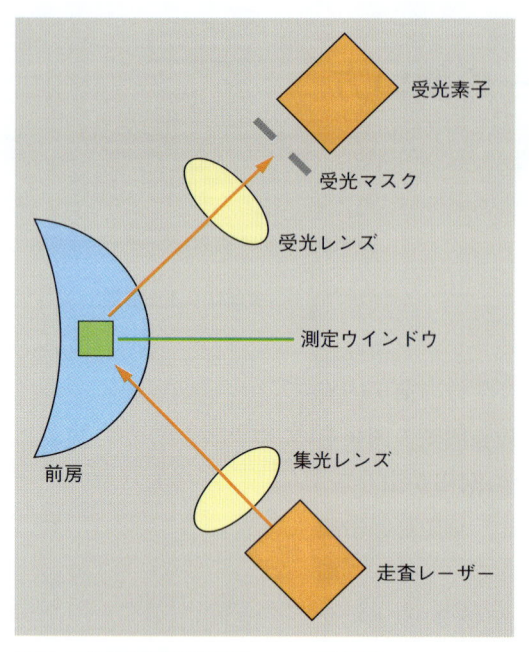

図1 光源系と測定系
レーザーを前房に照射し，蛋白粒子に当たって90°の方向に散乱したレーザー光を捕獲し，それを変換・解析することにより，フレア値の算出が可能となる．

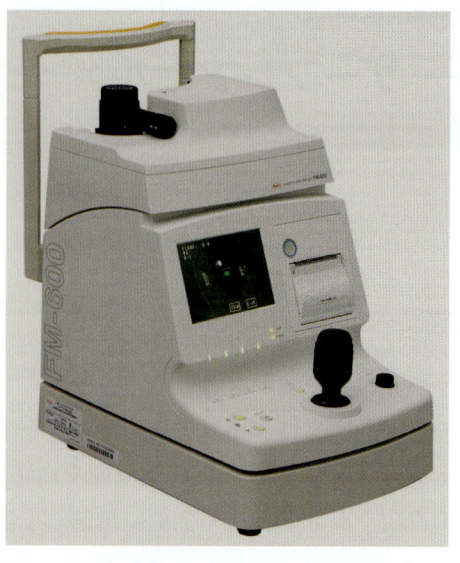

図2 現在市販されているFM-600®
コンパクトになり，操作性に優れている．

ントすることで，細胞数の測定が可能である．

装置

装置は光学系と測定系からなり，光学系はレーザー投光部と，これに直交する受光部とからなる．走査レーザー光は集光レンズを通り，前房に焦点を結ぶ．前房からの散乱光は受光レンズで集光され，受光マスクに焦点を結ぶ．受光マスクは，前房水中に測定ウインドウをつくる重要な役目をしており，受光マスクを通過した散乱光は，受光素子（光電子倍増管）に到達して光電変換される（図1）．その後，解析部にてデータ解析が行われ，フレア値が算出され，測定結果はディスプレイに表示される．

本装置は興和株式会社から市販されている．前房内炎症度の定量測定装置または前房蛋白測定装置であり，最初の機種として1987年，前房内炎症度の定量測定装置レーザーフレアーセルメーター™としてFC-1000®が，また1993年，前房蛋白測定装置レーザーフレアーメーター™としてFM-500®が使用可能となった．これらの後継機種として1995年FC-2000®が，また2006年FM-600®が市販された．セル測定は，最初の機種であるFC-1000®はセル測定体

積が 0.075 mm³ と小さく，測定結果にばらつきがみられたため，その点を改良したのが FC-2000® であり，測定体積を 0.5 mm³ と FC-1000® の 6 倍に増加させ，より測定値の安定性が図られたが，現在市販されていない．FM-500® や FM-600® には，セルメーターは装備されておらず，また FM-500® は 650 nm，FM-600® は 635 nm の半導体レーザーが採用されている．現在の最新の機器である FM-600® は小型卓上型（**図 2**），モニターアライメント装備，結果判定時に飛び値の消去を指摘，暗室・明室での測定可能，などの利便性が追加された．

測定

測定は，機器のディスプレイ表示に従って行う．

レーザーフレアメーターでは測定ウインドウを含む 0.6 mm の領域を前房中央やや下方に位置させ，測定を行う．この際，角膜，虹彩，水晶体または眼内レンズからの反射が測定ウインドウに入らないようにしなければならない．測定を開始すると，測定ウインドウを下から上にレーザー光が走査される．測定ウインドウの下にレーザー光があるときに得られる背景信号 1（background1；*BG1*）と，測定ウインドウの上にレーザー光があるときに得られる背景信号 2（background2；*BG2*）は，眼内組織からの散乱光ノイズ成分であり，ウインドウ内にレーザー光があるときのフレア信号（signal；*SIG*）は，蛋白からの散乱光成分と，眼内組織からの散乱光ノイズ成分の和として現れる．したがって，房水中の蛋白による散乱光強度（フレア値）は，以下の式で算出される（**図 3, 4**）[*3]．

$$SIG - \frac{BG1 + BG2}{2}$$

データ数が 5 個以上であれば，集計データ画面に切り替わったとき，棄却検定が開始され，棄却候補が抽出される．この棄却検定には，最低 5 個のデータが必要で，この必要個数は，設定により 5〜10 個のいずれかを選択可能である．棄却には，スミルノフ・グラブス（Smirnov-Grubbs）検定を採用しており，有意水準は，1，2.5，5，10，15，20％ のなかから選択可能である．この有意水準の数字が大きいほど棄却候補を抽出しやすくなる．また，棄却検定を採用しないことも選択可能である．

レーザーフレアセルメーターを使用したフレア測定は，レーザーフレアメーターと同様である．セル測定では，一定の体積内での細

[*3] 浅前房などで測定が困難な場合は，alignment off にして，*SIG* から *BG1*，*BG2* のいずれかを減じてフレア値とする．

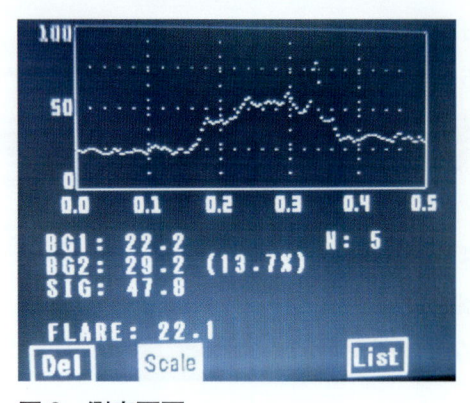

図3 測定画面
測定すると，画面にBG1，BG2およびSIGが表示される．BG1とBG2に大きな差を認める場合は，再測定を行う必要がある．

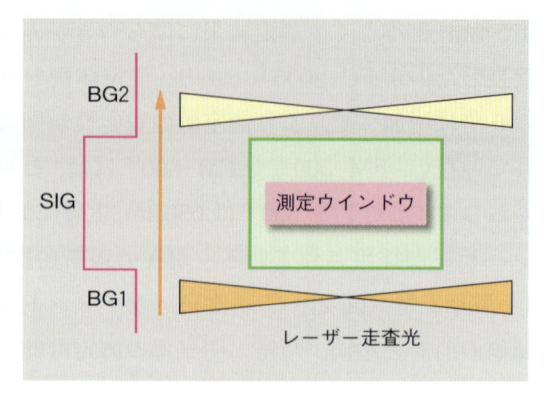

図4 散乱光強度の算出
散乱光強度（フレア値）＝ $SIG - \dfrac{BG1+BG2}{2}$
として，算出を行う．

胞数を測定する必要があるため，直方体を前房内に設定し，レーザー光が走査されて測定が行われる．前房内細胞は，蛋白に比較して散乱光強度が著しく強く，レーザー光の前房内での散乱光の測定波形のうち，ある一定のスパイク状の条件を有するピーク波形がセルとして認識される．

測定上の注意点

レーザーフレアセルメーターおよびレーザーフレアメーターを用いて測定を行う際に，小瞳孔・角膜混濁・過熟白内障などは測定値に誤差を生じる可能性があるため，注意が必要である．また，散瞳して測定する場合に，散瞳薬によりフレア値が変動するため点眼後30分から1時間の間に測定することや，日内変動が40％変動する例があるため精密測定が必要な場合に時刻を一定にすること，加齢変化があり高齢になるほど値は高くなることに注意すべきである．

測定結果とその解釈

まず，フレア値について述べる．正常のフレア値は3〜5 photon counts/msであり，炎症眼では10〜150 photon counts/ms，またはそれ以上に上昇する．

信頼できる測定結果が得られているか否かを考える場合に，BG差が10％より低い値であれば，その測定結果は信頼性が高く，15％より大きい場合には，測定地の信頼性が低い．BG差は，

$$\dfrac{|BG1-BG2|}{BG1+BG2} \times 100(\%)$$

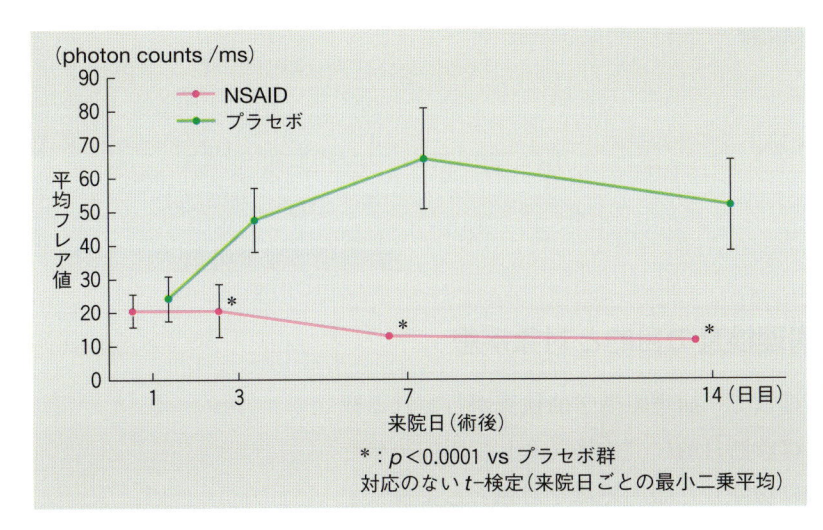

図5 白内障術後炎症（術後虹彩炎）のフレア値の変化

NSAID（非ステロイド性抗炎症薬）点眼群とプラセボ点眼群の比較．NSAID 点眼群では術直後に，プラセボ点眼群では術後7日目にフレア値のピークがみられる．
（Numaga J：Phase II placebo-controlled study of nepafenac ophthalmic suspension 0.1％ for postoperative inflammation and ocular pain associated with cataract surgery in Japanese patients. J Ophthal Inflamm Infect 2011；1：57-63.）

として算出される．すなわち，BG 差が高いことは，測定ウインドウをレーザー光が下から上まで走査するまでに背景散乱光強度が大きく変わる状況が生じたと考えられ，再測定することが望ましい．

また，散乱光強度は，房水蛋白の濃度および分子量に比例するため，フレア値をアルブミン等量濃度に換算する場合，房水蛋白濃度が 130 mg/dL 程度以下の場合に房水蛋白はプレアルブミン，アルブミンが主体であるため，房水蛋白濃度に近い結果が得られる[*4]．しかし，130 mg/dL 以上では血液房水関門機能の低下，さらに 1,000 mg/dL 以上ではほとんど機能の破綻が生じているとされ，血漿グロブリンが漏出している．したがって，測定フレア値をアルブミン等量濃度に換算した場合は，過大評価となることも考慮しなければならない．

次に，セル値についてだが，セル測定では，細胞以外に色素顆粒や水晶体皮質の破片などもセルとして認識されている可能性があり，また前房内の温流の関係で測定結果が刻々変化するため，細隙灯顕微鏡検査の結果と照らし合わせて判断する必要がある．

測定例，白内障術後炎症（術後虹彩炎）のフレア値の変化

超音波乳化吸引術および眼内レンズ挿入術を施行した例の術後虹彩炎のフレア値の変化を図5示す．本機器を用いることで虹彩炎の臨床経過を細かく観察できる．

（松田順子，沼賀二郎）

[*4] 前房内にフィブリンの析出が生じている場合は，房水内での蛋白分布が一様でないため，フレア値は正確でないことを考慮する必要がある．

病理検査

ぶどう膜炎における病理検査の目的と対象疾患

　ぶどう膜炎（uveitis）に対して，病理組織学的検査が行われる機会はまれである．一般的には診断目的に"生検"として眼内組織を採取したときや，治療目的に切除した眼内組織を対象として検索する場合，あるいはやむを得ず眼球摘出に至った場合などに限られる．なかでも細菌や真菌による感染性眼内炎に対する硝子体切除によって得られる検体や，ぶどう膜炎との鑑別が問題となる仮面症候群，特に眼内リンパ腫が疑われた際の硝子体を用いた細胞診などは，結果に応じた治療が予後を大きく左右するため，重要な検査となる．

　摘出眼球を除けば眼内から得られる組織は常に微量であるため，その取り扱いは慎重に行い，貴重な標本を無駄にしないよう心掛けたい．

どのようなタイミングで病理組織検査を行うか

　眼内の組織を採取するということは，それなりの外科的侵襲を伴う．臨床的に診断が明らかな場合に，あえて診断目的に組織を採取する理由はないという考えもあれば，より特異的な治療を強力に行うために病理組織学的な裏付けが不可欠となる場合もある．一般的には内科的治療にもかかわらず病期が進行し，手詰まりになった場合にやむを得ず何らかの外科的治療が行われ，副次的に眼内組織が得られることのほうが多いかもしれない．一方，たとえば臨床的に眼内リンパ腫の可能性が高いと判断される場合には，比較的早期から硝子体手術による細胞診や組織診が行われることもある．

　いずれにしても，眼内炎症によって著しく病期が進行した状態の眼球に対して外科的侵襲を加えることは避けたほうが無難である．特に低眼圧の症例や，眼圧の高低にかかわらず虹彩ルベオーシス（iris rubeosis）が生じているような場合には，硝子体切除を含め，多くの組織学的検索はよい結果をもたらさないばかりか，検体が得られたとしても診断に結びつく可能性は高くないかもしれない．

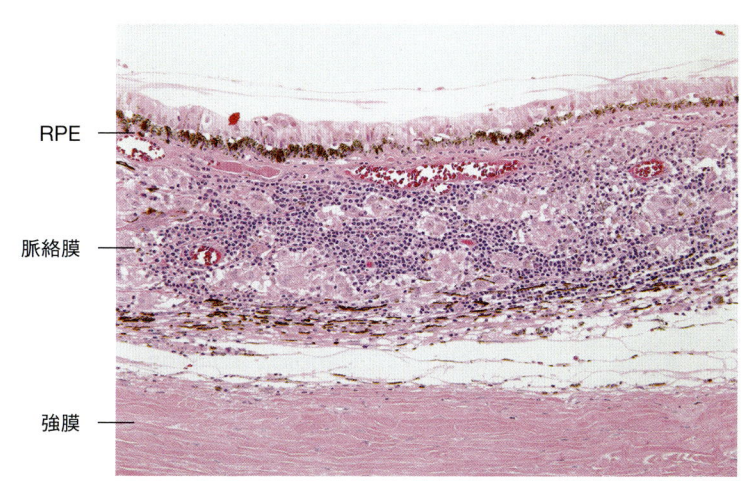

図1 交感性眼炎の治療目的に摘出された起交感眼の病理組織像
（ヘマトキシリン-エオジン染色）

脈絡膜にリンパ球の浸潤と類上皮細胞肉芽腫がみられる．
RPE：retinal pigment epithelium（網膜色素上皮）

眼球摘出が行われた場合

　眼球摘出が行われたときは，ぶどう膜炎に限らず原疾患が何であれ，常に病理組織学的検索を行う姿勢が求められる．ぶどう膜炎の摘出眼球に対する病理検査としては，起交感眼の摘出によって僚眼の消炎が期待される交感性眼炎（図1）や，眼内炎症が遷延し重篤な合併症の果てに光覚を失い，眼球癆に陥った場合，あるいは剖検例などが考えられる．

検体としての眼内組織（液）とその処理方法

硝子体：吸引による針生検という方法もあるが，通常は硝子体手術に準じてカッターで切除した硝子体を検索に用いる．硝子体カッターの吸引用チューブを外して10 mLのシリンジに接続し，助手が手動でシリンジに陰圧をかけることによって硝子体を回収する．灌流ポートを止めた状態で，最低でも0.5 mLの硝子体を得ることができる．カットレートは通常より下げたほうが細胞の形態保持には好ましいが，吸引量が増すのでシリンジには慎重に陰圧をかけ，眼球虚脱を来さないように注意する．

　得られた試料に対しては直接塗抹標本を作製，もしくはオートスメアを利用して沈渣と上清に分離し，沈渣を用いてcell blockを作製し，病理組織検査を行う．細胞種の判定などにはパパニコロウ（Papanicolaou）染色やギムザ（Giemsa）染色を行い，病原微生物の検出には目的に応じた染色を病理診断医に依頼する．

眼内増殖組織：黄斑前膜などの増殖組織が採取された際に，これを検体として病理組織学的検索を行う．

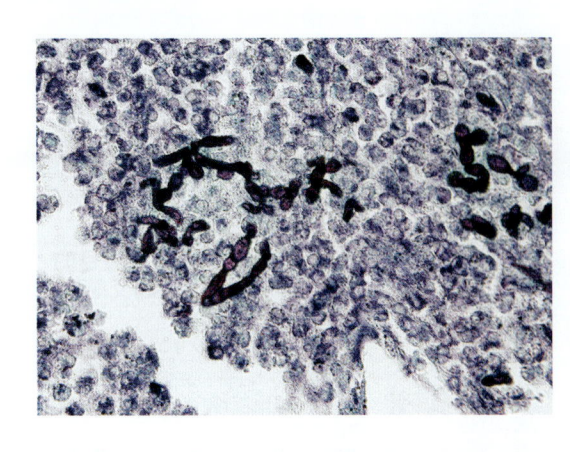

図2 真菌性眼内炎の硝子体中から検出された *Candida albicans*
（Gomori methenamine 銀染色）

網膜・ぶどう膜組織：硝子体手術に準じて切除された網膜組織や，経強膜的に得られた脈絡膜組織を検索することがある．

病理検査の適応となる組織と実際

硝子体：感染性ぶどう膜炎（infectious uveitis）が疑われた場合，診断に最も有用な方法は眼内液を用いた培養検査と，PCR法による病原微生物遺伝子の検出である．したがって，病理組織学的検索の果たす役割は限定的である．

　ウイルス性ぶどう膜網膜炎，すなわち急性網膜壊死（桐沢型ぶどう膜炎）やサイトメガロウイルス網膜炎では，眼内に浸潤した感染細胞中のウイルス抗原を免疫組織化学によって証明することが可能である．

　細菌性眼内炎や真菌性眼内炎の診断は，眼内組織（液）を用いた培養検査で当該微生物が検出されれば確実となるが，治療に用いられる抗菌薬の影響で陰性となることも多い．真菌の場合は培養に長時間を要するなどの問題もある．一方，眼内組織（液）を用いた鏡検が診断に直結することがある．細菌の検出にはグラム（Gram）染色が，真菌の検出には銀染色（図2）やPAS（periodic acid-Schiff）染色が用いられる．

　ぶどう膜炎との鑑別が問題になる眼内リンパ腫，なかでもそのほとんどを占めるB細胞性リンパ腫の診断は臨床所見に加え，硝子体中の細胞を用いたPCRによる免疫グロブリンJH遺伝子再構成の証明やインターロイキン（IL）-10が高値であることの確認とともに，細胞診による硝子体中の異型リンパ球の証明が鍵を握る（図3a）．眼内から得られる細胞の数が多ければ，免疫組織化学染色で細胞の由来（図3b）や単クローン性であることの証明も可能となる．

眼内増殖組織：慢性炎症に伴って生じた眼内増殖組織の病理検査が

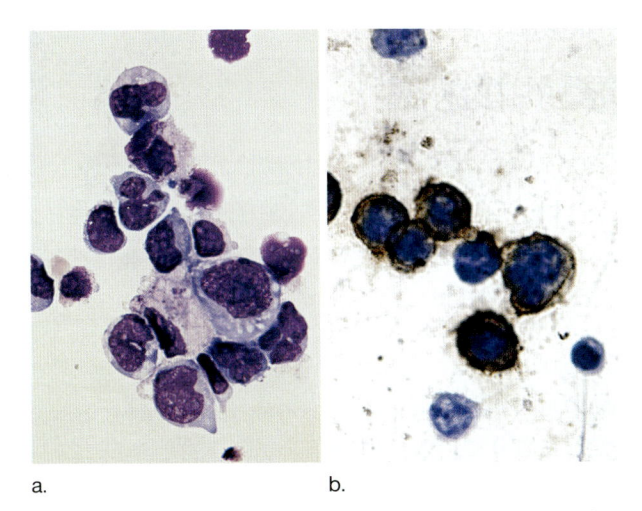

図3　眼内リンパ腫の硝子体中から検出された異型リンパ球
a. パパニコロウ染色.
b. B細胞由来であることを示すCD20陽性細胞.

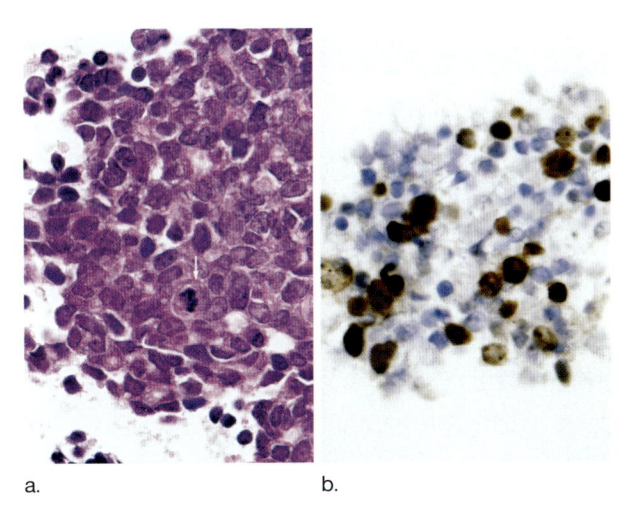

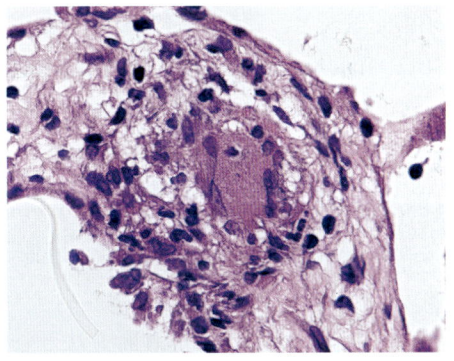

図4　サルコイドーシスにみられた黄斑上膜の病理組織像（ヘマトキシリン-エオジン染色）
膜状組織の中に巨細胞を含む肉芽腫（b）が観察される．bはaの□部の拡大．

図5　肺癌の脈絡膜転移の病理像
"原因不明のぶどう膜炎"として加療されていた症例に対し，経強膜的生検によって診断された．
a. 上皮性の細胞がシート状に増殖している．核分裂像（矢印）もみられる（ヘマトキシリン-エオジン染色）．
b. 上皮系のマーカーであるサイトケラチン陽性細胞.

診断に有用なことがある．たとえば，細胞成分を含んだ黄斑上膜の検索によって類上皮細胞肉芽腫の存在を証明し，サルコイドーシスの診断に至ることがある（**図4**）．

網膜・ぶどう膜組織：硝子体切除とともに網膜組織を一部切除して，病因検索の一環として病理検査が行われることがある．経強膜的に脈絡膜組織の一部を採取したり（**図5**），滲出性網膜剝離を生じている場合には強膜側からの穿刺によって網膜下液を採取し，細胞診を行う．

（後藤　浩）

発展するPCR検査，網羅的診断法

眼科におけるPCR検査の意義

　polymerase chain reaction（PCR）法は，遺伝子配列の決定や遺伝子の定量など，遺伝子研究の基本技術として確立されている．PCR法は，DNAポリメラーゼ反応を利用した微量DNAの増幅方法で，DNAの特定部位を挟む二種類のプライマーとDNAを合成するDNAポリメラーゼによるDNA鎖の合成反応を示す．これにより，DNA特定部位を数十万〜数百万倍程度まで増やすことができる．また，DNA合成のプロセスには，時間が数分しかかからないことから，このPCR法の利用が急速に広まった．近年では，ウイルス，結核菌，クラミジアなどの診断方法として応用されている．眼科領域では，眼ウイルス感染症の確定診断だけに限らず，緑内障や網膜色素変性症の原因遺伝子の検索など広く応用されている．また，眼内リンパ腫でもPCRを用いて腫瘍細胞のモノクローナルな遺伝子再構成を検索することがある．現在，ぶどう膜炎や眼内炎では迅速な確定診断のためにはPCRはきわめて有効な検査手段となっている．

　PCR法は臨床診断のための検査法として，すでに定着している．眼科的な検体として，前房水，硝子体液，涙液，網膜下液，あるいは虹彩，角膜擦過物などの眼組織がある．いずれも微量であるが，PCRの検体としては十分に行える．また，検体を凍結しておけば，後日利用することもできるので，疑わしい検体は凍結保存しておくのが望ましい．

　われわれの施設では，その微量な眼局所の検体を用いて，これらの眼炎症疾患の原因となる多様な病原性抗原を網羅的にスクリーニングし，診断する検査システムを開発した．現在では，眼科領域の微量検体でも迅速に網羅的に多くの項目の核酸DNAを検査できるシステムが構築され，実際に臨床応用された（マルチプレックス定性PCR）[1]．さらに，その核酸の量を定量化する検査が出現し（リアルタイム定量PCR），また，細菌全般，真菌全般を網羅するPCR検査も可能になった（ブロードレンジPCR）[2]．眼感染症は，症例によ

文献はp.302参照．

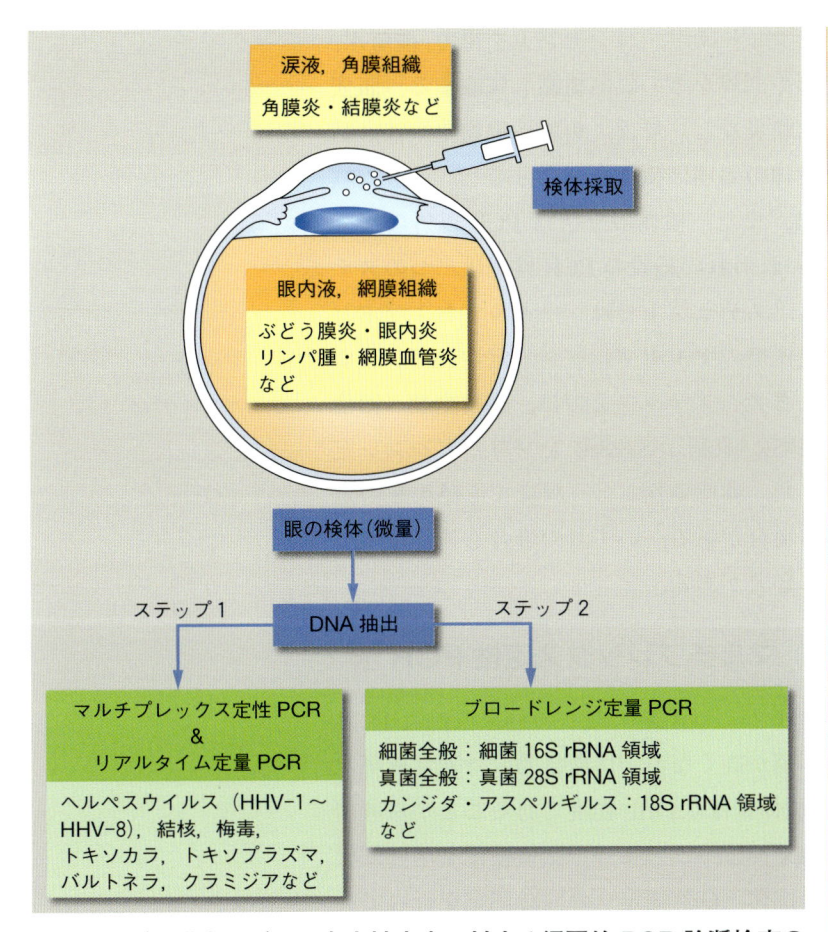

図1 ぶどう膜炎などの眼炎症性疾患に対する網羅的PCR診断検査の流れ

ぶどう膜炎や眼内炎などの眼炎症性疾患から検体を採取して，細胞成分は核酸DNAを抽出，上清はPCR以外の検査（培養検査など）に使用する．PCRは二つのステップでスクリーニング検査を行う．
ステップ1：ウイルスおよびぶどう膜炎マルチプレックス定性，およびリアルタイム定量PCR．
ステップ2：細菌全般（細菌16S）および真菌全般定量PCR（真菌18S/28S）をブロードレンジ定量PCR．
DNA抽出に40分，マルチプレックス定性PCRは90分，リアルタイム定量PCRはわずか60分で検査可能とあり，迅速に多くの結果を得ることができる．

っては急速な経過をたどり失明に至ることがあるので，正確，迅速，かつ包括的な診断検査システム開発は必要不可欠である．本項では，この最新のぶどう膜炎・眼内炎の網羅的診断法を紹介する．

ぶどう膜炎の眼感染症網羅的診断法

　図1にわれわれの施設で行われている眼感染症に対する網羅的診断を示した．対象疾患は，すべての眼炎症性疾患で，感染性ぶどう膜炎，感染性眼内炎，眼内リンパ腫，網膜血管炎などの活動性眼内

炎症を有する患者からインフォームド・コンセントを得て，前房水，硝子体，また，術中の虹彩や網膜などの眼内組織も採取する．眼表面炎症性疾患（角膜炎，結膜炎など）では，角膜擦過物や涙液，結膜組織などを採取する．検体の処理は検体を遠心分離し，沈渣の細胞成分は核酸 DNA を抽出，また，検体の上清は PCR 以外の検査（培養など）に使用する．われわれの施設の PCR 検査は二つのステップでスクリーニングする．ステップ 1 では，ウイルスおよびぶどう膜炎の原因となる外来性抗原のマルチプレックス定性 PCR，およびリアルタイム定量 PCR，また，ステップ 2 では，細菌全般（細菌 16S）および真菌全般定量 PCR（真菌 18S/28S）をブロードレンジ定量 PCR で行う（図 1）．また，非感染性ぶどう膜炎でも感染を否定する目的で検体を採取する場合がある．いずれの場合も検体量が少ないので効率的に使用する必要がある．

新しい PCR 検査（1）マルチプレックス定性 PCR 法

　ぶどう膜炎の場合，眼局所からウイルスなどの外来性抗原 DNA が同定できれば，病因的価値が高くなる．診断目的には通常前房水が用いられるが，得られる検体量は 0.1 mL 程度であることから可能な検査は限られる．数年前までは，このような微量検体を用いて検査可能な核酸の検出や特異抗体（Q 値測定）の同時測定を行っていた．そのころは PCR 法を用いても核酸は 1，2 項目の検出が限度であった．現在は，このような微量検体でも迅速に簡易的に 10 種類以上と，多くの項目の核酸 DNA を検査できるシステムが作製され，実際臨床応用されてきている（マルチプレックス定性 PCR，図 2）．このマルチプレックス定性 PCR の最大の特徴は，数種類のウイルスなどの外来性抗原を同時に迅速に検出できる．その方法および結果のグラフを図 2 に示したが，以前の一般的な PCR のようにゲル内のバンド検出で判定するのではなく，融解曲線で陽性か陰性かの判定を行う（図 2）．曲線が大きい場合，DNA 量が多いことがわかり半定量できる利点がある．このマルチプレックス定性 PCR に加えて，その核酸の量を定量化する検査，リアルタイム定量 PCR が最近使用されるようになった．このリアルタイム定量 PCR は経過中に何度か検体を採取できれば，その経過中の病原体 DNA コピー数が把握できる利点がある．また，治療前に眼局所の DNA コピー数を把握できるために，実際，治療薬の量の決定の参考にもなる．近年，われわれは，ウイルス性ぶどう膜炎の前房水から高コピー数の VZV-DNA

a. 検査の流れ

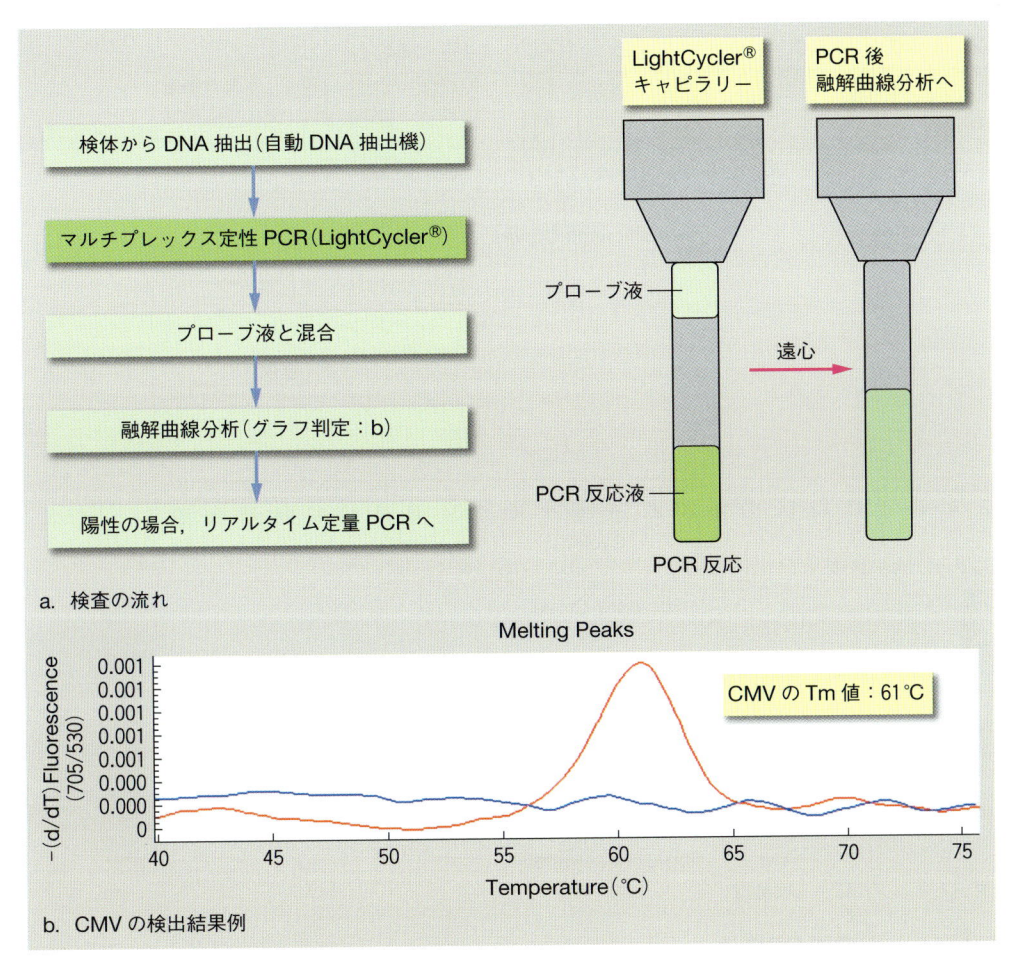

b. CMVの検出結果例

図2　マルチプレックス定性 PCR 検査

マルチプレックス定性 PCR（Multiplex PCR，多項目迅速 PCR）検査は，数種類（多い場合は 10 種類以上が可能）のウイルスなどの外来性抗原を同時に迅速に検出できる新しい PCR 検査法．検体から DNA を抽出後，AccuPrime Taq® を用いてそれぞれの抗原 DNA 特異的プライマーを混合して，マルチプレックス定性 PCR を行う．数種類の抗原を数本のキャピラリーを用いて同時に検査する．PCR 反応後，ハイブリダイゼーションプローブの混合液と PCR 産物を混合し，融解曲線分析を行い，抗原 DNA の同定を行う．陽性の場合は定量 PCR 検査へ移行する．b は代表症例で，前房水からマルチプレックス定性 PCR にて CMV-DNA が検出された．同時に CMV 以外のほかのヘルペスウイルス DNA（HSV-1, HSV-2, VZV, EBV, HHV-6, HHV-7, HHV-8）は，すべて陰性であることが判明する．

CMV：cytomegalovirus（サイトメガロウイルス）
EBV：Epstein-Barr virus（EB ウイルス）
HHV：human herpesvirus（ヒトヘルペスウイルス）
HSV：herpes simplex virus（単純ヘルペスウイルス）
VZV：varicella zoster virus（水痘帯状疱疹ウイルス）

や CMV-DNA が検出され，その眼局所のウイルス量と眼内組織破壊が相関し，早期診断・早期治療が重要であることを報告している[3,4]．その他の利点として，眼表面炎症性疾患（角膜炎，結膜炎など）の涙液検体は複数の外来性抗原が検出される可能性があり，この PCR は有用である．

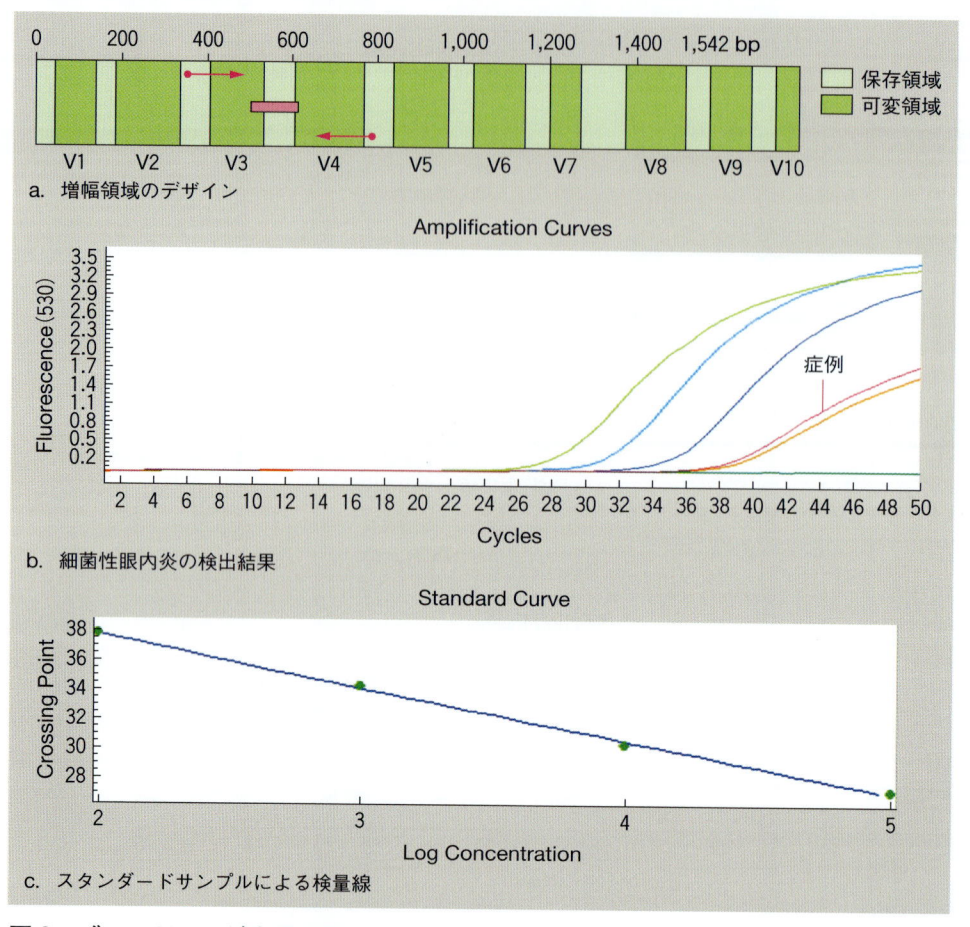

図3 ブロードレンジ定量PCR法

a. 増幅領域のデザイン
b. 細菌性眼内炎の検出結果
c. スタンダードサンプルによる検量線

細菌16S rRNA領域の特異的なプライマーとTaqMan®プローブを設計し，定量PCR検査を構築．同じ原理で，真菌18Sや28S rRNA領域の定量PCRもデザインした．細菌の配列には保存領域（非可変領域）と可変領域が交互に存在し，保存領域（■）をPCRで増幅させる．理論的にはヒトに感染する60〜70％の細菌種をカバーできると考えられている．bは，この定量PCRで診断された細菌性眼内炎のPCRのグラフ．コピー数の算出方法は，未知DNA濃度のテストサンプル（眼検体）と検量線作成のためのスタンダードサンプル（control DNA）を同じ条件下でPCRをかけて解析し，サンプルのCt（threshold cycle）値を算出して検量線に当てはめることで，そのサンプル内のDNA濃度を知ることができる．

新しいPCR検査（2）ブロードレンジ定量PCR法

　ブロードレンジ定量PCRとは，リボゾーマルRNA（rRNA）遺伝子を標的にしたPCRで，原核生物では16S rRNA，真核生物では18S/28S rRNAといった，それぞれの種で保存された遺伝子を標的にしたものである．ほとんどの細菌が保有する遺伝子であるハウスキーピング遺伝子16S rRNA（リボゾームの蛋白合成に関与，真菌の場合は18S/28S rRNA）は，よく標的となる遺伝子の一つであり，これを検出することで菌の存在が証明できる．実際には，世のなかに存在する3万種以上の細菌の60〜70％を網羅できると考えられ，臨

床の場でも非常に重要な検査になっている．このPCR陽性検体は，16S rRNA領域を増幅させて，直接シークエンスして，その結果をGenBank®データベースでブラスト解析[*1]を行い，菌の同定までを行う．今後，一般的な細菌培養検査より迅速に菌の同定まで行えるようになることが期待されている．われわれは，この細菌16S PCRとリアルタイム定量PCRを組み合わせた遺伝子検査システムを確立し，細菌性眼内炎の診断検査に応用し（図3），その有効性についての報告を行っている[2]．

ぶどう膜炎・眼内炎の眼内液を用いた網羅的診断検査の流れ

眼感染症は急速な経過をたどることがあるので，迅速かつ包括的な診断検査は必要不可欠である．眼局所の検体を用いた眼炎症疾患の原因となる多種多様な病原性抗原を網羅的にスクリーニングし，診断する検査システムの流れを図4に示した．感染が疑われる（あるいは，ステロイドを使用したいが感染が否定されていない）症例から眼局所検体を採取し，核酸DNAを抽出する．二つのステップでマルチプレックス定性PCR＆リアルタイム定量PCR，および細菌全般，真菌全般を網羅するブロードレンジ定量PCRを施行する．図4にこのPCR診断検査から結果までの流れを示した．1検体のみの場合，検体処理からPCR結果の判定までわずか3〜4時間で，図4に示す16種類の病原性抗原DNA検査は終了する．

PCRは補助検査としても有用

ぶどう膜炎などの眼炎症性疾患では免疫抑制薬，特にステロイドが中心の治療となる．しかし，感染性ぶどう膜炎や眼内炎に対してステロイド単独で投与すると逆に病原微生物を眼局所内で増やす結果となる．われわれのこの眼感染症網羅的PCR検査は，感染性ぶどう膜炎や眼内炎を否定するうえでも重要な検査となる．実際，多くの非感染性ぶどう膜炎症例で"感染"をこの検査で否定でき，安心してステロイド投与できるようになっている（図5）．このように，原因不明の眼炎症疾患の検体から多種類の外来性抗原感染の有無をスクリーニングできるので，結果的に感染症が除外でき，症例によってはステロイド中心の抗炎症療法を行えるようになる．

この新しい検体検査システムの期待される効果として，難治性眼炎症疾患の原因となる外来性抗原を迅速に短時間で同定することができ，早期診断・早期治療へとつながる．また，原因不明であった

[*1] ブラスト解析
細菌16Sブロードレンジ定量PCRでの陽性検体は，菌の同定目的でブラスト解析（BLAST；Basic Local Alignment Search Tool）を行う．プライマーを用いて増幅したPCR産物をGenBank®データベースでダイレクトシークエンスする．100％一致（あるいは98％以上）する菌を同定菌とする．この検査を用いれば，一般的な培養検査より早期に菌種同定まで行える．

a. 眼底所見（右眼） b. 眼底所見（左眼）

c. マルチプレックス定性 PCR 検出結果

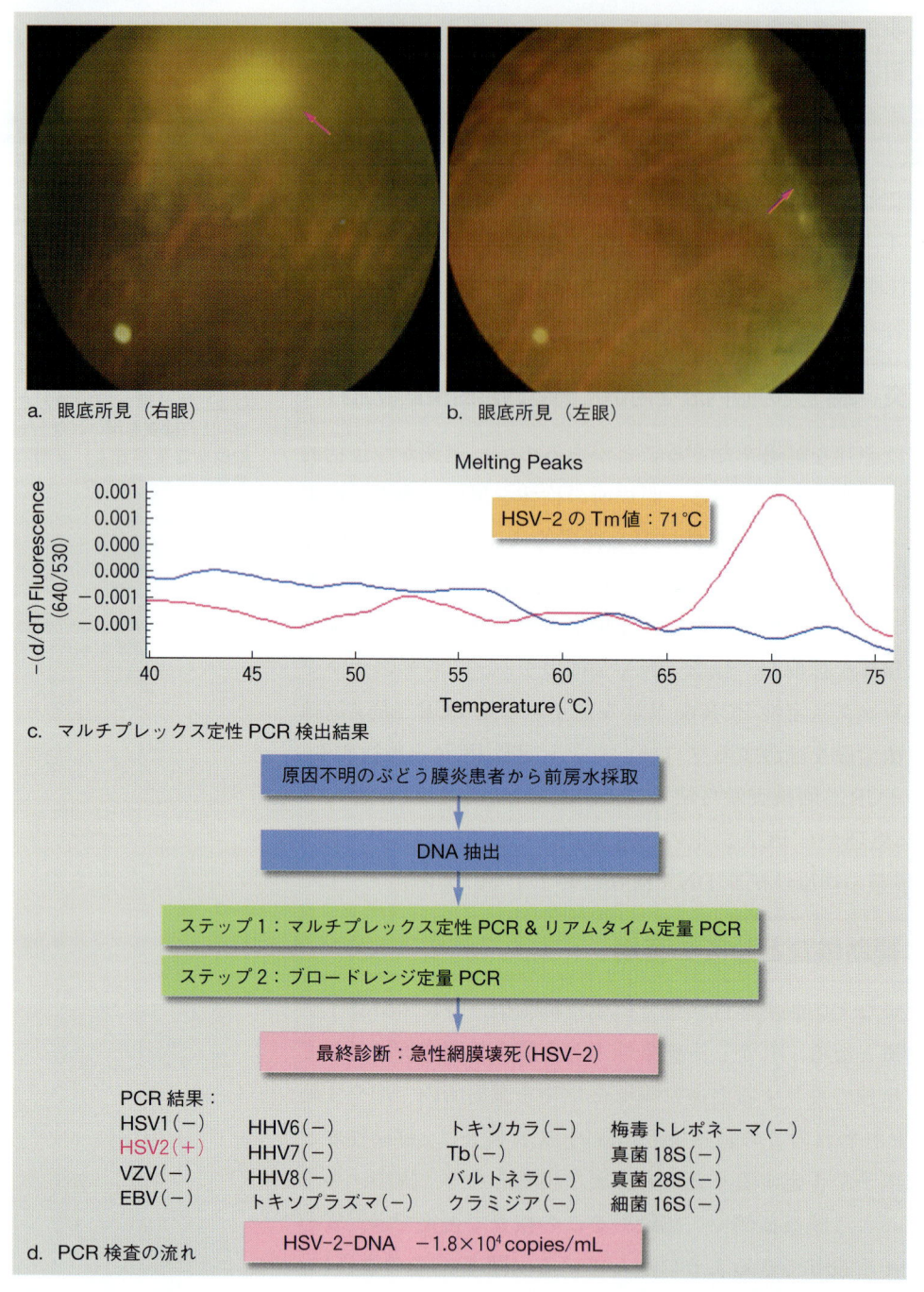

d. PCR 検査の流れ

PCR 結果：
HSV1（−） HHV6（−） トキソカラ（−） 梅毒トレポネーマ（−）
HSV2（＋） HHV7（−） Tb（−） 真菌 18S（−）
VZV（−） HHV8（−） バルトネラ（−） 真菌 28S（−）
EBV（−） トキソプラズマ（−） クラミジア（−） 細菌 16S（−）

HSV-2-DNA　−1.8×10⁴ copies/mL

図4　PCR が有用であったヒトヘルペスウイルス 2 型（HSV-2）急性網膜壊死の 1 例

症例は，24 歳，男性．ぶどう膜炎の疑いで紹介，受診．右眼に中等度の角膜後面沈着物が多数付着し，高眼圧を伴う前房細胞がみられていた．眼底には，写真のようにほぼ全周辺に網脈絡膜の古い瘢痕病巣がみられ，一部の周辺網膜にフレッシュな滲出斑がみられた（a，矢印）．軽い網膜血管炎と硝子体混濁もみられていた．また，左眼にも網脈絡膜瘢痕病巣がみられていた（b，矢印）．右眼の前房水を採取し，前房水のマルチプレックス定性 PCR で，HSV-2-DNA が c のように検出されていた．PCR スクリーニング検査では同時にほかのウイルスやぶどう膜炎抗原，また細菌 16S，真菌 18S/28S などの多種類の DNA も同時に測定可能で，この症例の同検体からは HSV-2 以外の抗原 DNA は検出されなかった．その後，HSV-2 の定量 PCR を施行し，図のように眼局所 HSV-2-DNA が高コピー数であったことから，最終的に HSV-2 による急性網膜壊死と診断し，バルトレックス® 内服治療を開始した．

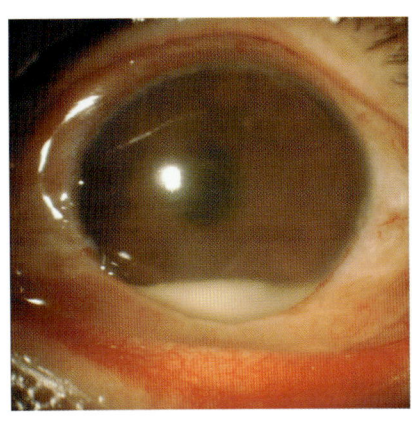

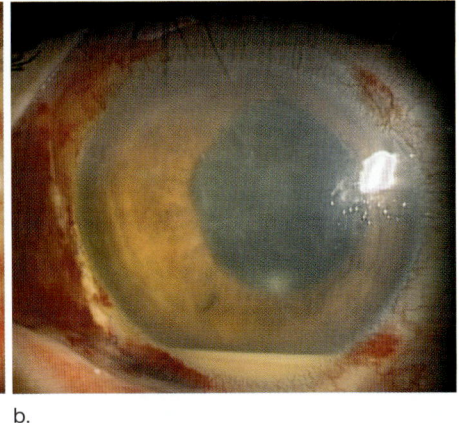

図5 網羅的眼感染症 PCR が補助検査としても有用であった例
臨床的に感染性眼内炎が疑われた2症例．ともに類似の前房蓄膿を伴う激しい眼内炎症がみられていた．
a. 草刈り作業後に激しい痛みと視力低下を訴えて受診．右眼の眼内炎が疑われて硝子体手術となった．そのときの前房水より細菌 16S rRNA が高コピー数検出された．最終診断は細菌性眼内炎（外傷性）とされた．
b. 左眼の糖尿病黄斑浮腫に対してトリアムシノロン（ケナコルト-A®）を硝子体注入した症例．翌日よりかすみと視力低下を訴えた．前房水を用いた網羅的眼感染症 PCR 検査では，細菌 16S rRNA を含めてすべて陰性．スメアや培養でも細菌が証明されなかったので，最終的にトリアムシノロンによる無菌性眼内炎と診断された．

ぶどう膜炎患者から眼科関連性が不明であった HHV-6 が検出される，という新しい知見が得られる可能性もある[5]．さらには原因特定以外に感染性疾患を除外することができることから，臨床の場で重要な検査となることが期待される．しかしながら，偽陽性，偽陰性の症例が少なからず存在し，今後，より多くの症例および全国の多くの施設より幅広い症例を集めて詳細な検証が必要である．

〔杉田　直〕

> **クリニカル・エスチョン**
>
> # 眼内液採取法の実際を教えてください

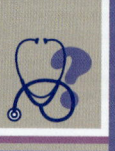

Answer 前房水採取は 1 mL のディスポーザブルシリンジに 30G（26 または 27G も可）針をつけて注意深く行います．硝子体液採取は単純な吸引では難しいので，硝子体手術時のカッターを用いて，カットレートおよび吸引圧に注意しながら行う方法が確実です．

眼内液採取の必要性

ぶどう膜炎の鑑別：ぶどう膜炎の原因のおよそ半分は依然として不明である．しかし，眼内液を採取し，検査することにより，診断の確実性が向上している．特にヘルペスウイルスなどの外来性抗原による感染性ぶどう膜炎の診断においては，ウイルス検出のための PCR システムにより微量の眼内液からウイルスの DNA が検出され，診断の補助となる．

分子生物学的検査が進歩する 10 年前までは特異抗体の測定により抗体率（Q 値）を求めていた[*1]．しかし，抗体そのものの検出なので，限られた微量の眼内液からは複数の項目の検査ができなかった．近年，PCR システムの改良により，多種のウイルスを同時にかつ迅速にスクリーニングをして，その後，ウイルスの定量化検査を行うことが可能となった[1]．原因不明のぶどう膜炎のなかで，サイトメガロウイルス，単純ヘルペスウイルス，水痘帯状疱疹ウイルスの鑑別に大きな情報となる．

眼内炎の鑑別：日常臨床での眼内液採取が，必要かつ重要なのは術後を含めた感染性眼内炎である．眼内液を採取し，塗抹検査を迅速に行うことで，多核好中球優位の白血球と細菌が認められれば眼内細菌感染の診断が確定される．検体は，さらに培養検査に用いることで起因菌の同定および薬剤感受性を知ることができる．加えて，細菌の 16S リボゾーム RNA の保存領域の塩基配列を用いたプライマーによる PCR では，細菌感染の有無を知るのに役に立つ[2]．塗抹検査にて細菌がみつけられなかった場合も，PCR では細菌の存在を確認でき，迅速な治療が可能となる．真菌の検出にも有用である．

硝子体混濁の鑑別：現在は極小切開硝子体手術（micro incision vitre-

[*1] **抗体率**

$$Q = \frac{\dfrac{眼内液の特異抗体価}{眼内液の IgG 量}}{\dfrac{血清の特異的抗体価}{血清の IgG 量}}$$

| $1 \leq Q$ 値 < 6 | 疑い |
| $6 \leq Q$ 値 | 診断確定 |

文献は p.302 参照．

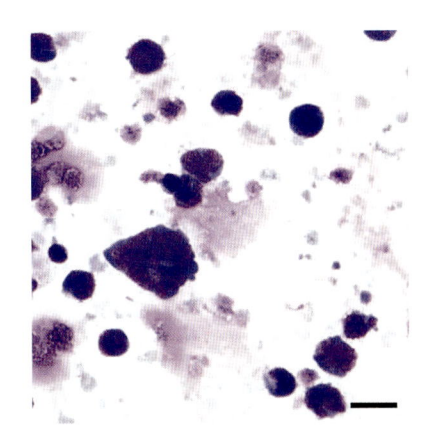

図1 悪性リンパ腫症例の硝子体液灌流液サンプル（May-Giemsa染色）
Class Vの中型から大型の切れ込み核を有する悪性細胞を認める（バーは20μm）.

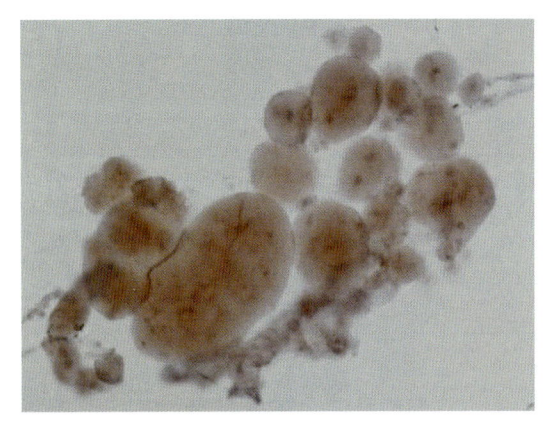

図2 家族性アミロイドーシス症例の切除硝子体（Congo-Red染色）
橙赤色に染まる無構造な蛋白様物質.
（写真提供：信州大学医学部眼科学教室 宮原照良先生.）

ous surgery；MIVS）により，術後合併症の少ない，完成度の高い硝子体手術が可能になった．硝子体混濁に対しても，以前より積極的に硝子体手術が行われていると思われる．しかし，硝子体混濁といっても，その原因には古い硝子体出血からぶどう膜炎による硝子体混濁，生命予後の不良な悪性リンパ腫（図1），長野県および熊本県に集積をみる家族性アミロイドーシス（図2）などがある．特に生命にかかわる悪性リンパ腫の鑑別のためには，細胞診（生検）による悪性細胞の同定，眼内液のインターロイキン（IL）-6 および IL-10 の濃度測定[*2]や遺伝子再構築の検索[*3]が必要である[3,4]．原因不明の硝子体混濁に対しては硝子体液採取を行い，これらの検査をすべきである．

眼内液採取の実際

前房水：1. 手術用顕微鏡（外来処置室の低倍率も可）が安全．

2. 術野の消毒，ドレープおよび点眼麻酔．

3. 1 mLのディスポーザブルシリンジの先端に30G針をつけ，角膜輪部の無血管の角膜部で穿刺（白内障手術時のサイドポート作製のようにV-ランスなどで先に穿孔してもよい．ただし，V-ランス抜去時の若干の前房水漏出がある）[*4]．

4. 穿刺部の反対付近の輪部もしくは強膜を鑷子で押さえると，穿刺が容易（図3）．

5. 虹彩に平行に，かつ虹彩および角膜内皮に接しないように注意深く，前房の中ほどまで30G針を進め，助手にゆっくりシリンジ内筒を引いてもらう．

[*2] 眼内悪性リンパ腫の多くはB細胞由来であり，IL-10の産生が著明となる．一方，ぶどう膜炎（除くBehçet病など）の多くはT細胞優位であり，炎症性にIL-6が増加することが多い．したがって，硝子体原液でIL-10が100 pg/mLを超え，IL-10/IL-6比が1以上であることは悪性リンパ腫診断の有用な補助診断となる．

[*3] 生検では細胞が壊れてしまう場合がある．硝子体廃液のカセット内の沈渣からもDNAは回収が可能であり，悪性リンパ腫における免疫グロブリンの単一的な増殖を証明することにより，補助診断となる．

[*4] **わずかな前房水を有効に検査にまわすための一工夫**
穿刺前にシリンジ内筒は先端から0.1mL程度分引いて，空気の層をつくっておく．検体用チューブに入れる際，シリンジ先端に残る前房水をすべて排出できる．

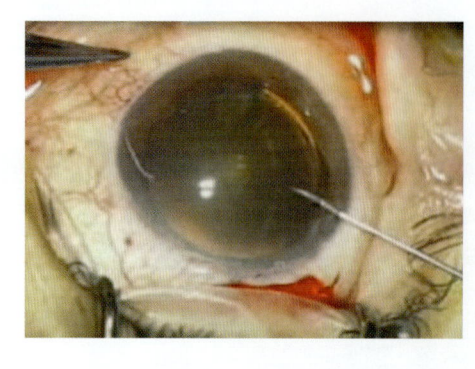

図3 白内障・硝子体同時手術時の前房水採取
V-ランスにてサイドポートを作製し，同部位から26G針にて吸引．

6. 高齢者，遠視眼では前房は浅いため，水晶体に接触しないよう十分に注意する．シリンジ内に50〜100μL程度入れば吸引をやめ，抜去する．
7. 抗生物質を点眼し，終了．

硝子体：硝子体カッターによる採取．

1. 硝子体手術の準備で行うことが確実である．
2. 硝子体カッターの"吸引チューブ"の途中のコネクタ部に三方活栓を入れ，その中央には5mLまたは10mLシリンジをつける．最初は，シリンジへの流れは止めておく．
3. インヒュージョンカニューラからの灌流は止めたまま，カットレート300〜500cpm[*5]，吸引圧300〜500mmHg程度の設定で，コアビトレクトミーを行う．多めに採取する場合は徐々に眼球を圧迫して，吸引・切除を止めたのち，灌流を開け，カッターを外に出す．硝子体機器を用いず，助手が手動で吸引してもよい．
4. 三方活栓で硝子体機器本体への流れを止め，シリンジを押し，カッター先端から採取用チューブに吸引チューブ内の硝子体液を押し出し，採取する（硝子体原液）．
5. 通常の硝子体切除術を行い，終了後にカセットに入った硝子体廃液（硝子体希釈液）を速やかに氷の上に置く[*6]．緩やかに遠心（サイトスピン法有効）し，回収した細胞でも細胞診が可能である．また，細胞が壊れても十分回収できるDNAを用いて，悪性リンパ腫の補助診断となるB細胞の遺伝子再構築の検索ができる．

直接採取：1. 仰臥位にて，消毒．

2. 角膜輪部から3.5〜4mmの部分の強膜で，25（26）G針をつけた1mLまたは3mLのディスポーザブルシリンジを眼球中心に向かって刺入する．有水晶体眼では特に針を寝かせないように注意する．
3. ゆっくり採取し，ゆっくり抜く．

[*5] MIVSが進化し，2,500〜5,000cpmの硝子体機器が使用できるが，硝子体中の細胞診目的の場合はカットレートを下げないと細胞破砕が生じうる．

[*6] 白内障手術と硝子体手術の廃液が一体化している機器（Constellation®〈Alcon〉など）では白内障手術時の廃液により，希釈がさらに大きくなり，細胞破砕の可能性が高まる．

> **カコモン読解** 第 20 回 臨床実地問題 46
>
> 57 歳の男性．左眼の網膜病変で，6 か月前に硝子体手術を受けた．経過は良好であったが，1 週前から両眼の視力が低下したため来院した．視力は両眼ともに 0.1（矯正不能）．両眼の前眼部写真を図 A，B に示す．確定診断で最も必要なのはどれか．
>
> a 髄液検査
> b 前房水 PCR 検査
> c 硝子体細胞診
> d 硝子体内液培養検査
> e 血清ウイルス抗体価測定
>
> 図 A．右眼　　　図 B．左眼

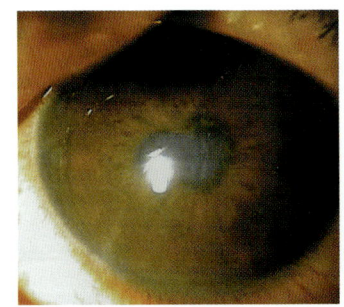

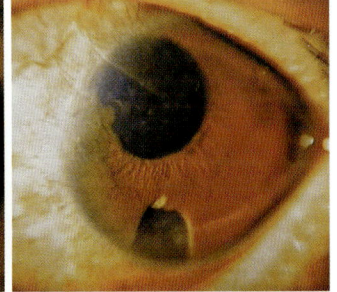

解説　a．髄液検査：Vogt-小柳-原田病（以下，VKH）の発症時に髄液中の細胞増多（ほとんどがリンパ球である単球優位）を伴うことが多い．国際的な VKH の診断基準に必要な神経学的所見を明確に満たす検査が髄液検査である．VKH と同様に，交感性眼炎においても無菌性髄膜炎が生じ，細胞増加を認める．

b．前房水 PCR 検査：ウイルス性ぶどう膜炎の鑑別には有用な検査である．

c．硝子体細胞診：原因不明の硝子体混濁の場合，悪性リンパ腫の否定がきわめて重要であり，硝子体細胞を注意して採取し，細胞診を行い，悪性細胞の有無を検索する必要がある．

d．硝子体内液培養検査：細菌および真菌性眼内炎が疑われる場合に必須の検査である．抗生物質が入っていると，培養されない場合もある．

e．血清ウイルス抗体価測定：トキソプラズマ眼症や HIV 感染など，ぶどう膜炎の鑑別のために有用な検査．

　右眼の虹彩後癒着および左眼の角膜後面沈着物，もしくは眼内レンズ面の沈着物より肉芽腫性ぶどう膜炎を推測する．両眼性かつ眼内手術後 6 か月より眼内感染の可能性は低い．ターゲットの定まらない前房水や血清のウイルス検索より交感性眼炎をまず疑って，髄液検査を行う．

模範解答　a

（太田浩一）

4. 治療

適正な副腎皮質ステロイド全身投与法

治療に入る前に

　多くのぶどう膜炎においては，当初からステロイドの全身治療に頼るのではなく，できる限りTenon嚢下注射をはじめ，ステロイドの局所治療のみで完結したい．しかし，サルコイドーシスの難治例やVogt-小柳-原田病などの全身性疾患も含め難治性ぶどう膜炎では，ステロイドの全身投与が適用となる例も少なくない．

　副腎皮質ステロイド（ステロイド）全身治療の目的は，その薬のもつ抗炎症作用と免疫抑制作用を有効に活用することにある．ステロイドは白血球系細胞の分化・増殖，サイトカインの発現を抑制し，さらには血管系細胞に作用し透過性亢進を抑える役割を果たす．これらの作用をもとに，また副作用の発症を考慮のうえ，ステロイドの全身投与に臨む．

眼科で使用するステロイド

　全身治療に際して，眼科では内服薬として半減期が長く力価の高いベタメタゾン（リンデロン®）や，比較的半減期が短く力価の低いプレドニゾロン（プレドニン®）の錠剤を使用する機会が多い（表1）．それぞれ錠剤1錠分は，健康成人の副腎から分泌されるコルチゾール20mgに相当する．強い消炎，免疫抑制効果を期待して

表1　ステロイドの薬理作用

	薬品名	薬理作用力価比	生物活性半減期（時間）
短時間作用型	ヒドロコルチゾン	1	8～12
中間型	プレドニゾロン メチルプレドニゾロン トリアムシノロン	4 5 5	12～36 12～36 24～48
長時間作用型	ベタメタゾン デキサメタゾン	25 25	36～54 36～54

（宮坂信之：1. 内用剤編. 正しいステロイド剤の使い方. 大阪：医薬ジャーナル社；2000.）

ベタメタゾンを使用する場合もあるが，ぶどう膜炎の多くでは量的かつ投与期間についてコントロールしやすいプレドニゾロンを使う．ステロイドパルス治療では，メチルプレドニゾロン（ソル・メドロール®）の注射製剤が用いられる．

ステロイド投与の量と方法

ステロイド全身投与の基本は，治療開始時から十分量投与し病勢と副作用を考慮しながら漸減していくことにある．ステロイド全身投与量は，疾患の種類，活動性・重症度，感染症や基礎疾患の有無により異なる．なお，ぶどう膜炎の原因検索として重要な全身検査は，ステロイド全身投与開始前に行う．

プレドニゾロン換算 1 mg/kg/日で，リンパ球を含む生体内のステロイド受容体がほぼ満たされるため，初期投与量の限界はおおむねこれを基準とする*1．また炎症の再燃時には，再燃時の投与量の1.5〜2倍に増量するか，もしくは初期投与量に戻す[1]．

内服方法には，連日投与と隔日投与がある．半減期が 12〜36 時間と短いプレドニゾロンは，漸減治療の過程で隔日投与に移行することも可能である．これは内服日と休薬日を交互に設ける方法で，連日投与より副作用の軽減に期待がもてる．ステロイドをさらにゆっくり漸減したい場合，たとえば 10 mg/日から 5 mg/日に減量する前段階として，10 mg 投与日と 5 mg 投与日を交互に設定することもできる．

本来，副腎皮質から分泌されるコルチゾールは早朝に多く，その後時間とともに少なくなる．したがって，ステロイドの投与は，朝の量を多くし午後以降の内服は少なくする．すなわち，30 mg を 1 日量とする場合，朝 20 mg，昼 10 mg，夜は投与せず，とする．

炎症が遷延する場合は，プレドニゾロンで維持投与を行うこともある．連日投与の場合，維持量は 5〜15 mg であることがほとんどで，1 mg や 2.5 mg 単位の剤形もあり投与量を微調整することも可能であろう．

ステロイドパルス治療は，メチルプレドニゾロン換算で基本的に 1,000 mg/日の投与を 3 日連続で行う．ぶどう膜炎領域では Vogt-小柳-原田病で用いられ，急性期の消炎と漿液性網膜剝離の軽減に効果がある．また，本疾患で網膜剝離が残存する場合，期間を 1 週間以上あけて 500 mg/日 3 日間のセミパルス治療を行うこともある*2．

*1 ステロイドが効くかどうかの様子をみようとして，もしくは投与による副作用を恐れて全身検査を施行することなく，少量投与から始める治療は控えたい．こういった事例では消炎が不十分となり，炎症が治まらないとしてぶどう膜炎外来を紹介されることがある．この場合，全身検査を施行しても，その結果はステロイドによりすでに修飾されており，得られる情報は乏しいものとなってしまう．

文献は p.302 参照．

*2 ステロイドパルス治療に際しては，まれに心不全やショック症状を呈することもあるため注意を要し，感染症や消化性潰瘍を有する患者では使用に慎重を期す．

表2 ステロイドの全身副作用

特に注意を要する副作用	ほかの注意を要する副作用	軽症の副作用
糖尿病・高血糖 骨粗鬆症 高血圧 脂質代謝異常 感染症 大腿骨頭壊死 成長障害 精神障害 副腎機能不全 消化性潰瘍	生ワクチン接種による発症 低カリウム血症 尿中カルシウム値上昇 ミオパチー ステロイド白内障 続発緑内障 中心性漿液性網脈絡膜症 肝機能障害 膵機能障害	体重増加・肥満 白血球増多 食欲亢進 痤瘡 月経異常 多毛 発汗異常 皮下出血 皮膚萎縮

ステロイドの投与期間

投与期間は疾患の重症度，再発の有無や遷延化に影響される．長期にわたる疾患はVogt-小柳-原田病の4～6か月，難治性の強膜炎やサルコイドーシスでは半年から1年以上に及ぶ．炎症が遷延する場合はこの限りではなく，ステロイド内服から離脱できず1年以上維持投与となることもある．逆に急性前部ぶどう膜炎やHTLV-1関連ぶどう膜炎は，3か月以内に終了できる例も少なくない．

また，プレドニゾロン換算で20 mg/日程度の内服が約3～4日ぐらいまでの短期間であれば，副腎皮質への影響は少ないと考えられ漸減治療は要しない．ぶどう膜炎に合併する併発白内障や続発緑内障では，その手術後翌日から術後炎症抑制の目的で15～20 mg/日の投与を行うこともある[2]．

副作用対策

周知のとおり，ステロイドの全身投与時にはその副作用に注意が必要である．重度の副作用だけでも糖尿病，骨粗鬆症，易感染性や高血圧，脂質代謝異常，消化性潰瘍など多岐にわたる（表2）．ステロイド投与が長期になれば，副作用発症のリスクは増す．

糖尿病：近年，糖尿病患者が増加していることは広く知られており，日本国内で約2,200万人あまりが耐糖能異常を有すると推測されている[3]．ステロイド投与患者の糖尿病発生率は6～25％であり，年齢では40歳以上も危険因子となりうる．ステロイド長期投与が予想される難治性ぶどう膜炎やVogt-小柳-原田病では，糖尿病歴や家族歴などを問診のうえ，ステロイド投与開始前にHbA$_{1c}$値[*3]の測定や糖負荷試験を実施しておきたい．空腹時血糖が正常でも，糖負荷試験で正常域を逸脱していることもありうる．これらの検査結果は少

[*3] 2012年4月1日から，日本糖尿病学会の方針に則り，HbA$_{1c}$値の国際標準化によりHbA$_{1c}$表記が変更された．従来のJapan Diabetes Society（JDS）値でHbA$_{1c}$ 5.0～9.9％の場合，国際基準となっているNational Glycohemoglobin Standardization Program（NGSP）値（％）はJDS値（％）に＋0.4％，JDS値で10.0～14.9％ではNGSP値はJDS値に＋0.5％となる．すなわち，糖尿病の診断において，糖尿病型は6.1％以上としていたが，今後は6.5％以上を糖尿病型として扱う（表3）[4]．

表3 HbA₁c 判定基準

	正常域	糖尿病域
空腹時血糖値	<110 mg/dL	≧126 mg/dL
75g 経口糖負荷試験負荷後2時間値	<140 mg/dL	≧200 mg/dL
糖負荷試験の判定	上記両者を満たせば正常型	いずれかでも満たせば糖尿病型
	正常型にも糖尿病型にも属さなければ境界型	

随時血糖値≧200 mg/dL および HbA₁c（国際標準値）≧6.5％ の場合も糖尿病型とみなす．ただし，HbA₁c 値は国際標準値であり，日本の JDS 値では HbA₁c 値≧6.1％（JDS 値＋0.4％＝国際標準値）となる．

正常型であっても糖負荷試験1時間値が 180 mg/dL 以上の場合は，境界型に準ずる取り扱いを要する．

（日本糖尿病学会：糖尿病診断基準．2012年度．）

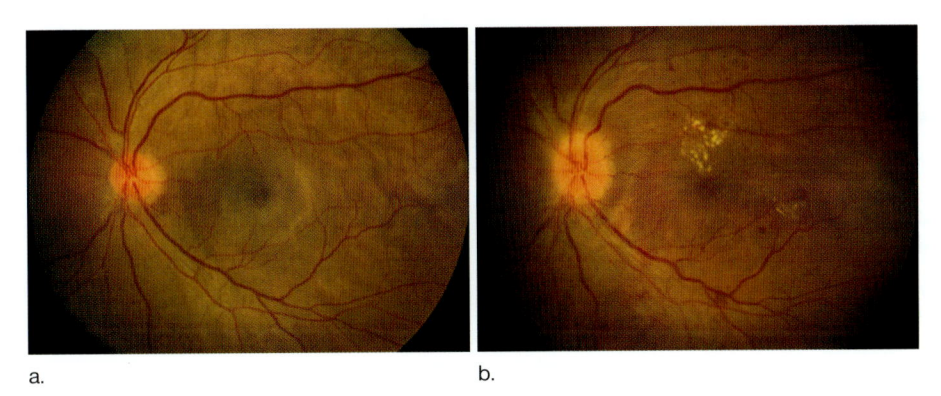

図1 糖尿病網膜症を合併した Vogt-小柳-原田病遷延例（43歳，女性）
a. 初診時左眼．滲出性網膜剥離と視神経乳頭発赤がみられる．糖尿病悪化に伴い，ステロイドを急速に減量．炎症再燃にあわせてステロイドの増減量が繰り返された．
b. 治療開始4年6か月後．糖尿病網膜症を合併．

なくとも3日以内には得られるため，ステロイド全身投与開始はそのあとでも決して遅くはない．糖尿病の把握が十分でないまま治療を開始すると，糖尿病コントロールが不良となる場合や，網膜症の合併も起こりうる（**図1**）．また，ステロイドの漸減中であっても，血糖上昇に留意し定期的に血糖値測定を行う．

骨粗鬆症：わが国におけるステロイド性骨粗鬆症の管理と治療のガイドラインが2004年に示された（**図2**）．以降，プレドニゾロン換算で5mg/日以上を3か月以上にわたって新規で投与する場合，ビスホスホネート製剤，活性型ビタミンD製剤やビタミンK₂製剤など骨粗鬆症治療薬の投与が推奨されている．ステロイドは骨吸収促進と骨形成抑制の誘因となり，骨量の減少や骨質の低下を来たす．これにより骨折のリスクが高まり，椎体骨折や大腿骨頸部骨折の原

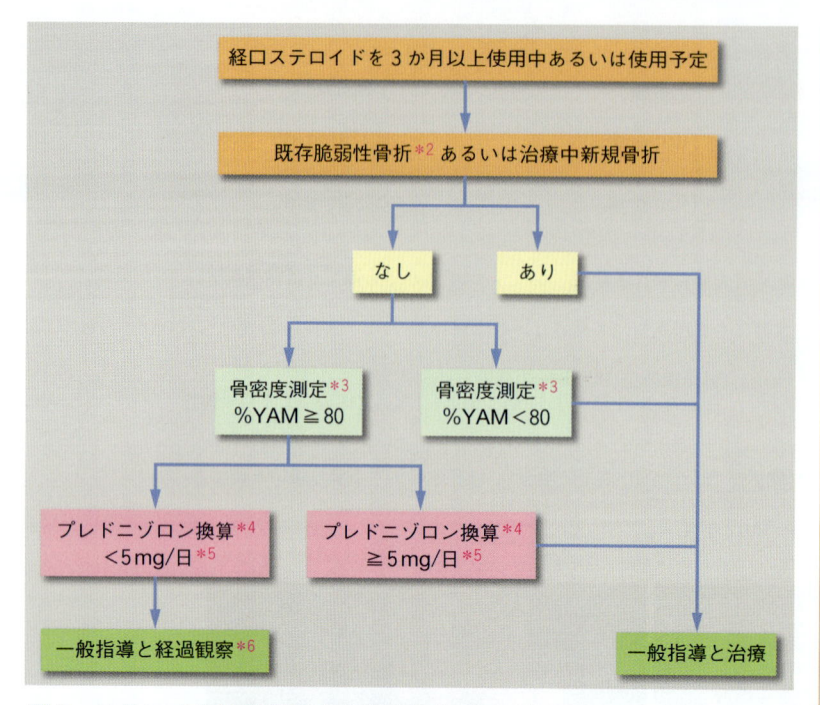

図2 ステロイド性骨粗鬆症の管理と治療のガイドライン

*1 本ガイドラインは18歳以上を対象とする.
*2 脆弱性骨折の定義は原発性骨粗鬆症と同一である.
*3 骨密度測定は原発性骨粗鬆症（2000年度改訂版）に準ずる.
*4 1日平均投与量.
*5 1日10mg以上の使用例では，骨密度が高くても骨折の危険性がある（骨折閾値%YAM90）．YAM：young adult mean
*6 高齢者では骨折の危険性が高くなる.
（日本骨代謝学会　ステロイド性骨粗鬆症診断基準検討小委員会：ステロイド性骨粗鬆症の管理と治療のガイドライン．2004年度．)*1

因となりうる．長期投与の適用となる例では，年齢性別問わずステロイド性骨粗鬆症の発症について説明し，予防治療の必要性について理解してもらう．なおステロイド投与開始時には，ガイドラインに沿って骨量測定を行う．また投与期間中は6か月ごとに骨量測定を施行することが望ましい．予防投与の第一選択薬は，ビスホスホネート製剤であり，最近は週1回投与の製剤もある．ただし，ビスホスホネート製剤と顎骨壊死や，同製剤の長期投与例において大腿骨転子下骨折がみられるという報告もあり[5]，問診によるう歯の確認や整形外科との連携も考慮しておく．

感染症：ステロイドの投与期間が長期にわたる，もしくは大量投与を行っている場合には，ステロイドによる免疫抑制が誘因となり感染症のリスクが高まる[6]．投与前には結核感染の有無などを，投与開始以降ではその他細菌感染はもちろん，真菌感染やヘルペスウイルス属の再活性化に留意する．高齢者を中心に全身倦怠感，発熱，

咳嗽などの全身症状があれば，内科受診も念頭に置く．ニューモシスチス肺炎の合併が危惧される場合は，ST合剤（バクタ®錠）の少量投与が行われることもある．また見落とされがちなB型肝炎ウイルス，C型肝炎ウイルスにも注意したい．ステロイド投与開始前に血液検査にて肝炎ウイルス感染の有無を確認し，キャリアの場合には肝炎発症の可能性を説明しておく．

高血圧と脂質代謝異常：高血圧症の合併はステロイドの副作用としてよく知られている．ステロイドはナトリウム貯留作用を有し，循環血液量と心拍出量の増加に関与，血管収縮を来たすとされている．塩分摂取を制限することが奨められるが，ナトリウム貯留作用がほとんどないメチルプレドニゾロンの内服に変更する手段もあり，降圧薬の投与も含め内科受診を考えておく．ステロイドの長期投与は，肝脂肪が増加し血中LDL，トリグリセリドの上昇を引き起こす．その結果，動脈硬化を来たし，高血圧症の合併と相まって，脳・心血管系イベントを起こすリスクが高まる．食事療法や運動療法に加えて，スタチン系もしくはフィブラート系の抗高脂血症薬の併用を考慮する．

消化性潰瘍：まずステロイド投与開始前には，消化性潰瘍の既往について問診しておかねばならない．またNSAIDs内服中，高齢者，喫煙者は消化性潰瘍発症のリスクが高い．ステロイドは胃粘膜保護作用の減弱や消化酵素（ペプシン）の増加を来たすとされる一方，消化性潰瘍の成因として否定的な見方もある．ただ，いずれにしても，ステロイド投与時にはエカベナトリウムやレバミピドなど胃粘膜保護薬を中心とした消化器管用薬を併用する．消化性潰瘍の合併や既往がある場合などは，H_2ブロッカーやプロトンポンプ阻害薬の投与も考慮するが，漫然とした継続投与は控える．このほか，小児に対する投与では成長ホルモン分泌低下にあわせて軟骨発育抑制や腸管からのカルシウム吸収抑制が生じ，成長障害が起こりうる．0.5 mg/kg/日以上の投与で伸長停止が起きる一方，0.35 mg/kg/日以下まで減量できれば，以降，減量するにあわせて年間成長率は漸増するという[7]．

また，これ以外にも脳の興奮性による不眠などの精神障害，コルチゾールの産生抑制による副腎皮質機能低下，大腿骨頭の循環障害が誘因とされる大腿骨頭壊死が，上記副作用とあわせて重度の副作用として知られている．いずれにしても，ステロイド投与開始以降は，問診，血液検査や骨量測定を含めて全身状態の把握に努めたい．

その他の留意点（1）他剤との相互作用

　ステロイドは，併用薬の効果に影響を及ぼすことがある．

抗てんかん薬，抗結核薬との併用：フェノバルビタールやフェニトインなど抗てんかん薬の一部，抗結核薬のリファンピシンは，ステロイドの代謝を促進する．その結果，ステロイドの効果が減弱するため投与量を増やす必要性がでてくる．

サリチル酸系NSAIDsとの併用：ステロイドの併用により，アスピリンなどのサリチル酸系NSAIDsの血中濃度が低下することがある．

抗凝固薬との併用：ステロイドの作用である血液凝固能亢進によって，ワーファリン®などの効果が弱くなる可能性がある．

シクロスポリンとの併用：ステロイドパルス治療時にシクロスポリンを併用している場合，シクロスポリンの肝代謝が抑制され，血中のシクロスポリン濃度が上昇することがある[1]．

その他の留意点（2）妊娠中，授乳時のステロイド投与

　妊娠初期である妊娠3か月以内のステロイド全身投与は慎重を期し，できれば新規投与を避ける．それ以降の場合，妊娠中のステロイド投与はプレドニゾロン換算で20mg/日以下であれば安全とされており，胎盤通過性が低いプレドニゾロンを使用する．ベタメタゾンは胎盤を容易に通過するため，胎児の副腎機能障害の原因となりうる．もちろん投与時には産婦人科と内服量について検討する．出産後にも注意点がある．ステロイドは母乳へ移行するため，プレドニゾロン換算20〜30mg/日以上投与されている場合は，内服後4時間以上経過してから授乳されることが望ましい．

（丸山耕一）

副腎皮質ステロイド局所投与法バリエーション

局所投与の意義

　副腎皮質ステロイド（ステロイド）は，インターロイキン，プロスタグランジン，tumor necrosis factor といった炎症性物質の産生を抑制して抗炎症作用を発揮する[1]ことに加え，抗血管新生作用，血管収縮作用，血管透過性亢進抑制作用をあわせもつ．眼内においては，ステロイドは血液網膜関門の破綻を改善し血管外滲出物の再吸収に貢献する[2]．ステロイド局所投与法は，ステロイド全身投与に伴う副作用の出現を回避できることや，高濃度のステロイドを直接局所に送達できるといった長所をもつ．しかしながら，局所投与法ならではの副作用が存在することや，投与法の技術習得が必要など問題点もある．また，ぶどう膜炎の病型や病態によって用いるステロイドや投与法を考慮する必要がある．日常診療においては副腎皮質ステロイド局所投与につき統一した見解はなく，各施設の基準で投与法を選択しているのが実情ではなかろうか．本項では文献的考察を加えながら，当施設での経験も紹介しつつ各種投与法に関してレビューする．

文献は p.303 参照.

結膜下注射

　ぶどう膜炎診療において，最も基本的な副腎皮質ステロイド局所投与法が結膜下注射である．リン酸デキサメタゾンナトリウム注射液（デカドロン注射液®）の結膜下注射は，急性前部ぶどう膜炎やHLA-B27 関連ぶどう膜炎などの前眼部炎症に対して著効する．投与方法には坐位にて肉眼で投与する方法と，仰臥位をとり開瞼器にて開瞼しつつ処置用顕微鏡を使用しながら投与する方法がある．投与量はデカドロン注射液® 0.5 mL 程度を 1 mL ピストンに充填し投与する．虹彩後癒着を伴う症例には，東京慈恵会医科大学附属病院眼科ではミドリン P® 点眼液とデカドロン注射液® の混合注射を行っている．虹彩後癒着新鮮例においては，癒着解除を期待できる（図1）．しかしながら点眼液の結膜下注射は適応外投与であり，十分な

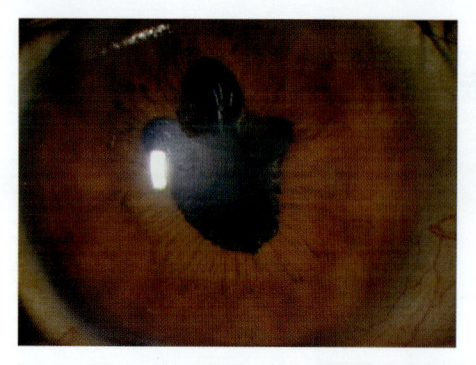

図1　HLA-B27関連ぶどう膜炎の1例
ミドリンP®点眼液とデカドロン注射液®の混合注射を施行．投与翌日に虹彩後癒着解除を確認できた．

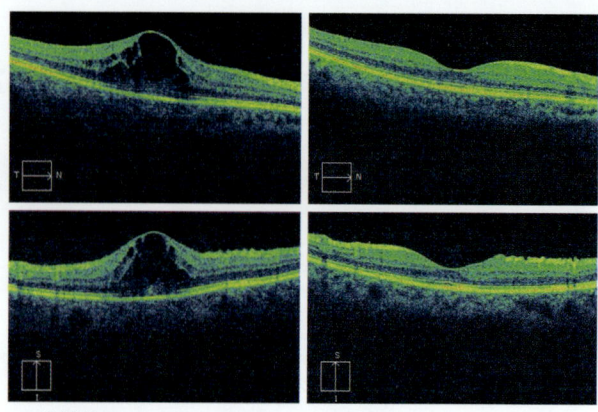

a. 注射前　　　　　　　　　b. 注射後

図2　黄斑浮腫を伴うサルコイドーシスの1例
トリアムシノロンTenon囊下注射施行後，黄斑浮腫は速やかに改善した．

インフォームド・コンセントが必要となる．最近の文献ではトリアムシノロンの非壊死性強膜炎への結膜下注射が検討されている[3-5]．報告されている治療効果は非常に良好であるものの，各報告とも1970年代に報告された強膜炎に対するステロイド結膜下注射による強膜壊死，穿孔[6]の可能性を否定するものではなく，慎重な経過観察が必要である．最近，当施設にて経験した壊死性強膜炎はc-およびp-ANCA陽性[*1]であり[7]，強膜炎患者を治療する際にはANCAの測定が必要であるかもしれない．いうまでもなく壊死性強膜炎に対するステロイド局所投与は禁忌である．

[*1] ANCA
anti-neutrophil cytoplasmic autoantibody（抗好中球細胞質自己抗体）．

Tenon囊下注射

　ぶどう膜炎のみならず糖尿病網膜症や加齢黄斑変性，網膜静脈閉塞症など多岐にわたる疾患に対して，トリアムシノロンアセトニド（トリアムシノロン）Tenon囊下注射が施行されている．投与法に関しては各種検討がなされているが，オリジナルの投与法は，25Gの5/8インチ鋭針を用いて結膜円蓋部より投与するものであった[8]．この投与法は，現在でも施行されている[9]．しかしながら眼球穿孔の危険性や，眼動脈へのトリアムシノロン誤注入に伴う網膜動脈閉塞症などの合併症が報告されており，注意が喚起されている[9]．上記に変わる方法として，わが国からOkadaらにより新しいTenon囊下注射法が報告された．患者を処置用ベッドにて仰臥位にした後に開瞼器をかけ，処置用顕微鏡下に，角膜輪部から6～7mmの部分の結膜Tenon囊切開創から23～24Gの鈍針を球後まで挿入し，ト

リアムシノロンを注入する方法である[10]．本方法の利点は，鈍針を用いることにより眼球穿孔や周囲動脈への誤注入の危険性がほぼなくなることである．処置前にイソジン®生食による眼洗を行えることも感染防御の点から利点である．欠点はOkadaらも述べているように，処置用ベッドおよび顕微鏡を使用することと，切開に伴う結膜下出血の合併症である．東京慈恵会医科大学附属病院眼科においてもOkadaらの報告後，本方法を採用しているが，非常に安全で技術の習得後は短時間にて注射を終了することができ，簡便である（図2）．注射後の合併症として主なものは，白内障の進行と眼圧の上昇である．Okadaらは白内障の進行は31％，眼圧の上昇は27％で生じると報告している．眼圧上昇の好発期は注射後2〜3か月であるため，念入りな経過観察が必要である．トリアムシノロンTenon嚢下注射後の表皮ブドウ球菌による感染症の報告などもあり[11]，注射後は抗菌薬の点眼が必要である．

球後注射

　ステロイド球後注射の報告は，多くはないものの甲状腺眼症や糖尿病網膜症における投与など検討がなされ，一定の治療効果が報告されている[12,13]．Hayashiらの報告によると，網膜静脈分枝閉塞症患者においてトリアムシノロンの複数回球後注射は有意に黄斑浮腫を改善するものの，同硝子体内注射と比較すると効果不十分であった[14]．しかしながら，若年者ではトリアムシノロン硝子体内注射後の高眼圧の発症頻度が高いことから，球後注射を含む眼周囲への投与法の有用性については議論がなされており[15]，結論はまだ出ていない．

硝子体内注射

　トリアムシノロン硝子体内注射は，1979年にMachemerらにより網膜剥離手術後の増殖性変化の抑制目的にて提案された[16]．トリアムシノロンは比較的小粒子であることと，数か月にわたる炎症抑制効果が期待できることから，以降数十年にわたり，ぶどう膜炎をはじめ多くの疾患に適用されている[17]．硝子体内注射の最大の利点は，硝子体腔内に確実に薬剤を投与できる点である．Ohguroらは複数回のトリアムシノロン硝子内注射により，従来のコルヒチン，シクロスポリン，プレドニン®治療に抵抗を示すBehçet病患者の眼炎症発作の再燃をほぼ全例において抑制できたことを報告した[18]．

その他にも Vogt-小柳-原田病，交感性眼炎，immune recovery uveitis，地図状脈絡膜炎（匐行性脈絡膜炎）などにおいても治療効果が報告されている[17]．トリアムシノロン硝子内注射の最も大きな懸念事項は，眼圧上昇と後嚢下白内障の発現頻度および重症度である[*2]．ぶどう膜炎患者に対するトリアムシノロン硝子体内注射は，他疾患に対するそれと比較して有意に眼圧上昇と後嚢下白内障の進行を生じる[19]．また，ぶどう膜炎の発生頻度の高い若年者において，トリアムシノロン硝子内注射後の眼圧上昇は高頻度である[20]．ヒト免疫不全ウイルス陰性の患者においてトリアムシノロン硝子体内注射後のサイトメガロウイルス網膜炎の報告などもあり，投与後の経過観察は慎重に行う必要がある[21]．

眼内インプラント

ステロイド局所投与は，いずれの方法においても薬効を持続させることが重要である．眼内インプラント（Vitrasert®）は，当初ガンシクロビルを内包しサイトメガロウイルス網膜炎の治療目的にて開発された[23]．その後，フルオシノロンアセトニドを内包したインプラントが 2000 年に報告された（Retisert®）[24]．その薬効は一定でおよそ 1,000 日間持続する．Jaffe らの報告によるとフルオシノロンアセトニドインプラント治療の長期経過は，治療後 30 か月間で有意に視力を改善し，治療前平均 2.5 回の眼炎症発作回数が治療後 2 年間発作回数 0 回になり，全身および局所のステロイド治療率を低下させるなど，劇的な効果を上げている[25]．Jaffe らの複数施設における大規模臨床試験においても良好な治療成績が報告されている[26]が，わが国においては現時点ではまだ認可されていない．眼内インプラントにおいても免疫状態正常患者の治療中にサイトメガロウイルス網膜炎の発症が報告されており，注意が喚起されている[27]．

おわりに

以上，ステロイド局処投与について簡潔にレビューした．ステロイドを含む免疫抑制薬投与法については，ぶどう膜炎治療を専門とする眼科医のなかでも意見が分かれることが多い．局所投与を選択するのか，全身投与をすべきか，もしくは併用療法をするべきか，ぶどう膜炎各疾患の病態や重症度を含めて慎重に検討する必要がある．

（神野英生）

[*2] 近年，網膜静脈閉塞症や糖尿病網膜症に伴う黄斑浮腫に対しベバシズマブ硝子内注射が範用されている．ぶどう膜炎に伴う黄斑浮腫に対しトリアムシノロン（硝子体内注射，Tenon 嚢下注射）とベバシズマブ硝子内注射の治療効果を比較した検討によると，トリアムシノロン硝子体内注射が最も効果的であるものの眼圧上昇の頻度も最も高く，薬剤および投与法の選択においてさらなる議論が必要である[22]．

クリニカル・クエスチョン

眼内注射法の実際について教えてください

Answer ぶどう膜炎で使用頻度の高い眼内注射は，ステロイドの結膜下注射，後部 Tenon 嚢下注射，硝子体内注射で，それぞれの手順を下記に示します．いずれも十分な説明ののちに行います．

結膜下注射

1. 患者を仰臥位に寝かせ，点眼麻酔薬を点眼する．
2. 処置用顕微鏡をセットし，4％キシロカイン®などを点眼する．
3. ツベルクリン用シリンジに薬液を吸引する．2％キシロカイン®を 0.1 mL 程度混注してもよい．
4. 開瞼器をかける．
5. 26 G 1/2 インチ鋭針などの短針を接続し，薬液を注視しながら 0.5〜1.0 mL 程度結膜下に注入する．
6. リン酸デキサメタゾンは透明であるが，トリアムシノロンアセトニド（トリアムシノロン）は長期間結膜下に薬剤が透見される．

後部 Tenon 嚢下注射

鈍針を用いる場合

1. 患者を仰臥位に寝かせ，点眼麻酔薬を点眼する．
2. 処置用顕微鏡をセットし，4％キシロカイン®などを点眼後，16 倍イソジン®などで消毒，または抗生物質を点眼する．
3. トリアムシノロンのバイアルをよく振って中身を撹拌する．
4. シリンジに薬液を吸引し，23 G 鈍針を接続する．2％キシロカイン®を 0.1 mL 程度混注してもよい．
5. 再度点眼麻酔後に開瞼器をかけ，患者に上鼻側を注視させる．
6. 角膜輪部から 5〜6 mm 後方の下耳側をスプリング剪刀などで結膜・Tenon 嚢を小さく切開する．
7. 鈍針の先端を強膜に沿わせながら挿入し，Tenon 嚢下に先端が達したら血液の逆流がないか確認する．
8. ゆっくりと薬液を 20 mg（0.5 mL）ないし 40 mg（1 mL）注入する．
9. 注射後は抗生物質を 1 週間程度点眼する．

鋭針を用いる場合：経験豊富な術者の場合，鋭針を用いることもある．10〜20秒ほどで終了する．

1. 患者を仰臥位に寝かせ，点眼麻酔薬を点眼する．
2. トリアムシノロンのバイアルをよく振って中身を撹拌する．
3. シリンジに薬液を吸引し，25G鋭針を接続する．2％キシロカイン®を0.1 mL程度混注してもよい．
4. 開瞼器はかけず，患者に上鼻側を注視させる．
5. 下耳側の結膜円蓋部から鋭針をベベルダウンで刺入し，針の先端を強膜に沿わせながら，かつ刺入点を支点にして左右に針の先端を大きく振りながら挿入する．
6. Tenon囊下腔に針が達したら，ゆっくりと薬液を20 mg（0.5 mL）ないし40 mg（1 mL）注入する．
7. 注射後は冷蔵庫で冷やした清浄綿（冷リント）などを5分程度眼瞼上に載せ，安静にする（注射後の点眼などは用いない）．

硝子体内注射

硝子体混濁が強い場合や囊胞様黄斑浮腫が持続する場合，トリアムシノロンを硝子体内に投与することがある．しかし，ケナコルト-A®は関節注射用であるため，眼内灌流液で置換してから硝子体内に投与する必要がある．ここでは一例としてトリアムシノロンアセトニド（40 mg/バイアル）を4 mg注射する場合を示す．

1. 5 mLディスポ注射器を5本，ツベルクリン用シリンジ（1 mL）を1本，ミリポア®フィルターと三方活栓をそれぞれ1個用意する．
2. 患者を仰臥位に寝かせ，点眼麻酔薬を点眼する．
3. 手術用顕微鏡をセットし，4％キシロカイン®などを点眼後，16倍希釈イソジン®などで消毒する．
4. 5 mLディスポ注射器3本に，それぞれBSS PLUS®眼内灌流液を4 mL，1本には1 mL取る．
5. トリアムシノロンのバイアルをよく振って中身を撹拌する．
6. 薬液全量を5 mLシリンジに取り，三方活栓とミリポア®フィルターを接続する．
7. ミリポア®フィルターを通して薬液全量を排出・廃棄する．トリアムシノロンはミリポア®フィルターに捕捉されている．
8. ミリポア®フィルターの反対側に4 mLのBSS PLUS®が入ったシリンジを接続し，2本のシリンジが三方活栓とミリポア®フィルターを介して接続されている状態でBSS PLUS®をもとのシ

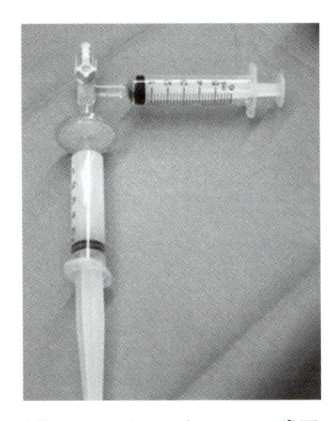

図1 トリアムシノロン硝子体内注入の際の眼内灌流液への置換法
ミリポア®フィルターに，捕捉されていたトリアムシノロンが戻る．

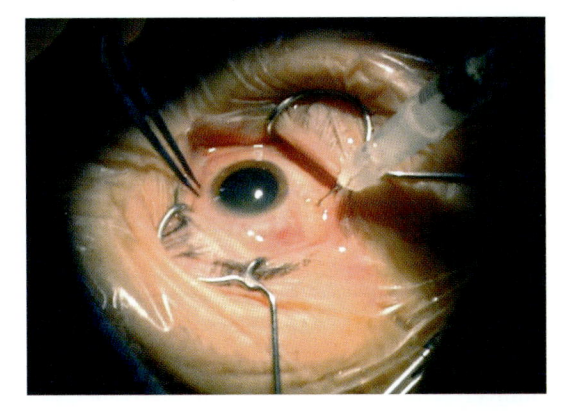

図2 トリアムシノロン硝子体内注入の実際
眼球中心に向かって垂直に刺入する．

リンジに注入する．もとのシリンジにはミリポア®フィルターに捕捉されていたトリアムシノロンが戻る（**図1**）．

9. 空のシリンジを三方活栓から外し，ミリポア®フィルターを介して薬液を全量排出・廃棄する．
10. 再びミリポア®フィルターの反対側に4mLのBSS PLUS®が入った新たなシリンジを接続し，2本のシリンジが三方活栓とミリポア®フィルターを介して接続されている状態でBSS PLUS®を元のシリンジに注入する．
11. 空のシリンジを三方活栓から外し，ミリポア®フィルターを介して薬液を全量排出・廃棄する．
12. 同様の作業を繰り返す．
13. 最後に1mLのBSS PLUS®が入ったシリンジを接続し，もとのシリンジをツベルクリン用シリンジに交換して1mLの40mg/mLトリアムシノロン懸濁液を作製する．
14. 薬液を適宜廃棄し（多くの場合は0.1mLを残す），25G鋭針を接続する．
15. 患者に上鼻側を注視させる．
16. 角膜輪部から3.5〜4.0mmの下耳側をマーキング後，眼球中心に向かって垂直に刺入し，薬液を硝子体内へ注入する（**図2**）．
17. 注射針を抜き，綿棒などで刺入部を圧迫する．
18. 抗生物質の眼軟膏を点入し，一晩眼帯する．
19. 抗生物質の点眼を1週間程度継続する．

〔北市伸義〕

免疫抑制薬の現状と今後の可能性

免疫と炎症性疾患

　従来，免疫（immunity）とは，一度かかった伝染病にはそれ以上かからなくなることを単に意味していた．しかし免疫学の進歩により，伝染病に対する生体の防御機構は，実際には生体のさまざまな活動にかかわる細胞の相互作用の一部であることがわかってきた．ぶどう膜炎をはじめとする種々の炎症性眼疾患の契機となる外来抗原は必ずしも明らかではないが，免疫応答は一般にマクロファージにより外来抗原が処理され，自己の主要組織適合遺伝子複合体（major histocompatibility complex；MHC）とともに対応する受容体を有するT細胞に提示されて始まる．活性化されたヘルパーT細胞は種々のサイトカイン[*1]を産生し，この後の一連の免疫反応を誘導する．B細胞はマクロファージにより提示された抗原に対応する免疫グロブリンを産生するが，この活性化もヘルパーT細胞により行われる．組織の障害は，このような免疫反応の結果として効果細胞（effector cells）が引き起こすものである．

特異免疫療法と非特異免疫療法

　免疫応答の見地から分類すると，免疫治療は免疫応答を誘導して疾患を引き起こした特定の抗原を対象とする特異免疫療法と，免疫系全体に働く非特異免疫療法に分けられる．

特異免疫療法（抗イディオタイプ抗体）：イディオタイプとは免疫グロブリン（抗体）やT細胞の受容体が特定の抗原を認識する立体構造のことであるが，これ自体がほかの免疫グロブリン（抗イディオタイプ抗体）によって認識され，抗体やT細胞の働きが抑制される．これをイディオタイプ抑制（idiotype suppression）という．現在，リンパ腫の免疫療法として海外で臨床試験が行われているが，将来的には眼科領域においても特定の抗原に対する反応を抑制する形での応用が期待される．

非特異免疫療法（免疫抑制薬）：一連の免疫応答のネットワークのな

[*1] ここでいうサイトカインとは，何らかの刺激（多くは抗原）により誘導される細胞の活性化に伴い産生されるポリペプチドや糖蛋白質で，多彩な生物活性を有し，単に外来抗原に対する免疫応答のみでなく，個体の発生，発達，成長，創傷治癒などに重要な働きをしていることが明らかにされてきた．また免疫担当細胞のみでなく，線維芽細胞や血管内皮細胞などの細胞が産生する物質も多くの共通点をもつ．いわゆる"炎症性疾患"は，この生物学的反応の一部であり，過剰な免疫応答によって疾病（組織障害）が引き起こされると考えられている．

かの主な経路を抑えることで，免疫系全体に抑制効果を及ぼすものである．副腎皮質ステロイド（以下，ステロイド）は広い意味で免疫抑制薬である．また，現在臨床の場で用いられている主な免疫抑制薬として，シクロホスファミド，シクロスポリン，インフリキシマブなどが挙げられる．

ステロイド

副腎皮質ホルモンは，球状体から分泌される鉱質コルチコイドと網状体から分泌される糖質コルチコイドに分けられ，抗炎症作用，免疫抑制作用を有するのは後者である．

ステロイドの抗炎症・免疫抑制作用は，マクロファージの機能抑制，サイトカイン産生抑制を介したリンパ球増殖抑制，プロスタグランジン・ロイコトリエン・ブラジキニン・ヒスタミンなどの種々の炎症のメディエーターの産生抑制など多岐にわたる．投与されたステロイドは，そのほとんどが血中の corticosteroid-binding globulin（CBG）と結合し，細胞内へは遊離型のみ移行する．ステロイドのさまざまな効果は，細胞内に移行したステロイドが受容体（glucocorticoid receptor〈GR〉蛋白）に結合して複合体（活性型 GR）を形成し，核内のステロイド感受性遺伝子に働いて転写を抑制する結果であるとされている．

このようにステロイドは広汎な抗炎症，免疫抑制作用をもつ有用な薬剤であるが，慢性疾患に対する長期投与は**表 1** に挙げるようなさまざまな副作用を引き起こす[1]．

文献は p.304 参照.

ステロイドによるぶどう膜炎の治療は抗炎症，免疫抑制いずれを目的とするかによって投与方法・投与量が異なるため，漫然と処方することなく，疾患の活動性をよくみきわめて治療にあたる必要がある．

免疫抑制薬の概要

免疫抑制薬は炎症性疾患の活動性の抑制，寛解導入を目的としてステロイドと併用，あるいはステロイドを減量するために用いられる．ぶどう膜炎の治療に使われる免疫抑制薬には，アルキル化薬であるシクロホスファミド（エンドキサン®），プリン代謝拮抗薬であるメトトレキサート（リウマトレックス®），ミコフェノール酸モフェチル（セルセプト®），イムノフィリンリガンドのシクロスポリン（サンディミュン®）などがある．また，近年では生物学的製剤が

表1 ステロイドの副作用

特に注意すべき副作用（高頻度かつ重症化しやすいもの）	高頻度の軽症副作用
感染症（全身性および局所）の誘発・増悪 骨粗鬆症・骨折，幼児・小児の発育抑制，骨頭無菌性壊死 動脈硬化病変（心筋梗塞，脳梗塞，動脈瘤，血栓症） 副腎不全，ステロイド離脱症候群 消化管障害（食道・胃・腸管からの出血，潰瘍，穿孔，閉塞） 糖尿病の誘発・増悪 精神神経障害（精神変調，うつ状態，けいれん）	異常脂肪沈着（中心性肥満，満月様顔貌，野牛肩，眼球突出） 痤瘡，多毛，皮膚線条，皮膚萎縮，皮下出血，発汗異常 月経異常（周期異常，無月経，過多・過少月経） 白血球増加
ほかの注意すべき副作用	まれな報告例・因果関係不詳の副作用
生ワクチン（麻疹・風疹・流行性耳下腺炎・ポリオ・BCG）による発症 不活化ワクチンの効果減弱 白内障，緑内障，視力障害，失明 中心性漿液性脈絡網膜症，多発性後極部網膜色素上皮症 高血圧，浮腫，うっ血性心不全，不整脈，循環性虚脱 脂質異常症 低カリウム血症 尿路結石，尿中カルシウム排泄増加 ミオパチー，腱断裂，ムチランス関節症 膵炎，肝機能障害	アナフィラキシー様反応，過敏症 Kaposi肉腫 気管支喘息，喘息発作 ショック，心破裂，心停止 頭蓋内圧亢進，硬膜外脂肪腫

（浦部晶夫ら：今日の治療薬．東京：南江堂；2011．）

次々と開発され，抗TNF-α（腫瘍壊死因子α）抗体であるインフリキシマブ（レミケード®）は，Behçet病によるぶどう膜炎に対して保険適応となった．いずれも副作用や管理の難しさを考えると，原因不明の難治性網膜ぶどう膜炎や，重篤な眼発作を頻発するBehçet病のような症例にその適応があり，日常的に用いられるものではない．ここでは代表的な薬剤の特徴と内科領域における使用法，使用上の注意について述べるが[2]，実際の投与にあたっては，使用経験の豊富な膠原病内科などの医師の助言を受けることが望ましい．主な副作用と推奨される検査は，**表2**に挙げる．

免疫抑制薬（1）アルキル化薬

シクロホスファミド（エンドキサン®）は核酸合成阻害薬であり，プロドラッグとして肝臓で活性体のphosphamide mustardに代謝されて強いアルキル化能を有するようになる．腫瘍細胞ではG_2期（分裂前期）に働き，DNAの塩基配列をさまざまな場所で架橋することでM期（分裂期）への移行を抑制する．免疫担当細胞のDNAに結合することで免疫抑制作用を有する．選択性が低く全身の細胞に効果が及ぶため，骨髄抑制や生殖器の抑制，感染症（ニューモシスチス肺炎）の発症，副代謝産物であるアクロレイン（acrolein）による出血性膀胱炎などの強い副作用が出現することがある．尿路/膀

表 2　免疫抑制薬の副作用とモニタリング

薬物名	主な副作用	モニタリング
シクロホスファミド	出血性膀胱炎，骨髄抑制，骨髄増殖性疾患，膀胱癌などの悪性腫瘍，性腺機能障害（不可逆的）	血算と尿検査を1か月ごと（治療開始時や投与量変更時は1～2週ごと）
メトトレキサート	骨髄抑制，肝機能障害，間質性肺炎，口内炎，胃腸障害，悪性リンパ腫，重症感染症	血算，ESR，CRP，肝酵素，アルブミン，血糖，クレアチニン，BUN，尿検査を4～8週ごと
ミコフェノール酸モフェチル	胃腸障害，骨髄抑制	血算を6～8週ごと（治療開始時や投与量変更時は1～2週ごと）
シクロスポリン	腎機能障害，血圧上昇，高血糖，胃腸障害，肝機能障害	血圧，クレアチニン，尿素窒素，肝酵素，血糖，カリウムを1～2か月ごと（投与量変更時は2週ごと）．血算を適宜，2～3か月ごとに血中トラフ値測定（投与開始時や投与量変更時は2～3日後）

ESR：erythrocyte sedimentation rate（赤血球沈降速度）
CRP：C-reactive protein（C反応性蛋白）
BUN：blood urea nitrogen（血中尿素窒素）
（舟久保ゆう，ら：免疫抑制薬の使い方と留意点．特集 最新の膠原病診療—そのパラダイムシフト．日本医師会雑誌 2012；140：2337-2341．）

胱系の副作用の軽減のためには，十分な水分の摂取と排尿が必要である．また，インスリンの作用を増強することがあるので，糖尿病患者に対する投与には慎重を要する．なお催奇形性ならびに乳汁中分泌があるため妊娠中，授乳中の投与は禁忌である．投与方法は1日1回の連日経口投与（50～100 mg/日），あるいは1か月1回の大量点滴静注療法（500～750 mg/m^2）があるが，パルス療法は継続的経口投与より発癌などの副作用は少ないといわれ，SLE（systemic lupus erythematosus；全身性エリテマトーデス）など，血管炎を伴う膠原病には寛解導入のための点滴療法が推奨されている．

免疫抑制薬（2）代謝拮抗薬

メトトレキサート（リウマトレックス®）：葉酸の類似体で，DNA 合成と dihydrofolic acid reductase による RNA と蛋白質の合成も阻害し細胞がS期に入る速度を遅らせることで免疫抑制効果が得られる．高用量で抗癌薬として，低用量で抗炎症薬として用いられる．副作用は口内炎，消化管出血，肺線維症，悪性腫瘍の発症など多岐にわたるが，ホリナートカルシウム（ロイコボリン®）の併用で軽減するとされている．また，催奇形性があるので妊娠（男性の場合は，配偶者の妊娠）を避ける．投与量は通常1週間あたり6 mg を

1～4回に分けて開始し，効果をみて増減する．

ミコフェノール酸モフェチル（セルセプト®）：体内でミコフェノール酸に分解され，活性化したT細胞・B細胞のプリン合成系を選択的に阻害する．副作用はほかの代謝拮抗薬と同様，白血球減少，悪性腫瘍などがみられ，また消化管の副作用が特徴的であるが，いずれも重篤ではなく安全性が比較的高い．投与量は通常1日あたり1,000～3,000mgを2回に分けて開始し，効果をみて増減する．

免疫抑制薬（3）イムノフィリンリガンド

シクロスポリンは1970年，ノルウェーの土中の真菌 *Tolypocladium inflatum* Gams の培養液中から抽出された11個のアミノ酸からなるポリペプチドであり，Borelらによって強力な免疫抑制作用を有することが報告された．T細胞内にはイムノフィリンと呼ばれる一連の蛋白（peptidyl-prolyl cis-trans isomerase）が存在する．シクロスポリンは，そのイムノフィリンの一つである分子量17,000のサイクロフィリン（cyclophiline）と結合する．サイクロフィリンはプロリンイミドペプチド結合のcis-trans異性化を触媒するrotamaseであるが，シクロスポリンと結合することでこの異性化が阻害され，インターロイキン2（IL-2），インターフェロンγなど種々のサイトカインおよび受容体の産生が抑制される．また，シクロスポリンとサイクロフィリンの結合体はカルシニューリンのホスファターゼ酵素活性を阻害することで，NF-AT（nuclear factor of activated T cells）の活性化を抑制し，IL-2の産生にかかわる遺伝子の転写を抑制する．これにより免疫応答の主要な構成要素であるヘルパーT細胞が活性化されず，免疫抑制効果が得られる[*2]．

現在，わが国では網膜ぶどう膜炎を有するBehçet病について保険による処方が認められている．シクロスポリンの代表的な副作用としては腎毒性，高血圧などがあるが（表3），特に腎毒性は用量依存性であり，治療にあたっては最低血中濃度（トラフレベル）の測定が重要である．通常1日に体重1kgあたり5mgを2回に分けて投与するが，トラフレベルは血清で50～200ng/mLの範囲をめざし，これを超えるようであれば投与量を減らすことが望ましい．また，トラフレベルがこの範囲にあっても腎障害が出現する場合があるが，血清クレアチニンレベルが投与前に比べ30％以上増加するようであれば，投与量を20～50％減らすようにする．また，血圧に関しては収縮期165mmHg，拡張期95mmHg以上になるようであ

[*2] シクロスポリンの臨床効果と血中濃度は必ずしも比例せず，トラフレベルが低くても治療効果の得られる症例がある．また，投与量を増やしても血中濃度が十分に上昇しない例もある．シクロスポリンは吸収，代謝，細胞の感受性に個人差が存在するため，管理法を熟知したうえで治療にあたらなければならない．

なお，現在シクロスポリンにはマイクロエマルジョン製剤であるネオーラル®があり，小腸からの吸収がより安定したものとなった．

表3　シクロスポリンの副作用

腎機能障害
肝機能障害
高カリウム血症
低マグネシウム血症
消化器症状（悪心，腹痛，下痢）
多毛
高血圧
神経症状（発熱，振戦）

表4 Behçet 病患者シクロスポリン導入プロトコール（例）

1. 導入前の検査	
併用禁忌・併用注意薬剤のチェック	腎毒性を増強するもの，シクロスポリン血中濃度に影響を与えるもの ミオパチーを起こす可能性が知られているもの
全身検査	血圧 末梢血，生化学，腎機能，肝機能など
2. 導入	
投与量：導入時推奨量 5 mg/kg/日 神経症状，急性腎不全などの出現に注意する	
3. 管理	
血中濃度	トラフレベルの目標は 50〜150 ng/mL（通常 100 以下）
副作用	問診：気分不快，頭痛，発熱，手足のしびれ，倦怠感など 血液検査：初回導入1週間後に行い，以後は2か月に1回程度行う 肝機能，腎機能，CPK，血圧，トラフレベル
（副作用の評価） 投与前血液生化学検査値に対して1.3〜1.5倍 → 減量 　　　　　　　　　　　　　　　　　2.0〜 → 中止 血圧　165/95 mmHg 以上 → 減量もしくは中止	

CPK：creatine phosphokinase（クレアチンホスホキナーゼ）
（増田寛次郎ら：難治性 Behçet 病におけるシクロスポリン治療のガイドライン．厚生省特定疾患 Behçet 病調査研究班 昭和62年度研究業績．1988．p.8-12 をもとに筆者がまとめた．）

表5 現在，抗炎症作用が期待される生物学的製剤・分子標的治療薬

TNF に対する
インフリキシマブ（レミケード®） エタネルセプト（エンブレル®） アダリムマブ（ヒュミラ®） ゴリムマブ（シンポニー®）
IL-2 受容体拮抗薬
バシリキシマブ（シムレクト®）
抗 IL-6 受容体抗体
トシリズマブ（アクテムラ®）
抗 CD20 抗体
リツキシマブ（リツキサン®）
抗 CD3 抗体
ムロモナブ-CD3（オルソクローン OKT3®）
CTLA-4（cytotoxic T-lymphocyte antigen 4）と IgG 融合蛋白
アバタセプト（オレンシア®）

れば減量，もしくは中止すべきであると考えている（**表4**）[3]．そのほか特に注意を要する副作用として，Behçet 病患者に投与した際に神経 Behçet 病様の中枢神経症状を引き起こす場合があることが知られている．あらかじめ出現を予測することは困難であり，時に生命にかかわることがあるため，投与にあたっては慎重を要する．少なくとも神経 Behçet 病の疑われる患者には用いないようにすべきである．また，経過中にミオパチーを起こした報告もあり[4]，血中 CPK（creatine phosphokinase；クレアチニンホスホキナーゼ）の値にも注意が必要である．

Behçet 病は発症後，疾患の活動性が時に20〜30年に及ぶため，この間の治療は薬物の効果と副作用をバランスよく管理しなくてはならない．シクロスポリン投与後に眼発作が十分抑制された場合，中川ら[5] は中止の目安として，6か月間まったく眼炎症発作がない例，あるいは3か月間まったく眼炎症発作がなく，その前の6か月

間に軽度の眼発作が1～2回あった場合を最低基準とするべきであるとしている．中止の際は，半年くらいかけて段階的減量を行うことが望ましい．

免疫抑制薬（4）生物学的製剤・分子標的治療薬

現在，抗炎症作用が期待される生物学的製剤・分子標的治療薬には表5のものなどがあり，ほかにも次々と臨床試験が進行し，承認される見込みである．

従来のステロイド治療のように炎症の全体を抑えるのではなく，疾患病態の鍵となる部分を抑制することで，より有効かつ副作用の少ない治療が期待される．眼科領域では，現在インフリキシマブがBehçet病に伴う難治性ぶどう膜炎に対して適応を得ているが，ほかにも難治性強膜炎の治療（図1）などにも今後の応用が期待される．

眼科手術と免疫抑制薬

眼科では白内障，緑内障，網膜剝離などに対するさまざまな手術を行っているが，サイトカインは手術後の創傷治癒機転にも深くかかわっている．一般に手術後のごく初期，すなわち組織が傷害された直後に，まず血小板による止血機序としてPDGF（platelet-derived growth factor；血小板由来増殖因子），TGF-βなどのサイトカインが産生され組織の修復に働く．次に，これらのサイトカインや周囲の組織から分泌されるIL-1により好中球やマクロファージが誘導され，損傷された組織に浸潤してくる．そして，この浸潤したマクロファージと線維芽細胞がコラーゲンやフィブロネクチンと結合し，組織の修復と瘢痕形成がなされていく．これらの一連の反応はいわゆる炎症であり，ぶどう膜炎症例の手術の際には特に強くみられる．今後は，生物学的製剤・分子標的治療薬などの特異性の高い治療薬により，ぶどう膜症例の手術成績の向上が期待される（図2）．

免疫抑制薬使用上の注意：B型肝炎[2]

免疫抑制薬の副作用は多岐にわたり，注意深い経過観察と全身検査を必要とする．近年，B型肝炎ウイルスキャリアと感染の既往のある症例で免疫抑制薬治療中に肝炎が発症し，重症化したという報告があり，日本肝臓学会によって『免疫抑制・化学療法により発症するB型肝炎対策ガイドライン』[*3]が作成された．これに基づき，ぶどう膜炎の治療に免疫抑制薬を用いる際にはガイドラインに沿っ

[*3]『免疫抑制・化学療法により発症するB型肝炎対策ガイドライン』
http://www.jsh.or.jp/medical/documents/HBV_Guideline_correct.pdf

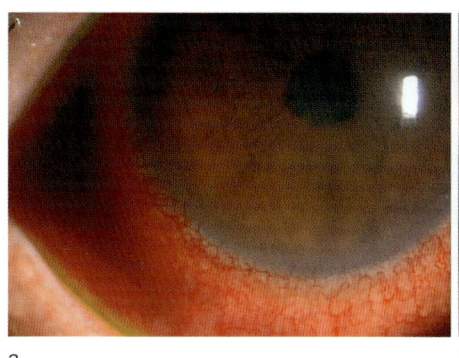

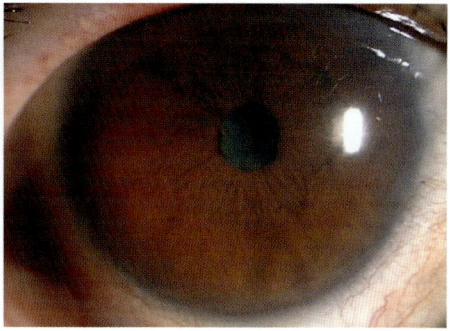

図1 インフリキシマブによる強膜炎の治療(52歳,男性)
a. 治療前.ステロイド内服治療に抵抗性で寛解が得られなかった.
b. インフリキシマブ導入後.強膜炎の再燃はみられない.

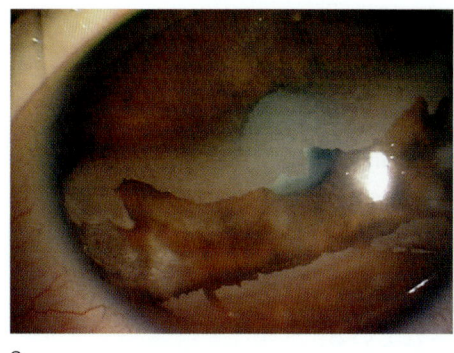

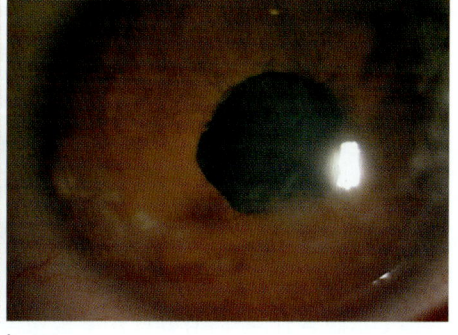

図2 慢性虹彩毛様体炎の併発白内障(10歳,女性)
a. 著しい併発白内障により眼底は透見できなかった.
b. 白内障術後.インフリキシマブの投与により,炎症の再燃・増悪はみられず,眼底は透見可能となった(帯状角膜変性の搔爬を併施).

てHBs抗原の測定を行い,肝炎の発症・重症化を未然に防ぐよう心掛けることが望ましい.

〔中村　聡〕

分子標的治療薬とぶどう膜炎治療

世界に先駆けてわが国で承認されたインフリキシマブ

　Behçet病はぶどう膜炎，口腔内アフタ，皮膚症状，外陰部潰瘍の四つの主症状を特徴とする全身性の難治性炎症性疾患である．Behçet病網膜ぶどう膜炎における炎症発作予防の標準的な治療として，従来は第一選択薬としてコルヒチンを使用し，それでも発作を抑制できない場合はシクロスポリンへの切り替え，あるいは追加投与を行ってきた．これらの薬剤は眼発作の予防にある一定の効果を上げてきたものの決定的な治療法とはいえず，より有効な治療薬の登場が待たれていた．そして2007年1月，Behçet病難治性網膜ぶどう膜炎に対してtumor necrosis factor (TNF)-αを標的とした生物学的製剤であるインフリキシマブ（レミケード®）が世界に先駆けてわが国において承認され，その有効性が多数報告されている．本項では自己免疫疾患領域で現在使用されているTNF-α阻害薬を中心とした生物学的製剤の特徴，Behçet病難治性網膜ぶどう膜炎に対するインフリキシマブの臨床効果，適応と投与前の注意点，投与方法，副作用・効果減弱例への対応について述べる．

生物学的製剤とは？

　関節リウマチなどの難治性自己免疫性疾患における生体内の炎症において，さまざまな炎症性サイトカインが病態の進展に重要な役割を果たしていることが，近年の分子生物学の進歩により明らかとなってきた．これらの炎症性サイトカインを治療標的分子とし，遺伝子操作によって人工的に作製された蛋白質が臨床に応用されており，生物学的製剤と呼ばれている．わが国では関節リウマチに対して，TNF-αを治療標的とした生物学的製剤としてインフリキシマブ (infliximab)，アダリムマブ (adalimumab)，エタネルセプト (etanercept) （図1）が承認されており，従来の治療法に比較して劇的な臨床効果を示している[1-3]．インフリキシマブはヒトTNF-αと高い親和性を有するマウスIgGの可変領域と，ヒトIgG1κ鎖からなるキ

文献はp.304参照．

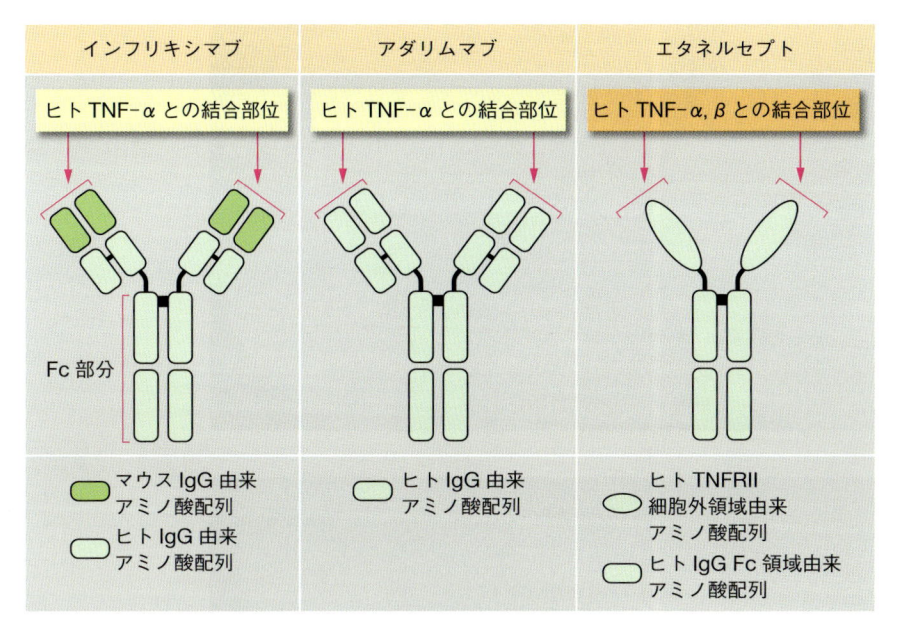

図1 TNF-α 阻害薬

インフリキシマブ	アダリムマブ	エタネルセプト
ヒト TNF-α との結合部位	ヒト TNF-α との結合部位	ヒト TNF-α, β との結合部位
Fc 部分		
マウス IgG 由来アミノ酸配列 / ヒト IgG 由来アミノ酸配列	ヒト IgG 由来アミノ酸配列	ヒト TNFRII 細胞外領域由来アミノ酸配列 / ヒト IgG Fc 領域由来アミノ酸配列

インフリキシマブ：ヒト TNF-α と高い親和性を有するマウス IgG の可変領域と，ヒト IgG1κ 鎖からなるキメラ型抗体抗 TNF-α モノクローナル抗体である．
アダリムマブ：抗原結合部位を含めて，すべてヒト IgG 由来のアミノ酸配列からつくられたヒト型抗 TNF-α 抗体である．
エタネルセプト：II 型 TNF 受容体（TNFRII）と IgG の Fc 部分の融合蛋白分子であり，1 分子あたり 2 個の TNF 結合部位を有する．

メラ型抗 TNF-α モノクローナル抗体である（図1）．抗原結合部位を含むマウス IgG の可変領域は，全アミノ酸配列の 25% を占める．インフリキシマブの作用機序には，① 血中の可溶型 TNF-α の中和，② 受容体に結合した TNF-α の解離作用，③ TNF-α 産生細胞に対する細胞傷害作用の三点が挙げられる．現在，Behçet 病網膜ぶどう膜炎に対しては，上記三剤のなかでインフリキシマブのみが保険適応の承認を得ている．TNF-α 以外にも interleukin (IL)-6 の阻害薬であるトシリズマブ（tocilizumab）や，活性化された T 細胞上に発現する CTLA-4 (cytotoxic T-lymphocyte antigen 4) を標的としたアバタセプト（abatacept）なども，すでに関節リウマチに対して臨床応用されており高い有効性が示されている．

Behçet 病網膜ぶどう膜炎に対するインフリキシマブの臨床効果

わが国における Behçet 病難治性網膜ぶどう膜炎に対するインフリキシマブの臨床試験ではシクロスポリンに抵抗性を示す 13 症例を対象とし，投与前・後の眼発作回数を比較した．インフリキシマブ 5 mg/kg と 10 mg/kg の 2 群に分けて，0, 2, 6, 10 週の合計 4

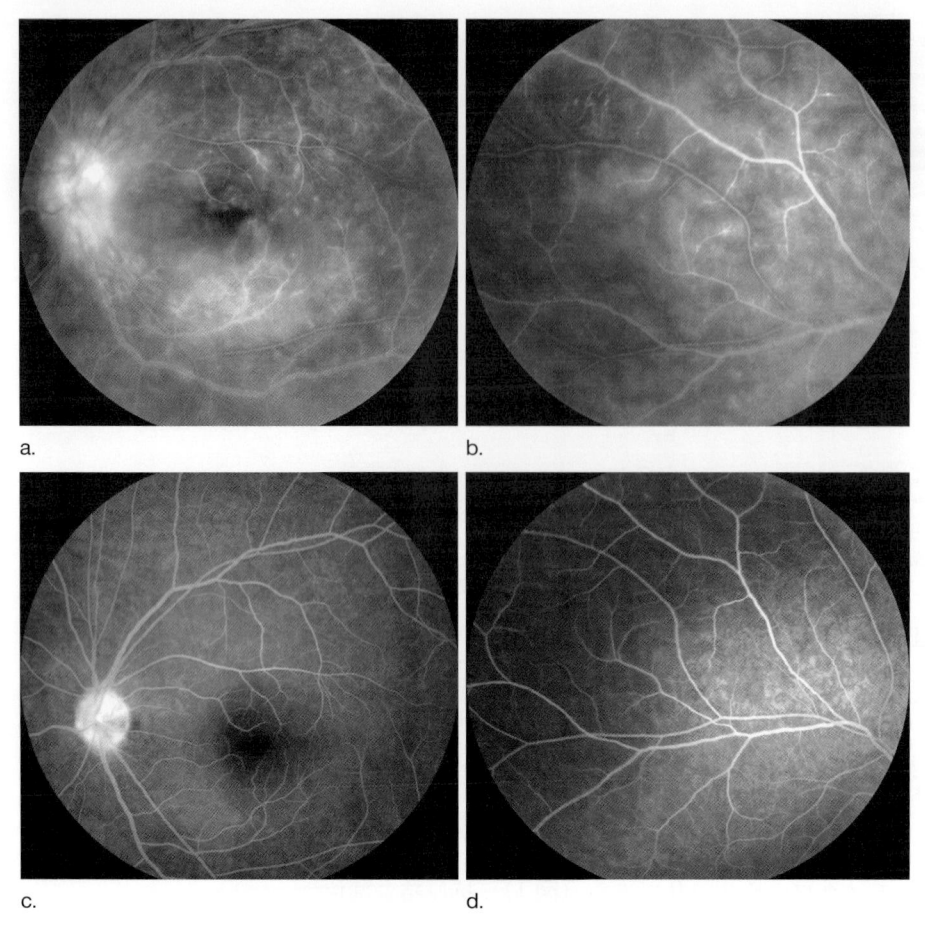

図2 インフリキシマブ導入前後の蛍光眼底造影写真
a, b. インフリキシマブ導入前．視神経乳頭部，アーケード内の網膜血管，末梢の網膜血管からの蛍光漏出を認める．
c, d. インフリキシマブ導入開始1年後．後極部と周辺部の網膜血管からの蛍光漏出は著明に減少した．

回の投与を行ったところ，5，10 mg/kgの両群において眼発作回数が有意に低下し，Behçet病網膜ぶどう膜炎に対するインフリキシマブの眼発作抑制効果が示された[4]．またインフリキシマブの市販後全例調査の中間報告（133例を検討）では，投与前後の6か月あたりの平均眼発作回数（±標準偏差）を比較すると，投与前は3.25（±2.53）回であったのに対して投与後は0.72（±0.95）回と有意な減少を認めた[5]．杏林アイセンターにおいてインフリキシマブ治療開始後1年以上経過観察が可能であった14例の治療前後の眼発作の推移についてみると，開始後6か月では14例中12例，開始後12か月では14例中8例で眼炎症発作を認めなかった[6]．視力については開始後1年の時点で28眼中26眼において視力の維持・改善を認めた．さらに，われわれはインフリキシマブの臨床効果の指標として，

表1 インフリキシマブ導入患者への問診

感染リスクの評価	既存の肺疾患（間質性肺炎など）の有無	基礎疾患の有無	心不全
	ステロイド使用歴		脱髄疾患
	結核の既往歴，家族歴		悪性腫瘍
	B型肝炎の既往，輸血歴，家族歴		糖尿病
	C型肝炎，HTLV-1感染，HIV感染の可能性	アレルギー反応	過去の生物学的製剤使用歴
			アトピー性皮膚炎，気管支喘息の既往

眼発作，視力に加えてフルオレセイン蛍光眼底造影検査に注目し（図2），眼底を三つの領域（後極部アーケード内，視神経乳頭部，網膜周辺部）に分類，網膜血管からの漏出を軽度，中度，重度の三段階に分けてスコアリングを行った．その結果，治療前に比べて，治療後1年の時点で網膜血管炎の総合スコアが有意に低下していることが確認された[6]．

インフリキシマブをどのような患者に使用するのか

適応：Behçet病網膜ぶどう膜炎に対するインフリキシマブの適応として，以下が挙げられる．

1. コルヒチン，およびシクロスポリンなどの既存の薬剤を用いても眼発作を抑制できない症例
2. 高血圧や腎機能障害のためシクロスポリンの導入が困難な症例
3. シクロスポリンの全身副作用で継続投与が困難な症例
4. 重篤な視機能障害があり，失明の危険性が高い症例

また，眼底型の発作，特に後極部を主体とした眼発作を繰り返している症例に対して，黄斑部の機能を保持するために早期にインフリキシマブを導入することも考えられる．

なお，わが国におけるBehçet病に対する保険適応症は，難治性網膜ぶどう膜炎のみであり，特殊病型を含めて適応はない．

内科との連携，投与方法：杏林アイセンターではインフリキシマブの導入が検討された症例に対して問診（表1），投与前スクリーニング検査（白血球数，リンパ球数，血沈，CRP，生化学検査，肝炎ウイルス検査などの血液検査，胸部X線検査，ツベルクリン検査）を行った後，膠原病内科を受診しインフリキシマブ投与の可否を判定する．投与当日は膠原病内科を受診し内科外来でインフリキシマブの投与を行った後，眼科での診察となる（図3）．投与方法は，5mg/

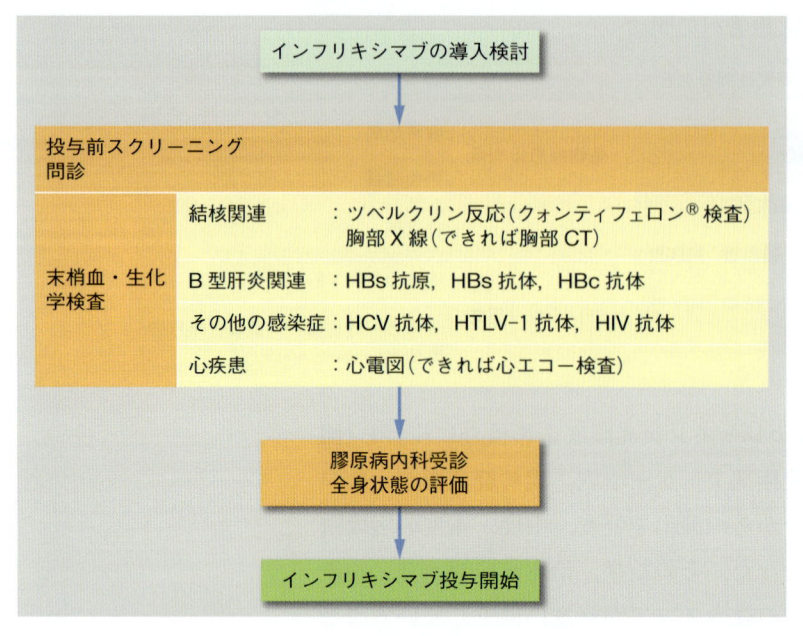

図3 当院におけるインフリキシマブ導入までの流れ

インフリキシマブの導入が検討された症例に対して問診，投与前スクリーニング検査を行った後，膠原病内科を受診しインフリキシマブ投与の可否を判定する．投与当日は膠原病内科を受診し，内科外来でインフリキシマブの投与を行った後に眼科での診察となる．

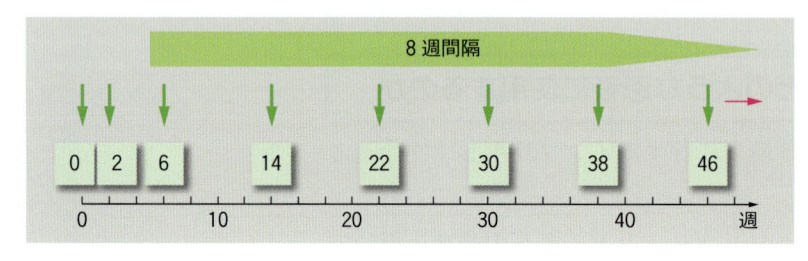

図4 インフリキシマブの投与方法

5mg/kg のインフリキシマブを2～3時間かけて点滴静注する．2回目は2週後，3回目はその4週間後（開始から6週後）に投与，以後8週間隔で投与を継続していく．

kg のインフリキシマブを2～3時間かけて点滴静注する．2回目は2週後，3回目はその4週後（開始から6週後）に投与，以後8週間隔で投与を継続していく（**図4**）．

投与前の注意点

インフリキシマブによる副作用を予防するため，導入前の全身状態の評価が重要となる[7]．肺炎や敗血症などの重篤な感染症，活動性結核，本製剤ならびにマウス蛋白質に対する過敏症の既往，うっ血性心不全，B型肝炎ウイルス感染者，悪性腫瘍の患者，多発性硬化症などの脱髄疾患とその既往歴のある患者には投与禁忌である[7]．

特に注意が必要な副作用である結核，B型肝炎，悪性腫瘍のリスクについて以下に述べる．

結核：インフリキシマブ開始後に発症する結核の特徴として，潜在結核の活性化により発症することが多いこと，開始後比較的早期（多くは12週以内）に発症すること，肺外結核が多いことが報告されて

いる[8]．そこで，インフリキシマブ投与前に結核の既往歴，家族歴を聴取，ツベルクリン反応（強陽性例ではクォンティフェロン®TB検査を施行），胸部X線検査を施行し結核の既感染を確認する．画像検査の評価については，呼吸器科や放射線科専門医へのコンサルトが望ましい．活動性結核と診断されれば，専門施設での抗結核療法を開始する．結核の既感染が確認された場合は，インフリキシマブ投与開始前3週間前からイソニアジド（INH）を予防投与（原則として300 mg/日，低体重者には5 mg/kg/日に調節）を行い，9か月間は継続する[7]．

B型肝炎：B型肝炎は無症候性キャリア，または慢性状態が免疫抑制療法によってウイルスの再活性化が生じ，急性増悪または劇症化する場合があり，生物学的製剤使用下でも同様の症状が報告されている．インフリキシマブの投与開始前には，ステロイドや免疫抑制薬の場合と同様に，HBs抗原陽性患者は原則として抗HBV治療を先行して行う．HBs抗原陰性でもHBs抗体かHBc抗体が陽性の場合は，ウイルスの存在をHBV-DNA検査で確認し，それが陽性ならばHBs抗原陽性者に準じた対応をする．

悪性腫瘍：インフリキシマブ投与で悪性腫瘍の発生が増加するかどうかの結論は出ていない．しかし，悪性リンパ腫についてはTNF阻害療法で発生率が高まる懸念があり，悪性リンパ腫の既往のある症例では投与は避けるべきである．また悪性腫瘍の既往歴，治療歴を有する患者，前癌病変（食道，子宮頸部，大腸など）を有する患者への投与は慎重に検討すべきである．

投与開始後の注意点

感染症の早期発見：TNF-αは感染防御に対しても重要な働きをしており，インフリキシマブの副作用としては感染症，特に結核，ニューモシスチス肺炎，サイトメガロウイルス肺炎はインフリキシマブに伴う重篤な有害事象の多くを占める．TNFを介する感染防御機能をインフリキシマブが阻害することにより，そのリスクが増大することが懸念される．そのため呼吸器科，感染症科，放射線科との密な連携が重要となる．特に投与開始後2～3か月は咳などの症状に注意するように指導する．重要なのは発熱，咳などの自覚症状がみられたら，必ず受診するように患者教育を徹底することである．無症状でも胸部X線検査は適宜行い，発熱などがあれば必ず行う．

投与時反応への対応：感染症以外で注意すべき有害事象として投与

表2　TNF 阻害薬による副作用

投与時反応	投与中あるいは投与終了後約2時間までの間に発生する呼吸困難，気管支けいれん，血圧上昇，血圧低下，低酸素血症，発熱，蕁麻疹などのアナフィラキシー症状．
遅延型過敏反応	投与から3日以上経過後に発生する発疹，発熱，瘙痒感，疼痛，腫脹など．
日和見感染	結核，真菌，ウイルス，ニューモシスチスなどによる日和見感染症に特に注意．
ループス様症候群	自己抗体（dsDNA 抗体）が陽性化し，関節痛，筋肉痛，皮疹などが出現．
脱髄疾患の増悪	多発性硬化症，視神経炎，中枢神経系脱髄性病変の発症あるいは増悪．投与回数が1～5回程度の早期に発現．
悪性腫瘍の誘発	悪性リンパ腫，悪性腫瘍の発生率上昇の可能性．

時反応がある．薬剤の投与中，あるいは投与終了後24時間以内に生じた場合を急性，24時間以降14日以内に生じた場合を遅発性として区別する．特に重篤な症状は，インフリキシマブに含まれるマウス由来蛋白質に対する結合抗体（HACA；human anti-chimeric antibody）が介入するアナフィラキシー反応と考えられる．市販後調査では投与時反応が464例中44例（9.5％）でみられ，主な症状は発疹（10例），蕁麻疹（9例）であった[5]．特に本剤治験経験者に重篤な投与時反応が多く，再投与2回目で起こることから，1回目の再投与がブースター効果となり，HACA 産生を誘導，再投与2回目以降で重篤な反応を起こすと推測されている．投与に際しては治験経験の有無を確認し，長期休薬後の再投与には要注意である．

　実際の投与時反応としては瘙痒感，頭痛，ほてりなどの軽度の症状が多く，点滴速度を下げることで投与を継続できることが多い．ショック，呼吸困難，低酸素血症，蕁麻疹などの重篤なアナフィラキシー様症状が出現した場合は速やかに中止し，気道確保，酸素投与，エピネフリンやステロイド投与など適切な処置を行う．予防的にステロイド（ヒドロコルチゾン300mg を生理食塩水100mL に溶解，15分で点滴）を前投与することもある．

副作用

　表2にTNF 阻害薬による代表的な副作用を示す．市販後，全例調査の中間報告によれば，副作用は464例中130例（28.0％），そのうち重篤なものは21例（4.5％）であり，副作用発現率は関節リウマチ5,000例の市販後調査の結果とほぼ同様であった[5]．主な副作用としては発疹が18例，発熱が13例，上気道の炎症および蕁麻疹が各12例，重篤な副作用としては敗血症性ショック，副鼻腔炎が各

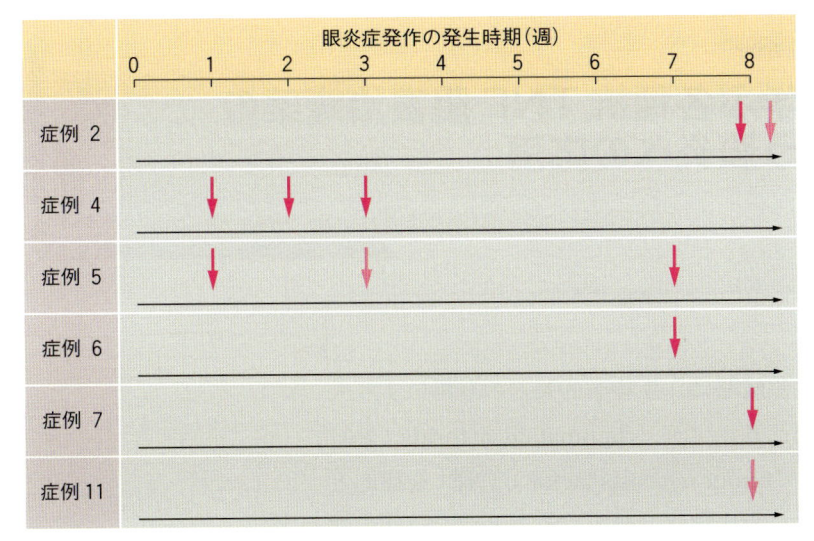

図5 インフリキシマブ点滴後の眼炎症発作の発生時期

点滴をしてから次の点滴までの期間のいつの時点で眼発作がみられるか検討したところ，6例中4例はインフリキシマブ点滴後7〜8週後に発作がみられた．ピンク矢印は両眼，赤矢印は片眼の炎症発作を示す．
(Keino H, et al : Decreased ocular inflammatory attacks and background retinal and disc vascular leakage in patients with Behçet's disease on infliximab therapy. Br J Ophthalmol 2011 ; 95 : 1245-1250.)

2例であった．

効果が不十分となってきた場合はどうするか？

　インフリキシマブは即効性であり，投与早期より有効性が認められるが，いったん効果が現れ，眼発作が抑制されていても治療開始後1年以上を経過すると再び眼発作が生じるような効果減弱例（二次無効例）が存在し，その対応方法が問題となっている．原因として，インフリキシマブの半減期は8〜10日のため投与間隔が8週間隔になると血中濃度が維持できなくなる可能性や，反復投与でインフリキシマブに対する中和抗体が誘導され，効果が減弱する可能性などが考えられる．杏林アイセンターにおいてインフリキシマブ導入後に眼発作を生じた6例について，点滴をしてから次の点滴までの8週間のいつの時点で眼発作がみられるか検討した．その結果，6例中4例はインフリキシマブ点滴後7〜8週後に発作がみられた（図5）[6]．このような症例では，点滴後6週を過ぎると眼発作を抑制するために必要な血中インフリキシマブ濃度が維持できなくなっていると予想される．このような症例への対応策として，① 8週ごとの投与間隔を短縮する，② シクロスポリンの併用投与，などが考えられる．関節リウマチでは中和抗体の産生抑制目的としてメソトレキセート®の併用が義務化されているが，Behçet病では免疫抑制薬の併用に関する一定の見解はない．今後，症例を蓄積しながら効果減弱例への対応についてさらに検討していく必要がある．

〔慶野　博〕

> エビデンスの扉

リウマチから学ぶ各種抗TNF阻害治療薬の使い方とぶどう膜炎への応用

生物学的製剤の登場

近年，自己免疫疾患の治療戦略は，生物学的製剤の登場により大きく変化している．特に関節リウマチ（rheumatoid arthritis；RA）診療における腫瘍壊死因子（tumor necrosis factor；TNF）を標的とした生物学的製剤の導入は，臨床症状の劇的な改善と関節破壊の進行を抑制し，RA診療にパラダイムシフトをもたらした．一方，眼科領域においてもBehçet病難治性網膜ぶどう膜炎に対して，2007年1月にTNF阻害薬であるインフリキシマブの使用が承認され，優れた治療効果を有することが明らかとなってきた．

本項では，わが国における生物学的製剤を用いたRAでの治療エビデンス（TNF阻害薬と抗IL-6受容体抗体製剤を中心に）をもとに，Behçet病に対するTNF阻害薬の使用法，難治性ぶどう膜炎への生物学的製剤の応用の可能性について述べる．

RA診療における生物学的製剤

現在，わが国ではRAに対してTNF-αを抑制する抗TNF-α抗体（インフリキシマブ：レミケード®，アダリムマブ：ヒュミラ®，ゴリムマブ：シンポニー®），あるいはTNF-αに結合する蛋白製剤（エタネルセプト：エンブレル®），抗IL-6受容体抗体（トシリズマブ：アクテムラ®），そして抗原提示細胞上のCD80/CD86とT細胞表面のCD28が結合するのを競合的に阻害するCTLA-4IgG1融合蛋白（アバタセプト：オレンシア®）と，その標的分子から分類すると三種類の生物学的製剤が使用可能である（表1）．

TNF阻害薬（1）インフリキシマブ（レミケード®）

Behçet病網膜ぶどう膜炎における眼炎症抑制効果： インフリキシマブはヒトTNFをマウスに免疫し，マウス由来の特異抗体のV領域の遺伝子と，ヒトIgG1κ鎖のC領域の遺伝子を連結して作製されたキメラ型モノクローナル抗体であり，RAに対してわが国で初めて承

表1　わが国のRA診療で承認されている生物学的製剤

	インフリキシマブ（レミケード®）	エタネルセプト（エンブレル®）	アダリムマブ（ヒュミラ®）	ゴリムマブ（シンポニー®）	トシリズマブ（アクテムラ®）	アバタセプト（オレンシア®）
構造	キメラ抗体	TNF-IgG1融合蛋白	ヒト型抗体	ヒト型抗体	ヒト化抗体	CTLA4-IgG1融合蛋白
標的	TNF	TNF	TNF	TNF	膜型，可溶型IL-6R	CD80/86
半減期	8～10日	3～5.5日	～14日	～14日	5.5～10日	10日
投与法	点滴静注	皮下注	皮下注	皮下注	点滴静注	点滴静注
製剤	粉末	粉末（溶液）	溶液	溶液	溶液	粉末
使用量	3mg/kg（～10mg/kgm）	10～25mg	40mg（～80mg）	50, 100mg	8mg/kg	500mg, 750mg, 1g
使用間隔	8週ごと（～4週ごと）	週1～2回（50mg/週）	2週ごと	4週ごと	4週ごと	4週ごと
併用薬	MTX併用必須	単独（MTX推奨）	単独（MTX推奨）	単独（MTX推奨）	単独	単独（MTX推奨）
市販	2003年7月	2005年3月	2008年6月	2011年9月	2008年4月	2010年9月

MTX：methotrexate（メトトレキサート）

認された生物学的製剤である．2012年3月現在，国内で約55,000例のRA患者に対して使用されている．Behçet病網膜ぶどう膜炎に対しては2007年1月に本剤が保険適応となり，現在わが国において，Behçet病網膜ぶどう膜炎に対して承認を受けている唯一の生物学的製剤である．最近，国内の8施設から集計されたBehçet病ぶどう膜炎患者50例の結果では，インフリキシマブ治療前後の眼発作回数が治療前6か月間に平均2.66回であったのに対して，開始後の6か月間では0.44回，開始後7～12か月では0.79回と著明に減少することが示された．さらに全体の43.8％において治療開始後の1年間に眼発作を認めなかった[1]．一方で，インフリキシマブ導入初期は眼発作が抑制されていても，開始後6か月以上経過すると再び眼発作を来たす効果減弱例（二次無効例）が存在することも報告されており，その対応が問題となっている．その要因として抗体製剤の反復投与による抗キメラ抗体（human antichimeric antibody；HACA）の産生が挙げられる．さらにインフリキシマブ導入後の眼発作の発生時期を調べると，インフリキシマブを点滴してから6～7週間後に眼発作が生じる症例が多い[2,3]．これは眼発作を抑制するための，必要最低限の血中濃度が8週間隔では維持できないため（インフリキシマブ切れ）と考えられる（p.137の図5）．

文献はp.305参照．

一方，RAではインフリキシマブを3mg/kgで点滴静注，初回投与後，2，6週後に投与し，以後，8週間隔で投与を継続していくが，効果不良・減弱例に対しては1回投与量を増加（3mg/kgから6mg/kgへ増量，また1回投与量は10mg/kgまで増量可）することで効果が維持されることが報告されている[4]．さらにRAの患者においてインフリキシマブ導入前に血清TNF-α濃度を低・中・高濃度で分類し，治療反応性を検討したところ，導入前の血中TNF-αが高濃度の群ではインフリキシマブを10mg/kgで投与したほうが良好な反応性を示すことが報告された[5]．この結果は症例により血清TNF-α濃度に差があり，それを中和するインフリキシマブ必要量が異なることを示し，治療前の血清TNF-α濃度測定がインフリキシマブの治療反応性の予測に利用できる可能性を示唆している．

　投与期間の短縮について，海外からのRA患者への投与報告では，投与間隔を8週だったものを6週へと短縮し，インフリキシマブトラフ値を増加させることで，10mg/kgへ増量した群とほぼ同等の結果であったことも示されており[6]，Behçet病の効果減弱例に対して投与間隔を短縮することで，血中インフリキシマブ濃度を上昇させる戦略も効果的と思われる．

併用薬の必要性の是否：現在，Behçet病ではインフリキシマブの導入にあたり，コルヒチンやシクロスポリンの併用は必須ではない．現時点では併用の有無によるインフリキシマブの反応性の違い，投与時反応の頻度などについて明確なエビデンスはない．一方で，RAでは抗キメラ抗体の産生抑制の目的でメトトレキサート（methotrexate；MTX）の併用が必須となっている．シクロスポリンの長期使用は腎機能障害や中枢神経障害などの副作用も懸念されることから，Behçet病における併用療法の是否について早急に検討する必要がある．

インフリキシマブはいつまで続けるのか？：これまでの報告から，Behçet病の眼発作予防にインフリキシマブが著効することは明らかとなったが，長期間投与による危険性，特に結核などの日和見感染症，悪性リンパ腫などの悪性腫瘍のリスクなどの問題点が挙げられる．インフリキシマブ終了後も眼発作の抑制効果が持続することが理想であるが，現時点では治療中止のための明確な基準はない．

　RAではインフリキシマブ投与中止について，わが国において画期的な臨床試験（RRR study）[*1]が行われ，その結果が最近報告された[7]．対象は罹病期間が2年を超え，インフリキシマブ導入により6か月間低疾患活動性を維持できた症例である．114例のエントリ

[*1] **RRR study**
RRRは"remission induction by Remicade in RA"の略．

ー中，102例の1年後の評価が可能であった．インフリキシマブ中止症例のうち55％は，1年以上にわたり低疾患活動性が維持されていた．また，低疾患活動性を維持できた群では年齢が若く，罹病期間が短く，関節破壊の進行が軽度であった．

今後Behçet病においても，RAと同様にインフリキシマブ中止基準策定のための前向き臨床試験の実施など，バイオフリー*2に向けたエビデンスの構築が求められる．

TNF阻害薬（2）エタネルセプト（エンブレル®）

エタネルセプトは可溶性TNF受容体製剤であり，TNF-αおよびβに結合してTNFの効果を抑制する．2005年にRAに対してインフリキシマブに次いでわが国で承認された．25 mg週2回投与とともに，50 mg週1回投与も最近承認された．RAでは早期の中等度活動性の患者において，エタネルセプトとMTXを併用することで疾患活動性の抑制に加えて，骨破壊が著明に抑制されることが報告されている[8]．

市販後調査の結果，重要な副作用として呼吸器感染症が5.2％に認められたが，結核の発症は抗体製剤に比べると少なかった．この要因として，通常の抗体製剤は結核の肉芽腫病変の形成を抑制するが，受容体製剤であるエタネルセプトは，肉芽種形成への影響が少ないため結核が発症しにくいと考えられる．また，エタネルセプトはインフリキシマブに比べて継続率が高く，特にMTX併用例では安定した効果が持続されるなどの利点もある．

一方で，若年性特発性関節炎（juvenile idiopathic arthritis；JIA）や強直性脊椎炎（ankylosing spondylitis；AS），RA患者においてエタネルセプト使用中にぶどう膜炎や強膜炎が発症し，薬剤中止後に眼炎症が改善したとの報告や[9]，RAの症例でエタネルセプト投与中に強膜炎を発症し，インフリキシマブに変更後，炎症所見の改善を認めた症例の報告などがあり[10]，ぶどう膜炎や強膜炎に対する本剤の使用には十分な注意が必要と思われる．

TNF阻害薬（3）アダリムマブ（ヒュミラ®）

アダリムマブは，完全ヒト型の抗TNF-αモノクローナル抗体で，40 mgを2週に1回投与する皮下注射製剤である．アダリムマブ単独投与，およびMTX併用投与でRAに対する有効性と骨破壊抑制効果などが報告されている[11]．またRAに使用されているインフリ

*2 バイオフリー
現在，関節リウマチ領域ではインフリキシマブなどのバイオ医薬品によって臨床的寛解が得られた後，薬剤を中止（バイオフリー）にして寛解が維持される症例の特徴について，さまざまな解析が行われている．

キシマブやエタネルセプトに比べて，アダリムマブの継続率が高いことが示されている．

最近では，欧米を中心にぶどう膜炎や強膜炎に対するアダリムマブの有効性が報告されている[12,13]．現在，わが国においても難治性ぶどう膜炎に対してアダリムマブの臨床試験が進行中であり，今後の報告が待たれる．

抗IL-6受容体抗体：トシリズマブ（アクテムラ®）

トシリズマブは，現在わが国で承認されている生物学的抗リウマチ薬のなかで唯一，わが国において開発された薬剤である．IL-6の受容体に対するモノクローナル抗体としてデザインされており，抗原認識部位のみをマウス由来の成分，その他の抗体の大部分をヒトIgG1由来の成分としている．8mg/kgを4週間隔で点滴投与する．現在，トシリズマブはわが国においてRA，JIA，キャッスルマン病に適応がある．RAに対してトシリズマブは単独投与でも有効であること，またTNF阻害薬で効果不十分なときの第二選択の生物学的製剤としても有効性が期待される[14]．副作用として結核や憩室炎などの感染症に注意することに加えて，トシリズマブ投与開始後2～4週間でCRPおよび血沈が陰性化する特徴があるため感染症の発現については炎症反応だけでなく，症状や身体所見を重視する必要がある．

眼科関連では，TNF阻害薬に抵抗性を示すぶどう膜炎2例に対して，トシリズマブの有効性を示した報告がある[15]．また，ぶどう膜炎の動物モデルである実験的自己免疫性ぶどう膜網膜炎（experimental autoimmune uveoretinitis；EAU）を用いた実験において，抗IL-6受容体抗体の抗炎症効果が報告されており[16]，今後Behçet病などの難治性ぶどう膜炎に対する臨床応用が期待される．

まとめ

わが国のRA診療において使用されている生物学的製剤の報告をもとに，Behçet病網膜ぶどう膜炎に対するインフリキシマブの使用法，難治性ぶどう膜炎に対する生物学的製剤の臨床応用の可能性について述べた．

今後は，個々の患者ごとに眼炎症発作の重症度を客観的に評価し，インフリキシマブ投与前の有効性の予測，さらに投与後バイオフリーの実現に向けたさらなるエビデンスの構築が望まれる．

（慶野　博）

非ステロイド性抗炎症薬の可能性

非ステロイド性抗炎症薬

　非ステロイド性抗炎症薬（nonsteroidal anti-inflammatory drugs；NSAIDs）とは，アラキドン酸をプロスタグランジン（prostaglandin；PG）に変換するシクロオキシゲナーゼ（cyclooxygenase；COX）に働き，プロスタグランジン E_2（prostaglandin E_2；PGE）などの炎症性メディエーターの生成を抑制する薬剤である（**図1**）．非ステロイド性抗炎症薬には，抗炎症，鎮痛，解熱のほか，抗血小板凝集作用があることが知られている．非ステロイド性抗炎症薬の歴史は古く，

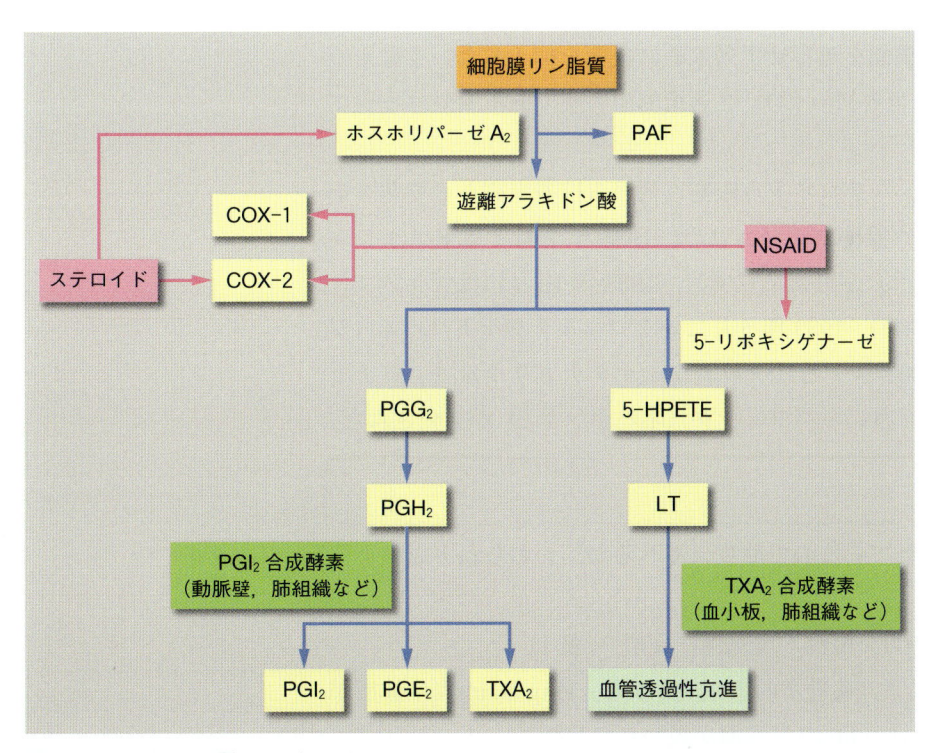

図1　アラキドン酸カスケード
COX　　：シクロオキシゲナーゼ
HPETE：ヒドロペルオキシエイコサテトラエン酸
LT　　　：ロイコトリエン
PAF　　：血小板活性化因子
PG　　　：プロスタグランジン
TXA_2　：トロンボキサン A_2

紀元前より鎮痛効果のあることが知られていたヤナギの樹皮からサリチル酸が分離されたことに始まるとされる．1897年にアセチルサリチル酸（アスピリン）が合成され，市販されるようになったことで非ステロイド性抗炎症薬は広く普及した．

1980年代に，非ステロイド性抗炎症薬と消化管合併症である消化性潰瘍とのかかわりが明らかとなった．当初，消化管合併症のメカニズムは不明であったが，消化器障害を軽減するために，体内に吸収された後に薬剤が活性化するプロドラック化や徐放化など，製剤に工夫がなされた．1991年，シクロオキシゲナーゼには異なるアイソザイムが存在することが発見された．胃，血小板，腎などの正常組織に広く常時発現し，種々の生理機能維持に関与しているCOX-1（cyclooxygenase-1，常在型）と，普段は発現していないが炎症により誘導され，プロスタグランジンの産生を促して炎症を亢進させるCOX-2（cyclooxygenase-2，誘導型）の存在が確認されている．この発見により，非ステロイド性抗炎症薬が生理機能を障害して消化管合併症が生じるというメカニズムが明らかとなった．

そこで，生理機能を障害せず効果的に炎症を抑えるという考えのもと，1999年に世界初のCOX-2選択的阻害薬であるセレコキシブが開発された．

眼科領域では，ステロイド点眼薬に代わる抗炎症薬として非ステロイド性抗炎症点眼薬が開発された．1986年7月インドメタシン（インドメロール®）が最初に登場し，1988年10月にはプラノプロフェン（ニフラン®），1989年5月にジクロフェナクナトリウム（ジクロード®），2000年7月にブロムフェナクナトリウム（ブロナック®），2010年12月にネパフェナク（ネバナック®）が発売された．

分類

成書に記載されているので簡単に述べるが，おおむね下記のように分類される．

1. 化学的構造から，酸性と塩基性に分類．（**表1**）
2. 作用時間の長さ（薬理学的半減期）から，long acting（半減期が長い）とshort acting（半減期が短い）に分類．
3. シクロオキシゲナーゼ阻害の選択性から，COX-1阻害薬とCOX-2阻害薬に分類．
4. 剤形（drug delivery system；DDS）から，内服薬，点眼薬，注射薬，坐薬，皮膚外用薬，徐放剤，貼布薬に分類．

表1 非ステロイド性抗炎症薬（NSAIDs）の分類

分類		一般名
カルボン酸系*	サリチル酸系	アスピリン
	アントラニル（フェナム）酸系	メフェナム酸 フルフェナム酸
アリール酢酸系*	フェニル酢酸系	ジクロフェナクナトリウム（ジクロード®） ネパフェナク（ネバナック®） ブロムフェナクナトリウム（ブロナック®）
	インドール酢酸系	インドメタシン（インドメロール®） アセメタシンなど
	その他	エトドラク ナブメトン
プロピオン酸系*	プロピオン酸系	イブプロフェン ロキソプロフェン ナプロキセン プラノプロフェン（ニフラン®，プロラノン®）
エノール系*	ピラゾロン（ピリン）系	スルピリン
	オキシカム系	ピロキシカム
塩基性系**		チアラミド　など

*酸性系，**塩基性系
現在，販売されている非ステロイド性抗炎症点眼薬は，すべて酸性である．

効果は，どのようにして評価されるのか？

非ステロイド性抗炎症点眼薬の効果は，inhibit COX enzyme activity（IC_{50}）*1 という指標を用いて評価される．ヒツジ精嚢腺ミクロソーム由来のCOX-1，ウサギ肺胞マクロファージもしくはヒツジ胎盤由来のCOX-2をシクロオキシゲナーゼの酵素源として用い，アラキドン酸から産生されるPGH_2，PGE_2の産生量が50％阻害される薬剤の濃度（mol/L）を測定することで，COX-1およびCOX-2の阻害効果が評価されている．主な薬剤の評価結果を表2に示す．IC_{50}値が低いほど，COX-1およびCOX-2の阻害作用は強い．

*1 IC_{50}（50％阻害濃度）COX-1やCOX-2の活性を50％阻害する濃度．各種濃度で測定した結果から導き出す．

眼科疾患と非ステロイド性抗炎症薬（適応疾患と使用目的）

眼科領域で適応が考えられる疾患とその効果は，下記のとおりである．

1. 外眼部，前・後眼部の眼炎症（眼瞼炎，結膜炎，角膜炎，上強膜炎，強膜炎，白内障や硝子体手術などの内眼部手術における術後炎症，ぶどう膜炎，炎症性偽腫瘍）を抑制する．

表2 COX-1 および COX-2 阻害作用
(inhibit COX enzyme activity, IC_{50} 50％阻害濃度〈mol/L〉)

薬剤名	IC_{50} (mol/L)	
	COX-1	COX-2
ネパフェナク（ネバナック®）	$643×10^{-7}$	
アンフェナク（ネバナック®）	$2.5×10^{-7}$*	$15×10^{-8}$**
ブロムフェナクナトリウム（ブロナック®）	$5.3×10^{-7}$*	$2.3×10^{-8}$***
ジクロフェナクナトリウム（ジクロード®）	$9.5×10^{-7}$*	$8.5×10^{-8}$***
インドメタシン（インドメロール®）	$41.0×10^{-7}$*	$170×10^{-8}$***
プラノプロフェン（ニフラン®, プロラノン®）	$82.0×10^{-7}$*	$6,300×10^{-8}$***

* ヒツジ精嚢腺ミクロソーム由来
** ヒツジ胎盤ミクロソーム由来
*** ウサギ肺胞マクロファージ由来
（各医薬品インタビューフォームをもとに筆者がまとめた．）

2. アレルギー性結膜炎による瘙痒感を軽減する．
3. 屈折矯正手術の際，術後の疼痛や羞明を軽減する．
4. 白内障手術における，術中の縮瞳および術後の囊胞様黄斑浮腫を予防する．
5. 抗血小板凝集抑制作用により，眼内循環を維持する*2．
6. 加齢黄斑変性の進行を予防する．

眼科における NSAIDs 点眼薬の使い方

　眼炎症疾患の治療では，抗炎症作用の強さからステロイド点眼薬が第一選択となることが多い．ステロイド点眼薬は，アラキドン酸カスケードの上流に位置するホスホリパーゼ A_2 とその下流にある COX-2 の双方を抑制するので，シクロオキシゲナーゼ（COX-1, COX-2）のみを抑制する非ステロイド性抗炎症点眼薬より抗炎症効果が強いと考えられている（図1）．ステロイド点眼薬の副作用には，眼圧上昇，白内障，感染症が知られている．ステロイド点眼薬の副作用が生じたとき，または副作用が危惧される場合には，非ステロイド性抗炎症薬が使われることが多い．しかし，非ステロイド性抗炎症薬にも副作用があり，角膜上皮障害・角膜潰瘍・角膜穿孔などが知られている．

全身投与と副作用

　外眼部および内眼部の手術後やぶどう膜炎などの治療では，抗炎

[*2] 例として，急性網膜壊死の治療では，アスピリンの使用が推奨されている．

A	Aciclovir（抗ウイルス療法）
S	Steroid（抗炎症療法）
A	Aspirin（抗凝固療法）
P	Prophylaxis for a retinal detachment（網膜剥離の予防）

症および鎮痛を目的に非ステロイド性抗炎症薬が全身投与されることがある．非ステロイド性抗炎症薬の全身投与では，胃痛・胃十二指腸の消化性潰瘍・胃炎などの消化器系の副作用が知られる．それらは自覚症状に乏しく，重篤化し大量出血や消化管穿孔を来たすことがあるので注意が必要である．その他にも気管支喘息，腎障害，肝障害，血小板凝集抑制による出血傾向，頭痛や眩暈，耳鳴りなどの副作用が知られている．気管支喘息はアスピリンによるアレルギー反応として有名であるが，アスピリン以外の酸性非ステロイド性抗炎症薬でも発症することが知られている．したがって，酸性である非ステロイド性抗炎症点眼薬を使用する際には，眼局所のアレルギーに注意する必要がある．

今後の展望

　非ステロイド性抗炎症薬に関連した眼科領域の研究では，白内障眼内レンズ挿入術術後嚢胞様黄斑浮腫と，糖尿病網膜症や加齢黄斑変性における新生血管の抑制に関する研究が積極的に行われている．Miyakeらは，1977年に眼内手術後の嚢胞様黄斑浮腫（cystoid macular edema；CME）の発症に関する仮説を唱えた[1]．手術侵襲によって水晶体上皮細胞や前部ぶどう膜で生合成されたプロスタグランジンなどの炎症性メディエーターが血液房水関門を破綻させ，房水中に炎症性メディエーターが貯留する．これらが硝子体中に拡散して血液網膜関門を破壊し，嚢胞様黄斑浮腫が発生するという仮説である．この仮説を根拠として，プロスタグランジンの産生を抑制する非ステロイド性抗炎症薬は，嚢胞様黄斑浮腫の予防効果が高い薬剤と考えられている[2]．

　一方，糖尿病網膜症や加齢黄斑変性では，新生血管の発生にCOX-2の関与する慢性炎症の関与が明らかになりつつある．Sakamotoらは，非ステロイド性抗炎症薬を硝子体に注入し，網膜下のCOX-2を阻害することで新生血管の発生が抑制されたと報告している[3]．

　いずれも結論は出ていないが，非ステロイド性抗炎症薬に関係する興味深い研究が，現在進行中である．

（鈴木重成）

文献はp.306参照．

ぶどう膜炎を併発した白内障手術

難易度の高い手術

　ぶどう膜炎に併発する白内障は，眼内炎症後の後遺症のため難易度の高い手術となりやすい．ぶどう膜炎の炎症極期には白内障手術を行わないほうがよいが，炎症が落ち着いてからでも虹彩後癒着や虹彩の脆弱化により，慎重な手術を求められる．また，ぶどう膜炎の病型により，術後の炎症が遷延化することも予想される．これらの点について，いくつかポイントを示しながら整理していきたいと思う．

手術時期の選択ポイント

　白内障の進行にもよるが，われわれの施設では前眼部の消炎が確認されてから3か月程度は，経過を観察することにしている．フレアセルが測定可能な施設では，なるべく術前に前房内フレアセルを検討したほうがよい．術前のフレア測定で，20 photon counts/ms 以下なら，白内障手術は安全かと思われる[1]．術前フレア値が 50 photon counts/ms 以上なら，術後6か月を経てもフレア値は 80 photon counts/ms 以上であることが多く，手術施行には注意が必要である[1]．Behçet 病やサルコイドーシスでは術後炎症を来たしやすく，また同定不能のぶどう膜炎においては，肉芽腫性ぶどう膜炎で術後の炎症が遷延化しやすい[1]．これらの内容に関して，術前に注意すべきことを表1にまとめた．Behçet 病に併発する白内障に関しては，最近インフリキシマブの使用により，術後炎症が限りなく少ない，より安全な手術が可能であると考えられている[2]．

文献は p.306 参照.

表1　ぶどう膜炎に併発した白内障手術前に注意すべきこと

1. 術前のフレア測定 　　20 photon counts/ms 以下なら，白内障手術は安全 　　50 photon counts/ms 以上なら，手術施行には注意が必要
2. Behçet 病やサルコイドーシスでは，術後炎症を来たしやすい
3. 原因不明の肉芽腫性ぶどう膜炎では，術後の炎症が遷延化しやすい

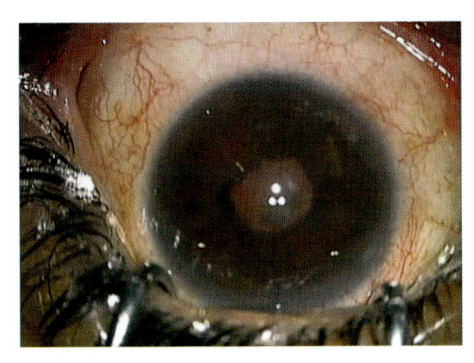

図1　散瞳不良の白内障
52歳，女性．遷延型原田病．虹彩後癒着も来たしている．

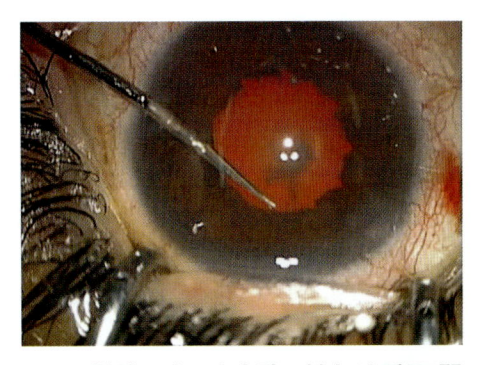

図2　散瞳不良の白内障に対する虹彩切開
図1と同症例で，粘弾性物質注入後に虹彩後癒着を27G鈍針で剝離し，八重式マイクロ剪刀を用いて虹彩縁に切開を入れている．

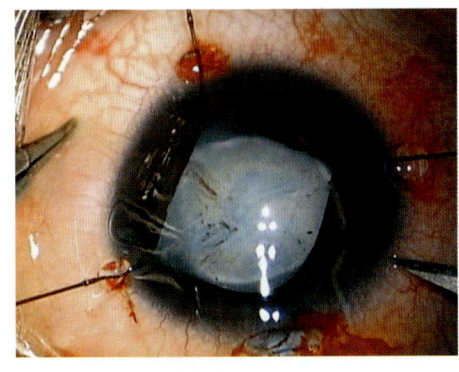

図3　散瞳不良の白内障手術
33歳，女性．Behçet病でインフリキシマブを投与中．虹彩リトラクターで視認性を改善させ，前囊切開に対してブリリアントブルーG染色を行っている．
(写真提供：東京医科大学眼科 後藤 浩先生．)

術中に注意すべきこと

　ぶどう膜炎は基本的に術後に炎症が再発する可能性があるため，強角膜切開は避け，角膜切開を行うことが望ましい．また，虹彩の処置を行う際には点眼麻酔ではなく，Tenon囊内麻酔を行うとよい．散瞳不良な症例については，八重式マイクロ剪刀を用いて6〜8か所で虹彩縁にある虹彩括約筋を切開する方法（図1, 2）や，視認性をよくするために虹彩リトラクターを用いて虹彩を伸展させる方法（図3）がある．Push-and-pull鑷子を使用して虹彩を伸展してもよいが，虹彩括約筋が断裂しやすく，術後に散瞳状態となって瞳孔収縮しなくなる場合がある．このため，われわれの施設では，散瞳不良例の手術に八重式マイクロ剪刀を多く用いている．図3のように白内障の進行により，通常の前囊切開（CCC；continuous curvilinear capsulorrhexis；連続円形前囊切開）が困難な場合には，トリパンブルーやブリリアントブルーG（BBG）前囊染色を行う．また，CCCを行うときは，術後の前囊収縮の可能性も考慮してなるべく大きめなCCCを作製する．ぶどう膜炎併発白内障術後には，高頻度で後

発白内障を来たすため[3]，I/Aハンドピース®を終えた後に前囊切開後の前囊内面周囲および後囊のpolishingをしたほうがよいと思われる．眼内レンズは現在市販されているレンズならどの選択でもよいが，術前の炎症が強い場合に白内障手術を行うと，術後に眼内レンズ偏位が起こる場合があるので，なるべく眼内レンズの脚のしっかりした素材のものを選ぶとよい．ぶどう膜炎を併発した白内障手術で術中に注意すべきことを表2にまとめた．

白内障術後で注意すべきこと

白内障術中に虹彩処理を行った場合には，術後炎症を来たしやすい．術後炎症が強い場合には，ベタメタゾンなどの結膜下注射を1～2日間行う．非常に眼内炎症が強い場合には，プレドニゾロン20mg/日を2日間内服するか，点滴静注をするとよい．術後炎症が少なくとも，ベタメタゾン点眼は3か月前後行ったほうがよい．術翌日は術後虹彩炎とともに眼圧上昇を来たすことがある．炎症の消炎とともに眼圧は下降することが多いので，1～2日間アセタゾラミドの内服を行うか，降眼圧薬の点眼を行う．また，術後2週間以上経てから，黄斑浮腫が出現することがあるので，蛍光眼底造影や光干渉断層計（OCT）で確認後にトリアムシノロンアセトニドのTenon囊内注射を行う．また，ぶどう膜炎併発白内障の術後では，後発白内障が起こりやすい[3]．Fuchs虹彩異色性虹彩毛様体炎に伴う併発白内障など，比較的若年者で白内障手術を行わなければならない場合，特に後発白内障が起こりやすくなるので，事前に患者にYAGレーザー後囊切開の可能性を説明しておいたほうが無難かと思われる．ぶどう膜炎併発白内障手術後に注意すべきことを表3にまとめた．

炎症の活動期だが，どうしても白内障手術をしなければならない場合

ぶどう膜炎の活動期だが，白内障の膨化で狭隅角になり，至急白内障手術を行わなければならないこともあるかもしれない．そのときは，術前2日前よりプレドニゾロン20mg/日内服もしくは点滴静注を行ったほうがよい．あまりに眼内炎症が強い場合や網膜の視機能改善があまり期待できず，急性閉塞隅角緑内障の回避のために白内障手術を行うなら，まずは眼内レンズを挿入しなくてもよいかもしれない．後日，二次的に眼内レンズを挿入したほうが安全である．

（毛塚剛司）

表2 ぶどう膜炎に併発した白内障手術中で注意すべきこと

1. 強角膜切開は避け，なるべく角膜切開で行うほうがよい
2. 散瞳不良例では，八重式マイクロ剪刀や虹彩リトラクターを用いる
3. 白内障のために前囊の視認性が悪い場合，トリパンブルーやブリリアントブルーG染色を行い，前囊を切開する
4. CCCはなるべく大きめに作製する

表3 ぶどう膜炎に併発した白内障手術後で注意すべきこと

1. 術後炎症が強い場合には，ベタメタゾンなどの結膜下注射を1～2日間行う
2. ベタメタゾン点眼は3か月前後行う
3. 術後2週間程度経てから，黄斑浮腫が出現することがある
4. 後発白内障が起こりやすい

ぶどう膜炎における緑内障手術

ぶどう膜と続発緑内障

ぶどう膜炎症例の 13～25% は，眼圧上昇歴および眼圧下降薬の使用歴があるとされており[1]，続発緑内障は比較的頻度の高い合併症である．

文献は p.306 参照．

どのような機序で眼圧が上がるのか

ぶどう膜炎における眼圧上昇の原因は多彩であるが，開放隅角の場合と閉塞隅角の場合に分けて考えるとわかりやすい（表1）[2]．実際には，複数の眼圧上昇機序が関与している場合も多く，原因の特定は難しいが，前房内炎症の活動性，ステロイド治療の内容（眼圧上昇を起こしやすいトリアムシノロン・Tenon 嚢下注射[*1] を行っていないか），隅角所見，最近の眼圧の推移などから眼圧上昇の原因を推測する．隅角所見が乏しく，前房内炎症がないにもかかわらず眼圧が高い症例は，ステロイド緑内障の可能性が高い．

[*1] **トリアムシノロン・Tenon 嚢下注射**
点眼麻酔下で下方の結膜・Tenon 膜を小切開し，鈍針を強膜に沿って球後へと挿入し，懸濁性ステロイド製剤トリアムシノロン（ケナコルト-A®）を注入する．眼底のぶどう膜炎病変に有効で，約3か月間効果が持続する．

ぶどう膜炎続発緑内障の特徴

一般に眼圧変動が大きい場合が多く，上昇の程度も大きい．診査時の眼圧値が高くない日が多いにもかかわらず視野が悪化する症例

表1 ぶどう膜炎における眼圧上昇機序

開放隅角緑内障	線維柱帯への炎症性物質の沈着
	線維柱帯の貪食細胞減少による線維柱帯のフィルター機能の低下
	細胞外マトリックスの増加（ステロイド緑内障）
	blood-ocular barrier（血液眼関門）の破綻による房水産生の増加
	炎症による線維柱帯の膨隆，隅角結節形成（trabeculitis）
閉塞隅角緑内障	虹彩後癒着（posterior synechia）による瞳孔ブロック，膨隆虹彩（iris bombé）
	周辺虹彩前癒着（PAS）
	新生血管緑内障
	虹彩水晶体隔膜の前方移動（Vogt-小柳-原田病）

PAS：peripheral anterior synechia

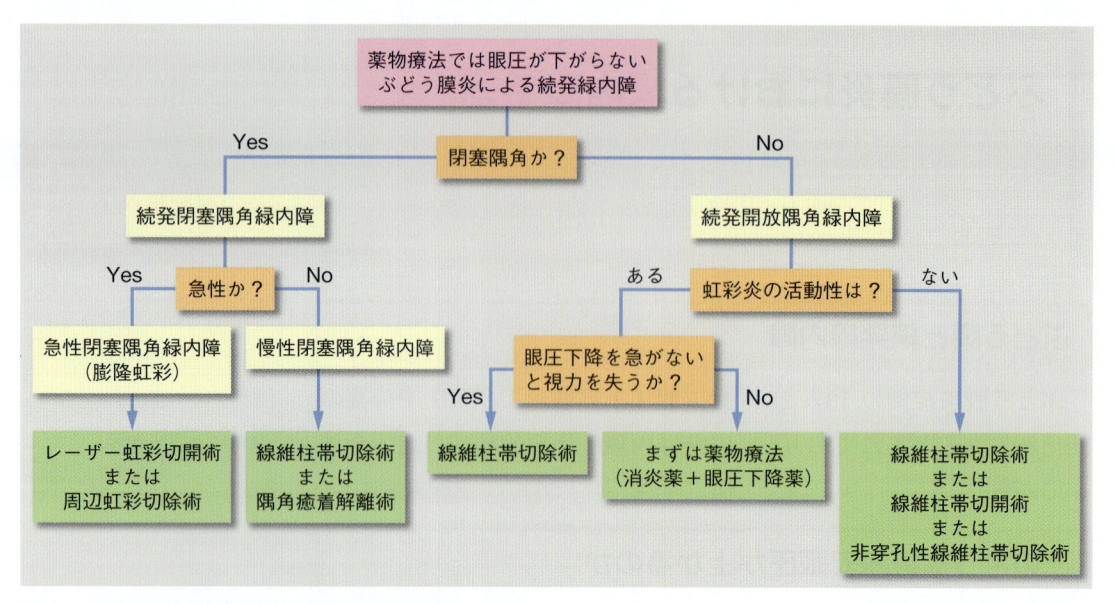

図1 ぶどう膜炎続発緑内障の術式選択のフローチャート
眼圧上昇の機序が閉塞隅角か開放隅角か，前房内炎症の状態，眼圧下降が緊急を要するか，などから術式を選択する．

は，眼圧変動が大きい可能性があり，眼圧変動を安定させる目的で緑内障手術を検討する．また，前房内炎症細胞の浮遊はなくとも隅角に虹彩結節を認めるような症例や，Posner-Schlossman症候群[*2]が疑われる症例では，ベタメタゾン（0.1％リンデロン®）点眼で線維柱帯炎を抑えることで眼圧が下降する可能性があり，消炎治療をまず行う．逆に，ステロイド緑内障では，ステロイド点眼の変更（ベタメタゾン点眼からフルオロメトロン〈0.1％フルメトロン®〉点眼）または中止で眼圧下降が得られる可能性があり，まずそれを試す．

ぶどう膜炎続発緑内障の術式

　緑内障手術は，薬物治療では十分な眼圧下降が得られず，手術によってそれが得られることが期待できる場合に適応となる．術式の選択に関しても，眼圧上昇の原因が閉塞隅角か開放隅角かで異なる（図1）．閉塞隅角では，その解除が手術の目的となる．一方，開放隅角でかつ前房内炎症がみられる場合は，まず消炎薬と眼圧下降薬の投与で消炎を待ち，眼圧が下降するかを見きわめる．一方，炎症が落ち着いているにもかかわらず高眼圧が持続する場合は，まずステロイド緑内障の可能性を考え，ステロイド点眼の変更や中止を行う．それでも眼圧下降が得られない場合は，線維柱帯切開術，線維柱帯切除術などを検討する．各術式の適応，利点，欠点を**表2**に示す．
レーザー虹彩切開術：膨隆虹彩（iris bombé，図2）による急性閉塞

[*2] **Posner-Schlossman症候群**
軽度の虹彩炎，小型の角膜後面沈着物の出現とともに，急激な眼圧上昇（30～40mmHg以上）を起こす．多くは片眼性で再発性．近年，この疾患の再燃にサイトメガロウイルスの再活性化の関与が推測されている．

表2 ぶどう膜炎続発緑内障に対する術式の選択

術式	適応症例	長所	短所
レーザー虹彩切開術	膨隆虹彩による急性閉塞隅角緑内障	レーザーで治療可能であり簡便	再閉塞しやすい
周辺虹彩切除術		再閉塞しにくい	観血的手術であり、レーザーと比べ侵襲が大きい
隅角癒着解離術	隅角癒着が多く、炎症が落ち着いている症例	侵襲が少ない	線維柱帯以降の障害には無効．再癒着
線維柱帯切開術	隅角癒着が少なく、炎症が落ち着いている症例	合併症が少なく安全	術後の前房出血．術後の隅角癒着
非穿孔性線維柱帯切除術	あらゆる症例（炎症が落ち着いていることが望ましい）	線維柱帯切除術より合併症が少ない	眼圧下降効果がやや劣る
線維柱帯切除術		眼圧下降効果が高く、手術適応の範囲が広い	脈絡膜剥離，濾過胞感染などの合併症が多い

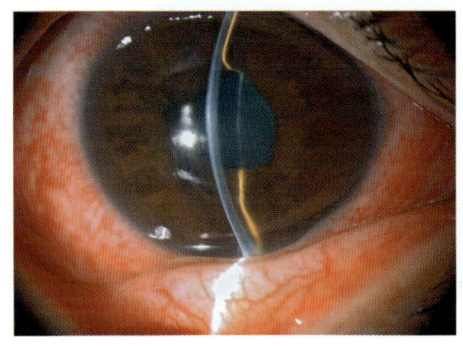

図2 膨隆虹彩（iris bombé）
水晶体と虹彩の癒着（虹彩後癒着）が瞳孔縁全周に及ぶと、毛様体で産生された房水が前房側に移動できなくなり、虹彩を後方から圧迫して、浅前房、隅角閉塞から急性閉塞隅角緑内障を引き起こす．

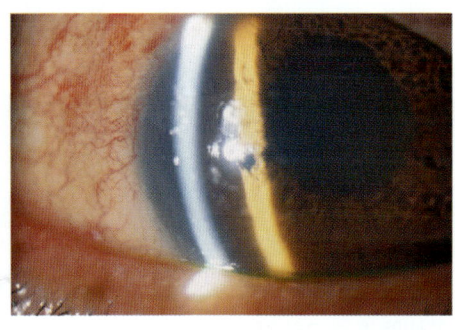

図3 レーザー虹彩切開術後の前眼部写真
瞳孔縁の近くに大きめの切開を行った．術後の十分な消炎により、再閉塞を起こさずに済んでいる．

隅角緑内障では、高度な眼圧上昇（しばしば眼圧50 mmHg以上）のため、早急に眼圧を下げないと失明する可能性がある．レーザーで虹彩を切開して、急性閉塞隅角状態の解除を目指す．ぶどう膜炎症例では照射数が少なくてすむYAGレーザーの使用が望ましい．周辺部の虹彩は厚くて穴が開きにくいが、瞳孔付近は開きやすい（図3）．術後は前房内炎症が悪化して、穴が再閉塞しやすい．デキサメタゾン（デカドロン®）結膜下注射を併用する．

周辺虹彩切除術：レーザー周辺虹彩術を試みても虹彩に穴が開かない場合や、再閉塞を繰り返す場合に行われる．再閉塞しないように大きな虹彩切除を心掛ける（図4）．術後は前房出血により前房内炎症は悪化するため、術前後にはステロイド内服の併用を含め、十分な消炎に気をつける．

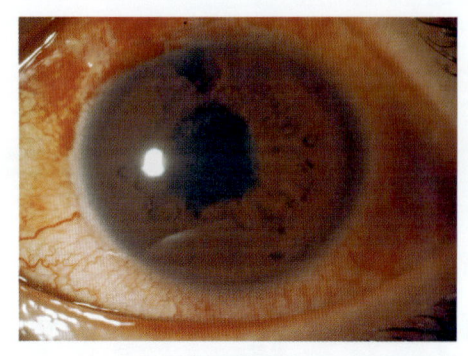

図4 周辺虹彩切開術後の前眼部写真
膨隆虹彩が再発しないように，大きな虹彩切開を心掛ける．

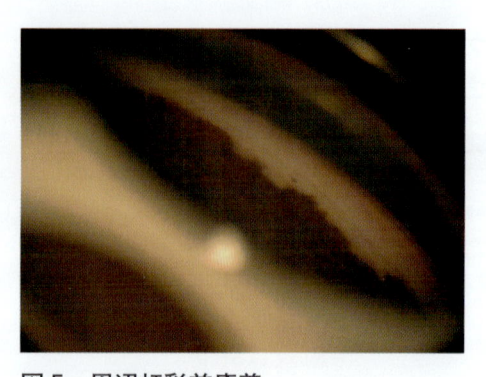

図5 周辺虹彩前癒着
隅角鏡にて隅角を観察すると，虹彩根部が線維柱帯付近まで癒着を起こしている部位が散在しているのがわかる．

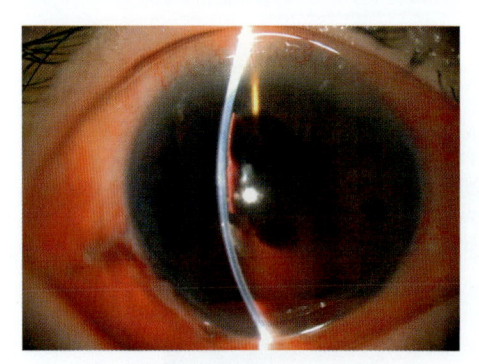

図6 線維柱帯切開術後の前房出血
線維柱帯切開術では，隅角切開部からの前房出血が必発である．

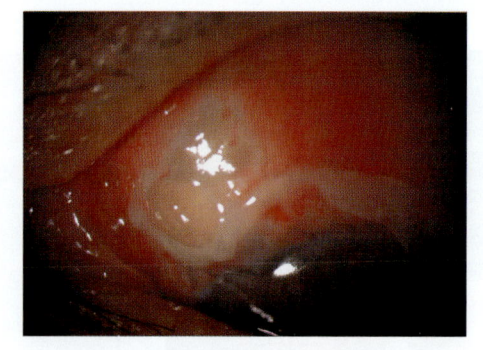

図7 線維柱帯切除術後の濾過胞感染
濾過胞の結膜が薄く，房水漏出がみられる症例では，濾過胞感染を起こすことがある．濾過胞周囲の結膜充血が強くなり，眼脂の付着と濾過胞内の混濁がみられる．

隅角癒着解離術：周辺虹彩前癒着（peripheral anterior synechia；PAS，**図5**）が徐々に増加して眼圧が上昇する慢性閉塞隅角緑内障では，本術式が奏効する可能性がある．しかし，ぶどう膜炎続発緑内障では，線維柱帯以降のSchlemm管にも流出障害を起こしている場合が多く，あまりよい適応ではない．

線維柱帯切開術：線維柱帯の流出抵抗を減少させ，生理的な流出路を再建する手術であり，濾過胞ができないため安全性の高い手術である．問題点としては，隅角切開部からの術後の前房出血（**図6**）は必発で，一時的な眼圧上昇や炎症の悪化が起きること，眼圧下降幅が線維柱帯切除術よりも小さいことである．また，術後は1％ピロカルピン点眼（サンピロ®）で縮瞳して，隅角切開部への虹彩癒着を防ぐ必要があるため，炎症がコントロールできている症例が適応となる．ステロイド緑内障は本術式が奏効しやすい[3]．

表3 ぶどう膜炎続発緑内障に対する手術の術後処方例

術式	薬剤名	投与量
レーザー虹彩切開術，周辺虹彩切除術	0.1％ベタメタゾン（リンデロン®）	点眼8回
	0.5％レボフロキサシン（クラビット®）	点眼4回
	デキサメタゾン注（デカドロン注®）	結膜下注射0.3mL
隅角癒着解離術	0.1％ベタメタゾン（リンデロン®）	点眼4〜8回
	0.5％レボフロキサシン（クラビット®）	点眼4回
	1％ピロカルピン（サンピロ®）	点眼3回
線維柱帯切開術	0.1％ベタメタゾン（リンデロン®）	点眼4〜8回
	0.5％レボフロキサシン（クラビット®）	点眼4回
	1％ピロカルピン（サンピロ®）	点眼3回
線維柱帯切除術	0.1％ベタメタゾン（リンデロン®）	点眼4〜8回
	0.5％レボフロキサシン（クラビット®）	点眼4回
	硫酸アトロピン*（アトロピン®）	点眼1回

いずれの術式でも，前房内炎症が強ければ必要に応じてプレドニゾロン（プレドニン®）内服20mg/日を処方．
＊過剰濾過による浅前房時，または前房内炎症の強いときに使用．

線維柱帯切除術：適応症例が広く，眼圧下降効果も高いため，ぶどう膜炎症例ではよく用いられる術式である．問題点は，術後長期にわたって濾過胞が残存し，濾過胞感染（図7）の危険が残ることである．ぶどう膜炎による続発緑内障に対する本術式の成績は，原発開放隅角緑内障と比べて不良とする報告が多いため[4]，マイトマイシンC[*3]併用は必須と考える．また，術前後の前房内炎症や手術既往による結膜瘢痕は，本術式の成績を悪化させるため，なるべく炎症が落ち着いている状態で，結膜瘢痕の少ない部位に手術することが望ましい[5]．術後の過剰濾過は房水産生低下から濾過胞消失へとつながりやすいため，結膜強膜縫合の追加，圧迫眼帯などの対応が必要である．

術後の管理について

主な手術の術後の処方例を**表3**に示す．ぶどう膜炎による続発緑内障手術では，術前後の前房内炎症により成績が悪化しやすいため，前房内の消炎が重要である．ステロイド点眼に加え，短期間のステロイド内服併用やステロイド結膜下注射なども状態に応じて考慮する．また，線維柱帯切除術後では，濾過胞感染の可能性に注意し，濾過胞内の様子，周囲の結膜の充血，房水漏出の有無を確認する．

（蕪城俊克）

[*3] マイトマイシンC
線維柱帯切除術の術中に，結膜裏面および強膜面に代謝拮抗薬であるマイトマイシンCを3分間程度作用させて，術後の濾過胞の癒着を抑制する方法を，マイトマイシンC併用線維柱帯切除術と呼ぶ．

ぶどう膜炎における硝子体手術

ぶどう膜炎と硝子体手術

　近年の眼科手術手技向上により，以前は難しいとされたぶどう膜炎に伴う白内障や重篤な緑内障，黄斑浮腫，眼内増殖性変化に対し，積極的に外科的治療が選択されるようになってきた．硝子体手術に関しては手術器具・システムの進歩により，安全かつ効率的な硝子体切除が可能になり，以前は禁忌とされていた，ぶどう膜炎に伴う眼内増殖性疾患に対しても手術適応が拡大している．ぶどう膜炎診療において硝子体手術のもう一つの意義は"生検"である．全身または局所ステロイド治療に反応しない，もしくは治療効果が限定的で再発を繰り返すような症例では，生検を検討するべきである．ぶどう膜炎診療における硝子体手術について，現時点での考え方を述べる．

硝子体生検

　硝子体生検は臨床のさまざまな場面で行われている．目的は硝子体液中に含まれる液性因子濃度測定，抗体価の測定，病原体（真菌・細菌・ウイルスなど）の同定，浸潤細胞の細胞診などである．ステロイド抵抗性のぶどう膜炎で，感染症や悪性腫瘍の眼内浸潤を疑ったときなど，診断確定のため早急に行う必要がある．施術中および術後の合併症に留意し，インフォームド・コンセントを十分とってから施行する．

　通常の硝子体手術に準じた準備を行う．最初に灌流を止めた状態で，灌流ポートを毛様体扁平部に設置する．採取用のポートをもう一か所設置し，硝子体カッターを挿入後，眼球半対側を綿棒で圧迫し眼圧を下げないよう配慮しながら，硝子体切除と同時にカッターチューブに硝子体液を吸引する．必要量採取後，灌流を開け，圧が上昇するのを確かめながら綿棒の圧迫を解除していく．助手にチューブ接合部から注射器で逆フラッシュしてもらい，カッター先端から逆流してくる硝子体液を回収する（図1）．硝子体液の採取量は，

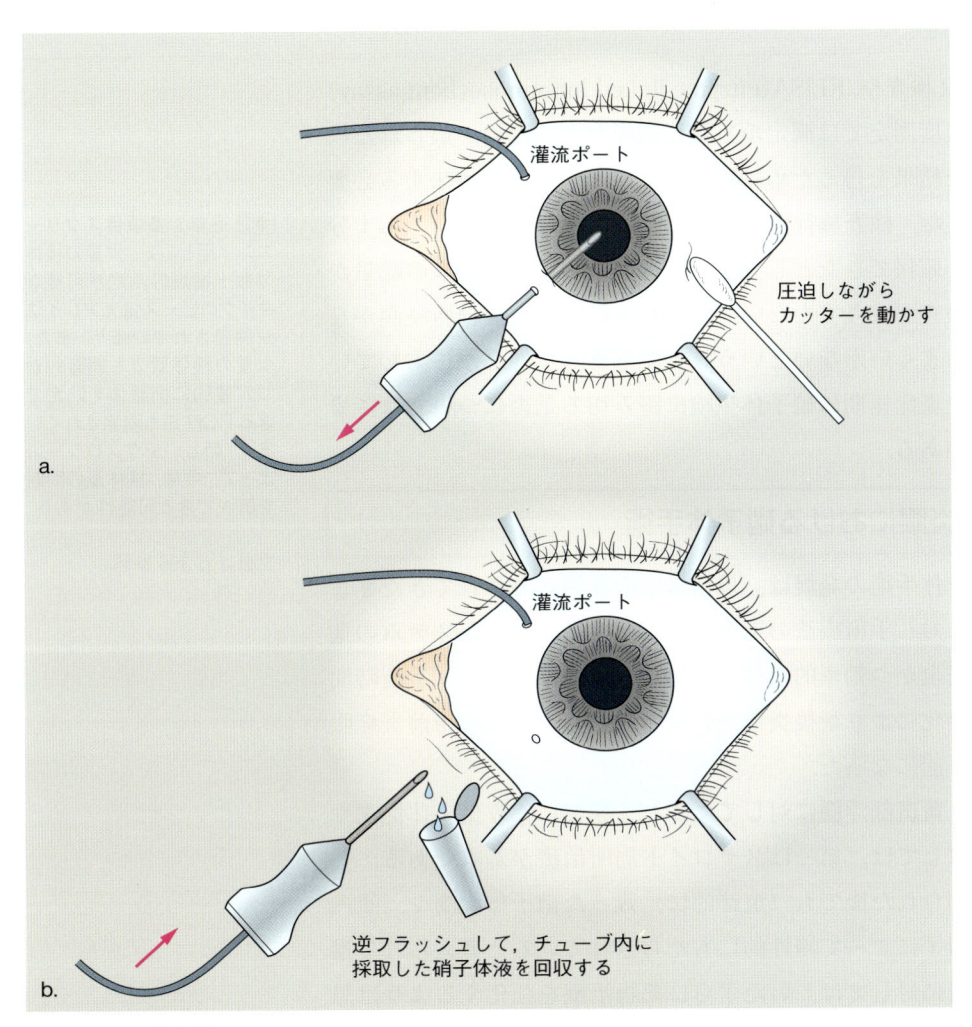

図1 硝子体生検
灌流を止めた状態で，カッターで硝子体を切断吸引する．硝子体液はカッターチューブ内にたまっていく（a）ので，1 mL 程度取れたところで逆フラッシュして回収する（b）．対側を綿棒で圧迫して眼球虚脱を防ぐ．

通常 500～1,000 μL である．25/23 G システムを用いると，20 G と比較して結膜のダメージも少なく施術時間も短いため，生検目的には適していると思われる．硝子体液採取後，創口からの漏出がきちんと止まっていることを確認する．場合に応じて灌流液注入を行うなどして，最終眼圧を調整する．

細胞診が主な目的の場合，一連の検査の過程で，採取細胞の形態保持に細心の注意を払うべきである．ハイスピードカッターでの検体採取も可能であるが，細胞にダメージを与えすぎないようカットレートを適宜調整するなど，細胞傷害の可能性を念頭に入れ注意深く施術する．検体の不用意な撹拌は避け，細胞遠心の際には回転数

にも留意する.

通常のPCR検査や，ELISA（enzyme-linked immunosorbent assay）による蛋白濃度測定では測定項目数に限界があるため，限られた検体量で有用な結果を得るためには，慎重に測定項目を吟味する必要がある[*1]．また，検査施行前の眼内細胞数が少ないと，いくら十分量の検体量を確保できたとしても，目的とする蛋白や核酸の総量が少なくなり検査が成り立たない．ある程度眼内に炎症細胞浸潤がないと検査がうまくいかないということでもあり，適応が拡大しているとはいえ，炎症極期に硝子体生検に踏み切る是否についてはさまざまな意見がある.

ぶどう膜炎眼における硝子体手術

近年の硝子体手術の発展は，以前は手術非適応とされてきたさまざまな疾患に対し手術療法の道を開いた．手術器具・システムの進歩により，安全かつ効率的な硝子体切除が可能になった．手術時間短縮と低侵襲化により術後炎症が軽減され，ある程度の術前炎症眼でも手術が可能になった．

硝子体混濁，黄斑部浮腫に対して：ぶどう膜炎に伴う硝子体混濁や黄斑浮腫に対しては，第一はステロイド局所治療が基本である．しかし消炎が図られた後でも（痕跡的に）残った硝子体混濁や，眼内炎症性液性因子によって慢性的にもたらされていると考えられる遷延性黄斑浮腫に対しては，いたずらに薬物治療を強化するよりは思い切って硝子体手術に踏み切るほうが賢明である[*2]．留意するべき点は，"周辺部硝子体を攻めすぎない"ことであろう．もともと炎症を起こしやすい眼であるために，手術による合併症は命取りにもなりかねない．硝子体手術自体は単純切除で十分なことが多く，周辺に新たに網膜裂孔をつくるぐらいなら無理をせず硝子体を残したほうが賢明である．

眼内増殖性病変（増殖膜，新生血管など）を伴う症例に対して：硝子体混濁や黄斑浮腫などの単純硝子体切除が主な症例だけでなく，眼内増殖性変化を来したぶどう膜炎も，近年，手術適応と考えられるようになってきた．そのまま放置しても網膜剝離や高眼圧により視力が低下する可能性が高く，また進歩した手術手技が普及したことで，硝子体手術のベネフィットがリスクを上回るようになってきたからである．

ぶどう膜炎に伴う増殖膜は，細胞浸潤の程度が局部的に異なるた

[*1] 近年，多項目スクリーニング用として，少量の検体で数十種類の測定が可能なマイクロビーズ蛍光アレイ法が開発されている[1]．また，少量の検体量でも網羅的かつ定量的に病原体を同定できるPCR法も開発されている[2]．新しいテクノロジーによって，今後，検体量の問題を解決できる可能性がある.

文献は p.306 参照.

[*2] このようなケースで，現在，筆者は好んで高速回転25Gシステムとワイドビューイングシステムを使用している（図2）．高速回転マシンを使用して眼内を一望しながら手術をすると周辺部裂孔形成などの合併症が少なくなり，以前に比較して手術が大変やりやすくなったといえる．術後硝子体混濁除去によって視認性が高まるのと同時に，房水のクリアランスが向上するため炎症性液性因子が貯留しにくい眼球構造になり，黄斑浮腫の遷延化を軽減できる可能性が高い．

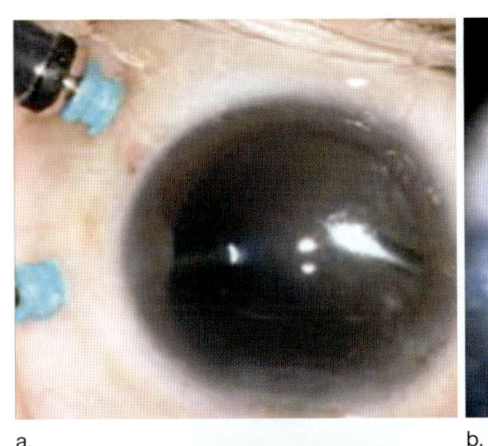

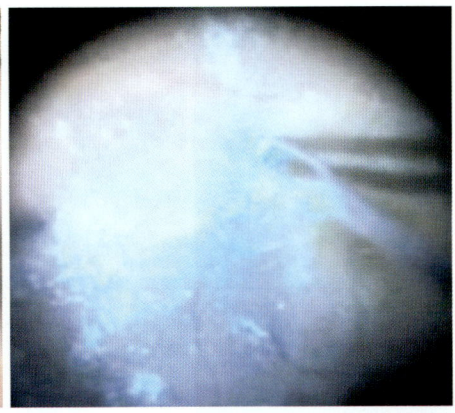

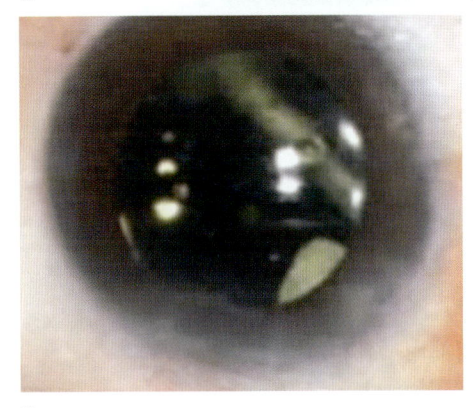

図2　サルコイドーシスに伴う黄斑浮腫に対する硝子体手術
a. 25 G システムで前部硝子体切除.
b. トリアムシノロンと Brilliant Blue G を用いて，後極部残存硝子体皮質と内境界膜を除去.
c. 手術終了時，術後炎症コントロールのためトリアムシノロンを眼内に留置する.

め，網膜との癒着の強さが不均一である．癒着が弱いと思って切除を進めると，不意に網膜ごと切除する危険性がある．確実に膜分離を行ってから切除することが重要であるが，増殖糖尿病網膜症などと同様に，ぶどう膜炎においても増殖膜処理に高速回転 25 G システムは有用である．網膜と増殖膜の間隙にカッターをもぐり込ませることで物理的に確実に分離し，その後安全に切除する．

　増殖性変化を来たすような症例は，ぶどう膜炎自体のコントロールが悪いことが多い．また，虹彩癒着などさまざまの要因により術中の視認性が悪いうえに術後炎症も強く，合併症発生率が高くなる．このような炎症極期のぶどう膜炎で，デポ型ステロイドであるトリアムシノロンの眼内投与[*3]を併用する試みがなされている[3]．

重症感染症に対して：急性網膜壊死，術後細菌性眼内炎・転移性細菌性眼内炎などは進行が早く，高率に網膜剥離を合併し視機能低下に至る．初期薬物治療に反応が乏しい場合には，視力予後の改善を目指して硝子体手術を選択する必要がある．手術の主な目的は，抗生物質眼内灌流による感染コントロールと続発網膜剥離の予防である．

[*3] 硝子体を可視化し術中操作ストレスを減らす手術補助剤としての使用に加え，意図的に術後まで眼内に残すことにより，消炎効果を期待するものである．トリアムシノロンは術後平均1か月間ほど眼内に貯留するため，特に術後早期合併症が軽減すると考えられる．

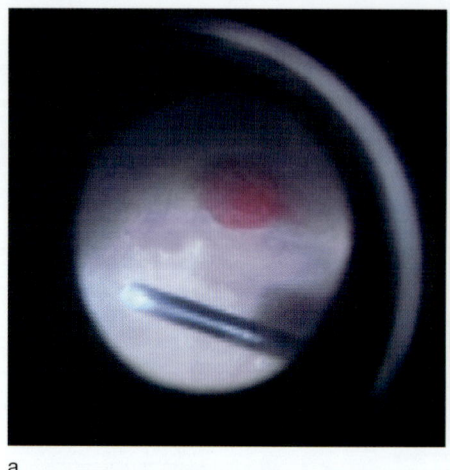

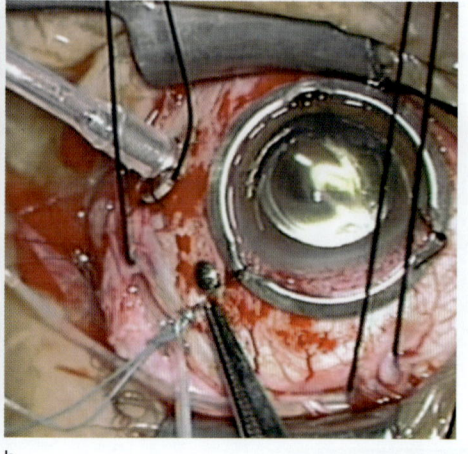

図3 急性網膜壊死の硝子体手術
a. 周辺部の壊死病巣近辺の硝子体切除．網膜裂孔を広げるデメリットがあるため，初回手術では周辺部硝子体は無理してとらない．
b. 強膜輪状締結とシリコーンオイル注入を行って手術を終える．

　急性網膜壊死や急性細菌性眼内炎でも，初回手術で徹底的に周辺部硝子体切除を行うか否かについては意見が分かれている．筆者は網膜裂孔を広げるデメリットを考え，初回手術では周辺部硝子体は無理してとらず，ある程度硝子体を残した状態で強膜輪状締結とシリコーンオイル注入を行って手術を終了している（**図3**）．シリコーンオイル下でいったん感染症と続発炎症を鎮静化させた後，2回目以降の手術で網膜合併症に対応するようにしている．患者と家族には視力予後が厳しいことに加え，視機能温存のため手術が複数回にわたることをよく説明したうえで硝子体手術を施行している．

これからの可能性

　ぶどう膜炎に対する硝子体手術で術後成績向上のために重要なことは，合併症の少ない安全な硝子体切除と術後消炎であろう．近年の低侵襲硝子体手術によって，ぶどう膜炎患者でも手術適応が拡大しているのはうなずける．また術中トリアムシノロンを補助剤として使用することで，これまで難治とされてきた病態であっても，確実な硝子体・残存皮質除去と術後消炎が可能になりつつある．

（園田康平）

5. 感染性（外因性）ぶどう膜炎

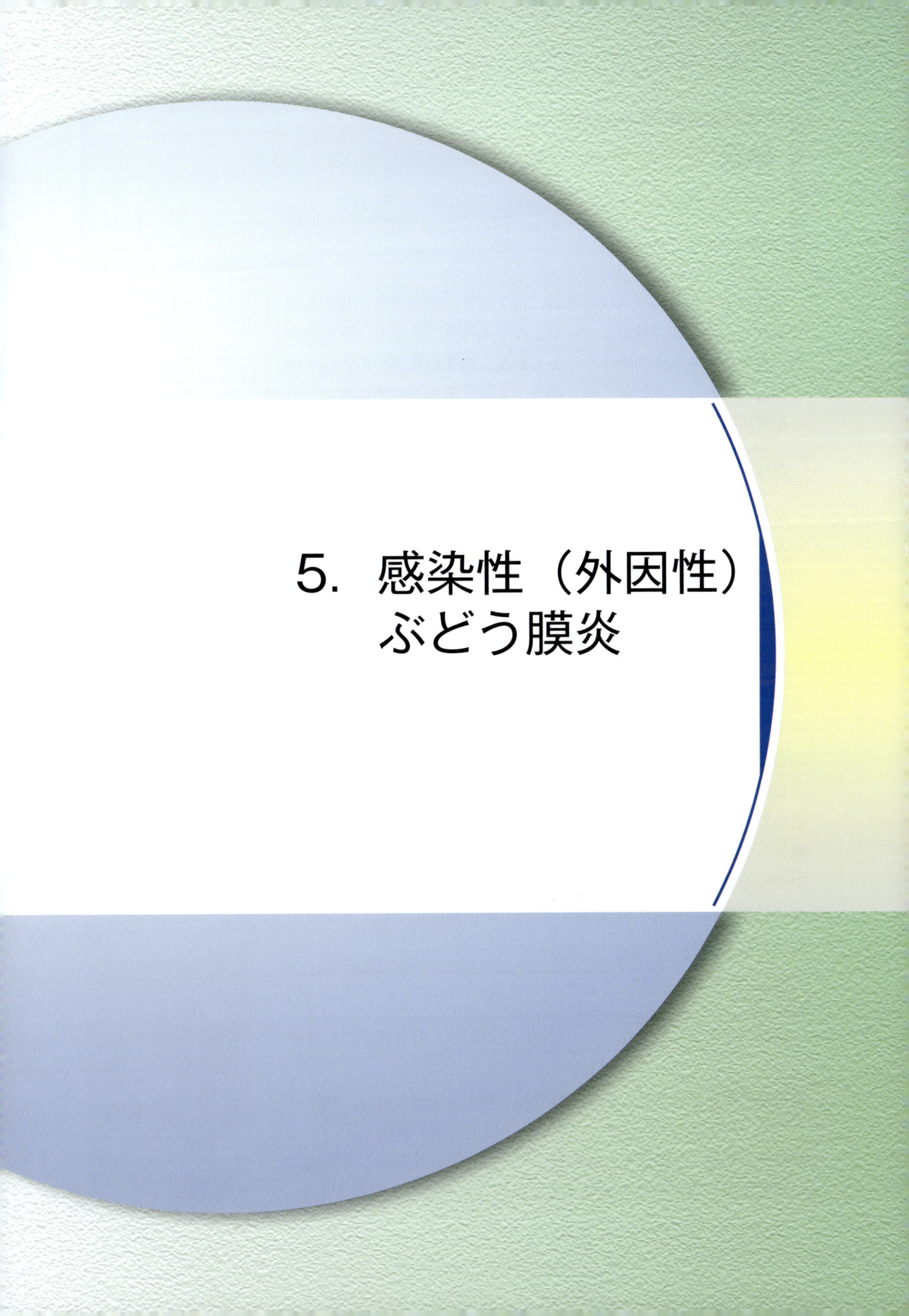

結核

　結核による網脈絡膜炎は頻度的には少なく，紹介患者が集まる大学病院でも1年間で数例といった程度であろう．しかし，眼症状から全身の結核感染が判明することもあり，網脈絡膜炎の原因疾患の一つとして常に念頭に置くべき疾患である．的確な診断に導くために眼科医の役割が重要になる場合もある．

疫学

　結核は内科的には再興感染症として注目され，注意が喚起されている疾患である．結核発生動向調査年報集計結果（概況）（厚生労働省）によるとわが国での年間の結核新規患者発生は平成12（2000）年に39,384人とされていたが[*1]，平成22（2010）年には23,261人となっていて，年々減少する傾向にある（表1）[1]．しかし，国際的に比較すると平成22（2010）年でもわが国の人口10万人あたりの罹患率は18.2人であったのに対して，スウェーデン5.6人，米国4.1人で，ほかの先進国に比べてその発生率は依然として高い．また国内での地域差が依然として多く，わが国で最も低い長野県での9.1人に対して大阪市の罹患率は47.4人（5.2倍），名古屋市31.5人，東京都特別区26.0人と，大都市圏での罹患率が高い．ほかに最近の特徴としては，新登録患者のなかで70歳以上の患者の占める割合が51.2％と高く増加傾向にあること，20歳代の新登録結核患者のなかでの外国籍結核患者割合は29％と高く増加傾向にあることなどが挙げられている．

[*1] "結核発生動向調査"，"結核新規患者発生"は，それぞれ平成19（2007）年に"結核登録者情報調査"，"結核新登録患者数"に呼称変更となっている．

文献はp.306参照．

表1　結核新登録患者数

	年間新規患者数	罹患率（人口10万人）
平成10（1998）年	41,033人	32.4
平成14（2002）年	32,828人	25.8
平成18（2006）年	26,384人	20.6
平成22（2010）年	23,261人	18.2

（厚生労働省 平成22年結核登録者情報調査年報集計結果〈概況〉．）

眼症状

　結核の後眼部病変としては，脈絡膜粟粒結核，結核腫，網膜静脈炎の三つのタイプの病変が生じうる．

脈絡膜粟粒結核：全身の粟粒結核の眼症状としてみられる．網膜下レベルに約1/2〜1乳頭径大の黄白色の円形病巣が散在する．

脈絡膜結核腫：片眼性で，後極部の脈絡膜に孤立性ないしは多発性の隆起性黄白色の病巣を形成する．滲出性網膜剝離，網膜下出血，

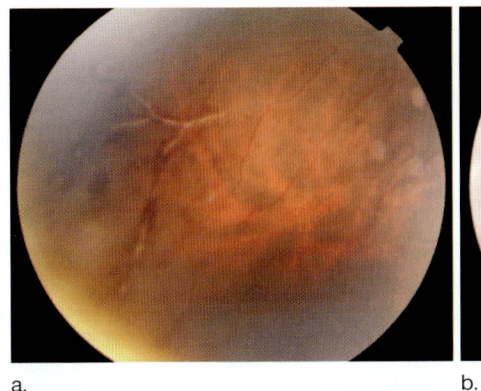

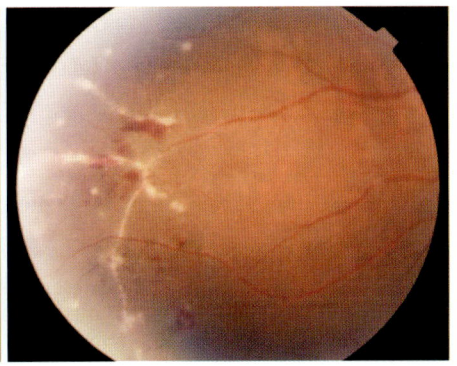

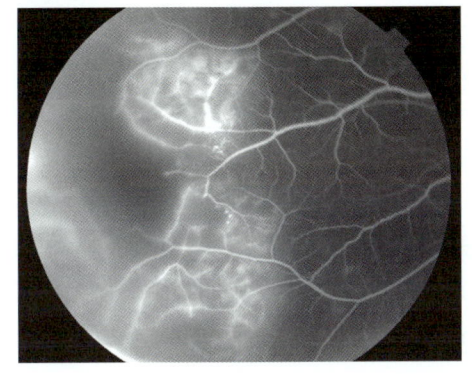

図1 結核性網脈絡炎症例
22歳，男性．近医で網膜静脈周囲炎の診断で紹介された．原因検索を行ったところ，胸部X線検査で肺結核が発見された．呼吸器内科で抗結核療法を行った．右眼耳側（a）に網膜血管の白鞘化と網膜出血を認めた．左眼鼻側（b）には網膜血管に沿って右眼より濃厚な白色滲出斑を認めた．左眼鼻側の蛍光眼底造影検査（c）では血管からの色素漏出と，無血管領域の形成を認めた．両眼周辺部の無血管領域に網膜光凝固を行った．

網膜血管炎などを伴うこともある．

網膜静脈炎：通常，前眼部の炎症所見を伴い，眼底検査では境界がやや不鮮明な白鞘を伴った網膜静脈周囲炎（**図1a, b**）がみられ，その部位付近に点状・斑状の網膜出血を伴うことが多い．フルオレセイン蛍光眼底造影検査（fluorescein angiography；FA）では静脈の白鞘部分に一致して蛍光色素の染色による過蛍光を呈し，血管閉塞性変化の強い例では網膜静脈の怒張と周辺部網膜に無血管領域（**図1c**）がみられる．閉塞性網膜血管炎による網膜無血管領域から新生血管が発生し，硝子体出血を引き起こすことが多い．結核の眼病変として頻度的に最も多く，結核菌に対する免疫反応と考えられている．

全身検査と診断

粟粒結核や眼外結核病巣がすでにわかっている場合は，上記眼症状とあわせて診断できる．しかし，全身的に特に既往歴や症状がない場合には，全身検査を行って診断することになる．

胸部X線，CT検査：呼吸器に病変がある確率が高いため，まず単

純X線撮影を行うが，眼所見から結核が疑われる場合，詳細な評価のためには胸部CT検査まで行う．特にサルコイドーシスとの鑑別は眼所見が類似していることから，体部CTでの肺門部を含めた評価は有用である．

ツベルクリン反応：結核菌由来の物質（purified protein derivative；PPD）に対する遅延型過敏反応（皮膚反応）をみる検査である．皮内接種後48時間で判定を行う．BCG接種後や非結核性抗酸菌感染症*2時も陽性となる．わが国ではBCG接種が義務であった*3ため，"陽性"は，特に結核の診断の意義は低いが，発赤20 mm以上，硬結10 mm以上の"強陽性"の所見は活動性の結核感染を示唆する．逆に重度の結核，血液疾患，免疫抑制中の患者，新生児，高齢者などで偽陰性を示すことがあり注意が必要である．

クォンティフェロン®：2006年にクォンティフェロン®TB-2Gが保険収載された．全血を結核菌特異的な蛋白で刺激し，結核菌特異的T細胞の産生するインターフェロンγの産生量をみることで結核感染を診断する検査である．ツベルクリン反応に比べてBCGや非結核性抗酸菌感染の影響を受けず，特異度が98.1%ときわめて高く，潜在性結核感染症の診断に適している．リンパ球の培養が必要なため，結果は絶対的なものではなく判定困難とされる場合もある．小児や免疫抑制者，超高齢者など免疫力が低い場合は反応が弱いことがあり，結果の解釈に注意が必要である[2]．ツベルクリン反応と同様に補助診断として用いる．

その他：血清診断として抗cord factor抗体測定が有用とする報告[3]があり，キットも市販されている．

診断困難例：眼所見と上記検査，一般血液検査所見など総合的に判断し，結核の可能性があれば，呼吸器病変が見つからない場合も専門内科での眼外病変の検索をコンサルトすべきである．特に前述したような網膜血管炎の場合，ツベリクリン反応などで結核が疑われても眼外病巣が明らかにならない場合は，最終的に診断が難しいケースが多い（図2）．

治療

眼外に結核があれば，当該診療科と協議して抗結核療法を行う．表2に最近の内科領域での標準的抗結核療法の例を示す．網膜血管炎の場合，網膜に無血管域が生じていれば光凝固が必要である．眼症状のみの場合，前述したように確定診断が困難という背景から診

(*2) わが国では推定年間8,000人が発症し，増加傾向にある．発症率は人口10万人に対して1997年は3.2人，2007年は5.7人となっている．原因菌は*Mycobacterium avium*, *Mycobacterium intracellulare* complex（MAC症）が8割を占める．治療はクラリスロマイシン，エタンブトール，リファンピシン3剤併用が原則であるが，治療（根治）困難なことが多い．

(*3) かつては，ツベルクリン反応検査の注射を行い，陰性（場合によっては疑陽性も）の場合にBCG経皮接種が行われた．接種時期は幼児期，小学，中学の3回であったが，2005年の法改正により変更され，接種時期は生後6か月未満（生後3か月以降が推奨されている）の1回となり，ツベルクリン反応検査なしで接種することとなった．

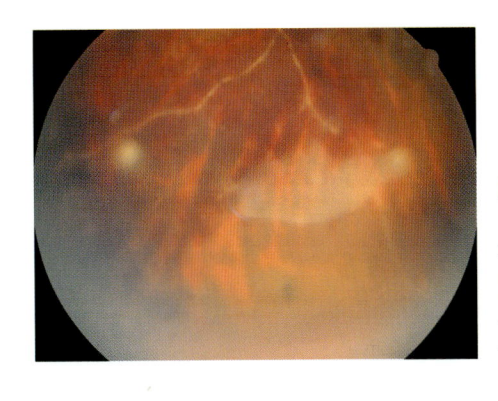

図2 結核性が疑われた網脈絡膜炎症例の眼底写真

35歳,男性.広範な網膜出血と網膜静脈の白鞘化が著明で羽毛様硝子体混濁を伴っていた.網膜光凝固を行ったが,その後,硝子体出血を来たした.全身検査では,ツ反強陽性のほかには眼外に結核病巣はなかった.

表2 肺結核初回標準治療

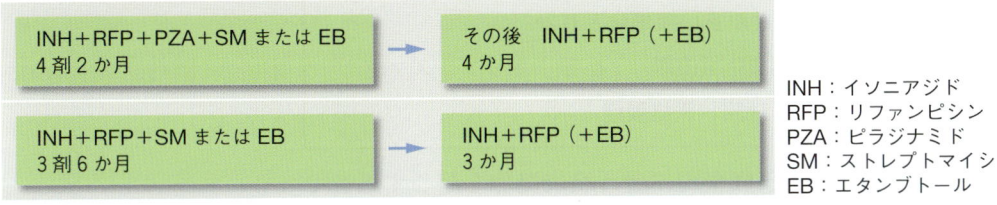

INH+RFP+PZA+SM または EB 4剤2か月	→	その後 INH+RFP (+EB) 4か月
INH+RFP+SM または EB 3剤6か月	→	INH+RFP (+EB) 3か月

INH:イソニアジド
RFP:リファンピシン
PZA:ピラジナミド
SM:ストレプトマイシ
EB:エタンブトール

上記二つのいずれかを行う.

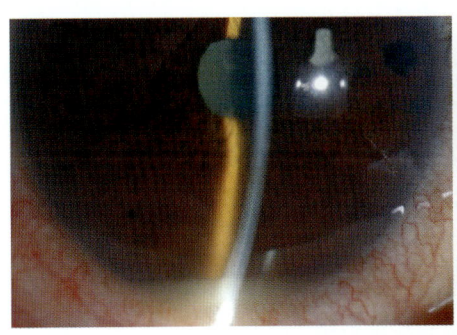

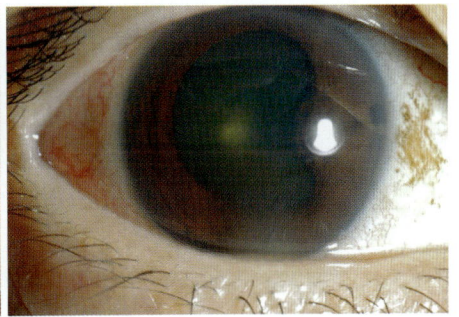

a.   b.

図3 リファブチン関連ぶどう膜炎症例(55歳,女性)
右肺の非結核性抗酸菌症に対し長期間クラリスロマイシン,リファンピシン,エタンブトール内服を行っていた.リファブチン300mg/日投与開始後2か月目に右眼の視力低下と眼痛を自覚.前房蓄膿を伴うぶどう膜炎(a)を発症した.虹彩後癒着(b)と硝子体混濁を伴っていた.リファブチンの中止とステロイド点眼で軽快した.

断的治療として抗結核療法が行われることがある.どの程度の投薬を行うかというコンセンサスは得られていないが,たとえばイソニアジド(INH),リファンピシン(RFP)の2剤を併用して臨床効果をみる方法がある.眼内の炎症の程度が強い場合は,副腎皮質ステロイドの全身投与を検討する.

リファブチン関連ぶどう膜炎

リファブチンはリファマイシン系抗酸菌症治療薬で,リファンピシンと同系統の薬剤である[*4].抗菌力はリファンピシンよりやや強

[*4] 欧米では1990年代の初めより使用され,本剤の高用量の使用によって高率に急性前部ぶどう膜炎が発症することが報告されていた.わが国では2008年10月より使用可能となったが,やはり本剤の使用によって急性前部ぶどう膜炎が発症することが報告されてきている[4].

く，リファンピシンの効果が不十分または投与困難な結核，非結核性抗酸菌症に使用される．リファブチン投与開始後2ないし3か月で前房蓄膿を伴う急性前部ぶどう膜炎（図3）の形で発症し，薬剤の中止，ステロイド点眼薬などで軽快する．ぶどう膜炎の発症機序は不明で，薬剤のみの作用で生じるのか，結核や非結核性抗酸菌の感染が関連するかどうかも不明だが，発症頻度は体重あたりの投与量に依存すると考えられている．

カコモン読解　第23回　一般問題52

網膜光凝固が必要となることが多い疾患はどれか．
a Behçet病　　b Vogt-小柳-原田病　　c 眼トキソプラズマ症
d 結核性網膜血管炎　　e 地図状脈絡膜症

解説　a．Behçet病：眼底型のぶどう膜炎発作を起こす患者では，通常，閉塞性の網膜血管炎を生じることが多い．しかし，本症の場合は閉塞域の網膜は変性に陥り，増殖性変化を来たすことは少ない．まれに健常網膜との境界に新生血管を生じることがあるが，光凝固は眼炎症発作を誘発するためできるだけ避けるべきである．
b．Vogt-小柳-原田病：脈絡膜を中心としたぶどう膜が炎症の主体であり，遷延型に至った症例でも網膜血管の障害は少なく，光凝固が必要となることはまれである．
c．眼トキソプラズマ症：通常，再発性の網脈絡膜炎であり，病巣部の神経網膜，脈絡膜の組織障害が強い．まれに血管閉塞を来たすこともあるが，後に増殖性変化を生じることはほとんどなく，光凝固を要することは少ない．ただ，炎症の再発防止目的で病巣凝固を行ったり，炎症後の硝子体変化に伴って形成される網膜裂孔に対して光凝固が必要となることはありうる．
d．結核性網膜血管炎：血管炎部の閉塞による網膜無血管域が高率に形成され，新生血管が発生し硝子体出血に至ることが多い．蛍光眼底造影検査で無血管域が確認されれば，積極的に光凝固を行うべきである．
e．地図状脈絡膜症：原因不明の進行性の疾患であるが，病巣部に増殖性変化を来たし光凝固が必要となることはまれである．

模範解答　d

（川野庸一）

梅毒

特徴的所見と疫学

　梅毒は，梅毒トレポネーマ（*Treponema pallidum*）によって引き起こされる性行為感染症で先天梅毒と後天梅毒に分類される．先天梅毒は Hutchinson 三徴候（Hutchinson 歯，内耳難聴，角膜実質炎）を代表徴候とする．後天梅毒は，トレポネーマが粘膜もしくは皮膚を通して侵入し，数時間以内に局所リンパ節に達し，以後，急速に全身播種するものである．病毒は第1期，第2期および第3期に発生し，各期の間には潜伏期間がある．一般的な症状は，性器潰瘍，皮膚病変，髄膜炎，大動脈疾患，眼症状などである[1]．

　梅毒は駆梅療法の発達や疾病予防対策によって，一時期，患者数が減少していた．しかし，HIVウイルス感染や化学療法などによってもたらされる免疫抑制状態患者が増加するにつれ，結核と同様に日和見（再興）感染症として再びクローズアップされつつある[2]．

文献は p.307 参照．

診断法

　梅毒検査には，梅毒血清学的検査（serological tests for syphilis；STS）と病変部から採取した体液を用いた暗視野検鏡検査がある（微生物は，検査室では培養できない）．

　STS は，スクリーニング（レアギン）検査および確定（トレポネーマ）検査から成る．急速血漿レアギン（rapid plasma regain；RPR）試験では，脂質抗原（カルジオリピン）を使ってレアギン（脂質に結合するヒト抗体）を検出する．急速血漿レアギン試験は感度が高く簡単で安価な試験であり，スクリーニングに使用されるが，梅毒に対して必ずしも特異的ではない．偽陽性は，全身性エリテマトーデス，関節リウマチなどの自己免疫疾患や妊婦などでみられる．一方，トレポネーマ試験は抗トレポネーマ抗体を検出するもので，梅毒に対して特異的である．トレポネーマ試験には，蛍光標識抗トレポネーマ抗体吸収試験（fluorescent treponemal antibody absorption test；FTA-ABS），梅毒トレポネーマ赤血球凝集試験（Treponema

a.　　　　　　　　　　　　　　b.

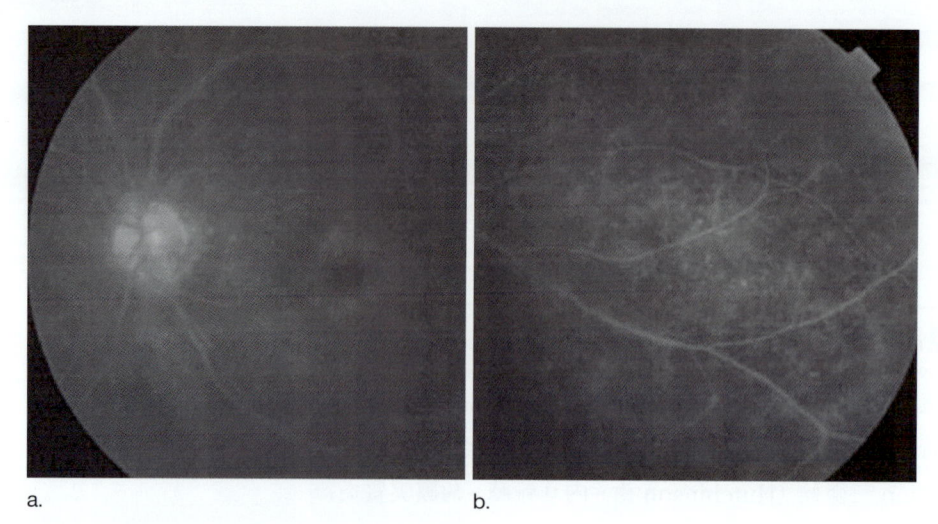

図1　梅毒ぶどう膜炎の蛍光眼底造影写真
梅毒により後眼部網膜血管炎（a）を繰り返した結果，散在性の萎縮病変（b）を呈するようになった．

pallidum hemagglutination；TPHA）などがある．
　血清学的検査に加えて，近年ではPCR検査によって確定診断を得ることもある．眼病変が主な場合には，眼内液採取による検査が可能であるため，特に全身症状に乏しい症例で確定診断に有効である[3]．

梅毒に伴う眼病変

　後天梅毒ぶどう膜炎の臨床像は"特徴的所見に乏しい"，"多彩な臨床像を示しうる"ことが特徴といってよい．虹彩毛様体炎，網膜色素上皮炎，網膜血管炎，視神経炎，強膜炎，角膜実質炎など多彩であり，"いかなるぶどう膜炎を診ても，必ず梅毒は鑑別診断に挙げておく必要がある"といっても過言ではない．治療はペニシリン系抗生物質とステロイドが用いられ，治療により病変は消失する場合が多い．（ステロイド抵抗性の）再発性ぶどう膜炎を診たときには，一度は本疾患を疑い，いたずらにステロイド投与を続けるのではなく，改めて血清学的検査を実施することも大切である．
　視神経炎，脈絡膜炎，色素上皮炎などの後眼部病変の診断は重要である．梅毒を鑑別診断に挙げておかないと，前述のように安易にステロイド全身投与が選択され，全身病態をかえって増悪させる危険性もある．
　図1は梅毒により後眼部網膜血管炎を繰り返した結果，散在性の萎縮病変を呈するようになった症例である．慢性的な網膜血管炎と

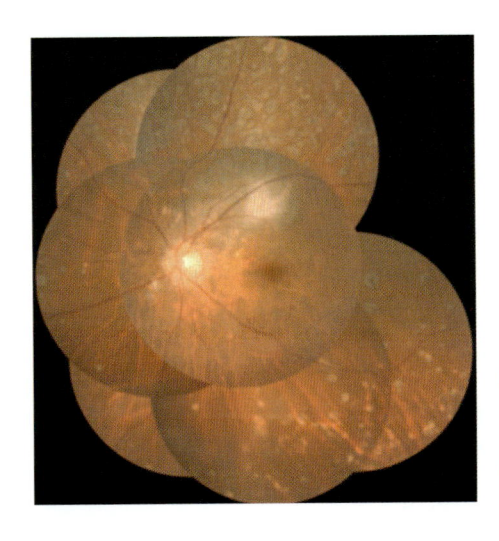

図2 梅毒ぶどう膜炎の広角眼底写真
(図1と同一症例)
散弾状萎縮病変が周辺部までみられた．

色素上皮炎を繰り返した結果，黄斑部浮腫を合併し視力が低下した．図2（同一症例）に示すように，まるで網膜光凝固治療後のような散弾状萎縮病変が周辺部までみられた．

鑑別診断

　虹彩毛様体炎は，全身皮膚症状とリンクしてみられることが多い．眼所見は片眼性で軽症のこともあれば，両眼性で前房蓄膿を伴うこともあり，他疾患との鑑別が困難である．肉芽腫性炎症を呈することが多いのと，全身症状との関連に特に注意を払う必要がある．

　後眼部病変では，特に片眼性視神経炎を診たときには本症を必ず念頭に置く．初診時に血清検査をルーチンで行い，ステロイド治療前に必ず結果を確認する．黄斑近くに活動性または萎縮性病変がある場合には，トキソプラズマ感染症との鑑別が難しい．眼トキソプラズマ症は孤在性のこともあるが，何らかの娘病巣を伴うことも多く，また劇症型では多在性の萎縮病変を残すことがある．蛍光眼底検査でも，中央が低蛍光となる特異的なトキソプラズマパターンに注意する．網膜血管炎，色素上皮炎を主とする場合（図1，2）には，病変の形から結核感染やサルコイドーシスとの鑑別が必要である．各疾患に特異的な諸検査に加えて，ツベルクリン検査は，前者では強陽性，後者では陰性となり，鑑別に有用である．

治療

　ペニシリン系の抗生物質投与が第一選択である．アンピシリン1,500 mg/日内服やペニシリンG® 120万〜180万単位の点滴静注

を行う．ペニシリンアレルギーの妊婦の場合，胎盤透過性のよいアセチルスピラマイシン®を内服させる．投与期間は4〜8週間をめどとするが，全身状態を勘案し内科医と相談のうえ決定する．ニューキノロン系やアミノグルコシド系抗生物質は感受性が低いことが知られている．治療効果は臨床症状の改善に加えて，STS抗体定量検査で8倍以下，あるいは治療前の1/4となることが目安とされる．

眼症状が強く出ている場合は，駆梅治療に加え適切な眼局所消炎治療を行う（あくまでも全身駆梅療法との併用が原則である）．前眼部病変にはステロイド薬点眼に加えて散瞳薬による瞳孔管理を行う．また，後眼部病変にはデポ型ステロイド製剤（トリアムシノロンアセトニド20〜40mgなど）の後部Tenon囊下注射を併用する．

まとめ

梅毒ぶどう膜炎の臨床像は"特徴的所見に乏しい"，"多彩な臨床像を示しうる"ことが特徴である．どのようなぶどう膜炎を診ても，必ず梅毒は鑑別診断に挙げておく必要がある．

〔園田康平〕

HTLV-1 関連ぶどう膜炎

文献は p.307 参照.

HTLV-1 の特徴

human T-cell lymphotropic virus type 1（HTLV-1）は成人T細胞白血病（adult T-cell leukemia/lymphoma；ATL）*1 の原因として 1980 年に発見されたウイルスである．レトロウイルスである HTLV-1 は遺伝子として RNA を有しており，標的細胞である CD4$^+$ T 細胞に感染した後，ウイルス自身がもつ逆転写酵素によって DNA に転写されて感染細胞の DNA にプロウイルス*2 として組み込まれる．そして，ウイルス関連抗原を発現することなしに HTLV-1 プロウイルスを潜伏させた T 細胞は，生体の免疫監視から逃れて持続感染し，感染者はいわゆるキャリアとなる．全国に百万人以上のキャリアが分布していると推定されているが，特異な地理的分布を示し，沖縄，九州の南西部，南四国，紀伊，三陸，北海道の一部の地域に多く分布している．大阪府や兵庫県の都市部にも比較的多くのキャリアが分布するが，これは九州地方からの移住者の分布密度に関連していると推測される．HTLV-1 の感染経路として母子感染，性行為による感染，輸血による感染の三つが明らかにされている．このうち母子感染が主な感染経路であり，現在の垂直感染率が続くなら，今後 HTLV-1 キャリアは減少していき，遅かれ早かれ自然消滅すると推定されている．

*1 ATL
母子感染後 40〜50 年の潜伏期間を経て発症する．多彩な臨床像を呈し，急性型，リンパ腫型，慢性型，くすぶり型の 4 病型がある．

*2 プロウイルス
レトロウイルスの遺伝子が宿主ゲノム DNA に組み込まれた状態をいう．

HTLV-1 関連疾患

HTLV-1 感染者のほとんどは一生キャリアのままで終わるが，ごく一部は HTLV-1 感染 T 細胞が癌性変化を起こして ATL を発症したり，慢性進行性の脊髄疾患 HTLV-1-associated myelopathy（HAM）*3 を発症したりする．同一個体に ATL と HAM が発症することはないことから，ATL と HAM の発症は宿主側の要因によって規定されると考えられており，HLA の遺伝的多型とそれに連鎖した HTLV-1 免疫応答機能が，ATL と HAM を振り分ける宿主要因となることが示唆されている．ATL や HAM 以外にも，HTLV-1 感染に

*3 HAM
慢性進行性の両下肢痙性不全対麻痺，排尿障害，下肢の感覚障害を来たす．ATL とは異なり成人感染でも発症し，感染から発症までの期間が短い症例もある．

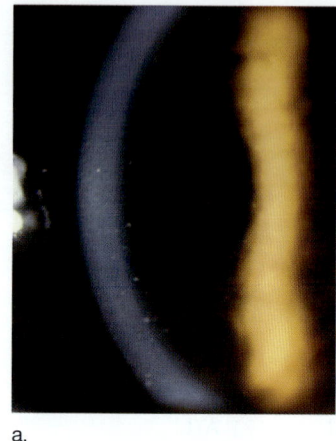

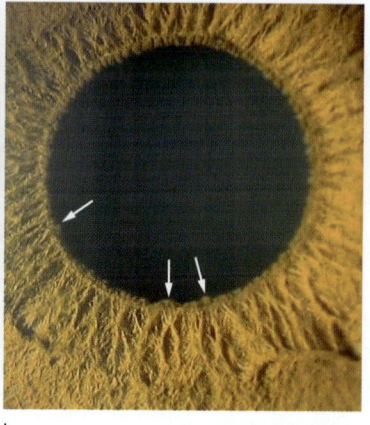

図1 HAU 症例の前眼部写真
32歳，男性．顆粒状の角膜後面沈着物（a）と瞳孔縁虹彩結節（b，矢印）がみられる．（TOPCON SL-8Z で撮影．）

より，さまざまな HTLV-1 関連疾患が発症することが示唆されている（表1）．ぶどう膜炎も HTLV-1 と関連して発症することが疫学的に証明されて，HTLV-1 関連ぶどう膜炎（HTLV-1-associated uveitis；HAU）という疾患概念が確立した．

HAU の病態

ヘルペスウイルスが網膜や角膜などに感染して炎症を引き起こすのとは異なり，HTLV-1 は眼組織には感染しない．HTLV-1 感染 T 細胞は遊走性と組織への浸潤性が高く，眼内に浸潤して種々のサイトカインを発現し，またそれに応答する正常リンパ球も浸潤してサイトカインを放出する．このような HTLV-1 感染細胞によって引き起こされる免疫反応が HAU の病態と考えられている．キャリアのごく一部が HAU を発症するが，HAU 発症の誘因は現在のところ不明である．

HAU の臨床像

性・年齢：男女比は2：3で女性にやや多い．小児から高齢者まで発症するが，30〜50歳代に好発する．
罹患眼：片眼性と両眼性とがあり，片眼性がやや多い．両眼罹患では発症時期にずれのあることが多い．
自覚症状：軽度〜中等度の霧視，飛蚊症を訴える．
眼所見：毛様充血はないことが多く，あっても軽度である．前房混濁は軽度から中等度で，時に白色顆粒状の角膜後面沈着物や瞳孔縁の虹彩結節をみることがある（図1）．隅角に異常をみることはほとんどない．軽度〜中等度の硝子体混濁がみられ，典型的な場合は顆

表1 HTLV-1関連疾患

成人T細胞白血病（ATL）
HTLV-1-associated myelopathy（HAM）
tropical spastic paraparesis（TSP）
HTLV-1-associated uveitis（HAU）
HTLV-1-associated bronchopneumonopathy（HAB）
HTLV-1-associated arthropathy（HAAP）
Sjögren 症候群
多発筋炎

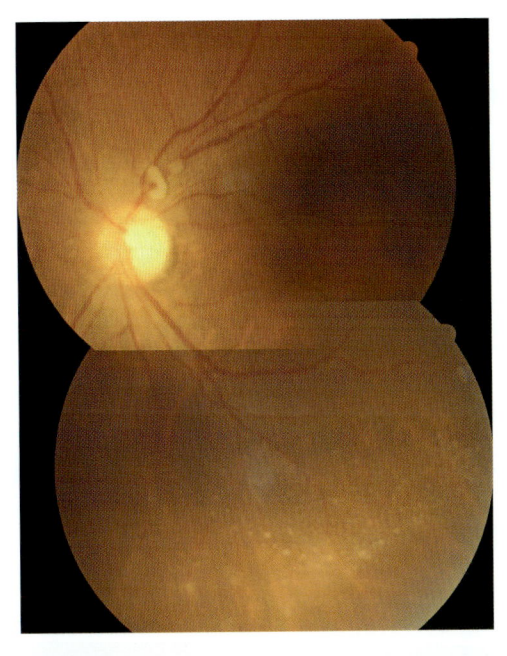

図2　HAU症例の眼底写真
48歳，女性．顆粒状の硝子体混濁があり，網膜血管に白色顆粒の付着や白鞘がみられる．（CANON眼底カメラで撮影．）

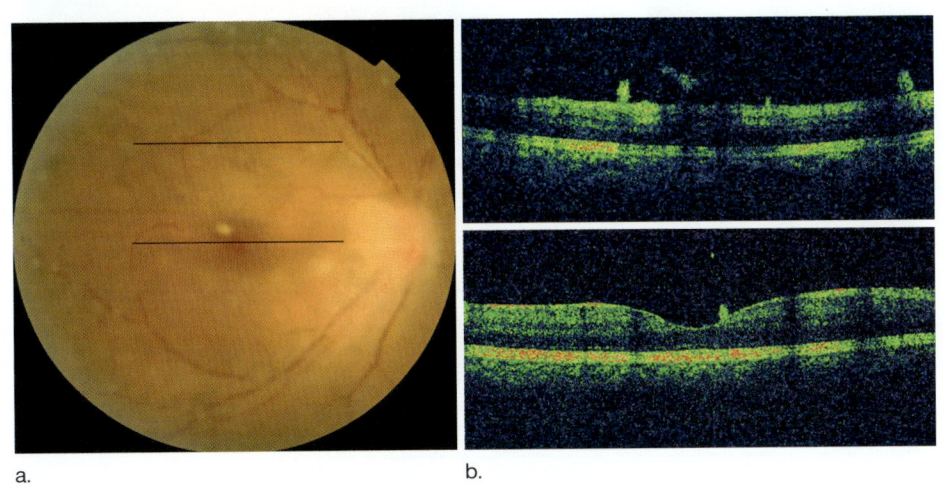

a. b.
図3　HAU症例の眼底写真（a）と光干渉断層計像（b）
50歳，女性．顆粒状の硝子体混濁，網膜血管および中心窩の表面に白色顆粒の付着がみられ，光干渉断層計で網膜表面の付着物が確認される．（TOPCON 3D OCT-1000で撮影．）

粒状の硝子体混濁を呈する（**図2**）．網膜血管や中心窩の網膜表面に白色顆粒の付着をみることがある（**図2〜4**）．この白色顆粒は数週間で痕跡を残さず消失する．網膜血管に白鞘がみられることがあるが，網膜脈絡膜に炎症性病変をみることはほとんどない．蛍光眼底造影検査では，特に異常をみない場合から視神経乳頭の過蛍光や網膜血管の壁染色・色素漏出がみられる場合まである（**図4,5**）．
全身合併症：HAMを発症している状態でHAUを発症することが

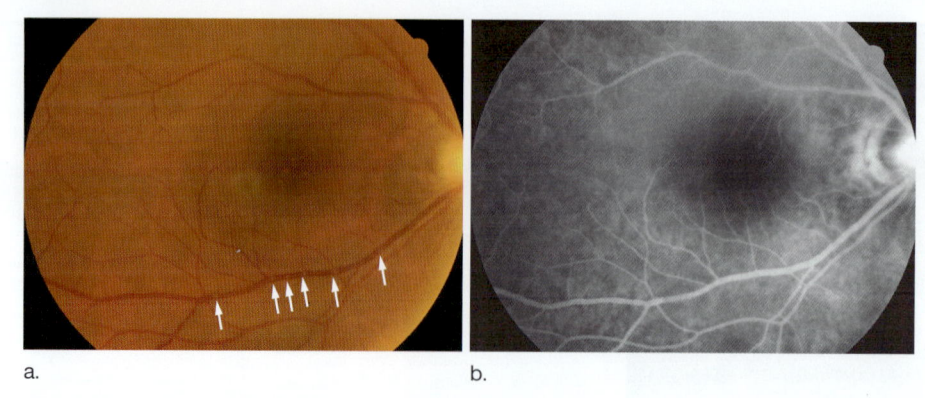

図4 HAU 症例の眼底写真（a）と蛍光眼底造影写真（b）
43 歳，男性．中心窩表面や下耳側アーケード血管（a，矢印）に白色顆粒が付着している．蛍光眼底造影検査では，顆粒付着部に異常はみられない．（CANON 眼底カメラで撮影．）

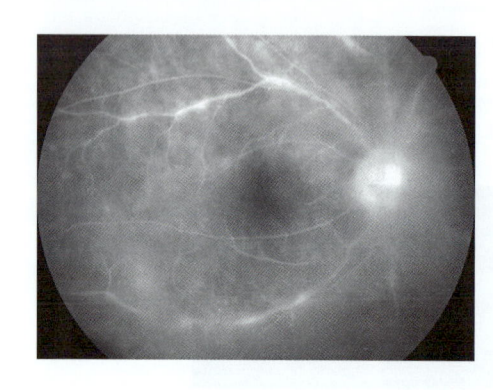

図5 HAU 症例の蛍光眼底造影写真
35 歳，女性．硝子体混濁のため少しかすんでみえるが，視神経乳頭の過蛍光と網膜静脈の壁染色・蛍光色素漏出がみられる．（CANON 眼底カメラで撮影．）

ある．HAU 発症後 4〜11 年経過してから HAM を発症した症例もある．また，HAU では甲状腺機能亢進症を合併する頻度が高い．ほとんどの場合，甲状腺機能亢進症と診断されて治療を開始した後，甲状腺機能が正常〜低下した状態でぶどう膜炎を発症している．

HAU の診断

厳密には確定診断はできない．除外診断を行い，既知のぶどう膜炎に分類できないぶどう膜炎で，血清の抗 HTLV-1 抗体が陽性の場合に HAU と診断する．特に眼所見が少し類似するサルコイドーシスとの鑑別が重要である．いったん HAU と診断しても HTLV-1 以外の未知の原因によるぶどう膜炎である可能性が残ることに留意し，網脈絡膜病変がある場合やステロイド治療に反応しない場合は別の疾患を考慮する．前房水中に HTLV-1 感染細胞が検出されても，HTLV-1 キャリアであれば，ほかのぶどう膜炎でも前房水中に HTLV-1 感染細胞が検出されることがあるので確定診断にはならない．ATL 患者に発症したぶどう膜炎は，HAU よりもまず日和見感

染によるぶどう膜炎を疑う．また，HAUと診断したのにステロイドに反応せず網膜に病変が広がる場合は，一見健康にみえるATLに日和見感染あるいは腫瘍細胞の眼内浸潤が起こっている可能性があるので，入念な全身検査を行い，積極的に前房水や硝子体を採取して細胞診やウイルス学的検査を行う必要がある．

HAU の治療

　副腎皮質ステロイドによく反応して，数週間から数か月で炎症所見は消失する．軽度の硝子体混濁であれば，ステロイドの局所投与で治療する．硝子体混濁が中等度以上で視力低下を来たす場合はプレドニゾロン30 mgから内服を開始し，硝子体混濁の減少にあわせて漸減する．30〜40％に同一眼あるいは他眼に再発がみられる．なかには短い間隔で再発を繰り返す事例があるが，再発を繰り返してもほとんど後遺症を残すことはなく，視力の転帰は良好である．

HTLV-1 感染の告知

　HTLV-1に感染していることを患者に知らせる際は，いたずらに不安を与えないように十分配慮し，HTLV-1に感染していることで差別されないように留意する．基本的には本人のみに説明し，本人が希望する場合には家族にも説明してよい．少なくとも次のことを説明する．

1. 感染経路には母子感染，血液感染，性行為による夫から妻への感染があるが，日常生活ではヒトに感染させる心配はない．
2. キャリアの1,000〜2,000人に1人の確率でATLを，3万人に1人の確率でHAMを発症する可能性があるが，ほとんどの人は健康のまま一生を終える．
3. キャリアは特に治療を必要としない．
4. 献血はできない．

〔中尾久美子〕

ウイルス性虹彩毛様体炎

原因ウイルス

　ヒトヘルペスウイルス科に属するウイルスは，病原ウイルスとして最も重要なものであり，1型から8型までが知られている（**表1**）．そのうち，単純ヘルペスウイルス1型（herpes simplex virus-type 1；HSV-1），2型（HSV-2）と水痘帯状ヘルペスウイルス（varicella zoster virus；VZV）は，虹彩毛様体炎（以下，虹彩炎）や汎ぶどう膜炎（急性網膜壊死）の原因となる．また近年，サイトメガロウイルス（cytomegalovirus；CMV）も，以前から知られていたCMV網膜炎のみならず，虹彩炎の原因にもなることが明らかとなった[1]．一方，角膜内皮を標的とする炎症性疾患は角膜内皮炎と呼ばれ，HSV，VZV，CMV，ムンプスウイルスなどのウイルスが原因であるとされている．本項では，ウイルス性の虹彩炎と角膜内皮炎について述べる．

文献はp.307参照．

ウイルス性虹彩炎（1）HSVおよびVZV虹彩炎

発症の誘因：ヘルペスウイルスによる角膜炎，ぶどう膜炎，眼瞼炎などの眼部ヘルペスは，一度感染したHSVあるいはVZVが，眼の

表1　ヒトヘルペスウイルス科の潜伏部位と関連する疾患

名称	略称	潜伏部位	関連する疾患
単純ヘルペスウイルス1型	HSV-1	三叉神経節	口唇ヘルペス，角膜炎，虹彩炎
単純ヘルペスウイルス2型	HSV-2	仙髄神経節	外陰部ヘルペス，虹彩炎，網膜炎
水痘帯状ヘルペスウイルス	VZV	脊椎後髄神経節	水痘，帯状疱疹，虹彩炎，網膜炎
Epstein-Barrウイルス	EBV	外分泌腺	伝染性単核症，上顎癌，Barkittリンパ腫，Sjögren症候群
サイトメガロウイルス	CMV	リンパ球など	サイトメガロウイルス網膜炎，肺炎，肝炎，脳炎
ヒトヘルペスウイルス6型	HHV-6	CD4陽性T細胞	突発性発疹
ヒトヘルペスウイルス7型	HHV-7	CD4陽性T細胞	突発性発疹
ヒトヘルペスウイルス8型	HHV-8		Kaposi肉腫

5. 感染性（外因性）ぶどう膜炎

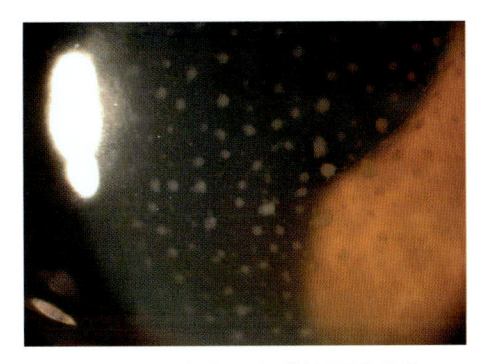

図1　HSV虹彩炎の角膜後面沈着物
急性期には，高度の前房内炎症とともに白色で豚脂様から小型円形の角膜後面沈着物を認める．

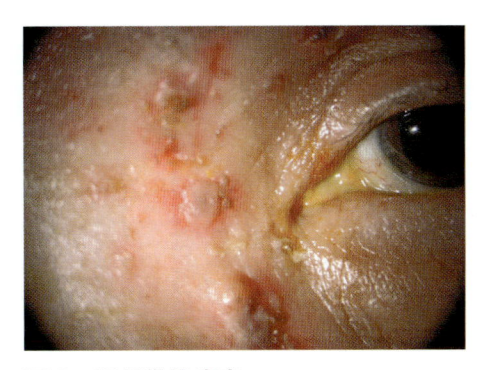

図2　眼部帯状疱疹
眼部帯状疱疹で鼻根部に皮疹を認める症例では，VZV虹彩炎や角膜炎を起こしやすい．

知覚神経節である三叉神経節に潜伏感染し，その再活性化が三叉神経節第1枝領域（眼瞼皮膚，角膜，結膜，強膜，虹彩毛様体，網膜）に起きることで発症する．HSV，VZVの初感染は小児期から若年成人期までに8〜9割の人で起きる．HSVの初感染の多くは不顕性感染であるのに対し，VZVでは全身性の水疱性皮疹（水痘）を生じる．ウイルスの再活性化は，発熱，感冒，ストレス，老齢，免疫力の低下などが誘因となりうる．HSVよりもVZVのほうが一度に多くの神経束に再発する傾向が強いため，VZV虹彩炎のほうが眼瞼炎などの随伴症状を伴いやすい．

眼所見：虹彩炎は通常片眼性で，充血，羞明，眼痛，霧視を訴え，前房内炎症は急性期には高度なことが多い．HSV虹彩炎は，限局性の角膜混濁や浮腫と，その部位に一致した豚脂様の角膜後面沈着物[*1]（keratic precipitate；KP，図1）を特徴とする．上皮型角膜ヘルペス（樹枝状潰瘍）や眼瞼の水疱性皮疹を伴うこともある．鎮静期に小円形の虹彩萎縮を残すことがある．一方，VZV虹彩炎は眼部帯状疱疹（herpes zoster ophthalmicus）に引き続いて起きる場合が多いが，皮疹を伴わない場合もある（zoster sine herpete）．鼻根部に皮疹がみられる場合は，虹彩炎を起こしやすい（Hutchinsonの法則，図2）．虹彩炎は肉芽腫性で，比較的均一な大きさの豚脂様KPが角膜全体にみられることが多い（図3）．炎症が遷延すると虹彩色素を伴った茶色のKPとなる（図4）．強い炎症を生じると，虹彩後癒着や前房蓄膿を来たすことがある．VZV虹彩炎の鎮静期には，扇形あるいは広範囲にくっきりとした虹彩萎縮を残すことが多く，瞳孔不整を来たすこともある（図5）．

診断：臨床所見からヘルペス性虹彩炎を疑った場合，確定診断のた

[*1] **角膜後面沈着物**
前房内の炎症細胞が角膜後面に付着する現象．前房内炎症の存在あるいは既往を示唆する所見で，ぶどう膜炎や術後の眼内炎症などで出現する．微塵様のものは非肉芽腫性のぶどう膜炎（Behçet病や膠原病など），豚脂様のものは肉芽腫性ぶどう膜炎（サルコイドーシスや感染性ぶどう膜炎など）に多い．

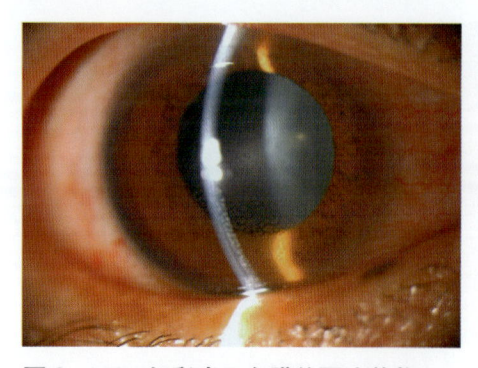

図3 VZV虹彩炎の角膜後面沈着物
急性期には，高度の前房内炎症とともに比較的均一な大きさの豚脂様角膜後面沈着物が，角膜全体にみられることが多い．

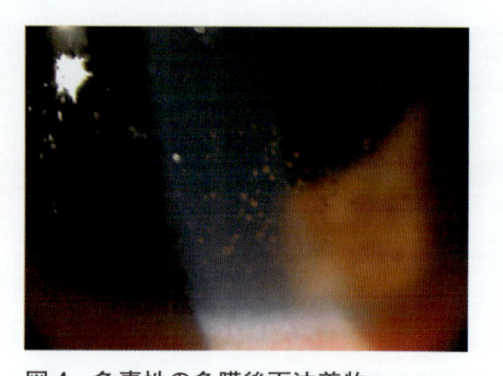

図4 色素性の角膜後面沈着物
鎮静期には，豚脂様角膜後面沈着物は虹彩色素を取り込んで茶色の色素性角膜後面沈着物となり，長期間残存することもある．

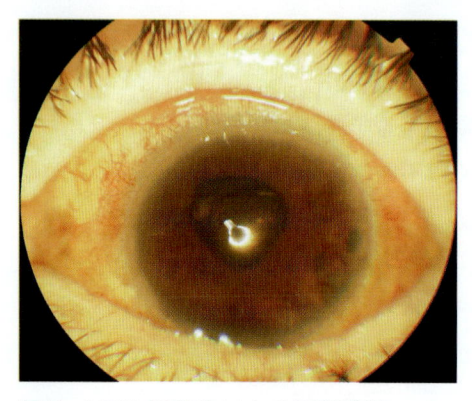

図5 VZV虹彩炎による虹彩萎縮
比較的くっきりとした虹彩萎縮が広範囲にみられ，瞳孔不整も起こしている．

表2 抗体率の計算と判定方法

	前房水中および血清中でのウイルス抗体価と総IgG量を測定し，ウイルス抗体価が前房水中で血清中と比べて何倍濃度が高いか（抗体率：Q値）を以下の式から計算する．
	$$Q値 = \frac{\frac{眼内液のウイルス特異抗体価}{眼内液の総IgG量}}{\frac{血清のウイルス特異抗体価}{血清の総IgG量}}$$
判定方法	$1 \leq Q値 < 6$：そのウイルスによる虹彩炎の疑い
	$6 \leq Q値$：そのウイルスによる虹彩炎と診断確定

めの検査として，前房水を採取して，① PCR法でウイルスDNAの存在を証明する方法，② ウイルス特異的抗体価の前房内での上昇を証明する方法（**表2**）がある．前者は発症早期（1か月以内）で陽性率が高く，後者は発症後1か月以上経ってから陽性率が高まるとされている．

治療：抗ウイルス剤とステロイド点眼，散瞳剤の点眼を併用する．アシクロビル（ゾビラックス®）眼軟膏1日5回，あるいはバラシクロビル（バルトレックス®〈500mg〉）内服2錠 分2（HSVの場合），または6錠 分3（VZVの場合），ベタメタゾン（0.1％リンデロン®）点眼1日5回，トロピカミド（ミドリンP®）点眼1日3回を1〜2週間行い，前房内の消炎を確認しながら減量・中止する．

ウイルス性虹彩炎（2）CMV虹彩炎

発症の誘因：CMVは80〜90％の人が小児期に不顕感染し，生体内

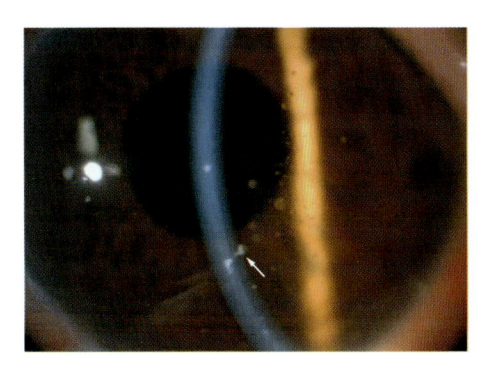

図6 CMV虹彩炎の角膜後面沈着物
さまざまな大きさの白色円形の小型KPがみられる．KPに樹枝状の突起がみられることもある（星形KP，矢印）．

で持続感染している．そしてAIDSや抗癌薬の使用，免疫抑制薬の使用などで免疫不全となった際に，網膜，肺，肝臓，副腎，脳などで再活性し，CMV感染症を引き起こす．CMV網膜症が健常人で発症した報告は散見されるものの，CMVは健常人には感染症をほとんど発症しないものと最近まで信じられてきた．

ところが近年，免疫不全のない健常人の虹彩炎や角膜内皮炎の患者の前房水から，定量的PCR*2で有意な量のCMV-DNAが検出される症例が報告され[1]，CMVが健常人で虹彩炎や角膜内皮炎の原因となることが広く認められるようになってきている．

臨床的特徴：CMV虹彩炎は，それまでPosner-Schlossman症候群，あるいはFuchs虹彩異色性虹彩毛様体炎と診断されていた患者に多い[2]．臨床的特徴としては，通常片眼性で高齢者，男性に多く，慢性または再発性の虹彩毛様体炎で，豚脂様・小型または星形のKP（図6）がみられ，比較的高度の眼圧上昇を伴い，角膜内皮細胞数が減少している症例が多く，虹彩萎縮や角膜内皮炎を合併することがある，などが挙げられる[2,3]．

診断：前房内炎症や新鮮な白色のKPがみられる日に前房水を採取し，PCR検査でCMV-DNAが陽性となれば本症と考える．

治療：CMV虹彩炎の治療は十分に確立されていない．CMV網膜炎に準じた抗CMVウイルス薬（ガンシクロビル：デノシン®）の投与とステロイド点眼の併用が推奨されている．Cheeらはバルガンシクロビル（ガンシクロビルのプロドラッグの内服で投与可能）内服（導入療法として1,800 mg分2を6週間，および維持療法として900 mg分2を6週間），またはガンシクロビル硝子体注射（2 mg/0.1 mLを週1回，3か月間）を行っている[2]．また，KoizumiらはCMV角膜内皮炎に対してガンシクロビル全身治療（10 mg/kg/日を7日間）に加えて，維持療法として0.5％ガンシクロビル点眼液1日4〜8回

*2 定量的PCR法
通常のPCR法が定性的検査であったのに対し，本法ではサンプル中の目的とするウイルスDNAの量を定量できるため，眼内の病原体の量が推定でき，より強くウイルスの病原性を示唆できる．real time PCRとも呼ばれる．

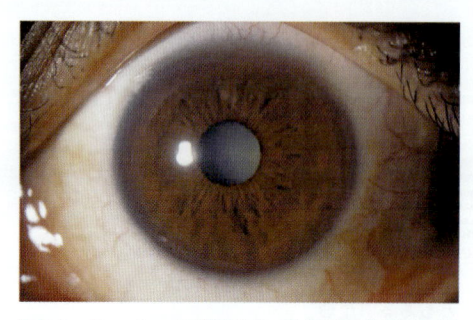

図7 Fuchs虹彩異色性虹彩毛様体炎の罹患眼
罹患眼では健眼（図8）と比べ，びまん性に虹彩色素の脱出および白内障を認める．

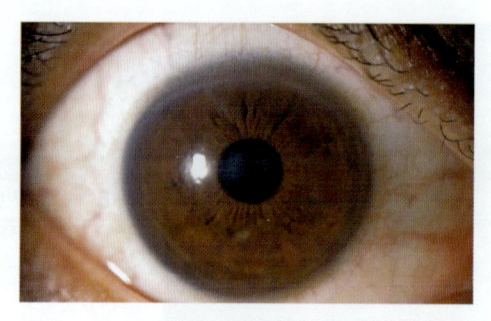

図8 Fuchs虹彩異色性虹彩毛様体炎患者の健眼（図7と同一患者の健眼）

点眼を併用している[4]．抗ウイルス薬は前房内炎症や眼圧上昇に対して有効であるが，中止すると虹彩炎が再発しやすいのが問題点である[2]．

その他のウイルス性虹彩炎

Fuchs虹彩異色性虹彩毛様体炎：通常片眼性の軽度の虹彩毛様体炎，白内障，虹彩異色を三主徴とする疾患である．眼圧上昇や硝子体混濁もしばしば起こし，眼圧上昇は慢性的であることが多い．虹彩異色とは両眼で虹彩の色調が異なることを指す．罹患眼の所見を図7に，健眼の所見を図8に示すが，有色人種では不明瞭で，びまん性の虹彩表面の萎縮と考えたほうがよい．KPは白色，小〜中型で数が少なく，角膜後面全体に上方まで分布することが多い．

近年，Fuchs虹彩異色性虹彩毛様体炎患者の前房水で，風疹ウイルスDNAのPCR検査陽性例や，風疹ウイルスの抗体率の上昇例が多いことが報告され[5]，この疾患の発症に風疹ウイルスが関与している可能性が示唆されている．風疹ウイルスに対する抗ウイルス薬は現在のところなく，ステロイド点眼を行っても弱い炎症が持続して無効な場合が多いため，無治療で様子をみるのが基本である．

parechoウイルス：近年，ヒトparechoウイルスが角膜ぶどう膜炎の原因となる可能性が報告された[6]．わが国では，まだ，このウイルスによるぶどう膜炎症例の報告はない．

ウイルス性角膜内皮炎（1）HSV，VZV角膜内皮炎

発症の誘因：HSVおよびVZVによる角膜内皮炎は，上皮型・実質型角膜ヘルペスやヘルペス性虹彩炎の既往のある場合が多い．発症の誘因は実質型角膜ヘルペスと同様で，発熱，かぜ，紫外線，スト

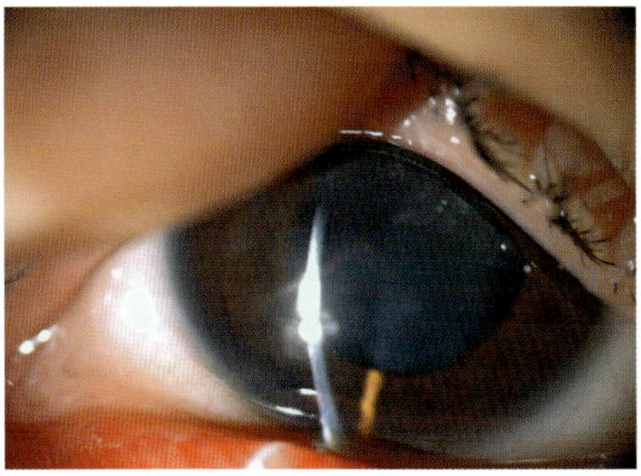

図9　HSV角膜内皮炎
楕円形の限局性の角膜浮腫が角膜の傍中心部にみられる．

レスなどが推測されている．

眼所見：白色小型のKP，角膜実質には炎症所見を伴わない角膜浮腫，軽度の前房内炎症がみられる．内皮炎の範囲は，角膜の傍中心部に類円形にみられたり（図9），線上の浮腫が周辺部から中央へ向かって拡大することが多いが，最初から角膜全体に浮腫がみられることもある．角膜内皮細胞密度の著明な減少がみられることがある．

診断：HSV，VZV虹彩炎の場合と同様，前房穿刺を行い，PCR検査にて前房水中のウイルスDNAの検出，あるいはウイルスの抗体価率の上昇で確定診断する．

治療：抗ウイルス薬（アシクロビル）眼軟膏1日5回とステロイド点眼（0.1％ベタメタゾン）1日4回を行い，角膜浮腫，角膜後面沈着物，前房内炎症の消退をみながら漸減する．必要に応じてバラシクロビル（バルトレックス®，500 mg）内服2錠 分2（HSVの場合），または6錠 分3（VZVの場合）を併用する．前房内に炎症がある場合は散瞳薬点眼を，眼圧上昇を伴う場合は眼圧下降薬点眼を適宜併用する．

ウイルス性角膜内皮炎（2）CMV角膜内皮炎

発症の誘因：近年，CMVがHSV，VZVと同様に角膜内皮炎の原因となることが明らかとなっている．CMV角膜内皮炎の特徴は，白色小型KPが円形に配列するコインリージョン（coin-shaped lesion，図10）[7]と限局性の角膜浮腫で，軽度の前房内炎症や眼圧上昇を伴うことがある．Posner-Schlossman症候群や原因不明の虹彩炎の治療中に発症することもあり，CMV虹彩炎との重複あるいはステロイド治療による免疫抑制がCMV内皮炎の発症に関与している可能性がある．

眼所見：角膜内皮面をコンフォーカル顕微鏡[*3]で観察すると，角膜

＊3　コンフォーカル顕微鏡
共焦点レーザー顕微鏡，あるいは走査型レーザー検眼鏡（scanning laser ophthalmoscopy；SLO）とも呼ばれる．レーザー光とコンピュータを用いて患者の網膜や角膜などを高解像度に断層像として描出できる器械．

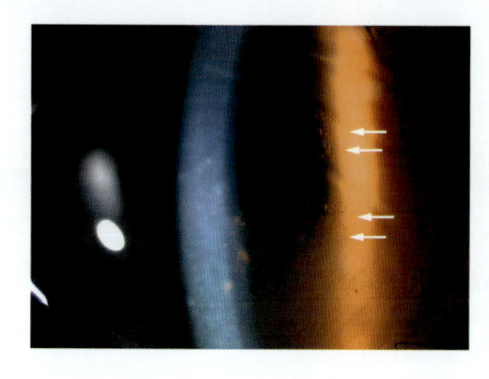

図10　CMV角膜内皮炎のコインリージョン
透明色に近い，発生して間もない角膜後面沈着物が円形に配列している（コインリージョン，矢印）．CMV角膜内皮炎で特徴的な所見とされている．

内皮細胞にフクロウの目現象[*4]がみられるとする報告があり，本症の診断に有用である可能性ある[8]．

診断：CMV虹彩炎と同様，前房水のPCR検査陽性に加え，コインリージョンや限局性角膜浮腫などの眼所見から行う．

治療：確立されていないが，CMV虹彩炎と同様に抗CMVウイルス薬とステロイド点眼の併用が推奨されている．CMV角膜内皮炎ではCMV虹彩炎と比べて0.5％ガンシクロビル点眼が再発予防に有効性が高い可能性がある．

その他のウイルス性角膜内皮炎

　非常にまれであるが，ムンプスウイルスによる角膜内皮炎，麻疹ウイルスによる角膜内皮炎の報告がある．ムンプスウイルスによる角膜内皮炎は，流行性耳下腺炎の罹患後3～10日ごろに，充血，羞明，眼痛，急激な視力低下を来たして発症する．通常片眼性で，高度な角膜実質浮腫，混濁がみられる．虹彩炎は軽度なことが多い．角膜浮腫は数日で減少して，Descemet膜皺襞を伴った水疱性角膜症の所見となる．2～3週間で角膜は透明化するが，内皮細胞密度は著明な減少がみられる[9]．

診断：ムンプスウイルス，麻疹ウイルスの感染症状（耳下腺の腫脹，発熱，麻疹）に加え，前房水PCR検査でのウイルスDNAの証明が確定診断となる．

治療：ムンプス，麻疹ともに抗ウイルス薬は存在しないため，対症療法としてステロイド点眼，抗生物質点眼を行う．

（蕪城俊克，高本光子）

[*4] フクロウの目現象
サイトメガロウイルスが感染した細胞の核内で増殖するとき，病理検査にて光学顕微鏡で観察可能な"フクロウの目（owl's eye）"様の特徴的な核内封入体を形成することが知られている．

ウイルス性網脈絡膜炎

急性網膜壊死（1）診断

急性網膜壊死（acute retinal necrosis；ARN）は，わが国の浦山らにより網膜動脈周囲炎と網膜剝離を伴う急性発症のぶどう膜炎を"桐沢型ぶどう膜炎"として，1971年に最初に報告された疾患である[1]．1994年に"American Uveitis Society"により診断基準が定められている（表1）[2]．この診断基準には入っていないが，現在では単純ヘルペスウイルス（herpes simplex virus；HSV）1型か2型，および水痘帯状疱疹ウイルス（varicella zoster virus；VZV）が原因であることがわかっており，ウイルス検索が重要である．以前は表2に示す式で算出される，眼内液（前房水または硝子体液）中のウイルス抗体と血清中のウイルス抗体の比率（Goldmann-Witmer係数値，antibody quotient；Q値）による間接的証明法が用いられていた[3]．この方法は，抗体が十分に上昇する発症11日目以降では有用であるものの，早期の診断には使えない．現在はpolymerase chain reaction（PCR）法による前房水からのウイルスDNAの検出が外部業者への委託で行えるようになってきており，早期診断を行ううえで有用である．

文献はp.307参照．

表1 American Uveitis Societyによる診断基準

1. 急性網膜壊死の診断は，臨床所見とその経過で判断する
   臨床経過としては，以下のa〜eのすべてを満たす
   a. 周辺部網膜に境界鮮明な1か所以上の網膜壊死病巣がみられる
   b. 抗ウイルス薬の未投与例では，病変は急激に進行する
   c. 病変は周囲に拡大進行する
   d. 動脈を含む閉塞性血管炎が存在する
   e. 硝子体および前房に高度の炎症所見を認める
2. 診断に必ずしも必要ではないが，参考所見として認めるもの
3. 壊死の範囲は問わない
4. 性別，人種，個人の免疫状態は問わない
5. 眼組織や眼内液からのウイルスやその他の病原体の検出結果は，診断するにあたり影響されない．1の診断基準を満たさなければ，仮に水痘帯状疱疹ウイルスが眼内から検出されても急性網膜壊死とは診断されない

表2 Q値の算出法

抗体率 $Q=\dfrac{\dfrac{眼内液中ウイルス抗体価}{眼内液中IgG量}}{\dfrac{血清ウイルス抗体価}{血清IgG量}}$	
$Q<1$	ウイルスの眼内感染なしと推定される
$1≦Q<6$	当該ウイルスが原因である可能性あり
$6≦Q$	当該ウイルスが原因であると推定される

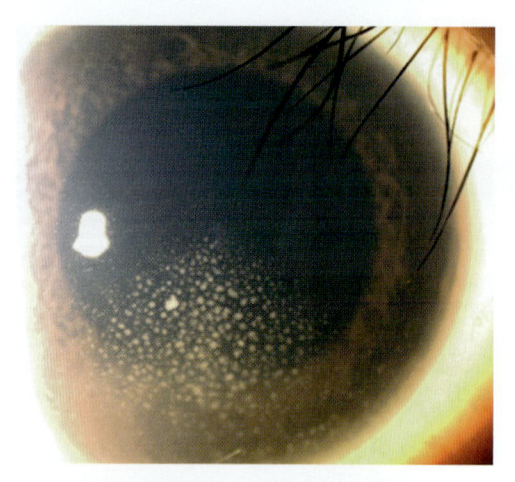

図1 急性網膜壊死の発症時の所見
色素性の豚脂様角膜後面沈着物を伴った，片眼の急性虹彩毛様体炎で発症する．

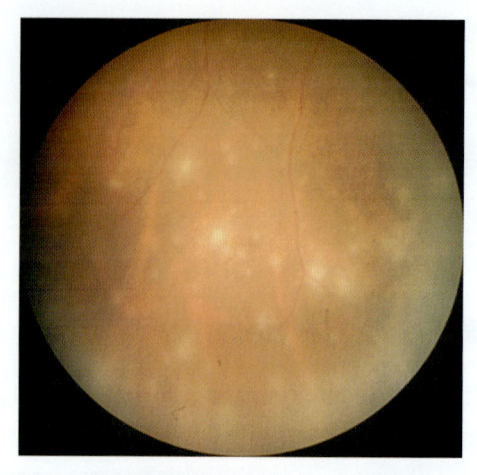

図2 急性網膜壊死の発症から数日後の所見
網膜周辺部に黄白色の顆粒状病変が出現する．

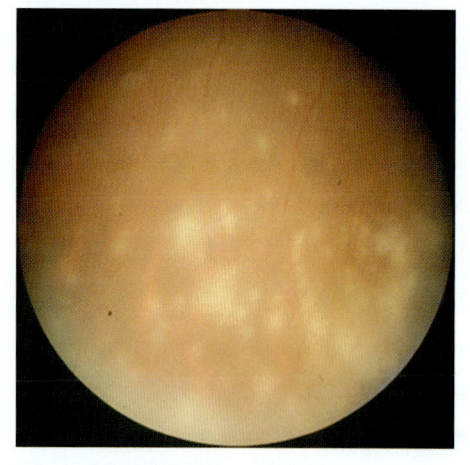

図3 急性網膜壊死の発症数日からさらに経過した所見
顆粒状病変の部位でウイルスの増殖が起こっており，病変は次第に癒合拡大する．

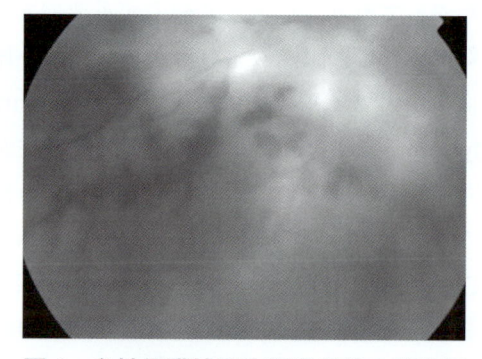

図4 急性網膜壊死病期進行後の蛍光眼底造影所見
動脈に瘤状の色素漏出が連なり，網膜動脈周囲炎および閉塞性血管炎を認める．

急性網膜壊死（2）臨床症状

　色素性の豚脂様角膜後面沈着物を伴った，片眼の急性虹彩毛様体炎で発症する（**図1**）．虹彩後癒着や虹彩萎縮は認めず，ヘルペス性虹彩毛様体炎と異なる．HSVが原因の場合には，眼圧上昇を伴っていることが多い．虹彩毛様体炎の発症から数日で網膜周辺部に黄白色の顆粒状病変が出現する（**図2**）．この顆粒状病変の部位でウイルスの増殖が起こっており，病変は次第に癒合拡大する（**図3**）．抗ウイルス療法が奏効している場合には病変の拡大は抑えられるが，無

表3　急性網膜壊死に対する処方例

初期療法 （治療開始から2週間）	アシクロビル（ビクロックス®）	10 mg/kg を1日3回点滴静注 2時間以上かけてゆっくり投与する
継続療法	バラシクロビル塩酸塩（バルトレックス®）	1,000 mg を1日3回内服

治療では約1週間で全周に病変が及ぶようになる．動脈を主体とした血管炎を生じ，病期が進むにつれ，硝子体混濁は増強する．蛍光眼底造影検査では，動脈に瘤状の色素漏出が連なり，網膜動脈周囲炎および閉塞性血管炎を認める（図4）．発症から約1か月で，網膜病巣は萎縮巣となり，硝子体が器質化し，網膜硝子体牽引が強くなる．不完全後部硝子体剝離（posterior vitreous detachment；PVD）を生じることが多く，このタイミングで硝子体混濁は増強する．菲薄化，脆弱化している壊死部の網膜に網膜硝子体牽引が掛かり，多発裂孔を生じ，網膜剝離を発症することが多い．抗ウイルス療法を行っても，本症の約7割で網膜剝離を発症するとされている．

急性網膜壊死（3）治療

薬物療法：ぶどう膜炎の疫学調査によれば，本症は全ぶどう膜炎症例のうち1.4％であると報告されており[4]，その疾患頻度の少なさのために無作為臨床試験の報告はなく，エビデンスのある治療方法はない．病初期の治療が非常に重要であり，臨床的に本症が強く疑われる場合には，速やかに前房水を採取してウイルスDNAの検索を行うとともに，検査の結果を待たずに抗ウイルス療法を開始する．抗ウイルス薬は，ウイルスのDNA合成にかかわる酵素を選択的に阻害することによりウイルスの増殖を抑制する薬剤である[*1]．初期投与量としてはアシクロビル（ビクロックス®）30 mg/kg/日を1日3回に分けて点滴する（表3）．VZVのアシクロビルに対する感受性はHSVより低く，VZVが原因の場合には，アシクロビルを増量する場合もある．

また，消炎目的で副腎皮質ステロイドを併用する．プレドニゾロン換算で40〜60 mg/日の点滴あるいは内服から開始し，漸減していく．前眼部の炎症を伴う症例では，ベタメタゾン（リンデロン®）点眼を併用し，場合によっては散瞳薬による瞳孔管理を行う．閉塞性血管炎に対し低用量アスピリン（100 mg/日程度）が用いられる．ただし，これらの開始時期や投与量に関してはエビデンスがなく，各施設で治療方針にばらつきがあるようである．

[*1] すでに存在しているヘルペスウイルスの排除に効くわけではないため，投与開始後も病変は進行し奏効していない印象をもつこともあるが，前房水のウイルス検索結果が出るまで，明らかにほかの疾患を疑う所見がない場合には，投与を続ける．

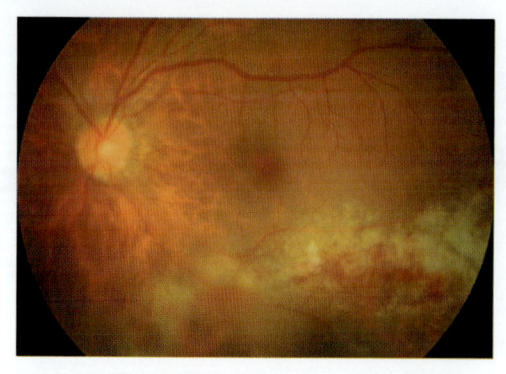

図5 CMV網膜症（劇症型）の眼底所見
後極部に発症し，血管炎や出血を伴いながら周囲に進展する．

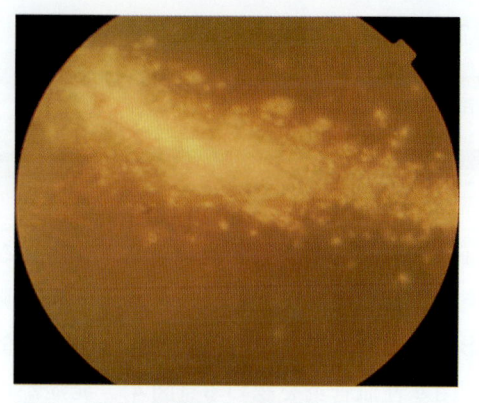

図6 CMV網膜症（顆粒型）の眼底所見
周辺部に顆粒状の病変として発症する．

急性網膜壊死（4）治療

外科的治療：網膜剥離に対しては，硝子体切除術を行う．一般的な網膜剥離と同様に，硝子体切除＋眼内光凝固＋ガスあるいはシリコーンオイルタンポナーデを行うが，網膜壊死部において炎症反応により網膜は硝子体と強固に癒着しており，硝子体を完全に切除するのは難しく，場合によっては，壊死部網膜の切除や輪状締結術が復位のために必要となることがある*2．発症早期の場合には灌流液にアシクロビル40μg/mLを添加する．

CMV網膜症（1）サイトメガロウイルス

CMV（cytomegalovirus；サイトメガロウイルス）は，ヘルペスウイルス科βヘルペス亜科に属する二本鎖DNAウイルスである．通常は感染しても明らかな病原性はなく，日本人の約9割は不顕性感染しCMV抗体を保有している．初感染の後，CMVは諸臓器に潜伏感染しているが，悪性腫瘍や臓器移植後や後天性免疫不全症候群（acquired immunodeficiency syndrome；AIDS）などの免疫不全状態では，潜伏していたCMVが再活性化し，網膜を含め，肺や消化管をはじめ全身の諸臓器に感染症を引き起こす．

CMV網膜症（2）臨床所見

前眼部所見や硝子体の炎症所見は軽微であり，眼底所見が特徴的である．後極部に発症し，血管炎や出血を伴いながら周囲に進展する劇症型（図5）と，周辺部に顆粒状の病変として発症する顆粒型（図6）に大別される．いずれの病型も病変部と健常部の境界は鮮明で，病

[*2] 本症の約7割が網膜剥離に進展するため，予防のために剥離の発症前に予防的手術を行う施設もある．しかし，網膜剥離の発症予防にはなるものの，視力予後は改善しないとの報告もあり[5]，今後の報告が待たれる．

表4　CMV網膜症に対する処方例

全身投与	初期療法（治療開始から3週間）	
	バルガンシクロビル（バリキサ®）	900 mgを1日2回内服
	ガンシクロビル（デノシン®）	5 mg/kgを1日2回点滴静注
	ホスカルネット（ホスカビル®）	60 mg/kgを1日3回点滴静注
	継続療法	
	バルガンシクロビル（バリキサ®）	900 mgを1日1回内服
	ガンシクロビル（デノシン®）	5 mg/kgを1日1回，週5日点滴静注
	ホスカルネット（ホスカビル®）	90～120 mg/kgを1日1回点滴静注
局所投与（硝子体内投与）〜初期および維持療法	ガンシクロビル（デノシン®）	400～1,000 μgを週1回
	ホスカルネット（ホスカビル®）	1,200～2,400 μgを週1回

変部の辺縁に点状の白色病変がみられる．なお，初期の小さな病変は綿花様白斑との鑑別が困難であり，経過中の病変の拡大の有無を観察する必要がある（綿花様白斑は不変あるいは自然に消失する）．

CMV網膜症（3）診断

　眼底所見，全身的な免疫抑制状態の確認，眼局所・全身のCMV感染の証明により診断する．

　CMV網膜炎は，末梢血中のCD4陽性T細胞数が50/μL未満の状態で高率に発症するとされており，眼底所見からCMV網膜炎を疑う場合には，CD4陽性T細胞数を検査する必要がある．眼局所のCMV感染の証明は，PCRによる前房水からのCMVのDNAの検出を行うが，前眼部病変は軽微であるため，前房内に細胞が存在しないことも多く，検査結果の解釈には注意を要する．全身のCMV感染に関しては，ペルオキシダーゼ標識ヒトモノクローナル抗体（C7-HRP）によりCMVを特異的に検出できるようになり，経過観察に有用である．

CMV網膜症（4）治療

　抗CMV薬には，ガンシクロビル（デノシン®）とホスカルネット（ホスカビル®）がある．全身投与可能な症例では，内服あるいは点滴静注を行い，全身投与が困難な場合（骨髄抑制や腎機能障害など）には，ガンシクロビル硝子体注射を行う（**表4**）[6]．なお，AIDSの場合には，免疫能が低下した状態で抗CMV治療を終了するとCMV網膜症が再燃するため，抗HIV治療により免疫能を改善した状態（末梢血中のCD4陽性T細胞数が100/μL以上が目安となる）で，抗CMV治療を終了することが重要である．

（岩橋千春，大黒伸行）

眼トキソプラズマ症

疫学

　眼トキソプラズマ症は，わが国の代表的な後部ぶどう膜炎の原因疾患の一つであり，トキソプラズマ原虫（*Toxoplasma gondii*）がヒトやほかの動物を中間宿主，ネコを終宿主とする人畜共通感染症である．わが国ではすべてのぶどう膜炎原因疾患の 1.1% を占める[1]が，九州南部では 7.1% との報告もあり[2]，その分布は地域による偏在がみられる．

文献は p.308 参照．

感染様式

　トキソプラズマ症は，トキソプラズマ原虫が細胞内寄生することで発症し，その感染様式には先天性感染と後天性感染がある．

先天性感染：母体の血液から胎盤を通じて栄養形（trophozoite）が胎児に移行するが，妊娠初期では重症化しやすく，流産，死産を生じやすい．一方，妊娠中～後期では低出生体重児となりやすく，後遺症を残すことが多い．Sabin-Feldman の四徴，すなわち脳水腫，脳内石灰化，精神発達遅滞に加えて，網脈絡膜炎を両眼性に発症する．

後天性感染：中間宿主であるウシ，ブタ，ヒツジなどの生肉に潜む嚢子（cyst）や，終宿主であるネコの糞便やそれに汚染された土壌中の嚢胞体（oocyst）[*1]を経口摂取することにより生じる．その大部分は不顕性感染となり，わが国では成人の約 30% に血清抗トキソプラズマ抗体価の上昇がみられる．後天性感染から生じた眼トキソプラズマ症では，片眼性に限局性の網脈絡膜炎を生じる．

[*1] トキソプラズマ原虫の生活環は，有性生殖期（ネコの体内）と無性生殖期（ヒトなど哺乳類の体内）からなり，そのすべてで感染力をもっている．

眼所見

　先天眼トキソプラズマ症の多くは，黄斑部に陳旧性の壊死性瘢痕病巣として両眼に発見され，後天眼トキソプラズマ症は片眼性の限局性滲出性網脈絡膜炎として発症する．

　陳旧性瘢痕病巣の内部には灰白色の増殖組織と色素沈着が混在

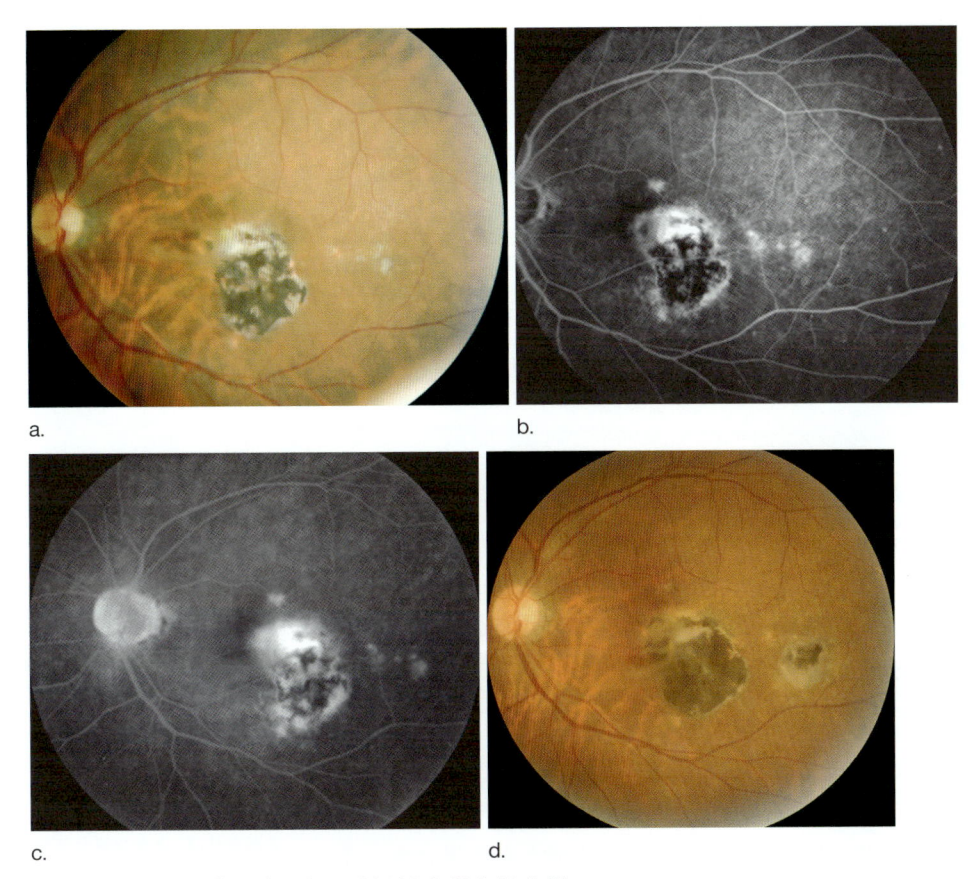

図1 眼トキソプラズマ症．陳旧性病巣と娘病巣 (58歳，男性)
後極部に脱色素輪で囲まれた，境界明瞭な壊死性瘢痕病巣が孤立性に存在する．病巣内部の黄斑部付近には白色の増殖組織があり，その周囲には色素沈着と脱色素白斑が混在している．耳側網膜には娘病巣が数個散在している（a）．蛍光眼底造影検査では，造影初期には病巣を取り囲む輪状の過蛍光と，耳側網膜の娘病巣の過蛍光があり（b），造影後期には病巣内部の蛍光漏出は拡大している（c）．5年後の眼底写真では，主病巣内部の色素沈着が増加し，耳側網膜の娘病巣も拡大，色素沈着を生じ周辺網膜との境界は明瞭になっている（d）．
(望月 學ら編：眼底所見で診る網膜・ぶどう膜疾患96．東京：メジカルビュー；2009．p.72-73．)

し，その近傍には色素沈着を伴う瘢痕病巣（娘病巣）が存在することがある（図1）．先天眼トキソプラズマ症の瘢痕病巣の約30％には再発が生じるとされる[3]．後天眼トキソプラズマ症の発症時には，主に眼底後極部に白色，隆起性の滲出性病巣がみられる．病巣周囲網膜は浮腫を生じるため境界はやや不鮮明であり，蛍光眼底造影検査では，造影初期には病巣周囲の過蛍光と病巣内部の低蛍光（black center），造影後期では病巣全体が過蛍光を示す．滲出性病巣の周囲には網膜血管炎や硝子体内細胞浸潤，硝子体混濁が生じ（図2），これが重症化すると，時に重篤な眼内炎像を呈する．白色，隆起性の滲出性病巣が視神経乳頭に隣接して出現したものはEdmund-Jensen型と呼ばれ，扇状の視野欠損を生じる．

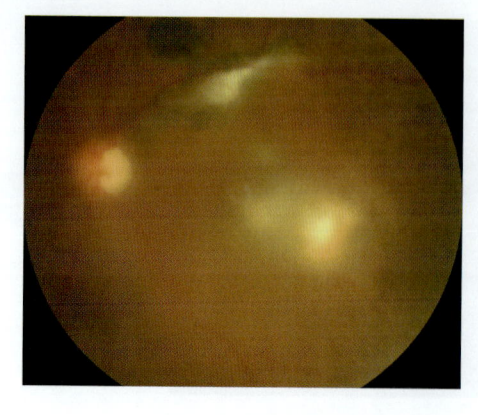

**図2 眼トキソプラズマ症.
再発病巣**（57歳，女性）
黄斑部と上方アーケード血管に沿った白色の滲出性病変がある．眼底は硝子体混濁によって透見不良となっており，"headlight in the fog" と呼ばれる病像を呈している．
（川名 尚ら編：母子感染．東京：金原出版；2011. p.157.）

また，後天性免疫不全症候群（AIDS）罹患患者や，悪性腫瘍に対する化学療法，臓器移植後などで長期間の免疫抑制薬投与などを受けている患者では，不顕性感染していた囊子型原虫が活性化し，ヘルペスウイルスによる急性網膜壊死と類似した劇症型の網膜壊死性病変を生じることがある[4)*2]．

*2 American Uveitis Society による急性網膜壊死の診断基準では，ヘルペスウイルスの眼内からの証明を診断に必要としない．そのため臨床所見が同診断基準を満たせば，トキソプラズマを原因としたものでも急性網膜壊死と診断される．

診断

先天性感染が疑われた場合は，母子両者の血清抗トキソプラズマ抗体価を測定する．後天眼トキソプラズマ症が疑われた場合も，まず血清抗体価の測定を行うが，トキソプラズマには不顕性感染が多いため注意を要する．典型的な眼所見が存在し，それを血清抗体価の上昇が裏付けるかを慎重に解釈する．IgM 抗体価は後天性感染の初期に上昇するが，先天性感染や再発時には上昇せず，後天性感染に対する診断的価値は高い．

より直接的かつ確実な診断法として，前房水や硝子体液に対して抗体価の測定や polymerase chain reaction（PCR）法による遺伝子検査が行われる[5,6)]．眼内局所でトキソプラズマ原虫に対する抗体産生が生じていることを証明するには，抗体率（Q 値，または Goldmann-Witmer coefficient）の算出が有用である[7,8)]．抗体率は，同日に採取した眼内液と血清それぞれについて総 IgG 量（total IgG）と病原体特異的 IgG 量（specific IgG）を測定し，以下の式に沿って計算する．

$$抗体率 = \frac{眼内液\ specific\ IgG}{眼内液\ total\ IgG} \Big/ \frac{血清\ specific\ IgG}{血清\ total\ IgG}$$

抗体率が 1 以上 6 未満であれば疑いとなり，6 以上であれば，眼内局所でトキソプラズマ特異的な抗体産生を生じていると判断され

る．この抗体率とPCR両者の結果をあわせればトキソプラズマの検出感度はより向上すること[6,9]，また免疫不全患者に生じた眼トキソプラズマ症では，PCRが抗体率測定に比べてより良好な検出感度を示すことなどが報告されている[6]．

治療

陳旧性瘢痕病巣は治療対象にならないが，白色の滲出性病巣と，それに伴う網膜血管炎，硝子体混濁などに対しては治療を行う．

トキソプラズマ症に有効な薬剤としては，アセチルスピラマイシン®，ピリメタミンとサルファ剤の合剤，クリンダマイシンなどがあるが，わが国では眼トキソプラズマ症に対してはアセチルスピラマイシン®の内服を用いる[*3]．内服量は1,200 mg/日で，6週間続けて効果判定を行う．有効症例に対してはさらに6週間の内服を行い，漸減終了する．AIDSなどの免疫低下状態の患者に生じた重症例では，ピリメタミン75 mg/日とサルファ剤（スルファジアジン）2,000 mg/日からの二剤併用の内服投与を開始する．これらは国内では市販されておらず，厚生労働省"熱帯病治療薬研究班"の保管薬となっている[10]．

病巣周囲の炎症が強い症例では，ステロイドの内服を行う．プレドニゾロン換算で0.5 mg/kg/日程度から開始し，病勢に応じて漸減するが，免疫不全に伴い生じた病変に対しては用いない．

陳旧性病巣は治療対象とはならないが，再発を生じる可能性は生涯にわたって存在すると考え，定期的な経過観察の継続を行うべきである．

（髙瀬　博）

[*3] マクロライド系抗生物質であるアセチルスピラマイシン®は，その抗トキソプラズマ作用は認められているものの，2012年2月時点ではトキソプラズマ症に対しては適応外となっているため，使用の際は患者に対する説明に注意を要する．

眼トキソカラ症，猫ひっかき病

眼トキソカラ症

病原体と臨床症状：トキソカラ症は，動物由来回虫の幼虫による人畜共通感染症[*1]である．イヌ回虫（*Toxocara canis*），ネコ回虫（*Toxocara cati*），およびほかの動物（鳥など）が，糞便に排出した回虫の虫卵が経口的にヒトの体内に入り，腸内でふ化して幼虫となり，腸壁を貫通して全身の臓器に移行することで発症する．幼虫はヒトの体内では成虫になることができないが，幼虫のままで数か月～数年間生き続け，臓器障害を起こす．幼虫移行症[*2]の一種である．

全身のトキソカラ症では発熱，倦怠感のほか，罹患した臓器により喘息様発作やてんかん様発作を起こす．幼虫が眼に移行した場合はさまざまな眼炎症を引き起こし，これを眼トキソカラ症と呼ぶ．死滅した幼虫に対する過敏症として炎症が起きるのが，発症メカニズムである．

分類と診断：眼トキソカラ症には，眼内炎を起こす型（ぶどう膜炎型，図1）と，後極部あるいは周辺に肉芽腫を形成する型がある（周辺部，後部腫瘤型，図2,3）．

診断は，免疫抗体検査と特徴的眼所見により診断する．まず，網膜内肉芽腫を伴うぶどう膜炎をみたら本症を疑う．イヌないしネコとの接触歴や生肉摂取歴の詳細な問診も重要である．さらに血清学的に回虫に対する抗体をELISA（enzyme-linked immunosorbent assay）でチェックし，抗体価が高ければ本症と診断する．ヒト回虫

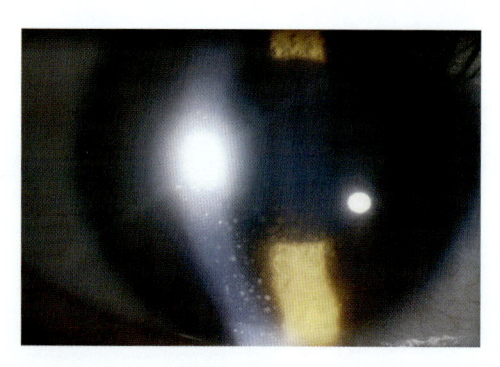

図1 眼トキソカラ症
（前眼部炎症）
豚脂様角膜後面沈着物を伴う，肉芽腫性ぶどう膜炎を呈する．

[*1] **人畜共通感染症**
動物由来感染症とも呼ばれる．ヒトと脊椎動物の間で伝播しうる感染症の総称である．眼科領域ではトキソカラ（寄生虫），トキソプラズマ（原虫），クリプトコッカス（真菌）などがあり，全ぶどう膜炎の0.5～10%前後を占める．

[*2] **幼虫移行症**
寄生虫は本来の宿主に感染するとその体内で成長して成虫になり，産卵する．このような宿主を終宿主と呼ぶ．しかし別の動物の体内では成虫になれず，幼虫までしか成長できないことがある．このような宿主は中間宿主と呼ばれる．終宿主が死んでしまうと自分が増殖できないので，通常，寄生虫が終宿主に深刻な危害を加えることはない．しかし中間宿主に対しては，幼虫のまま全身を移動し，さまざまな臓器障害を引き起こすことがある．動物を終宿主とする寄生虫が中間宿主であるヒトに感染してさまざまな症状を引き起こすことを幼虫移行症と呼ぶ．ここに挙げた回虫のほかに，顎口虫症などが有名である．

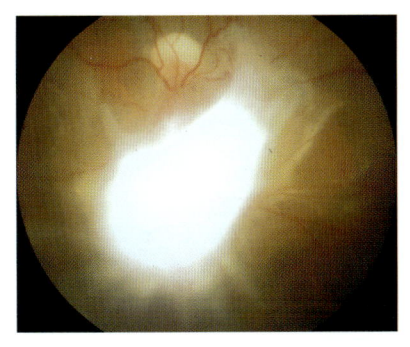

図2　眼トキソカラ症（眼底腫瘤型）
後極部に巨大な網膜内腫瘤（肉芽腫）を形成し，その周囲に網膜内出血を伴う．

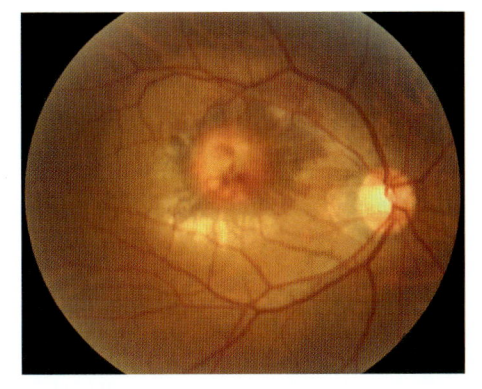

図3　眼トキソカラ症（眼底腫瘤型）
網膜内腫瘤の周囲に網膜下出血を伴い，加齢黄斑変性に似た所見となることもある．

表1　眼トキソカラ症の治療

主要薬剤	ステロイド 20〜30 mg/日
追加薬剤	ミンテゾール® （チアベンダゾール）500 mg 　25〜50 mg/kg/日，3日間で1クール 　　　　　あるいは スパトニン® （ジエチルカルバマジン）50 mg 　はじめの3日間は1日1錠（夕食後） 　その後3日間は1日3錠（毎食後） 　その後週1回に1日3錠を8週間
手術	網膜光凝固術 硝子体手術

に対する免疫グロブリン（Ig）E を検出する RAST（radio allergosorbent test）も簡便にできて診断の補助となる[1,2]．近年では，簡便にトキソカラ抗体を調べられる検査キット（Toxocara CHEK）も有用である．

治療：本症に対する有効な治療法は確立されておらず，病変が視神経乳頭や黄斑部に及んだ場合の視力予後は不良であるが，幼虫が惹起する眼炎症の鎮静を目的として副腎皮質ステロイドの投与（経口，Tenon 囊下投与，点眼）を行う（**表1**）．全身のトキソカラ症を伴う場合は駆虫薬を投与するが，眼トキソカラ症に対する効果は証明されていない．病巣の瘢痕化を促進するための網膜光凝固や網膜冷凍凝固，急性期の抗原やサイトカインあるいは免疫複合体などの除去を目的とした硝子体手術，慢性期の硝子体混濁に対する硝子体手術が有効とする考えもある[3]．

文献は p.308 参照．

猫ひっかき病

病原体と全身症状：猫ひっかき病（cat-scratch disease；CSD）は，ネコとの接触により感染する人畜共通感染症である．1992年にグラム陰性桿菌である *Bartonella henselae* が病原体であることが判明し，血清学的診断が可能となった．

B. henselae はノミを介してネコからネコに感染するが，感染したネコは通常，無症状である．ヒトには，*B. henselae* に感染したネコによるひっかき傷や咬傷が原因で感染する．感染源は圧倒的にネコ，それも子ネコや若いネコが多いが，最近はイヌやサルによるCSDも報告されている．感冒様症状，発熱，リンパ節腫脹を来たすことが多いが，まれに脾腫，肺炎，脳炎，肝炎などの報告もある．眼の症状は，通常，全身症状が出現した後に続いて生じる．

眼症状：結膜病変および後眼部病変がある（**表2**）．結膜病変には，以前よりParinaud眼腺症候群（Parinaud oculoglandular syndrome）として知られたものがあるが，非特異的な濾胞性結膜炎を呈することも多い．

後眼部病変としては，星芒状白斑（macular star）を伴う視神経網膜炎を呈することが多い．視神経乳頭が発赤腫脹し，経過とともに黄斑部を囲むような星芒状の硬性白斑が出現してくる（**図4**）．網脈絡膜炎，漿液性網膜剝離，血管炎，さまざまなぶどう膜炎も併発す

表2 猫ひっかき病の眼病変

結膜病変	後眼部病変
bacillary angiomatosis Parinaud眼腺症候群 （Parinaud oculoglandular syndrome） 濾胞性結膜炎	視神経網膜炎 視神経炎 網脈絡膜炎 ぶどう膜炎

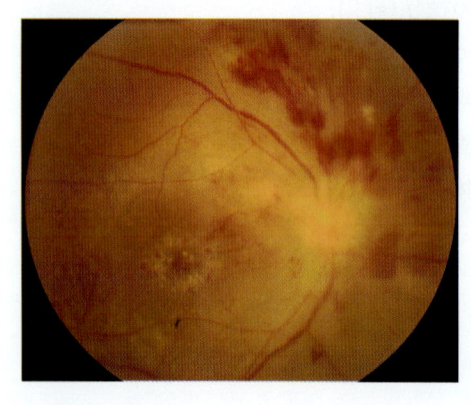

図4 猫ひっかき病
視神経乳頭が発赤腫脹し，黄斑部を囲むような星芒状の硬性白斑を形成する．

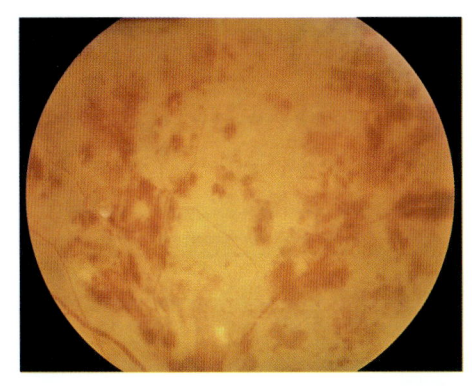

図5 猫ひっかき病に併発した網膜血管閉塞
図4と同一症例．視神経乳頭の上方に，網膜静脈分枝閉塞症様の所見をみる．

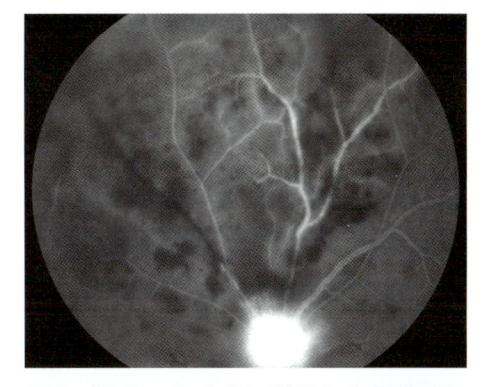

図6 猫ひっかき病に併発した網膜血管閉塞の蛍光眼底造影写真
図4と同一症例．静脈閉塞と動脈閉塞が混在している．

る[4]．血管炎に続発して，種々の程度の血管閉塞を起こすこともある（図5, 6）[5]．

診断：典型的な視神経・網膜病変に加え，感冒様症状の先行，ネコとの接触歴があれば本症を疑い，B. henselae に対する抗体値測定を行う．現在，外部委託により免疫蛍光抗体法で抗体価を測定できる．B. henselae の抗体は健常者でも10％で陽性に出るが，その場合でもIgG（immunoglobulin G）が256倍，IgM が20倍を超えることはないので，以下のどれかが証明されれば本症と診断する．

1. 単一血清でIgG が256倍以上
2. IgG がペア血清で4倍以上変動
3. IgM 抗体値が単一血清で20倍以上

治療：本症の治療法は確立していないが，感染に対して抗菌薬の投与と，炎症，特に視神経炎に対して副腎皮質ステロイドの投与が行われる．抗菌薬としては，ペニシリン系，第三世代セフェム系，テトラサイクリン系，マクロライド系などが B. henselae に感受性があるとされている．視神経炎に対しては，ステロイドパルス療法や，ステロイド大量漸減療法が行われる．本症は，自然治癒傾向があり基本的には視力予後が良好なため，治療は不要との考え方もある．

〔福嶋はるみ，沼賀二郎，川島秀俊〕

内因性転移性眼内炎

病原体

内因性転移性眼内炎は，細菌や真菌などの病原体が（他臓器などから）血行性に眼内に至り，眼内で増殖する結果，視機能に重篤な障害を及ぼす感染症である．細菌性眼内炎（特にグラム陰性桿菌による眼内炎）では，急激に進行して受診後数日で失明に至ることもあり，きわめて予後不良である．一方，真菌性眼内炎は，細菌性眼内炎と比べると症状の進行は緩やかであり，発症初期の劇症感を欠く．しかし，適正な診断に至らずステロイドが漫然と投与され，視力予後が不良となる症例も散見されるので，注意を要する．

眼所見

細菌性眼内炎：臨床症状は急性から亜急性に発症する疼痛，結膜充血や浮腫，前房内炎症（時にフィブリン析出や前房蓄膿を伴う），硝子体混濁などである（図1）．超音波Bモード検査は不可欠である（図2）．眼所見のみで非感染性疾患（急性前部ぶどう膜炎，悪性リンパ腫，Behçet病など）と鑑別を行うことはきわめて難しく，内因

表1 真菌性眼内炎の病期

I期	初期には前房内あるいは硝子体内に炎症細胞を認める．
II期	次第に網脈絡膜の白色円形滲出斑，それから立ち上がる羽毛状硝子体混濁が出現する（図3）．
III期	やがて高度の硝子体混濁により，眼底は透見不能となる（図4）．
IV期	末期には網膜剥離や網膜壊死を発症する．

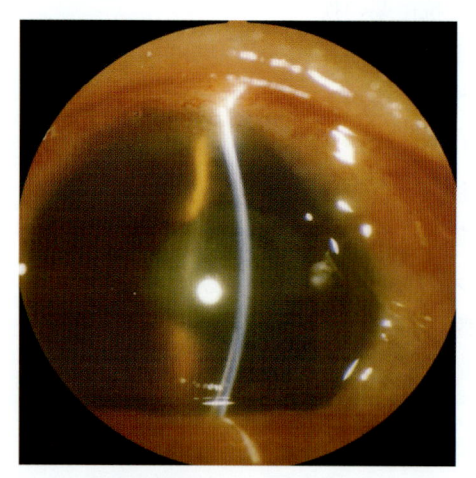

図1 細菌性眼内炎（細隙灯顕微鏡写真）
強度の結膜充血浮腫，フィブリン析出と前房蓄膿がみられる．

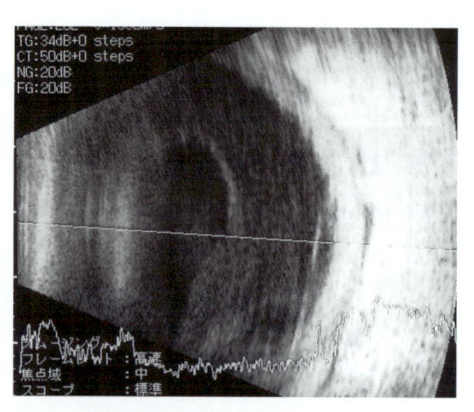

図2 細菌性眼内炎（超音波Bモード写真）
強度の硝子体混濁がみられる．

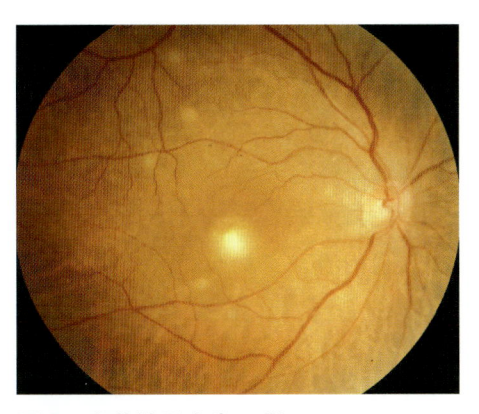

図3 真菌性眼内炎 II 期（眼底写真）
網膜の白色滲出病巣がみられる．

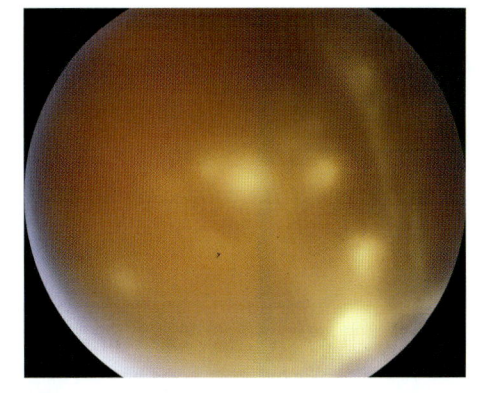

図4 真菌性眼内炎 III 期（眼底写真）
びまん性および塊状硝子体混濁がみられる．

性細菌性眼内炎の誤診率は 16〜63％ と報告されている[1]．

真菌性眼内炎：病期を表1にまとめる[2]．

原因疾患（基礎病態）を見きわめる

糖尿病患者・担癌患者・高齢者・移植医療後などの免疫能低下患者に発症することが多い．また，先行する感染徴候（発熱・全身倦怠感・嘔吐など）を見逃さないことが重要である．心窩部痛，歯痛，手指化膿巣などの軽微な症状が前駆症状の場合もあり，具体的な問診と積極的な感染症検索の努力が必要であるが，それらがまったく認められない場合もあるので注意を要する[3]*1．

診断のために必要な全身検査

細菌性，真菌性ともに眼所見のみで診断することは難しい（前記）．感染病巣と起因菌の特定が不可欠である．敗血症あるいは真菌血症の存在が判明している場合は診断も容易であるが，そうでない場合は直ちに全身検査を開始する*2．血液所見（白血球数，分画），CRP，血沈をはじめ，培養検査は眼内液（前房水，硝子体）のみならず血液培養，尿培養を提出する．真菌性を疑うなら，血清カンジダ抗原，クリプトコッカス抗原，アスペルギルス抗原，β-D-グルカンなども追加検査する．胸腹部X線をはじめ，全身CTやMRIを遅滞なくオーダーする．わが国の全国調査によると，内因性細菌性眼内炎の原発巣は尿路感染症35％，肝・胆道感染症25％，呼吸器感染症25％となっている[4]．

治療

細菌性眼内炎：抗生物質の頻回点眼と全身投与を開始するととも

文献は p.309 参照．

*1 内因性真菌性眼内炎は，特に中心静脈栄養（intravenous hyperalimentation；IVH）施行中の患者に発症することが知られている．IVH用材料の進歩により，真菌症の発症は漸減傾向といわれているものの，在宅中心静脈栄養を受けている患者が本症に罹患し一般眼科を初診するケースもあり，注意が必要である．

*2 以下が認められる患者は，眼内炎を疑って，速やかに感染源の検索を開始する．

1. 基礎疾患の既往
2. 先行する感染徴候
3. 強い眼内炎症所見
4. 初診時血液検査で WBC，CRP などの炎症反応の上昇

CRP：C-reactive protein（C反応性蛋白）
WBC：white blood cell（白血球）

に，原発巣の治療を依頼する科と緊密に連絡をとり，全身管理と眼科治療を併行して行っていく．数時間おきに眼症状をチェックし，急速に悪化する場合は硝子体手術を考慮する．抗生物質硝子体注射・硝子体手術の有効性についてはいまだ確立された見解はないが，迅速な手術加療により良好な結果を得た症例も報告されており，とりわけ網膜下膿瘍を伴うような重篤な症例には積極的に観血的治療を試みる．

真菌性眼内炎：Ⅰ期，Ⅱ期では，まず抗真菌薬の静脈内投与，結膜下注射，さらには硝子体注射を行う．Ⅲ期では薬剤投与で1週間程度経過をみて，軽快傾向がなければ硝子体手術を行う．Ⅳ期では即時硝子体手術が必要である．また，腎機能悪化などにより全身投与続行が困難な場合も，硝子体手術を施行する．

カコモン読解　第23回 臨床実地問題29

56歳の女性．両眼の霧視を自覚し，近医で副腎皮質ステロイドの局所および内服治療を行っていたが軽快しないため来院した．左眼眼底周辺部の写真と硝子体生検組織像とを図A，Bに示す．考えられるのはどれか．

a 細菌性眼内炎
b 真菌性眼内炎
c 眼内悪性リンパ腫
d サルコイドーシス
e 後天性眼トキソプラズマ症

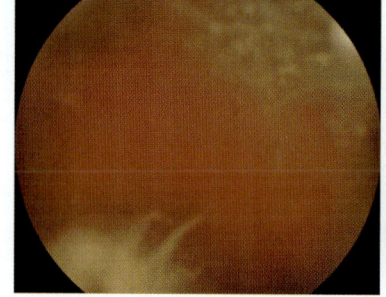

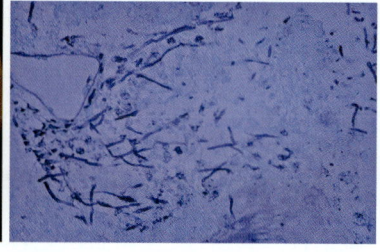

図A　　　　図B

解説　図Aの眼底情報のみでは，a〜eの疾患を特定するのは困難である．ステロイド治療によっても軽快しない臨床経過は，何らかの感染症a，b，e，あるいは炎症性疾患以外の病態（たとえばcのような悪性腫瘍）を疑わせるが，dのような炎症性疾患を否定するほどの証拠ではない．しかし，硝子体生検により糸状菌と思われるサンプルが得られており，これによりbの真菌性眼内炎と判断される．

模範解答　b

（中島富美子，川島秀俊）

眼日和見感染症

関連する医療の動向

　日和見感染とは，健常人では通常感染症を引き起こすことのないような病原体が，宿主の免疫力がなんらかの原因で低下することにより病原性をもつようになり発症する感染症である．後天性免疫不全症候群（acquired immunodeficiency syndrome；AIDS）患者の増加や，また臓器移植医療の発展など医学の進歩により免疫抑制薬を使用する患者が増加していることなどを背景に，日和見感染発症患者は近年増加傾向にあると考えられる．

　これと関連して，1996年ごろよりAIDS患者に対する治療法としてHAART（highly active antiretroviral therapy）と呼ばれる強力な抗HIV療法が登場し，それまで不可能であったAIDS患者の免疫能が再構築されるようになったが，免疫能の回復に伴って炎症反応が強く出ることがあり，眼科領域ではimmune recovery uveitis（IRU）と呼ばれている．

　以下，眼日和見感染症として最も代表的なサイトメガロウイルス（cytomegalovirus；CMV）網膜炎と進行性網膜外層壊死（progressive outer retinal necrosis；PORN），加えてIRUについても概説する．

サイトメガロウイルス網膜炎（1）概要

　日本人では母子感染によって乳幼児期までに80％がCMVキャリアとなり，成人では95％に達する．CMVは感染後，体内のいたるところで潜伏し続けるが，宿主の免疫状態が健常である限りは病原性を示さず，不顕性に経過する．しかし，AIDSやその他臓器移植後，悪性腫瘍に対する抗癌薬使用などが原因で免疫状態が低下すると容易に活性化し，日和見感染症として網膜をはじめ肺，肝臓，腎臓，脳などに重篤な感染症を引き起こす．かつては先天性感染で巨細胞封入体症が知られていたが，1980年代に入りAIDS患者が増加し，それに伴ってCMV網膜炎患者が増加したことで，CMV網膜炎はAIDS患者に伴う眼合併症の代表として広く認識されるようになった[1]．

文献はp.309参照.

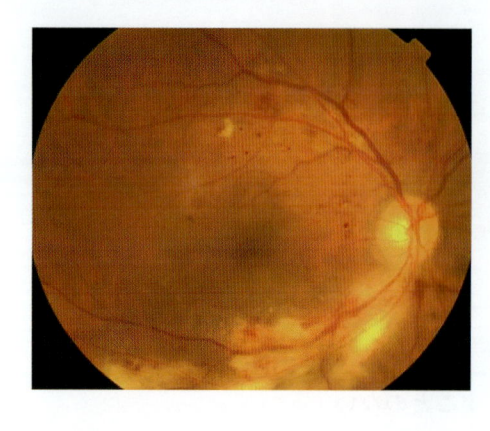

図1 サイトメガロウイルス網膜炎（劇症型）
アーケード血管に沿って，拡大癒合性の白色病巣と出血，血管炎を認める．また，健常網膜と病巣部の境目には，白色の点状病変が散在している．

サイトメガロウイルス網膜炎（2）病態

自覚症状：病変が眼底周辺部に生じた場合には，飛蚊症や視野欠損を自覚する場合から無症状のことも少なくない．しかし，後極から黄斑部に及ぶと著しい視力低下となる．

眼所見：主に眼底後極部に発症する劇症型と，周辺部に発症する顆粒型がある．劇症型は後極部のアーケード血管に沿った白色病巣と出血，血管炎が特徴（図1）で，癒合しながら周囲に次第に拡大していく．顆粒型は周辺部の白色顆粒状混濁として発症し，劇症型に比較すると進行は遅い．いずれも健常網膜と病巣部の境目には白色の点状病変が散在するのが特徴である．病変の進行とともに拡大癒合した病巣の中心部分は萎縮し，裂孔が生じて網膜剝離を起こすこともある．

なお，前眼部には通常炎症は認めないか，認めても微細な程度である．

サイトメガロウイルス網膜炎（3）検査と診断

免疫不全患者に上記のような所見を認めたら臨床的にCMV網膜炎と診断してほぼ間違いないが，前房水あるいは硝子体液からpolymerase chain reaction（PCR）法を用いてCMVのDNAの存在が確認されれば確定診断となる．ただし，ごく初期の時点では陰性となることもあるので，検査する時期を見きわめる必要がある[2]．

血液検査は，あくまでも参考程度である．IgM抗体の上昇やCMV抗原血症（antigenemia）は，いずれも全身におけるCMV活性化の指標であり，それらのみで眼病変をCMV網膜炎と確定診断することはできない．

AIDS患者の場合には，末梢血中のCD4陽性T細胞数が50/μLを

下回ると高率に発症するとされている．AIDS 患者以外では CMV 網膜炎の発症の目安となるような血液検査上の指標はない[1]．

鑑別診断としては，発症初期では HIV 網膜症がある．HIV 網膜症は網膜の微小循環障害により白斑などが出現するが，CMV 網膜症が無治療では進行性であるのに対し，HIV 網膜症は一過性で自然消退する．その他は PORN，急性網膜壊死（acute retinal necrosis；ARN）などが挙げられる．

サイトメガロウイルス網膜炎（4）治療

抗 CMV 薬としてわが国で使用可能な薬剤は，ガンシクロビル，バルガンシクロビル，ホスカルネットの3種類がある．

CMV 網膜炎が発症している場合には全身の他臓器にも CMV 病変が生じている可能性があり，全身療法が望ましい．第一選択は内服薬であるバルガンシクロビルで，内服が困難な場合には点滴によるガンシクロビルあるいはホスカルネット，またはその併用の投与となる．

全身副作用などで上記の治療が困難，あるいは黄斑部に病変が及ぶ場合には，ガンシクロビルあるいはホスカルネットの硝子体内注射を行う．

多発裂孔により網膜剥離を生じた場合には，シリコーンオイルタンポナーデを併用した硝子体手術が必要である．

進行性網膜外層壊死（1）概要

進行性網膜外層壊死（PORN）は，高度の免疫不全状態の患者において，水痘帯状疱疹ウイルス（varicella zoster virus；VZV）や単純ヘルペスウイルス（herpes simplex virus；HSV）により引き起こされる，網膜外層における炎症を主体とした網膜炎である．1990 年に AIDS 患者に発症した壊死性ヘルペス網膜炎として，はじめて報告された[3]．CMV 網膜炎が減少傾向であるのとは対照的に PORN 患者数は増加している．

主に末梢血中 CD4 陽性 T 細胞数が $50/\mu L$ 以下に減少した AIDS 患者にみられるが，そのほか骨髄移植後や悪性腫瘍などを原因とする免疫不全状態にある患者でも発症しうる．

視力予後はきわめて不良で，半数以上は光覚を失い，残りも手動弁，指数弁がほとんどである[4]．

今後 HIV 感染者の増加や，移植医療の進歩，また悪性腫瘍患者の

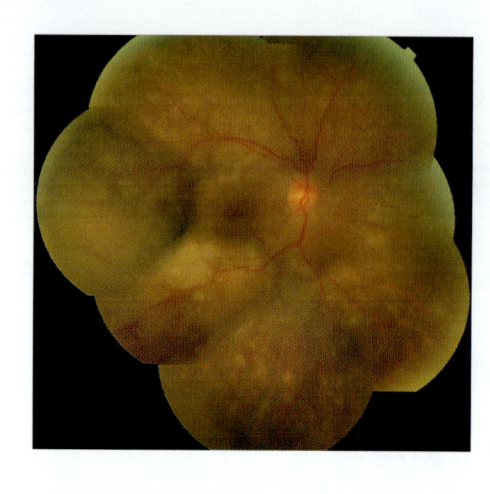

図2　進行性網膜外層壊死（PORN）
孤立性の黄白色点状混濁が眼底周辺部から後極の網膜深層に多発し，拡大・融合しながら黄斑部へ進行する．網膜血管炎や網膜出血は目立たない．

増加などを背景に，PORN患者が増加することが予想される．

進行性網膜外層壊死（2）病態

自覚症状：自覚症状は，病変が眼底周辺部に限局する場合には視野欠損を訴えるが，後極から黄斑部にまで及ぶと視力低下を来たす．無症状のこともある．

眼所見：孤立性の黄白色点状混濁が眼底周辺部から後極の網膜深層（網膜外層）に多発し，それらが急速に拡大・癒合し，広範囲の網膜全層壊死に至り，最終的には菲薄化した網膜に裂孔が多発し網膜剝離に至る，という経過をとる一方で，網膜血管炎や網膜出血などの眼内炎症は軽微であるという特徴をもつ（図2）．ほとんどが両眼性である．前眼部炎症は通常まったくないか，ごく軽微認める程度である．

進行性網膜外層壊死（3）検査と診断

　特徴的な眼所見と臨床経過などから総合的に判断するが，PCR法を用いて前房水や硝子体液からVZVあるいはHSVが検出されれば確定診断となる．

　鑑別診断としては，CMV網膜炎や急性網膜壊死（acute retinal necrosis；ARN）が重要である．CMV網膜炎は患者背景としては同様に免疫不全患者であるが，PORNは網膜血管炎や網膜出血がごく軽微である点で鑑別される．また，ARNは原因ウイルスがPORNと同じくVZV/HSVであるが，ARNは通常健常人に発症し，炎症反応が強い点で鑑別される．そのほか，眼トキソプラズマ症や悪性リンパ腫などがある．

進行性網膜外層壊死（4）治療

　確立された治療法はなく，これまでにさまざまな治療法が試みられている．

　帯状疱疹が先行することが多く，すでにアシクロビル耐性となっているためアシクロビルの単独投与は無効である．このためガンシクロビルやホスカルネットが選択されるが，これらを併用することで相乗効果が得られるという報告や，また全身投与と硝子体内注射を併用することが有効であったとする報告もある[5]．

　網膜剥離に至った症例では硝子体手術が必要となる．すでに多数の裂孔を形成しており，医原性裂孔も生じやすく，また全身状態が不良で体位制限が困難な症例が多いことから，シリコーンオイルタンポナーデが選択されることが多い．網膜剥離に対する網膜光凝固の予防効果は確立されていないどころか，光凝固による瘢痕形成以前に病変が進行することから，逆に新たな裂孔が形成され網膜剥離が拡大する恐れもあるとされている[5]．

　また，原疾患の治療，免疫能の改善がPORNの進行を妨げるとされており，AIDSに対するHAART療法[6]や，悪性リンパ腫に対するγグロブリン全身投与が有効[7]であったとする報告もある．

immune recovery uveitis（1）概要

　1996年ころに登場したHAARTと呼ばれる強力な抗HIV療法により，AIDS患者の免疫能は長期にわたって安定するようになり，生命予後は飛躍的に向上した．ところが一方でHAART導入後，免疫能の回復した時期に全身の各臓器において強い炎症反応が出ることがあり，免疫再構築症候群（immune reconstitution syndrome；IRS）と総称される．免疫不全状態では炎症反応が起こりえなかったものが，免疫能の回復により免疫反応を再び生じるようになるのが原因と考えられている[7]．眼科領域では，抗CMV療法によりCMV網膜炎は鎮静化していたものが，HAARTにより免疫能が回復した時期に網膜炎の再燃は認めないにもかかわらず眼内炎症を生じることが1998年に初めて報告され[8,9]，その後immune recovery uveitis（IRU）と呼ばれるようになった．眼内に残存するCMV抗原に対するIRSと考えられているが，詳細なメカニズムについてはわかっていない．AIDSに限ったものではなく，臓器移植後の免疫抑制薬投与中や，悪性腫瘍に対する抗癌薬投与中などでも起こりうる．なお，

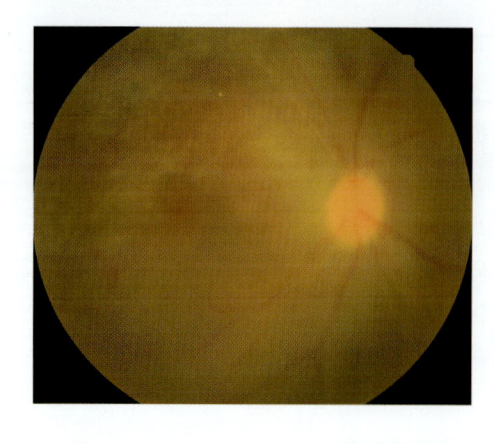

図3 IRU
CMV網膜炎が鎮静化しているが、硝子体混濁を認める．

CMV網膜炎の既往がないにもかかわらず，免疫能の回復後に新たにCMV網膜炎を発症することがあり，CMV網膜炎がIRSとして発症することもあることが示唆される．

immune recovery uveitis（2）病態

自覚症状：飛蚊症が主であるが，視力低下を自覚することもある．
眼所見：CMV網膜炎の再燃は認めないが，前房や硝子体中に炎症細胞の出現を認める．炎症が強い場合には硝子体混濁（**図3**）や，また，炎症の持続による二次的な網膜前膜形成や囊胞様黄斑浮腫などを合併することがあり，視力低下の原因となる．ほかに視神経乳頭浮腫や網膜新生血管を合併したとの報告もある．

immune recovery uveitis（3）検査と診断

　ほかの原因によるぶどう膜炎を否定したうえで，CMV網膜炎の再燃を認めないにもかかわらず前房内および硝子体内に炎症細胞が出現している時点で，臨床的にIRUと診断される．またこのとき，使用中の薬剤による副作用などの影響も否定されることが前提である．

immune recovery uveitis（4）治療

　確立した治療法は今のところない．無治療で改善する症例から重篤な視力障害を残す症例まで，重症度はさまざまである．硝子体混濁や黄斑浮腫，新生血管に対してはステロイドの眼局所投与が有効であるが，CMV網膜炎の再燃の可能性もあるので慎重に経過観察する必要がある．重篤な硝子体混濁や黄斑前膜に対しては，硝子体手術が必要なこともある．

〔肱岡邦明〕

6．内因性ぶどう膜炎

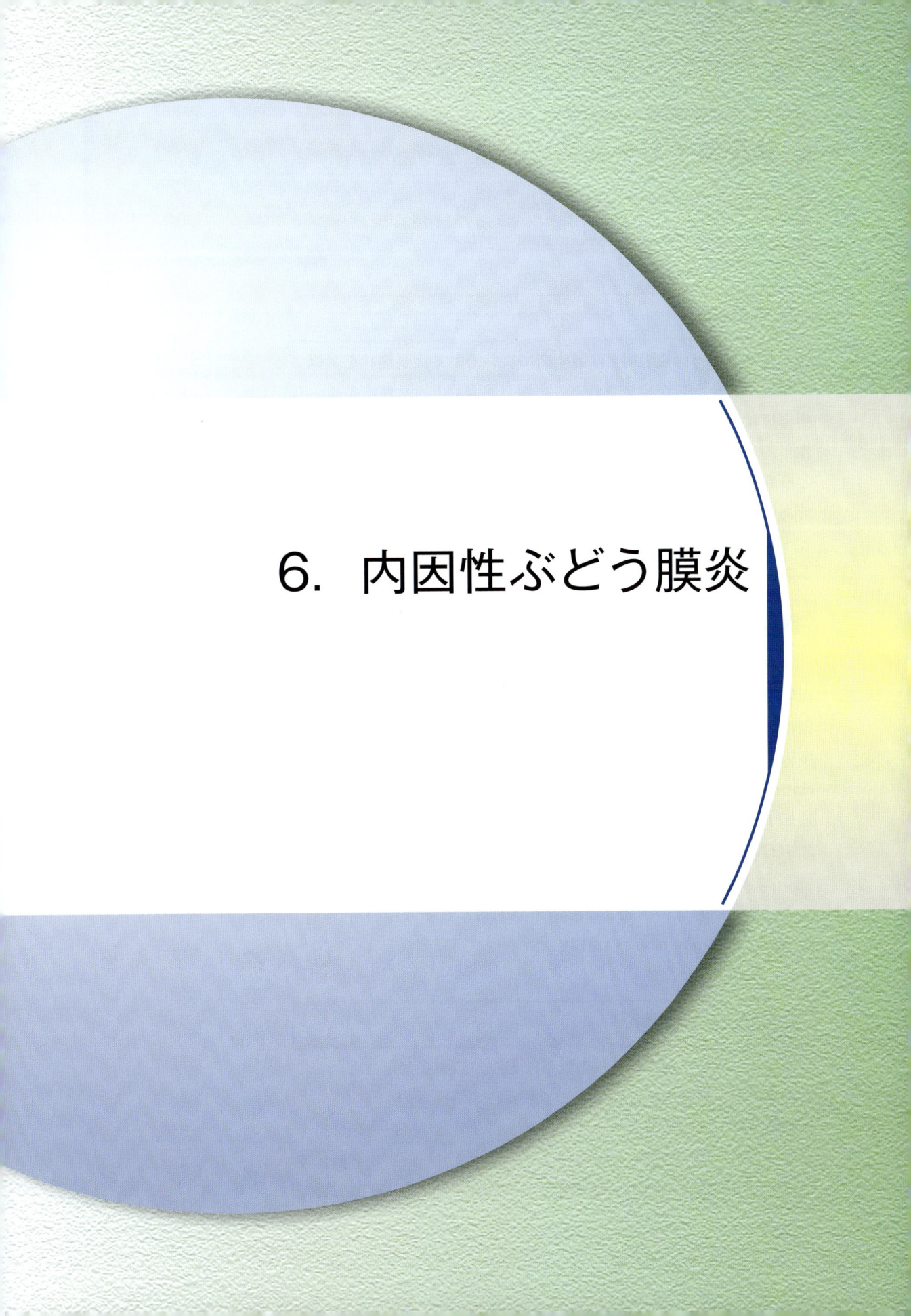

サルコイドーシス

疫学的特徴*1

　サルコイドーシス眼病変は肺病変に次いで多く，眼症状を契機にサルコイドーシスが発見されることが最も多い[1]．女性に多く，有病率では男女とも20〜30歳代の若年層と60歳代の高齢層の二峰性年齢分布を示す[1]．全国の大学附属病院を対象として実施した，ぶどう膜炎の原因別統計では，サルコイドーシスは第1位（13.6％）であり，増加傾向にある[2]．最近は高齢発症患者の増加が目立ち，ぶどう膜炎患者の年齢別疾患頻度をみると，高齢層ではサルコイドーシスが最多である．

病理・病因

　病理組織学的には非乾酪性類上皮細胞肉芽腫を形成し，肉芽腫性血管炎とmicroangiopathy（細小血管障害）を伴う疾患である．病因は不明であるが，複数の遺伝要因と環境要因が絡み合って起こる多因子疾患であると考えられている．最近の"Genome Wide Association Study（GWAS）"により，第6染色体が最も強い疾患感受性遺伝子領域であり，第6染色体上の*HLA*遺伝子や*butyrophilin-like 2*（*BTNL2*）遺伝子などが発症に関与している可能性が報告されている[3]．現在，日本人サルコイドーシスにおけるGWASが進行中である．肉芽腫形成の誘因となる病原微生物としては，肉芽腫内に*Propionibacterium acnes*の菌体成分が存在することから，その関与が考えられている．

臨床症状と検眼鏡所見

臨床症状：霧視，飛蚊症，視力低下，充血，羞明などを主訴として受診するが，自覚症状は軽微なことも多い．

検眼鏡所見：両眼性の肉芽腫性汎ぶどう膜炎であり，慢性の経過をとることが多い．特徴的な眼所見は『サルコイドーシスの診断基準と診断の手引き―2006』の『眼病変の診断の手引き』（表1）[4]に記

[*1] サルコイドーシスは発症頻度，臨床所見などに人種差の大きい疾患である．北欧諸国やドイツの白人，米国黒人，プエルトリカン，ヒスパニックに多く発症し，日本人は少ない（発症率は1.1/10万人）[1]．欧米人のほうが日本人より重症例が多く，日本人では眼病変と心病変が多いのが特徴である．

文献はp.309参照．

表1 眼病変の診断の手引き
下記の眼所見の6項目中2項目以上有する場合に眼病変を疑い，診断基準に準じて診断する．

眼病変を強く示唆する臨床所見	1. 肉芽腫性前部ぶどう膜炎（豚脂様角膜後面沈着物，虹彩結節） 2. 隅角結節またはテント状周辺虹彩前癒着 3. 塊状硝子体混濁（雪玉状，数珠状） 4. 網膜血管周囲炎（主に静脈）および血管周囲結節 5. 多発するろう様網脈絡膜滲出斑，または光凝固斑様の網脈絡膜萎縮病巣 6. 視神経乳頭肉芽腫または脈絡膜肉芽腫
その他の参考となる眼病変	角結膜乾燥症，上強膜炎・強膜炎，涙腺腫脹，眼瞼腫脹，顔面神経麻痺
除外診断	結核，ヘルペス性ぶどう膜炎，HTLV-1関連ぶどう膜炎，Posner-Schlossman症候群，Behçet病，眼内悪性リンパ腫などを除外する

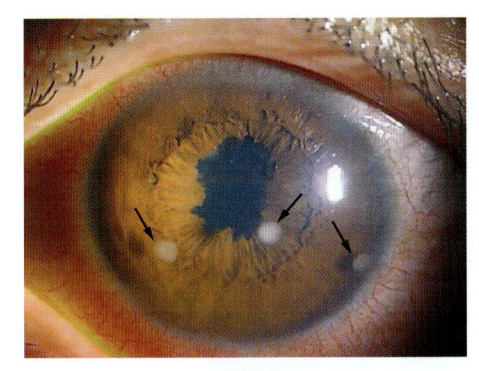

図1 虹彩結節（40歳，男性）
前眼部写真．毛様充血，虹彩後癒着，虹彩上に大型のBusacca結節（矢印）がみられる．

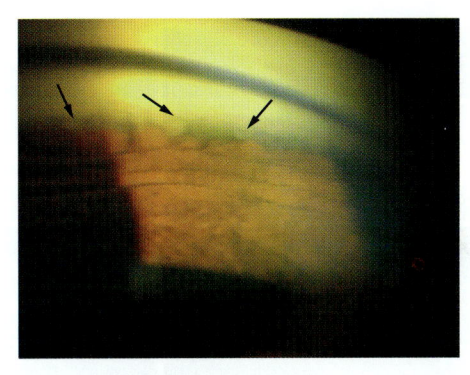

図2 隅角結節（30歳，男性）
大小の隅角結節がみられる．

載されている．

前眼部病変：豚脂様角膜後面沈着物や虹彩結節（虹彩上のBusacca結節，瞳孔縁のKoeppe結節，**図1**）を特徴とする肉芽腫性ぶどう膜炎がみられ，虹彩後癒着をつくりやすい．しかし，治療や時期により非肉芽腫性であることも多く，初診時に肉芽腫性でないからといって本症を否定できない．前房隅角には，淡い灰白色の肉芽腫である隅角結節がみられ，初期の眼圧上昇の原因となることがある（**図2**）．結節が小さいと見逃しやすい．隅角結節が吸収するとき，虹彩根部を持ち上げて，テント状の周辺虹彩前癒着（tent like peripheral anterior synechiae；T-PAS）をつくる．癒着範囲が広いと台形状となる．これら隅角所見は診断的価値が高い．

後眼部病変：硝子体には雪玉状（**図3**）や，それが数珠状に連なった（真珠の首飾り状）塊状硝子体混濁が特徴とされるが，びまん性の硝子体混濁であることも多い．眼底には網膜血管周囲炎がみられるが（**図4**），主に静脈の走行に沿って断続的（竹節状）に白鞘形成がみられ，周囲に灰白色の小結節を伴うのが特徴的である．網膜血

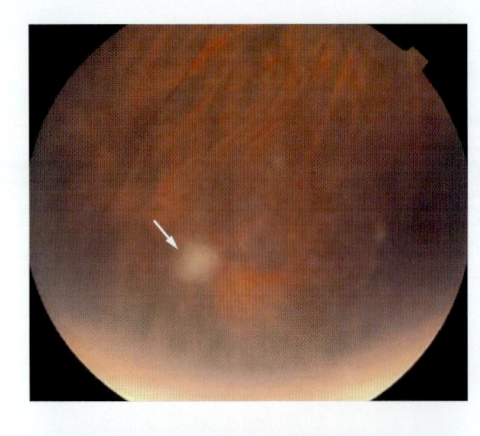

図3　塊状硝子体混濁（60歳，女性）
塊状硝子体混濁，網脈絡膜滲出斑がみられる．

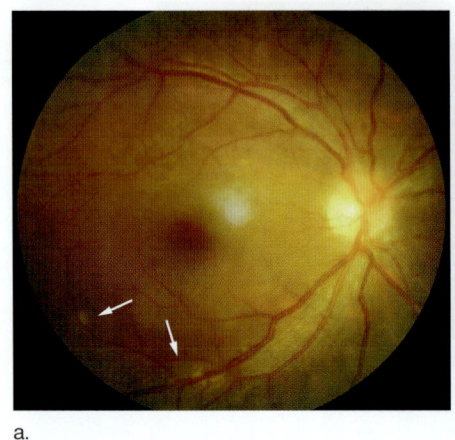

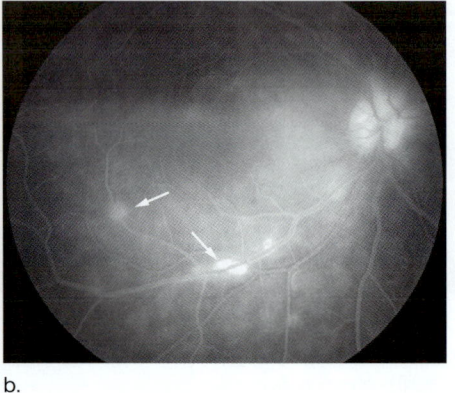

図4　網膜静脈周囲炎（70歳，女性）
a. 眼底写真．血管走行に沿って竹節状に白鞘形成がみられる．
b. 蛍光眼底造影写真．網膜静脈からの蛍光漏出と静脈壁の staining がみられる．

管の閉塞による網膜出血がみられたり，血管閉塞や炎症による虚血から網膜新生血管が発生し，網膜硝子体出血を来たすこともある．ろうを垂らしたような灰白色の網脈絡膜滲出斑と，これが瘢痕化した網脈絡膜萎縮病巣が混在してみられる．後者は黄白色の不定形，または色素沈着を伴った光凝固斑様の萎縮斑である．視神経乳頭肉芽腫や孤立性脈絡膜肉芽腫は，まれであるが特異性の高い病変である．サルコイドーシスではこれらの病変が複数みられ，また，新旧病変が混在しているのが特徴である．

　経過中には，さまざまな合併症がみられる．ほかのぶどう膜炎に比べ，発症初期に前眼部炎症とともに眼圧上昇を来たすことが多く，Posner-Schlossman 症候群や，ヘルペス性虹彩毛様体炎との鑑別を要する場合がある．線維柱帯の炎症や Schlemm 管が肉芽腫で閉塞されて起こると考えられている．虹彩後癒着による瞳孔閉鎖が原因となる iris bombé や，広範囲の PAS が原因で房水流出障害を起こ

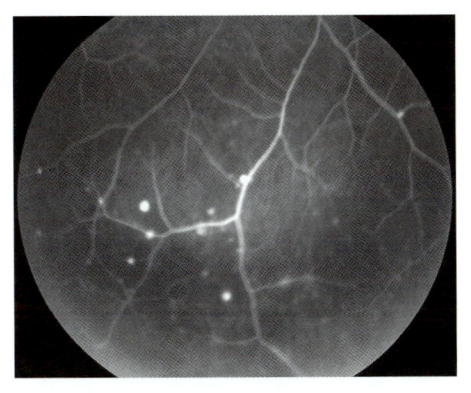

図 5　血管周囲結節（54 歳，女性）
蛍光眼底造影写真．血管周囲結節が多数みられる．

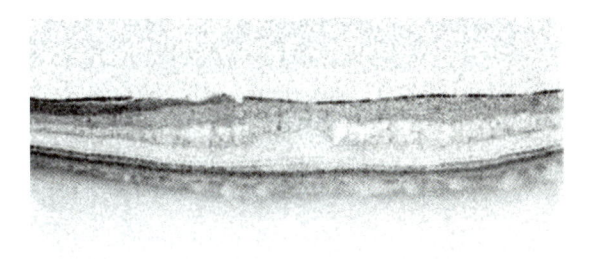

図 6　囊胞様黄斑浮腫（OCT 所見）（70 歳，男性）
網膜厚の肥厚がみられ，網膜内に囊胞様の低反射領域が描出されている．

すことによる閉塞隅角緑内障もある．ステロイド緑内障も忘れてはならない．また，黄斑病変（囊胞様黄斑浮腫，黄斑上膜，黄斑変性）や視神経病変（発赤・浮腫，視神経炎）の頻度も高い．高齢層では若年層と比べて，硝子体・網脈絡膜病変などの後眼部病変が遷延し，黄斑病変や続発緑内障などの眼合併症が多く，視力予後が不良であることが多い．

蛍光眼底所見と OCT 所見

　フルオレセイン蛍光眼底造影（fluorescein angiography；FA）では，網膜静脈からの蛍光漏出や静脈壁の staining がみられ（図 4），過蛍光を示す血管周囲結節（図 5）や網脈絡膜滲出斑が描出される．無血管領域がみられることもある．また，網脈絡膜萎縮病巣は window defect による過蛍光として描出される．視神経は，しばしば過蛍光を呈する．

　合併症としてよくみられる囊胞様黄斑浮腫は，光干渉断層計（optical coherence tomography；OCT）で，網膜内に囊胞様の低反射領域として描出される（図 6）．網膜内肉芽腫と考えられる網脈絡膜滲出斑は，外顆粒層から神経線維層にわたる高輝度の塊状病巣として描出される．

眼外症状

　サルコイドーシスでは肺，眼，皮膚，リンパ節，心，神経・筋，腎，肝，脾，骨・関節などあらゆる臓器に病変がみられ，しかも複数の臓器に病変が存在することが多い[*2]．合併する他臓器病変では肺病変が最も多いが，中年女性では皮膚病変合併症例も多い．問診

[*2] 咳，息切れなどの呼吸器症状，皮下結節や皮疹などの皮膚症状，不整脈や心不全症状などの心症状，頭痛，知覚・運動障害，脳神経症状などの神経症状，筋力低下，筋痛などの筋症状のほか，関節症状，耳下腺腫脹や表在リンパ節腫脹などがみられることがある．

表2 サルコイドーシスの診断基準

サルコイドーシスの診断は組織診断群と臨床診断群に分け，下記の基準に従って診断する．

組織診断群	一臓器に組織学的に非乾酪性類上皮細胞肉芽腫を認め，かつ，下記1.～3.のいずれかの所見がみられる場合を組織診断群とする． 1. 他臓器に非乾酪性類上皮細胞肉芽腫を認める． 2. 他臓器で"サルコイドーシス病変を強く示唆する臨床所見"（診断の手引き参照）がある． 3. 下記に示す検査所見6項目中2項目以上を認める．
全身反応を示す検査所見	1. 両側肺門リンパ節腫脹 2. 血清ACE活性高値 3. ツベルクリン反応陰性 4. Ga^{67}シンチグラムにおける著明な集積所見 5. 気管支肺胞洗浄検査でリンパ球増加またはCD4/CD8比高値 6. 血清あるいは尿中カルシウム高値
臨床診断群	二つ以上の臓器において"サルコイドーシス病変を強く示唆する臨床所見"（診断の手引き参照）に相当する所見があり，かつ，全身反応を示す検査所見6項目中2項目以上を認めた場合を臨床診断群とする．

ACE：angiotensin-converting enzyme（アンギオテンシン変換酵素）

にて，眼以外の他臓器症状があるかどうかを確認することは大切であり，必要に応じて他科に併診することで診断に結びつくことがある．

診断

『サルコイドーシスの診断基準と診断の手引き—2006』（表2）[4]に従って組織診断または臨床診断をつけるが，サルコイドーシス病変を二臓器以上に認めることが必須である．

組織診断群は，① 二臓器で組織所見あり，② 一臓器で組織所見あり＋一臓器で臨床所見あり，③ 一臓器で組織所見あり＋検査所見（6項目中2項目以上）のいずれかの場合である．眼内生検は行わないため，サルコイドーシス眼病変（表1）を疑った場合，②の肺や皮膚などの生検で，組織所見が得られれば組織診断がつく．

臨床診断群は，二臓器で臨床所見あり，検査所見（6項目中2項目以上）を満たすことである．眼病変（表1）を疑った場合，表2に記載されている全身検査を行うが，検査項目の一つであるBHL（bilateral hilar lymphadenopathy；両側肺門リンパ節腫脹）は呼吸器系病変を疑う所見[4]でもあるため，BHLがある症例では二臓器という条件を満たし，診断がつけやすい．

治療方針

ステロイド局所投与：ステロイドの局所投与である．前眼部病変

には点眼や結膜下注射，後眼部病変には，持続性デポ型ステロイドの経Tenon囊下球後注射で対応する．囊胞様黄斑浮腫や遷延する硝子体混濁などの後眼部病変に対し，全身投与前に経Tenon囊下球後注射が行われるようになり，以前は全身投与をしていたであろう症例の一部は，局所治療でコントロールできるようになった．

ステロイド全身投与：局所治療で消炎が得られず，不可逆性の視機能低下を起こしうる活動性の眼病変にのみ適応とされる．ステロイド全身治療の指針である『サルコイドーシス治療に関する見解―2003』（表3）[5]を参考に，症例ごとに初期投与量（30～60 mg）を検討し，病変の改善を確認しながらゆっくり漸減（投与量が減るほどゆっくりと）していく．症例によっては1年以上内服を続ける場合もあり，骨粗鬆症，感染症，糖尿病，消化性潰瘍，精神症状などの副作用発現に注意し，内科や整形外科との連携をとりながら治療を進めていくことが必要である．

治療難航例：ステロイド抵抗性の症例，減量・中止により再燃する症例，副作用発現などで投与が困難な症例は少なからず存在する．このような症例に対し，海外ではメトトレキサート（methotrexate；MTX）やインフリキシマブなどの抗TNFα抗体製剤が，単独またはステロイドとの併用療法で使用されており，眼病変にもある程度有効であるとの報告がある．わが国では，MTXは内科で一部の症例に使用されることがあるが，眼科ではこれらの薬剤が保険適応外であることもあり，ほとんど使用経験がない．

　ステロイド全身治療で消炎や視力改善が得られない場合，特に硝子体混濁，囊胞様黄斑浮腫の遷延や黄斑上膜に対して硝子体手術を施行することがある．炎症軽減や視力改善が得られることが比較的多いと報告されている．その他，併発白内障に対する眼内レンズ挿入術，続発緑内障に対する手術，網膜の無血管領域や網膜新生血管発に対するレーザー光凝固術が行われる．手術そのものが眼内炎症の活動性を高めることから，緊急性のあるもの以外はしっかり消炎してから施行することが大切である．

鑑別診断

　『眼病変の診断の手引き』（表1）[4]には，結核，ヘルペス性ぶどう膜炎，HTLV-1関連ぶどう膜炎，Posner-Schlossman症候群，Behçet病，眼内悪性リンパ腫が鑑別疾患として挙げられている．

結核性ぶどう膜炎：頻度こそ少ないが，最も鑑別を要する疾患であ

表3 サルコイドーシス眼病変の治療指針

ステロイド全身投与の適応	以下のような活動性病変があり，視機能障害のおそれのある場合 1. 局所投与に抵抗する重篤な前眼部炎症 　重症の虹彩毛様体炎，隅角または虹彩結節が大きく多数，あるいは虹彩上に新生血管を伴う場合 2. 高度の硝子体混濁 3. 広範な網脈絡膜炎および網膜血管炎 4. 網膜無血管領域を伴わない網膜あるいは視神経乳頭新生血管 5. 黄斑浮腫 6. 視神経乳頭の浮腫，肉芽腫 7. 脈絡膜肉芽腫
ステロイドの全身投与法	1. 第一選択薬はプレドニゾロンの経口投与 2. 初期投与量は 30〜40 mg/日・連日，重症の場合は 60 mg/日・連日 3. 初期投与量の投与期間は 2 週間から 1 か月 4. 1〜2 か月ごとに 5〜10 mg ずつ減量 5. 最終投与量を 2.5〜5 mg/日相当とし，1〜数か月続けて終了する 6. 全投与期間は 3 か月から 1 年以上
治療中止の判定	1. 視力，その他を含む視機能の改善 2. 眼内病変の改善・鎮静化・消失

ろう．結核菌蛋白に対するアレルギー反応といわれる網膜血管炎が最も多く，肉芽腫性前部ぶどう膜炎や脈絡網膜炎がみられることもある．結核性ぶどう膜炎では閉塞性血管炎の要素が強く，網膜出血や白斑，網膜新生血管，硝子体出血の頻度が多いが，サルコイドーシスでも同様の所見がみられることがある．ツベルクリン反応強陽性，クォンティフェロン®（QFT）陽性であれば結核を疑うが，QFTは過去の感染の既往と発病の区別がつかないため，これだけでは結核性とは診断できないので注意が必要である．さらに結核性ぶどう膜炎では，胸部の活動性病変や他臓器結核の合併が少ないことも診断・鑑別を困難にしている．

急性網膜壊死：ヘルペス性ぶどう膜炎である急性網膜壊死は肉芽腫性前部ぶどう膜炎で発症し，発症初期には眼底周辺部に散在する黄白色の網膜滲出斑がみられることから，サルコイドーシスが疑われることがある．数日のうちに，閉塞性網膜動脈炎や黄白色網膜病変の急速な進展をみるので，直ちに前房水を採取して診断をつける．

眼内悪性リンパ腫：最近は高齢のサルコイドーシス患者が増加しているため，常に念頭に置いておくべき疾患として，眼内悪性リンパ腫がある．びまん性で細胞密度の高い硝子体混濁を来たすため，典型的な網膜下浸潤病巣を確認することが難しい場合があり，炎症として見過ごされることが多い．網膜静脈炎を呈することもあり，サルコイドーシス疑いとしてステロイドが処方されることが多い疾患である．初期にはある程度の改善をみることもあるが，ステロイド

抵抗性である．中枢神経リンパ腫を併発しやすい予後不良な悪性腫瘍であるため，ステロイド抵抗性であれば積極的に硝子体生検を行い，鑑別することが必要である．

その他：『眼病変の診断の手引き』に挙げられている鑑別疾患のほかにも，サルコイドーシスと鑑別を要する疾患は多い．Vogt-小柳-原田病は，サルコイドーシスと並ぶ両眼性の非感染性肉芽腫性ぶどう膜炎であり，急性期の典型例ではサルコイドーシスと容易に鑑別できるが，遷延例や再発例では典型的な滲出性網膜剝離を伴わず，両眼性肉芽腫性前部ぶどう膜炎を示し，しばしば鑑別困難であることがある．網膜剝離を伴わない視神経乳頭炎で発症する乳頭型の場合も，時に鑑別を要することがある．また，細菌性，ウイルス性，真菌性，原虫性などの感染性ぶどう膜炎は肉芽腫性を示すことが多く，早急にサルコイドーシスと鑑別する必要がある．

カコモン読解 第18回 一般問題37

サルコイドーシスの血清で上昇するのはどれか．3つ選べ．
a アミラーゼ　　b リゾチーム　　c アンギオテンシン変換酵素
d β_2-ミクログロブリン　　e γグロブリン

解説　a．血清アミラーゼは，膵炎，膵癌，耳下腺炎，消化管穿孔，腸閉塞などで上昇する．
b．血清リゾチーム上昇は疾患の活動性と相関してみられる．しかし，アンギオテンシン変換酵素（ACE）*3 に比べ特異度は低い．活動性サルコイドーシスでは血清 ACE とリゾチームの両者か，またはどちらか一方が上昇するといわれている．
c．サルコイドーシスにおける ACE は類上皮細胞肉芽腫から産生され，血中に逸脱する．そのため，肉芽腫量と関連し，疾患の活動性と相関する．感度は 50〜60％ 程度である．本症に特異的であるが，けい肺や肺結核，糖尿病，腎不全，肝硬変などでも上昇することがある．診断基準（2006年度版）における検査所見項目の一つである．
d．β_2-ミクログロブリンは，尿細管障害を主体とする間質性腎炎・ぶどう膜炎症候群（TNIU 症候群）*4 で，尿中に増加がみられる．
e．サルコイドーシスでは，血清総蛋白量には変化はないが，γグロブリンが発症時に増加することがある．しかし，感度は 10％ 程度と低く，特異度も低い．

模範解答　b, c, e

（石原麻美）

---

*3 アンギオテンシン変換酵素（angiotensin-converting enzyme；ACE）は，血管内皮細胞の膜酵素として存在するが，アンギオテンシン I から II に変換する酵素である．ほとんどの臓器に存在するが，特に肺，腎に多くみられる．

*4 TNIU 症候群
tubulointerstitial nephritis and uveitis syndrome.

Vogt-小柳-原田病

病因

　Vogt-小柳-原田病（原田病）は，メラノサイトあるいはメラニン色素を標的とする全身の自己免疫疾患である．HLA class II 抗原と強い関連があり，日本人を含む，モンゴロイドでは原田病罹患患者の約 90% が HLA-DR4（HLA-DRB1*0405）をもっている．この HLA と抗原が複合体を形成し，抗原提示され，免疫反応が惹起される．通常では，これら自己免疫反応は，免疫反応の恒常性を保つサイクル反応で抑制されている．いまだトリガーは不明であるが，何かの誘因でトリガーが引かれると，免疫の恒常性を保つサイクルが炎症を惹起するサイクルへと転換し，自己免疫反応が惹起される．エビデンスはまったくないが，眼症状に先行する軽度感冒様症状，全身倦怠感など感染症がトリガーとなっている可能性は否定できない．免疫反応の抗原としてはメラニン色素合成に必要なチロシナーゼファミリー蛋白質などが判明しており，これらの由来ペプチドを実験動物に感作することによって，原田病と同様の病態をつくることができる．

臨床症状

　臨床症状には前駆期，眼病期，回復期がある．
前駆期：前駆期には軽度感冒様症状，全身倦怠感，頭髪知覚過敏，頭痛，耳鳴りなどがある．前駆期から 1～2 週間ほどで眼症状が出現する．
眼病期：急性期眼症状炎症は基本的に汎ぶどう膜炎で，前房，硝子体に細胞浸潤，混濁を生じ，毛様体，脈絡膜は炎症により肥厚する．脈絡膜炎症は網膜色素上皮，網膜下にも波及し，胞状滲出性網膜下液の貯留がみられる．これはある程度原田病に特異的であり，汎ぶどう膜炎，前駆症状，胞状滲出性網膜下液がみられれば原田病である確率はきわめて高い（図1，2）．蛍光眼底造影では特徴的な所見がみられ，造影初期からのびまん性点状蛍光漏出が拡大・癒合す

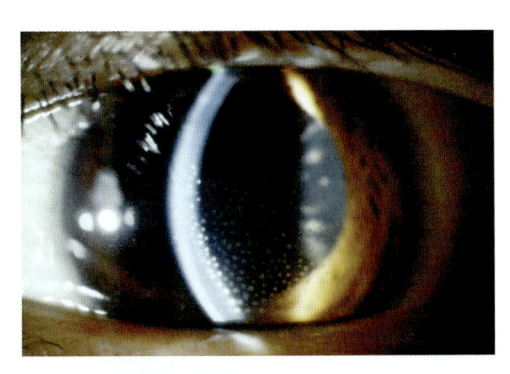

図1　急性期の細隙灯所見
前房，硝子体に細胞浸潤，混濁を生じ，毛様体，脈絡膜は炎症により肥厚する．

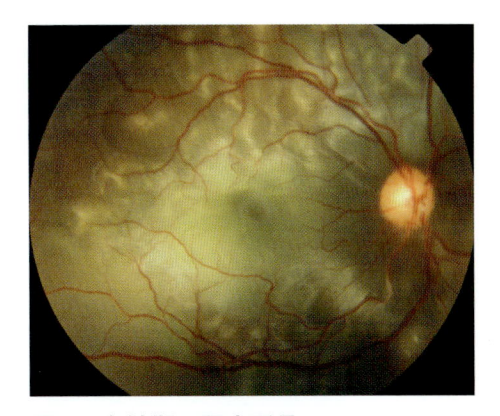

図2　急性期の眼底所見
脈絡膜炎症は網膜色素上皮，網膜下にも波及し，胞状滲出性網膜下液の貯留がみられる．

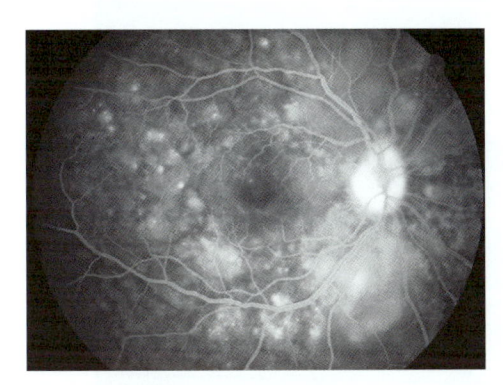

図3　急性期の蛍光眼底造影
造影初期からのびまん性点状蛍光漏出が拡大・癒合する胞状の漏出となる．

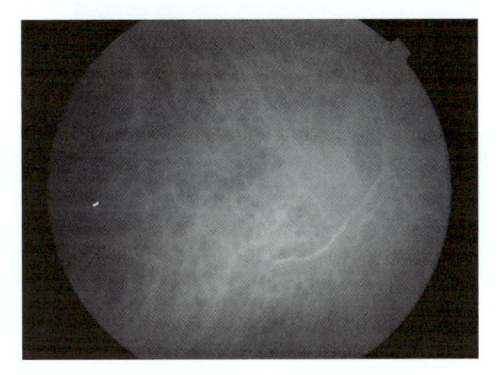

図4　急性期のICG蛍光眼底造影
脈絡膜肉芽腫形成部位がダークスポットとなり，この周囲から蛍光が漏出する．

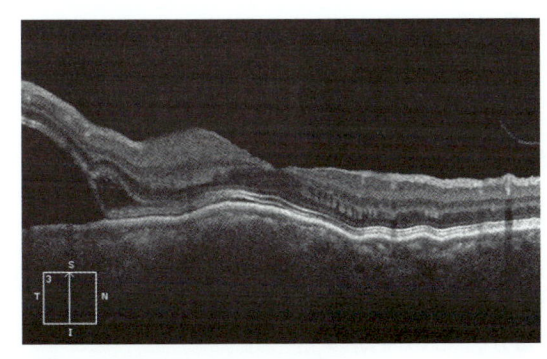

図5　発症早期のOCT所見
厚さを計測することが困難なほど肥厚しているのも判読できる．

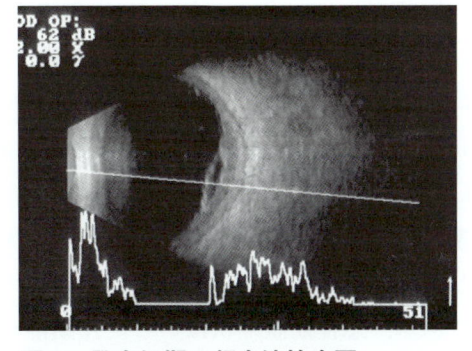

図6　発症初期の超音波検査図
脈絡膜は著しく肥厚している．

る胞状の漏出となる（図3）．インドシアニングリーン蛍光眼底造影（indocyanine green angiography；IA）では，脈絡膜肉芽腫形成部位がダークスポットとなり，この周囲から蛍光が漏出する（図4）．OCT

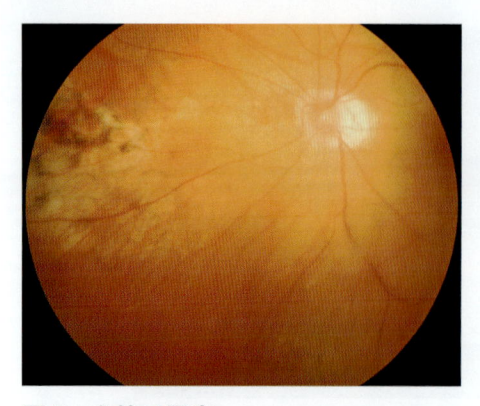

図7　夕焼け眼底

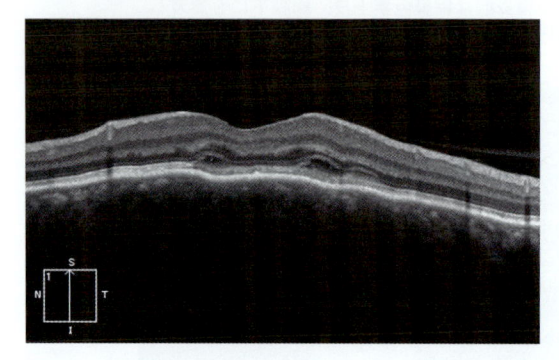

図8　再発時のOCT所見

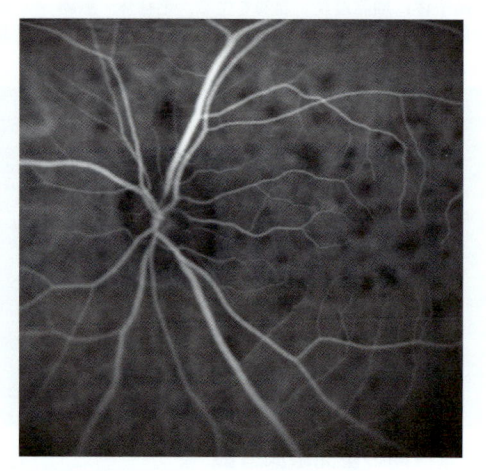

図9　再発のICG蛍光眼底造影

(optical coherence tomograph) では，網膜下（感覚網膜と色素上皮の間）に滲出性物が貯留しているのが鮮明に判別できる（図5）．脈絡膜は，OCTでは厚さを計測することが困難なほど肥厚しているのも判読でき，超音波検査でも著しく肥厚し，組織像とよく一致する（図5, 6）．

回復期：眼病期の後，眼炎症がいったん鎮静化し，回復期となる．しかし自己免疫性反応が完全に消退したわけではなく，紛らわしい命名である．急性期眼症状はいったん鎮静化するが，この時期の60～70％に夕焼け眼底や角膜輪部色素が脱出する（杉浦徴候）などが出現し始める（図7）．夕焼け眼底となりつつあっても前眼部，後眼部に明らかな炎症がなければ，眼炎症は鎮静化していると漠然と考えられてきたが，これは誤りである．炎症がなければ夕焼け眼底になる理由が説明できない．実際にICG (indocyanine green) でもOCTでも炎症の存在が証明される（図8, 9）．また，前眼部に炎症

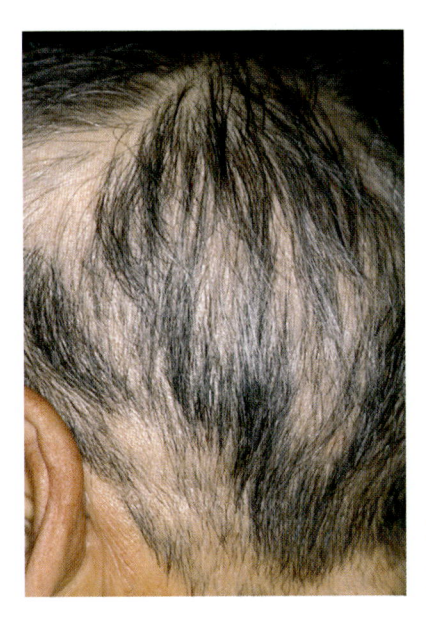

図10　皮膚症状
脱毛，白髪，皮膚の白斑などの皮膚症状がみられる．

が存在するときは，必ず後眼部にも炎症が存在することが近年報告された．また，脱毛，白髪，皮膚の白斑などの皮膚症状，耳鳴り，難聴などの眼外症状も出現することがある（図10）．メラノサイトあるいはメラニン色素に対する全身性の自己免疫疾患でありながら眼，皮膚，中枢神経系によって症状出現時期が異なるのは，たとえ全身性の自己免疫反応であっても，発症する部位（臓器）の微小環境によって免疫反応は異なることによるものと思われる．原田病発症，諸症状出現に関与する微小環境についてはまったく解明されておらず，解析が待たれる．

治療

治療のファーストチョイスは，副腎皮質ステロイドのパルス療法あるいは大量漸減療法である．症状出現から治療開始までの期間が長くなると，予後が悪くなる傾向にある．また不適切な治療も予後を悪くする因子である．

ステロイド治療が適切に行われたとしても60〜70％に夕焼け眼底が回復期あるいは回復期よりも後に出現する．この時期に一見消炎しているようにみえてもサブクリニカルな炎症が持続していることがあり，夕焼け眼底が強くなる場合には，ICG，OCTなどで炎症の消長を確認しながら適切な治療を行う必要がある．これを怠るとさまざまな治療に抵抗し，きわめて予後不良となることがある．

不幸にして初期ステロイド療法に抵抗し，消炎しない場合はステ

ロイドパルス療法から再度漸減を行う．数回のパルス療法にも抵抗し炎症が持続する場合，あるいは何らかの全身，眼局所に起因する要因によりステロイド治療が選択できない場合は，T細胞性免疫能を選択的に抑制するシクロスポリンなどのイムノフィリンリガンドの全身投与が選択される．これにも抵抗し，炎症が持続する場合は免疫能全般を抑制する．シクロホスファミドなどが選択される．シクロスポリンは常に血中濃度，全身副作用をモニターしながら投与を持続する．シクロホスファミドは骨髄抑制など重篤な副作用に注意しなければならない．しかし，いったん遷延化すると消炎を図ることが困難なことが多く，治療に難渋することとなる．

合併症に対する治療

緑内障，白内障などの合併症には手術療法も行われる．手術によって炎症が重篤化することはなく，必要に応じて手術を行うことは患者の生活の質の向上，治療上の障害を除くうえでもためらう必要はない．

カコモン読解　第18回　一般問題38

疾患と蛍光眼底造影所見の組合せで誤っているのはどれか．
a　サルコイドーシス――――細静脈の結節性過蛍光
b　トキソプラズマ症――――病巣部の輪状過蛍光
c　Behçet病――――毛細血管からのびまん性蛍光漏出
d　HLA-B27関連ぶどう膜炎――視神経乳頭の過蛍光
e　Vogt-小柳-原田病――――細静脈からのびまん性蛍光漏出

[解説]　a．サルコイドーシスは，原因不明の免疫異常によって惹起される疾患である．非乾酪性の肉芽腫を形成することはよく知られている．後眼部所見としては雪玉状硝子体混濁，脈絡灰白色隆起性病変，網膜血管周囲炎などに伴い細静脈結節性過蛍光もみられる．
b．トキソプラズマ症では，輪状の病巣部周囲に輪状の過蛍光がみられる．
c．Behçet病の蛍光眼底造影所見の特徴は，毛細血管からのびまん性の蛍光漏出である．
d．HLA-B27関連ぶどう膜炎は，基本的に前眼部炎症が病態の主体をなすが，炎症性変化は視神経乳頭周囲にも波及し，視神経乳頭の過蛍光を示す．

e．Vogt-小柳-原田病では，病変は基本的にメラノサイトあるいはメラニン色素を含む組織に生じる．眼底では脈絡膜に肉芽腫性の病巣を形成し，これが網膜色素上皮にも波及し，脈絡膜からの滲出性，胞状網膜剥離を形成する．しかし，網膜細血管は網膜層の内層から中層に分布し，ここまでは炎症は波及せず，細静脈からの蛍光漏出は起きない．OCT画像では，網膜外層まで炎症が波及することがよくわかる（図5）．

模範解答　e

カコモン読解　第23回　一般問題51

Vogt-小柳-原田病の発症早期にみられないのはどれか．2つ選べ．
a 脱毛　　b 耳鳴　　c 杉浦徴候　　d 感音性難聴
e 漿液性網膜剥離

解説　眼外症状のうち，脱毛や皮膚症状などは眼病期がいったん鎮静化し，回復期になってから出現することがほとんどである．眼症状と眼外症状の出現時期が異なるのは，それぞれの組織局所での微小環境が異なることにより，自己免疫反応の形態が異なるためと推定される．しかし詳細な実験事実，あるいは臨床組織所見など，確たる事実は証明されていない．蛇足になるが，免疫反応は，全身性の疾患であっても全身に同じように出現するわけではなく，それぞれの組織の微小環境によって免疫反応が修飾されて異なった像を呈することが通例である．漿液性網膜剥離は，Vogt-小柳-原田病眼病期発症早期の典型的所見である．耳鳴は前駆期あるいは眼病期などの発症早期にも出現し，治療に抵抗して回復期まで持続することがある．それぞれの症状の出現は一様ではなく，患者によって異なる．

模範解答　a，c

（山木邦比古）

Behçet 病

病因

　Behçet病はトルコなどの中近東から中国を経てわが国に至る、いわゆるシルクロード沿いに患者が多いことで知られる疾患である。その病因はいまだ不明であるが、これらの地域のどの人種においても、健常群に比べ患者群で有意にHLA-B*51の保有率が高く[1]、遺伝的素因がその発症に関与していると推察されている。

文献はp.309参照.

診断

　Behçet病には特異的、決定的な検査所見はなく、以下のような臨床症状や経過（再発性）から総合的な判断で、厚生労働省の診断基準（表1）に基づいて診断を確定する。

主症状

再発性の口腔内アフタ性潰瘍（図1）：ほぼ全例でみられる。口唇や頬部粘膜、舌などにみられる境界鮮明な有痛性潰瘍で、初発症状としてみられることも多い。

皮膚症状：下肢に好発する結節性紅斑（図2）や、血栓性静脈炎、毛嚢炎様皮疹、痤瘡様皮疹としてみられる。このほか皮膚の被刺激性亢進を反映する所見として針反応が認められることや、剃刀負けなどが生じやすいことも特徴的である。

眼症状：虹彩毛様体炎、前房蓄膿（図3）、虹彩後癒着などの前眼部所見のみがみられる虹彩毛様体炎型と、びまん性硝子体混濁、網膜滲出斑を伴う網脈絡膜炎、網膜血管炎、網膜出血などの眼底所見も伴ってみられる網膜ぶどう膜炎型（図4）に大別される。いずれの型も症状は発作性に生じ繰り返す。初発時は片眼性であっても、8割以上がその経過中に両眼性になる。フルオレセイン蛍光眼底造影検査では、造影中期以降に広範な網膜毛細血管からシダ状の蛍光漏出がみられる。この現象は"シダ状蛍光漏出"（図5）と呼ばれ、発作時のみならず、間欠期にもみられる。また、視神経乳頭の過蛍光、

表1　厚生労働省 Behçet 病診断基準

1. 主症状

1) 口腔粘膜の再発性アフタ性潰瘍
2) 皮膚症状
   a. 結節性紅斑様皮疹
   b. 皮下の血栓性静脈炎
   c. 毛嚢炎様皮疹
   d. 痤瘡様皮疹
   参考所見：皮膚の被刺激性亢進
3) 眼症状
   a. 虹彩毛様体炎
   b. 網膜ぶどう膜炎（網脈絡膜炎）
   c. 以下の所見があればa. b. に準じる
      a. b. を経過したと思われる虹彩後癒着，水晶体上色素沈着，網脈絡膜萎縮，視神経萎縮，併発白内障，続発緑内障，眼球癆
4) 外陰部潰瘍

2. 副症状

1) 変形や硬直を伴わない関節炎
2) 副睾丸炎
3) 回盲部潰瘍で代表される消化器病変
4) 血管病変
5) 中等度以上の中枢神経病変

3. 病型診断の基準

1) 完全型：経過中に4主症状が出現したもの
2) 不全型
   a. 経過中に3主症状，あるいは2主症状と2副症状が出現したもの
   b. 経過中に定型的眼症状とその他の1主症状，あるいは2副症状が出現したもの
3) 疑い：主症状の一部が出現するが，不全型の条件を満たさないもの，および定型的な副症状が反復あるいは増悪するもの
4) 特殊病変
   a. 腸管（型）ベーチェット病：腹痛，潜血反応の有無を確認する.
   b. 血管（型）ベーチェット病：大動脈，小動脈，大小静脈障害の別を確認する.
   c. 神経（型）ベーチェット病：頭痛，麻痺，脳脊髄症型，精神症状などの有無を確認する.

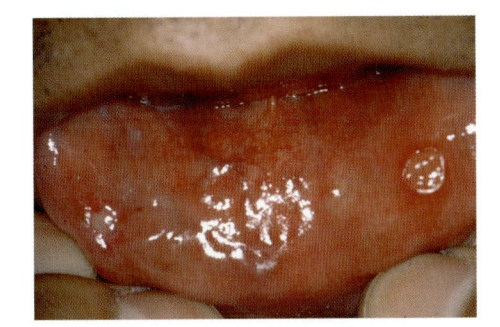

図1　口腔内アフタ性潰瘍
口唇粘膜に類円形の潰瘍が多発している.

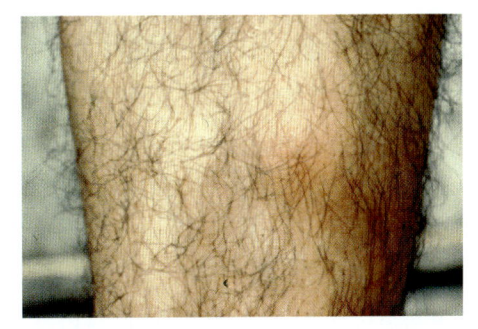

図2　結節性紅斑
下肢伸側に赤色隆起性病変がみられる.

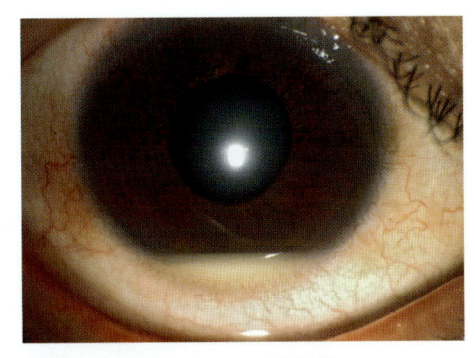

図3　Behçet 病の前房蓄膿
きれいなニボーを形成しているのが特徴.

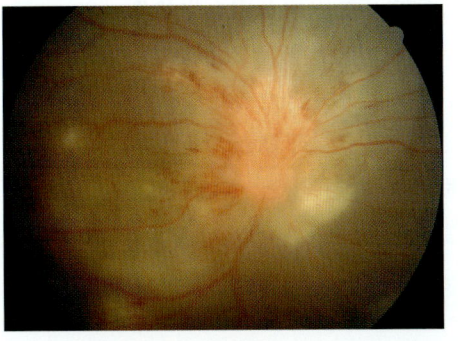

図4　Behçet 病の網膜ぶどう膜炎型眼発作
網膜出血，網膜滲出斑，網膜浮腫がみられる.

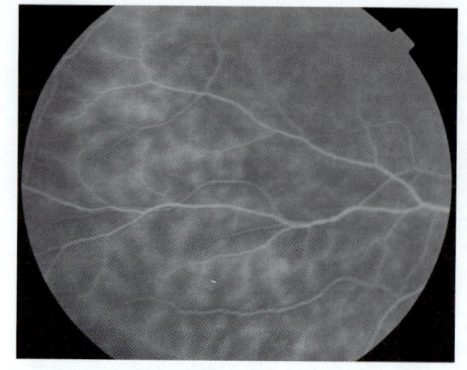

図5 シダ状蛍光漏出

表2 Behçet病の治療の流れ

症状	処方	副作用
軽症	コルヒチン 1mg/2× 内服	下痢，ミオパチー，末梢神経炎，催奇形性，肝障害，横紋筋融解症
↓	シクロスポリン 3〜5mg/kg/2× 内服	腎機能障害，肝機能障害，中枢神経症状
重症	インフリキシマブ 5mg/kg点滴	感染症，投与時反応

黄斑浮腫，無灌流領域，網膜新生血管からの蛍光漏出などがみられることもある．

外陰部潰瘍：有痛性の境界鮮明な潰瘍で，男性では陰嚢，陰茎，女性では大小陰唇に好発する．形態は口腔アフタ性潰瘍に類似するが，口腔粘膜症状ほどの反復性はなく，瘢痕を残すこともある．

副症状[*1]

関節炎：四肢の大関節に認められることが多く，腫脹，疼痛，発赤が出現する．関節リウマチのように手指の小関節病変はまれで，変形や硬直を認めることもない．

副睾丸炎：一過性，再発性の睾丸部の腫脹，圧痛がある．出現頻度は低いが，Behçet病に特異性が高い．

消化器病変：腹痛，下血，下痢などが主な症状である．病変の好発部位は回盲部末端から盲腸にかけてであり，打ち抜き型の潰瘍性病変を特徴とし，多発することが多い．

血管病変：病変は静脈系，動脈系のいずれにも生じる．動静脈血栓による灌流障害や，動脈瘤形成を生じる．

中等度以上の中枢神経病変：Behçet病の症状のなかで最も遅発性で男性に多いといわれてきたが，シクロスポリンなどの免疫抑制薬に誘発される神経症状は早期から発現することがある．大きく髄膜炎，脳幹脳炎として急性型と，片麻痺，小脳症状，錐体路症状など神経症状に認知症などの精神症状を来たす慢性進行型に大別される．

[*1] 副症状
副症状は頻度が少ない所見であるが，特に腸管型，血管型，神経型Behçet病は生命に脅威をもたらしうる警戒すべきものであり，特殊病型に分類されている．

鑑別診断

サルコイドーシス，感染性眼内炎，急性網膜壊死，サイトメガロ

ウイルス網膜炎，HTLV-1関連ぶどう膜炎，結核性ぶどう膜炎などが鑑別疾患として挙げられる．実際には，発症時に眼症状が典型的ではないことや，眼外症状が明らかではないことも多く，すぐに診断に至らない症例もみられるが，経過とともに次第に典型的となるので，経過を慎重にみていき，鑑別していくことが重要である．

発作時の治療

軽度の前眼部炎症のみであれば，ステロイド点眼薬と散瞳薬の点眼治療のみとなる．しかし，前房蓄膿を伴うような強い前眼部炎症の際には，デキサメタゾン（デカドロン®）1.65 mg/0.5 mLを炎症が軽減するまで数日間結膜下注射を行う．また，後眼部への発作の場合には，デキサメタゾン（デカドロン®）3.3 mg/1.0 mLの後部Tenon囊下注射を行う．黄斑部に病変が及ぶ場合には，連日後部Tenon囊下注射を施行する．

非発作時の治療

まずはコルヒチンを内服することが多い．しかし，ミオパチーや末梢神経炎，催奇形性，肝障害などの副作用が知られているため，妊娠を望む患者には男女とも使用できない．

コルヒチンで効果不十分な場合や認容性に問題がある場合には，次の段階に移行する．インフリキシマブ（レミケード®）が登場するまではシクロスポリン（ネオーラル®）に切り替えることが多かった．通常，5 mg/kg程度より開始し，トラフ値[*2]は150 ng/mLを目安に調整する．しかし，シクロスポリンは腎機能障害や肝機能障害など，副作用の発現頻度も比較的高いことに加え，中枢神経症状を呈することも多い．このため，インフリキシマブの有用性，副作用が認知されるようになった近年では，コルヒチンの次の段階として，あえてシクロスポリンを選択せず，インフリキシマブを選択することも積極的に検討されている（表2）．特に，視力予後が不良と思われる重症例や，シクロスポリンの認容性に問題がある症例では，早期よりインフリキシマブを導入するよう推奨されている．

インフリキシマブは上記2剤と比較し，より高い発作抑制効果が期待できる．しかし，結核やウイルス性肝炎などの感染症を増悪させる可能性が高く，導入前に胸部CT，クォンティフェロン®，ツベルクリン反応などの入念なスクリーニング検査が必要である．また，投与時反応が軽症なものも含めると約10％前後にみられるため，イ

[*2] トラフ値
次回投与前の最低血中濃度のこと．通常，検査日の朝はシクロスポリン（ネオーラル®）を内服せずに来院してもらい，全血中のシクロスポリン未変化体の濃度を測定する．副作用を軽減するためにトラフ値を測定し，適切な投与量を決定することが重要である．

ンフリキシマブ治療経験の豊富な内科医との連携が重要である．

インフリキシマブは点滴薬であり，初期治療として0週，2週，6週目に投与し，以後は8週間ごとの点滴を継続する．

視力予後

特に眼底型の網膜ぶどう膜炎を生じる症例では視力予後は悪く，かつては眼症状発現後3年で，視力（0.1）以下になる率は約45%とされていた[2,3]．しかし，この数字はシクロスポリンの登場により改善した．現在，わが国はBehçet病による難治性網膜ぶどう膜炎に対するインフリキシマブ使用が保険適応となっている，世界で唯一の国である．長期成績はまだ不明であるが，現在までのところその発作抑制率は高く，視力（0.1）以下になる割合はさらに減少すると期待されている．

カコモン読解　第18回　一般問題39

疾患と所見の組合せで正しいのはどれか．3つ選べ．
a ヘルペス性虹彩炎――――――豚脂様角膜後面沈着物
b 糖尿病虹彩炎――――――――前房蓄膿
c Fuchs虹彩異色性虹彩毛様体炎――前房出血
d Posner-Schlossman症候群――僚眼の隅角色素脱失
e Behçet病―――――――――杉浦徴候

【解説】 豚脂様角膜後面沈着物は，マクロファージと類上皮細胞からなる黄白色の角膜後面沈着物で，サルコイドーシス，結核性ぶどう膜炎，ヘルペス性虹彩炎などの肉芽腫性虹彩炎でみられる．

前房蓄膿は，感染性眼内炎，Behçet病やHLA-B27関連ぶどう膜炎などでみられる．糖尿病虹彩炎でもみられることがある．前房出血は，外傷や糖尿病網膜症，網膜中心動脈閉塞症などの虚血性疾患に伴う虹彩・隅角新生血管でみられるほか，Fuchs虹彩異色性虹彩毛様体炎でもみられる．Posner-Schlossman症候群では，僚眼ではなく患眼の隅角色素脱失や虹彩萎縮がみられる．

杉浦徴候はVogt-小柳-原田病でみられる所見で，時間経過とともに輪部色素が脱失していく徴候である．

【模範解答】 a, b, c

（竹本裕子，南場研一）

Fuchs 虹彩異色性虹彩毛様体炎

概要

　Fuchs 虹彩異色性虹彩毛様体炎は，虹彩異色，虹彩毛様体炎，白内障を三主徴とする疾患である．1906 年に Fuchs らにより報告され，わが国ではまれなぶどう膜炎とされていたが，最近報告が増えつつある．虹彩異色が必発と考えられていたが，虹彩異色は必ずしも全例に認められる所見ではなく，虹彩実質の萎縮がまずあり，その結果，虹彩異色が出現することが指摘された．特に日本人のような，褐色虹彩では虹彩異色は起こりにくいといわれている．

病因

　何らかの感染症が考えられるが，まだ明らかにされていない．本疾患では，周辺部に脈絡膜萎縮を認めるため，トキソプラズマ症との関連が指摘されているが，明らかでなく，近年風疹との関連が指摘され，14 眼中 13 眼で前房水中の抗風疹抗体値の上昇が認められた[1]，との報告がある．

文献は p.310 参照.

臨床症状と検眼鏡所見

　自覚症状は後嚢下白内障のための視力低下，霧視，硝子体混濁による飛蚊症など軽度なことが多い．強い充血や眼痛などの急性刺激症状は認めない．虹彩異色は特徴的所見ではあるが，日本人のような褐色虹彩では認めることは少なく，びまん性虹彩萎縮がみられ，虹彩紋理が不明瞭になる（図 1）．さらに，7〜15％ の患者において両側に認め，そのような場合，虹彩異色の明らかな左右差はない．ヘルペス性虹彩毛様体炎でみられるような限局性の萎縮をつくることはない．虹彩萎縮の結果，虹彩の色素が薄くなり，異色が出現し，進行すると瞳孔不整，散大気味になる．
　虹彩炎は軽度から中程度で，痛みや毛様充血などの急性所見はみられない．角膜後面沈着物は，白色，小型で，通常の虹彩炎では角膜下半分への付着を認めるが，本疾患では，角膜後面全体にわたる．

a. 健眼　　　　　　　　　　　　　　b. 患眼

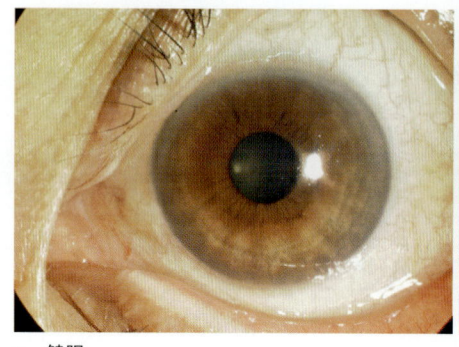

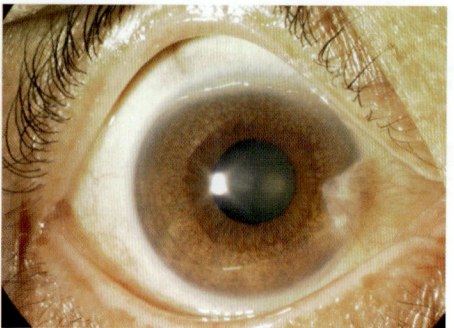

図1　Fuchs虹彩異色性虹彩毛様体炎
患眼（b）では，健眼（a）に比して虹彩実質の脱色素があり，著明な左右差を認める．

　ヘルペス性虹彩炎と異なり，色素を伴わず，豚脂様沈着物もみられない．炎症は慢性で，ステロイドにほとんど反応しない．虹彩結節は比較的高頻度に認められ，虹彩後癒着は生じない．
　隅角に新生血管を認め，前房穿刺により隅角から出血がみられることがあり（Amsler sign），有用な所見であるとされている．軽度の硝子体炎症細胞が認められるが，まれである．
　網膜所見では，囊胞様黄斑浮腫や網膜血管炎を認める頻度は低く，周辺部に網脈絡膜瘢痕巣がみられることがあり，トキソプラズマ症との関連が示唆されるが，明らかにされていない．

診断

　本疾患は臨床所見から診断され，特徴的な検査所見や全身的所見はなく，①虹彩萎縮（年々虹彩色素が薄くなっていく），②びまん性の角膜後面沈着物，③虹彩後癒着を認めない，④軽度の硝子体混濁，⑤後囊下白内障，⑥ステロイドに反応しない炎症，⑦急性症状を認めない，⑧眼圧上昇などから診断がなされる．
　La Heyらは1991年に本疾患の診断基準を提唱した（**表1**）[2]．4項目の基本所見と7項目の関連所見を挙げ，基本所見と関連所見のうち少なくとも2項目を満たすことが必要であると提唱している[2]．

鑑別診断

Posner-Schlossman症候群：片眼性の虹彩毛様体炎と急激な眼圧上昇を認め，再発性．ステロイドによく反応し，炎症消退とともに眼圧も下降する．
VZV（varicella zoster virus；水痘帯状疱疹ウイルス）による虹彩

表1　La Heyらによる診断基準

基本所見（すべて満たす）
急性症状（発赤，痛み）なし
特徴的な角膜後面沈着物および軽度の前房炎症細胞，フレア
びまん性虹彩実質萎縮
虹彩後癒着なし
関連所見（二つ以上満たす）
片眼性ぶどう膜炎
虹彩異色
虹彩後面の色素上皮萎縮
後囊下白内障
眼圧上昇
硝子体混濁
網脈絡膜病変

毛様体炎：急性炎症を繰り返し限局性の虹彩萎縮を生じる．本疾患にみられるびまん性虹彩萎縮とは異なる．虹彩後癒着を生じやすく，ステロイドと抗ウイルス薬が有効である．

サルコイドーシス：眼症状は両眼性が多く，肉芽腫性炎症に伴う豚脂様角膜後面沈着物を伴い，雪玉状混濁，網膜血管炎を認める．

治療方針

本疾患に伴う炎症は慢性的であるため，ステロイドにより炎症の一時的な軽減は認めるが，長期間にわたるステロイド点眼薬の投与は，白内障およびステロイド反応性緑内障を誘発する．虹彩後癒着は生じないため，散瞳薬は不要である．無治療で予後良好な疾患であるが，慢性炎症疾患であり，上記のように白内障，緑内障の合併があるため，長期の定期的な検査が必要である．

カコモン読解　第20回 臨床実地問題23

41歳の女性．1週前から左眼の充血と眼痛とを訴えて来院した．視力は右0.5 (1.2×−1.00D)，左0.4 (1.2×−1.50D)．眼圧は右18 mmHg，左30 mmHg．副腎皮質ステロイド点眼薬で充血と眼痛は消失した．病初期と発症2か月後の前眼部写真を図A，Bに示す．考えられるのはどれか．

a 強膜ぶどう膜炎　　b サルコイドーシス　　c Posner-Schlossman症候群
d 帯状ヘルペス虹彩毛様体炎　　e Fuchs虹彩異色性虹彩毛様体炎

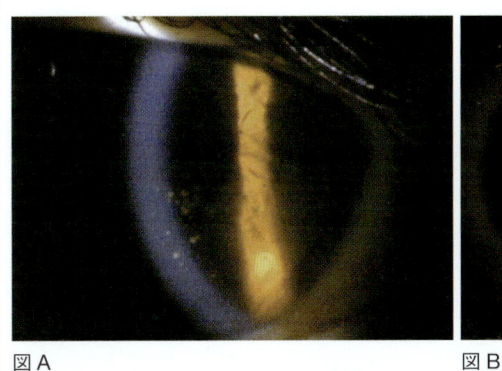

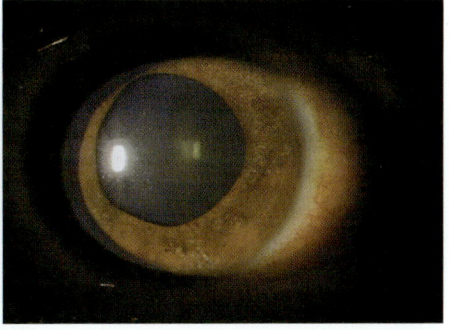

図A　　　図B

解説　発症初期の図Aの前眼部写真では，円形小型の角膜後面沈着物，および白色の虹彩結節を認める．発症2か月後の図Bでは，びまん性に虹彩の色素が薄く，瞳孔不整，散大気味である．

aの強膜ぶどう膜炎は，痛みは強膜炎に合致するが，写真からは，強膜炎所見は明らかでない．bについては，虹彩結節はサルコイドーシスと合致し，炎症に伴う眼圧上昇も考えられるが，虹彩萎縮が

合致しない，また両眼性が多い．cのPosner-Schlossman症候群は，片眼性の眼圧上昇が合致するが，角膜後面沈着物は白色であり，図Aの写真とは合致せず，虹彩萎縮を伴うことはない．dの帯状ヘルペス虹彩毛様体炎は，一番疑われる選択肢であり，片眼性の眼圧上昇で，角膜後面沈着物の様子も合致するようにみえるが，虹彩結節を伴うことはまれであり，また，ヘルペス性虹彩炎であれば限局性の虹彩萎縮を後期に認めるので，この点が合致しない．よって，正解はeのFuchs虹彩異色性虹彩毛様体炎と考えられる．

[模範解答] e

（中井　慶）

Posner-Schlossman症候群

発見の経緯と主要症状

　1948年，Adolf PosnerとAbraham Schlossmanが特有な症状を呈する予後良好な緑内障9例を報告した[1]．この報告の患者たちは緑内障に虹彩炎を合併し，PosnerとSchlossmanは"glaucomatocyclitic crisis"と命名した．今でも最初に発表された臨床所見は，現在の報告とほぼ変わりない．症状としては，度重なる片眼性の急激な眼圧上昇発作（40 mmHg以上）を呈し，発作時は軽度の毛様充血，軽度の前房炎症と白色の小～中等度の角膜後面沈着物が認められることがある．Posner-Schlossman症候群では，決して虹彩後癒着を起こさないことが特徴である．以前は緑内障の視野異常を来さないとされていたが，近年は視野異常が度重なる眼圧上昇などで進行し，手術加療が必要とされる疾患もある．

文献はp.310参照．

病因

　発症機転はいまだ不明であるが，現在はサイトメガロウイルス[2]や単純ヘルペス[3]・感染症が病因であるという報告がある．また，そのほかのウイルスやウイルス以外の感染症についてもPosner-Schlossman症候群と同様の病態を呈することが報告されている．メカニズムは解明されていないが，特に消化器潰瘍発症に関係する*Helicobacter pylori*がPosner-Schlossman患者血清80％で陽性であったと報告している[4]．その他にも自己免疫反応，血管内皮機能の異常や隅角発達障害であるという報告がある[5]．

臨床所見と検眼鏡所見

　発症年齢は20歳から50歳代に多く，60歳以上で発症することはまれである．発作時の眼圧上昇は高度のときがあるが，急性緑内障発作やヘルペス性虹彩毛様体炎発作のときのような極度の霧視や眼痛・高度の充血を認めることが少ない（図1）．初診時の問診では，眼圧上昇による軽度の視力低下（霧視など）や光輪視，眼球周囲の

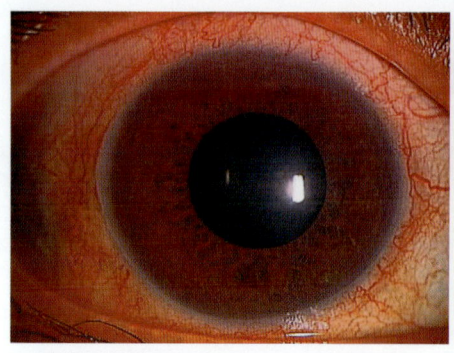

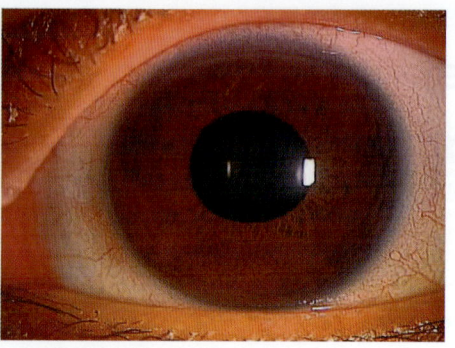

a. 患眼（右眼）　　　　　　　　　　b. 健眼（左眼）

図1　臨床所見
右眼（患眼，a）に軽度の充血を認める．
（図1〜4の写真提供：東北大学医学部眼科学教室　中澤　徹先生．）

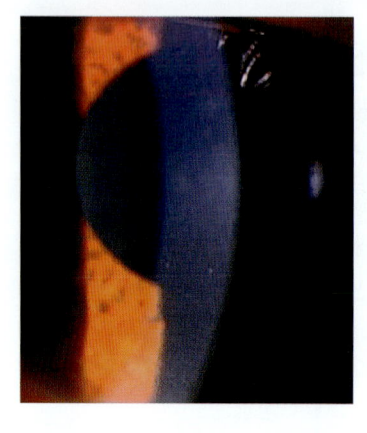

図2　細隙灯所見
小さな白色の角膜後面沈着物を認める．

違和感が聴きとれる．片眼性が主であるが，時期をかえて僚眼に出現する症例も報告されている．以下に部位ごとに検眼鏡所見を記載する．

眼圧上昇：発作時の眼圧は40〜60mmHgであり，時にさらに高眼圧になることがあるが，一過性のものである．機序としては房水流出路障害であり，炎症により二次性に線維柱帯が障害されるものと考えられている．また発作時にプロスタグランジンEの上昇が前房水で認められているが，初期病態に関与するかどうかは不明である[6]．

角膜：角膜後面沈着物．小〜中等度の色素をもたない白色・円形・扁平角膜後面沈着物が角膜中央から下方にかけて認められる（図2）．サイトメガロウイルスDNAが認められた症例では，coin lesionや角膜内皮数の減少が報告されている[7,8]．発作時にDescemet膜の皺を認めることもある．

虹彩：患眼にびまん性虹彩萎縮が認められることがあるが，Pos-

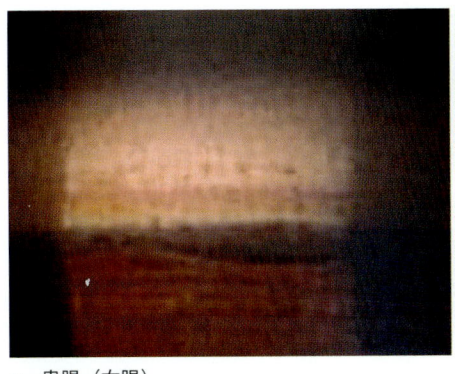

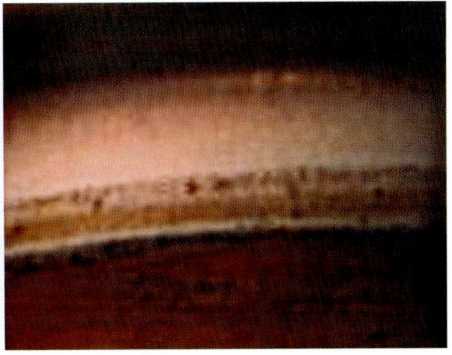

a. 患眼（右眼）　　　　　　　　　　　　b. 健眼（左眼）

図3　隅角検眼鏡所見
患眼（右眼）の隅角色素脱失を認める（a）．健眼（左眼，b）と比較すると，明らかに色素脱失を認める．

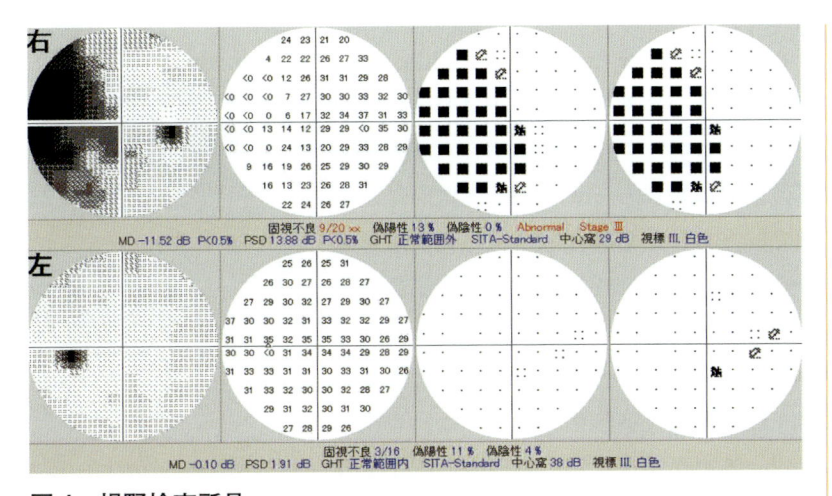

図4　視野検査所見
右眼に視野変化を認めるが，左眼には認めず．

ner-Schlossman症候群に特徴的な所見ではない．虹彩に結節などは認めず，虹彩後癒着を呈することはない．

隅角：開放隅角であり，色素沈着や周辺虹彩前癒着を起こすことはみられないが，ときに隅角の色素が脱失することがある（図3）．ときに角膜後面沈着物様のものが線維柱帯に認められることもある．

網膜硝子体：眼底病変を認めることはない．しかし，発作を繰り返す症例では前部硝子体内に軽度の炎症細胞を認めることがあるが，まれである．

視神経乳頭：緑内障変化を認めることがある．発作時に視神経乳頭形態の変化や視神経血流動態が変化し，寛解期にはその変化が消失することが知られている（図4）．

診断のポイント

Posner-Schlossman 症候群の診断は，本質的に困難である．特に表1に示す項目を網羅することが大切である．最近では，少量の前房水よりウイルスなどの感染を網羅的に測定する PCR（polymerase chain reaction）法も重要であるため，本疾患を疑った場合は積極的に前房水検査を施行することも補助診断となると考えられる[9]．

鑑別診断

原発開放隅角緑内障：判別が困難なことがある．しかし開放隅角緑内障は両眼性であり，隅角の色素に左右差があることは少ない．また Posner-Schlossman 症候群の眼圧上昇は高度で，開放隅角緑内障で 40 mmHg 以上になることは少ない．また，Posner-Schlossman 症候群の眼圧上昇は期間が短期間で，寛解期には眼圧は薬剤投与がなくても正常である．

原発閉塞隅角緑内障：眼圧の上昇は類似しているが，臨床所見が異なる．原発閉塞隅角緑内障で認められる角膜浮腫・毛様充血はほぼなく，隅角所見がまったく異なる．Posner-Schlossman 症候群の隅角は開放隅角である．

Fuchs 虹彩異色性虹彩毛様体炎：白内障の有無が最も鑑別する所見として重要である．Fuchs 虹彩異色性虹彩毛様体炎では，患眼に白内障を認める．また，Fuchs 虹彩異色性虹彩毛様体炎の眼圧上昇は持続性であり，ステロイド治療に反応しないことが多い．角膜後面沈着物は角膜全面にびまん性に沈着し，沈着物同士に線維性物質が認められることがある．隅角には新生血管を認めることがあり，隅角撮影（造影剤による）が有用である．さらには Amsler sign[*1]も重要な所見である．

サルコイドーシス内眼炎：片眼性で虹彩炎を呈し，眼圧上昇を来たす症例があり鑑別が困難なことがある．隅角の所見で周辺虹彩前癒着や隅角結節の有無を確認することが重要である．眼底検査も重要であり，サルコイドーシス内眼炎に特徴的な網膜血管炎や硝子体混濁の有無を確認する．さらにその他の臨床検査所見も重要で，胸部 X 線写真による両側肺門リンパ節腫脹，ツベルクリン反応陰性所見，血中アンギオテンシン交換酵素活性上昇，肝機能障害などで判別する．

単純ヘルペスウイルス角膜虹彩炎：片眼性で高度の前房炎症を伴い

表1　Posner-Schlossman 症候群診断のポイント

片眼性（期間をおいて僚眼に出現することがあるが，同時発症はほぼなし）
反復性虹彩毛様体炎・色素沈着を伴わない角膜後面沈着物
眼圧上昇（寛解期は正常）
開放隅角（隅角は色素脱失）
片眼性虹彩萎縮
発作の持続期間は1か月以内

[*1] Amsler sign
前房穿刺・隅角圧迫により，その対側の隅角より出血がある所見のこと（新生血管が存在するため）．

虹彩後癒着を起こすことが多いので，鑑別はそれほど困難ではない．角膜後面沈着物は豚脂様であり，Posner-Schlossman症候群の白色のものとは異なる．

水痘帯状疱疹ウイルス虹彩毛様体炎：眼所見以外に三叉神経第一枝支配領域に特徴的な皮疹があれば鑑別は容易である．さらに眼圧上昇以外に臨床所見はPosner-Schlossman症候群とまったく異なり，角膜浮腫・毛様充血が高度で，角膜後面沈着物は茶褐色で色素があり癒合し，きれいに整列することが多い．前房内炎症は高度である．隅角所見は角膜浮腫のため観察が困難であるが，色素沈着を伴うことが多い．寛解期には虹彩が分節状萎縮（三叉神経に一致する）し，特徴所見である．

ステロイドレスポンダー：鑑別が困難である．元来，虹彩炎が存在している症例・内眼手術後にステロイド治療した症例で高度の眼圧上昇を引き起こすことがある．さらには内科的な疾患でステロイド内服やアトピー性皮膚炎におけるステロイド軟膏の塗布でも眼圧が上がることもある．経過から診断することが最も有効であり，そのような症例ではステロイドを中止して，眼圧の下降が得られるか経過観察が必要である．

治療方針

Posner-Schlossman症候群の治療は，炎症と眼圧のコントロールである．発作時の初期治療は，デキサメタゾンと眼圧下降薬であるβ遮断薬と炭酸脱水酵素阻害薬を使用することが多い．眼圧上昇が高度であるときは炭酸脱水酵素阻害薬の内服または点滴を行うこともある．眼圧上昇が繰り返し起こり，視野障害が進行する場合は緑内障手術が適応となることがある．

〔丸山和一〕

急性前部ぶどう膜炎

主要症状

　急性前部ぶどう膜炎（acute anterior uveitis；AAU）は，強い毛様充血とフィブリン析出を伴う激しい前眼部炎症を急性に発症する虹彩毛様体炎で，HLA-B27と強い相関を示す．ぶどう膜炎のなかで比較的頻度は高く，日常診療でも遭遇する可能性の高いぶどう膜炎である．通常は片眼の発症であるが，時期を異にして僚眼に発症することも多い．また再燃を繰り返すことも特徴である[1]．

文献はp.310参照．

背景・疫学

　患者背景としては，女性よりも男性に多く，また若年者に多い．
　AAUは，欧米では非常に高頻度のぶどう膜炎であるが，わが国においては欧米ほど高頻度ではないものの，三大ぶどう膜炎（サルコイドーシス，Vogt-小柳-原田病，Behçet病）に次ぐ頻度か，または報告によっては3位以内に入るとするものもある．AAUは前述のようにHLA-B27と強い相関があるが，欧米に比較しわが国での頻度が低いのは，通常人におけるHLA-B27陽性率は欧米人においては5～10％程度であるのに比較し，わが国での陽性率は1％以下であることが影響しているものと思われる[2]．
　HLA-B27と相関を示す疾患として強直性脊椎炎，Reiter病，炎症性腸疾患（Crohn病，潰瘍性大腸炎）などが知られているが，なかでも強直性脊椎炎（ankylosing spondylitis；AS）が最も強い相関を示し，その陽性率は90％以上である．これらの疾患におけるAAUの合併については，すでに多くの報告がなされている．ただ，HLA-B27陰性でも強直性脊椎炎とAAUを合併する症例もまれに存在し，このことからHLA-B27以外の遺伝的素因の関与も推測される[3]．
　なお，HLA-B27陽性AAUの特徴として，HLA-B27陰性のAAUに比較し両眼性が多く，炎症の程度は強く，また炎症再燃率が高い，とされている[2,3]．

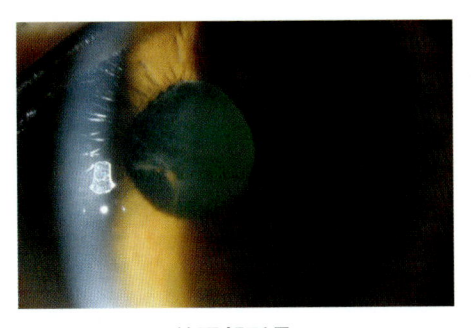

図1　AAUの前眼部所見
瞳孔領にフィブリン析出を認め，虹彩後癒着が起こりかけている．

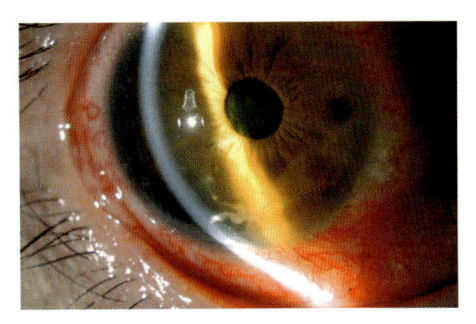

図2　AAUの前眼部所見
強い毛様充血と前房内のフィブリン析出を認める．

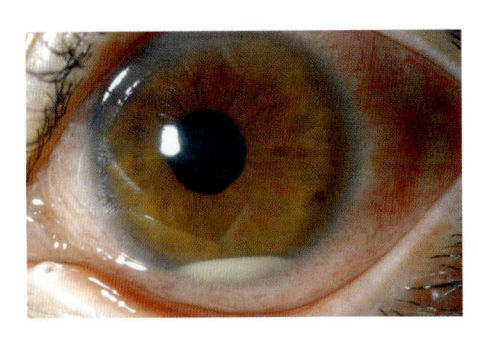

図3　AAUでみられる前房蓄膿
Behçet病の前房蓄膿と異なり，急性前部ぶどう膜炎（AAU）の前房蓄膿は粘稠度が高く，ニボーを形成せずに上面は上に凸となり，また可動性がない．

病態

自覚症状：患者は急激に発症する充血と視力低下，羞明を主訴に眼科受診することが多い．眼痛を自覚することも多く，AAUの特徴である．

眼所見：通常，片眼性に強い結膜充血，毛様充血と前房内の強い炎症がみられる．角膜後面沈着物は微細なものから粒状のものまでさまざまである．Descemet膜皺襞が認められることも多い．前房内には多数の炎症細胞とともにフィブリンの析出を認め（図1, 2），強いフレアが観察される．それに伴い虹彩後癒着も頻繁に観察される．虹彩後癒着が全周に及び，iris bombéとなって急激に眼圧が上昇することもある．炎症が強いと前房蓄膿を来たすこともあるが，AAUの前房蓄膿はBehçet病のそれと違い，粘稠度が高くニボーを形成しにくいのが特徴である（図3）．

　炎症の主座は前眼部であるが，視神経乳頭の発赤を認めることが多い．また，再燃を繰り返す症例では黄斑浮腫を来たすこともあるため，前眼部のみでなく，散瞳を行い眼底まで観察する必要がある．

　消炎後には，虹彩後癒着のため水晶体前面に虹彩色素が一部残存することが多く，炎症が強い場合や再燃を繰り返す症例では，角膜

後面沈着物が残存することもある．また，再燃を繰り返す場合には白内障を併発することもある．治療後の視力予後は比較的良好であるが，これらが視力低下の原因となることがある．

検査

血液検査では，血沈亢進やC反応性蛋白（C-reactive protein；CRP）上昇などの炎症反応がみられることはあるが，それ以外の異常はほとんどみられない．HLA-B27の検査が診断に有用である．既往歴，全身症状の問診を行い，腰痛がある場合には腰椎X線写真で強直性脊椎炎の有無を調べる必要がある．

鑑別診断

Behçet病：前房蓄膿を伴う激しい前眼部炎症を起こすことから鑑別に挙がるが，前述のようにBehçet病の前房蓄膿がさらさらしていてニボーを形成し可動性があるのに対し，AAUの前房蓄膿は粘稠度が高くニボーを形成しにくい．また眼底病変の有無，全身症状から鑑別される．

糖尿病虹彩炎：糖尿病コントロールがきわめて不良の糖尿病患者に，AAUと類似の強い虹彩毛様体炎が発症することがある．前房蓄膿を生じることもあり，その性状もAAUと酷似しており，前眼部所見のみでは鑑別がつかないが，眼底の網膜症所見，血液検査での血糖値，HbA_{1c}が高いことで鑑別される．

内因性細菌性眼内炎：強い毛様充血と前房炎症，また前房蓄膿を生じることがある．高齢者で免疫低下状態の患者が多く，発熱などの全身症状を伴う．眼底病変で鑑別は容易であるが，眼底透見不能例で上記のような患者の場合には考慮する必要がある．

その他：前眼部に強い炎症を起こす疾患として，ヘルペス性虹彩毛様体炎や急性網膜壊死，サルコイドーシス，また，若年性特発性関節炎などがある．

治療

強力な消炎に努めると同時に瞳孔管理が重要である．

消炎：ベタメタゾン点眼薬が基本である．炎症の強い急性期には1日6回点眼とし，以後，消炎の程度により漸減する．炎症が強くフィブリン析出や前房蓄膿を認める場合には，デキサメタゾンの結膜下注射を隔日または連日投与を行う．基本は眼局所のステロイド投

与であるが，上記治療でも消炎が困難な場合にはプレドニゾロンの内服を30mg/日程度から行い，以後漸減する．このときステロイド全身投与が可能かどうかの全身チェックを前もって行うことが必須である．

炎症が消退した後にはステロイド緑内障の発症を予防するため，ステロイド点眼はむやみに続行せず，漸減して最終的には中止するのが望ましい．

瞳孔管理：AAUは虹彩後癒着を起こす頻度が高いので，癒着を解除また防止することが消炎とともに重要である．トロピカミド点眼を炎症の強さにより1日1回から3回で処方する．炎症の強い急性期でデキサメタゾンの結膜下注射を併用する場合には，これにトロピカミド点眼を0.1mL混注する．このとき，血圧上昇には注意する必要がある．

合併症対策：併発白内障に対しては，十分に消炎されている時期に通常の超音波手術を行うのがよいが，術後の炎症再発に注意し，消炎を強力にする必要がある．虹彩後癒着が瞳孔の全周に至ってiris bombéとなり急激に眼圧が上昇することがあり，このような場合にはレーザー虹彩切開術を行わなければならないが，さらなる炎症により再閉塞することも多く，必要に応じて周辺虹彩切除も考慮しなければならない．

〔肱岡邦明〕

炎症性腸疾患に伴うぶどう膜炎

含まれる主な疾患

炎症性腸疾患（inflammatory bowel diseases；IBD）は，Crohn（クローン）病と潰瘍性大腸炎の総称である．腸結核や腸管Behçet病を含めて広義のIBDとする考えもある．両疾患とも厚生労働省の特定疾患であり，患者数は年々増加している．

眼症状の発症は20歳代後半から30歳代で性差は少ない．ぶどう膜炎全体に占める本症の割合は1％ないし，それ未満である．

Crohn病

症状：Crohn病は原因不明で主として若年者にみられ，潰瘍や線維化を伴う肉芽腫性炎症性病変が，口腔から肛門まで消化管のどの部位にも起こりえる．発熱，栄養障害，貧血などの全身症状，関節炎，ぶどう膜炎，肝障害などの合併症が知られている．

好発年齢と疫学：好発年齢は10歳代後半から20歳代で，男性が20歳代前半，女性では10歳代後半に発症のピークがある．男女比は2：1で男性に多い．人口10万人あたりの罹患率は0.51，有病率は5.85で，欧米人の約10分の1と推計されている．平成21年度には約3万人に特定疾患医療受給者証が交付されている．

臨床症状：腹痛，下痢，体重減少，発熱，肛門病変などがよくみられる．腸管には小腸・大腸に縦走潰瘍や敷石像などがみられる（図1）．消化管外症状として関節痛や強直性脊椎炎，口腔内アフタ性潰瘍，結節性紅斑などの皮膚病変，ぶどう膜炎などがみられ，Behçet病と重複する症状が多い．

治療：内科的治療と外科的治療に分けられ，内科的治療としては重症例ではステロイド，難治例では抗TNF-α抗体（レミケード®やヒュミラ®）が用いられる．また，腸閉塞や穿孔，大量出血などに対しては外科的治療が行われる．

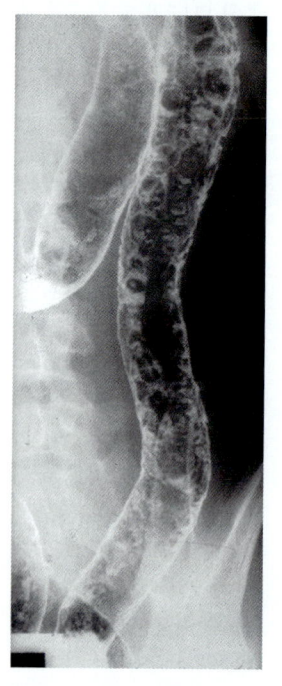

図1 Crohn病の注腸バリウム像
敷石像（cobble stone appearance）がみられる．

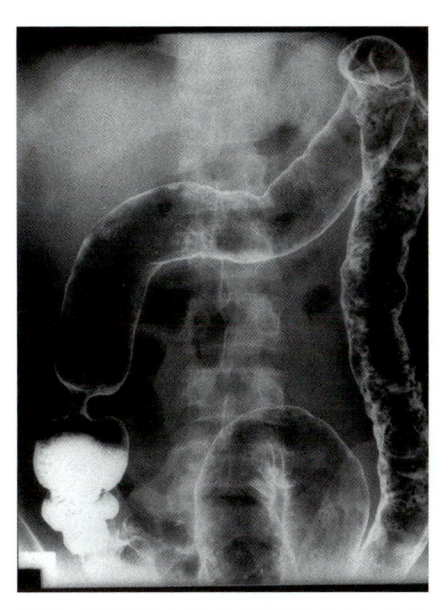

図2 潰瘍性大腸炎の注腸バリウム像
大腸ひだ（ハウストラ）の消失と偽ポリポーシスがみられる．

潰瘍性大腸炎

症状：潰瘍性大腸炎（ulcerative colitis；UC）は主に粘膜を侵し，びらんや潰瘍を形成する原因不明の大腸のびまん性非特異性炎症である．

好発年齢と疫学：発症のピークは男性で20〜24歳，女性で25〜29歳であるが，若年者から高齢者まで発症しうる．男女比は1：1である．平成21年度には特定疾患の医療受給者証が11万人あまりに交付されている．

臨床症状：血便，粘血便，下痢，血性下痢などである．さらに腹痛，発熱，食欲不振，体重減少，貧血などが加わる．それ以外に関節炎，ぶどう膜炎，膵炎，結節性紅斑などの皮膚症状など，腸管外症状を頻繁に合併する．脱水や電解質異常，貧血，栄養障害がしばしばみられる．内視鏡や注腸X線検査などで大腸ひだ（ハウストラ）の消失，多発性びらんなどがみられ，慢性化すると偽ポリポーシスがみられることがある（図2）．生検で診断されることも多い．

治療：内科的治療と外科的治療に分けられ，内科的治療としては重症例ではアザチオプリン，ステロイド，難治例ではシクロスポリン，タクロリムス，抗TNF-α抗体（レミケード®）などが用いられる．大腸穿孔などに対しては外科的治療が行われる．近年では，肛門機

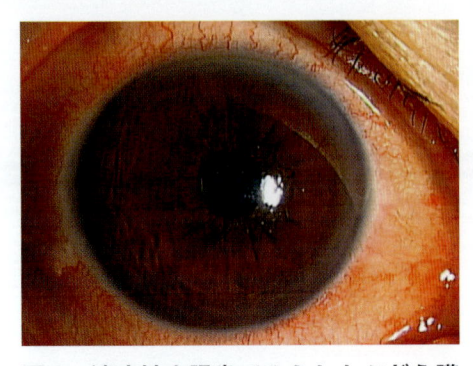

図3 潰瘍性大腸炎でみられたぶどう膜炎
67歳，女性．結膜充血，毛様充血がみられる．前房炎症は軽度．

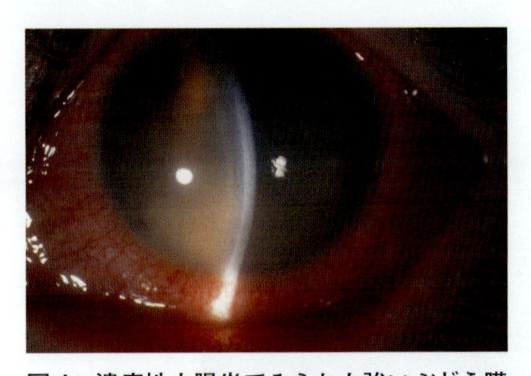

図4 潰瘍性大腸炎でみられた強いぶどう膜炎
29歳，女性．前房内に多量の線維素析出と虹彩後癒着を伴う強ぶどう膜炎がみられる．

能の温存が可能になってきている．発症から7〜8年以上経過した全大腸炎型では癌化のリスクが高いとされ，これらの症例では大腸癌のサーベイランスが重要とされる．

炎症性腸疾患にみられる眼所見

　眼所見としてはぶどう膜炎が最も多く，前部ぶどう膜炎で非肉芽腫性が多い．炎症は両眼性，再発性が多く，ぶどう膜炎の程度は軽度から中等度が多い（図3）．眼底病変は比較的少ない．しかし，強い眼炎症とともに前房蓄膿を起こす例もあるので注意が必要である（図4）．また，自覚的に無症状の患者のうち6％程度に無症候性ぶどう膜炎が存在するともいわれており，眼症状がなくても定期的眼科受診が必要である．

　一方，消化管症状に対して全身的にステロイドや免疫抑制薬，生物学的製剤が用いられることが多く，これらの眼合併症にも注意が必要である．たとえばステロイドによる併発白内障，続発緑内障，抗コリン薬による調節障害，散瞳，急性緑内障発作，免疫抑制薬による視神経症，眼筋麻痺，眼振などに留意する．

　通常は消化管症状が先行するが，時に眼症状が先行することがあるため，十分な問診が重要となる．慢性の下痢，下血，腹痛などがあれば専門医の判断を仰ぐ必要がある．

眼科としての治療方針

　眼科的にはステロイドの点眼，散瞳薬の点眼を行う．ぶどう膜炎の程度に応じてベタメタゾンやフルオロメトロンを使い分ける．眼炎症が強い場合にはステロイドの結膜下注射を行うこともあるが，

全身投与は基本的に不要である．続発緑内障や併発白内障に対しては，全身状態を勘案しながら点眼や手術治療を考慮する．

> **鑑別診断**

　最も重要な鑑別疾患はBehçet病である．ぶどう膜炎のほかに口腔内アフタ性潰瘍や結節性紅斑，消化管症状など共通の症状がみられる．眼症状としては，Behçet病のぶどう膜炎は眼発作後2週間程度で速やかに消退するが，炎症性腸疾患では6～8週程度の長期間持続する．蛍光眼底造影を行うと，炎症性腸疾患では特に所見がないことが多いが，Behçet病では特徴的なシダ状蛍光漏出がみられる．

　強直性脊椎炎を合併することもあり，急性前部ぶどう膜炎（acute anterior uveitis；AAU），HLA-B27関連ぶどう膜炎も鑑別疾患に挙げられる．HLA-B27関連ぶどう膜炎は，しばしば前房蓄膿を伴う激しい前部ぶどう膜炎を呈し，その前房蓄膿は粘稠度が高い．

〔北市伸義〕

皮膚疾患に伴うぶどう膜炎

皮膚症状を合併するぶどう膜炎は多い．わが国の三大内因性ぶどう膜炎であるサルコイドーシス，Vogt-小柳-原田病，Behçet病はいずれも皮膚症状を高頻度に起こしうる疾患であり，また感染性ぶどう膜炎である梅毒やヘルペスによるぶどう膜炎も皮膚症状を伴うことが多い．それらの疾患は他項で詳述されているのでここでは述べないが，その皮膚症状を表1に示す．本項では乾癬，全身性エリテマトーデス，Sweet病について述べる．

乾癬

疫学：乾癬は炎症性角化症の代表的疾患で，欧米では人口の約2〜3％が罹患するが，わが国では0.1％前後である．最も多い尋常性乾癬を含め5型（尋常性乾癬，膿疱性乾癬，乾癬性紅皮症，関節症性乾癬，滴状乾癬）があるが，わが国では尋常性乾癬がそのうちの90％を占める[1]．

皮膚症状：ぶどう膜炎は関節症性乾癬[*1]に多く合併するとされ，欧米ではその7〜20％にぶどう膜炎が合併すると報告されているが[2]，ほかの病型とのぶどう膜炎の合併もある．皮膚症状は銀白色の鱗屑を伴う境界明瞭な鮮紅色の丘疹や局面で，全身に出現するが，肘頭，膝蓋，腰殿部などに好発する（図1）．関節症性乾癬は，欧米ではHLA-B27との相関が観察されているが，わが国ではHLA-A2との相関が報告されている．

眼症状：ぶどう膜炎は急性前部ぶどう膜炎の形をとり，毛様充血，前房内に炎症細胞，フレア，線維素（フィブリン）の析出，虹彩後癒着，軽度の硝子体混濁がみられる（図2）．ほかの急性前部ぶどう膜炎に比べ，両眼性や遷延する症例が多いとの報告がある[3]．また，乾癬の発症年齢と関連して発症年齢が30歳以上のことが多い．後眼部にも乳頭浮腫，黄斑浮腫，網膜血管炎を起こすことがある（図3，4）．乾癬の眼合併症としては，その他に眼瞼炎，マイボーム腺機能不全，乾癬プラーク，結膜炎，ドライアイなどがある．

鑑別疾患：いわゆる急性前部ぶどう膜炎の臨床症状を呈する疾患，

文献は p.310 参照．

[*1] 関節症性乾癬の乾癬全体に占める頻度は欧米では3〜4割であるが，わが国では4％程度である．関節症性乾癬は，リウマチ因子陰性の関節炎と乾癬を合併するものである．末梢性の関節炎が多く，遠位指節間関節を侵し，腫脹・疼痛を来たす．また仙腸関節炎，脊椎炎を起こしやすい．

6. 内因性ぶどう膜炎

表1 主要なぶどう膜炎に出現する皮膚症状

	皮膚症状	特徴
Behçet病	結節性紅斑	下肢，前腕に好発．圧痛を伴う
	毛包炎	体幹，顔面に多く出現
	外陰部潰瘍	陰嚢，陰茎あるいは大陰唇，小陰唇に好発．有痛性
Vogt-小柳-原田病	白毛・脱毛	眉毛，睫毛に多い
	皮膚の白斑	
サルコイドーシス	結節性紅斑	初期に下腿伸側に出現
	皮膚サルコイド	結節型，局面型，びまん浸潤型，皮下型，その他
梅毒	梅毒性ばら疹，丘疹性梅毒	梅毒第2期に出現
	膿疱性梅毒，梅毒性白斑	
単純ヘルペス	小水疱	
帯状疱疹	帯状の赤い発疹と小水疱	神経痛を伴う

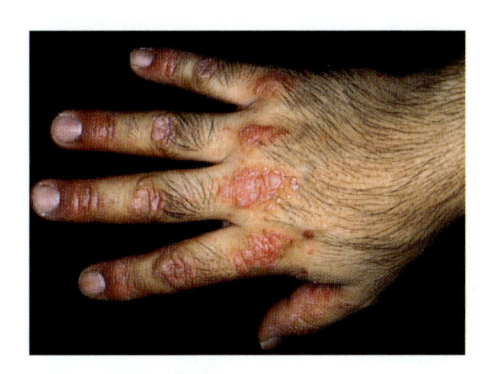

図1 手背の乾癬（32歳，男性）

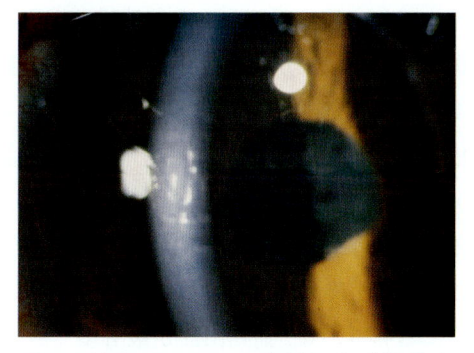

図2 乾癬でみられる急性虹彩毛様体炎（30歳，男性）
フィブリンの析出と虹彩後癒着がみられる．

すなわち，強直性脊椎炎に伴うぶどう膜炎，炎症性腸疾患に伴うぶどう膜炎，糖尿病虹彩炎，またBehçet病に伴う虹彩毛様体炎などが挙げられる．

治療：ステロイド軟膏や活性型ビタミンD_3軟膏などの外用薬を用いるが，重症例ではシクロスポリンやエトレチナートの内服を行うことがある．ぶどう膜炎に対してはステロイドの点眼，散瞳薬点眼による瞳孔管理が必要である．虹彩毛様体炎の強い場合は，ステロイドの結膜下注射や内服を行う．

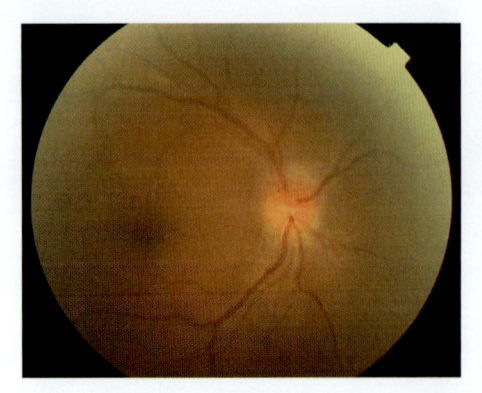

図3　乾癬患者の眼底写真（30歳，男性）
乳頭の発赤がみられる．

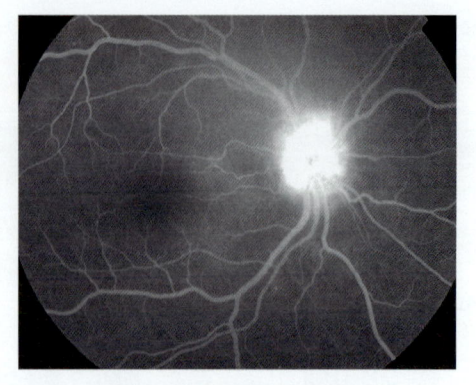

図4　乾癬患者の眼底 FA 写真
（図3と同一症例）
乳頭からの蛍光漏出がみられる．

全身性エリテマトーデス

症状：全身性エリテマトーデス（systemic lupus erythematosus；SLE）は，全身の臓器に原因不明の慢性炎症を起こす自己免疫疾患である．SLE の診断は 11 項目からなる臨床症状と検査所見，すなわち蝶形紅斑（図5），円板状皮疹，光線過敏症，口腔潰瘍，関節炎，漿膜炎，腎障害，神経障害，血液異常，免疫異常，抗核抗体陽性のうち 4 項目以上が陽性であることによる[4]．男女比は 1：9 で好発年齢は 15〜40 歳である．眼症状は SLE の診断基準には入っていないが多彩で，乾性角結膜炎は 1/3 に，また上強膜炎や強膜炎，まれに虹彩炎を起こす．また後眼部では，網膜症を約 20％ に発症し，局所の循環障害による軟性白斑，網膜出血が最も多くみられる（図6,7）．血管閉塞から網膜静脈閉塞あるいは動脈閉塞を起こし，新生血管を生じて増殖硝子体網膜症に発展することがある．重症化例では抗リン脂質抗体の関与も指摘されている[*2]．また，脈絡膜循環障害として網膜色素上皮剥離，漿液性網膜剥離を起こすことがあるほか，視神経炎も発症しうる[5]．

治療：網膜血管炎に対して副腎皮質ステロイドの大量投与法が行われる．広範な血管閉塞に対しては汎網膜光凝固，増殖硝子体網膜症には硝子体手術が必要になる．近年，VEGF（vascular endothelial growth factor；血管内皮増殖因子）の硝子体注射が奏効したとする症例報告がみられる[6]．全身の免疫抑制療法による免疫能低下から，サイトメガロウイルス網膜炎の日和見感染が起こることがあるので注意する（図8）．

[*2] **抗リン脂質抗体症候群**
凝固能亢進状態があり，全身のあらゆる大きさの動静脈に血栓を生じることを特徴とする．抗カルジオリピン抗体，ループス抗凝固因子などの抗リン脂質抗体が陽性である．SLE などの自己免疫疾患に合併するものを続発性，基礎疾患のないものを原発性とする．眼病変としては網膜血管炎，網膜静脈血栓症，網膜動脈血栓症が多いが，虹彩炎，上強膜炎などもみられる．

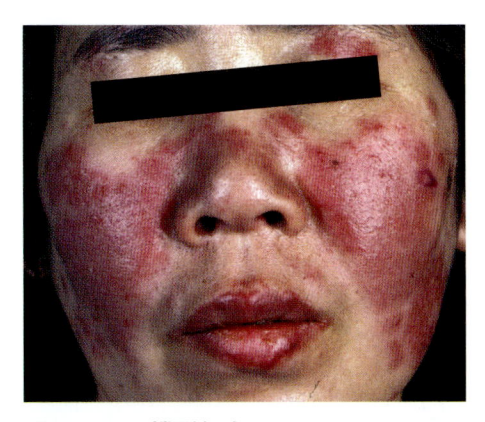

図5 SLE 蝶形紅斑（40歳，女性）

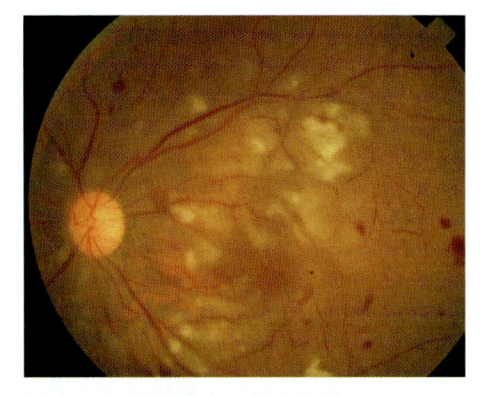

図6 SLE 網膜症の眼底写真（33歳，女性）
網膜に軟性白斑と出血がみられる．

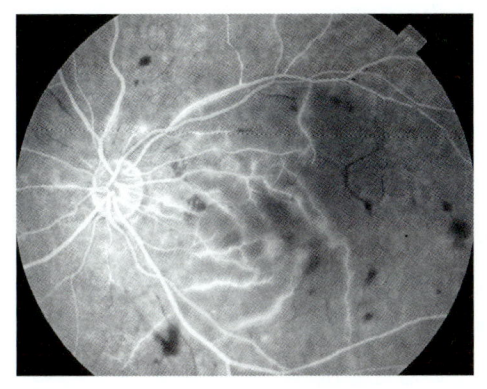

図7 SLE 網膜症の FA 写真（33歳，女性）
網膜血管からの蛍光漏出と動静脈閉塞がみられる．

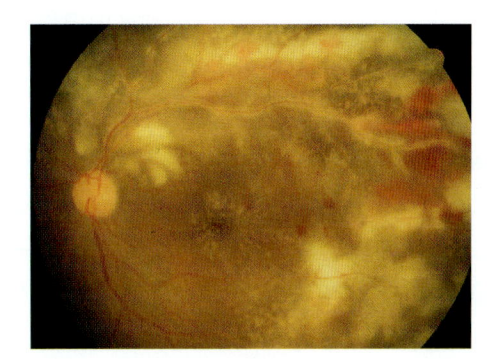

図8 SLE 患者に発症したサイトメガロウイルス網膜炎（45歳，女性）

Sweet 病

　Sweet 病（急性熱性好中球性皮膚症；acute febrile neutrophilic dermatosis）は，発熱，好中球増多および有痛性の紅斑性皮疹あるいは結節を来たす疾患である（図9）．病理組織学的に紅斑は真皮の密な好中球浸潤を特徴とする．治療は，コルヒチン，ステロイドなどが使用される．骨髄異形成症候群，骨髄増殖性疾患，潰瘍性大腸炎などとの合併が報告されている．その臨床症状から Behçet 病との鑑別が問題になることがある．眼症状はその 1/3 に起きるとされ，結膜炎，上強膜炎，強膜炎などの報告が多いが，虹彩炎，汎ぶどう膜炎の報告もある[7,8]．

（藤野雄次郎）

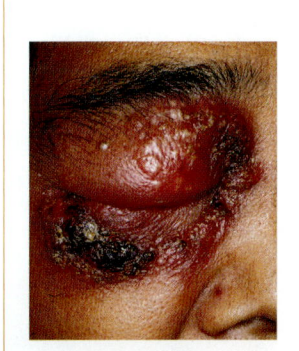

図9 Sweet 病の皮膚病変（47歳，男性）
右眼上下眼瞼に浮腫性隆起性紅斑がみられる．

糖尿病に伴うぶどう膜炎

病因

糖尿病に伴うぶどう膜炎として，血糖コントロールの不良な糖尿病患者にみられる急性の非肉芽腫性ぶどう膜炎（糖尿病虹彩炎；diabetic iritis）と，糖尿病という易感染状態を背景因子として細菌や真菌を主体として引き起こされる転移性内因性眼内炎の二つの病態に大別される．本項では，糖尿病患者に生じる転移性内因性眼内炎は省き，糖尿病患者にみられる急性虹彩炎を中心に述べる．糖尿病ぶどう膜炎は，糖尿病特異的に生じる炎症であるのか，糖尿病患者に発症した非特異的なぶどう膜炎であるかは，現在のところ不明である．しかし，日常診療において血糖コントロール不良な患者群に，共通の臨床的特徴をもった急性の虹彩炎を経験することがある[*1]．糖尿病に伴う急性の虹彩炎の病因として，慢性高血糖による血管障害を基盤として，血液眼関門のバリアの破綻を来たしている可能性が示唆されている[2)*2]．また，虹彩毛様体炎の発症と糖尿病網膜症の重症度に明らかな相関はないとされている[*3]．

臨床症状と検眼鏡所見

充血，羞明，霧視，眼痛，流涙などの症状を急激に生じる．糖尿病網膜症は両眼性であるが，糖尿病虹彩炎は片眼性のことが多い．検眼鏡的所見として，前房中には多くの炎症細胞浸潤のほか，線維素（フィブリン）性の析出や前房蓄膿がみられる（図1）．隅角鏡で

[*1] 診療所を受診した内因性ぶどう膜炎患者のうち，最も頻度が多かった疾患が糖尿病虹彩炎（16.4%）であった[1)]．

文献は p.311 参照．

[*2] 眼内には免疫細胞が存在せず，血液眼関門の破綻により炎症細胞が浸潤してくる．

[*3] 糖尿病網膜症が進行すればするほど，血液網膜関門の障害の程度が強いという報告はある[3,4)]．

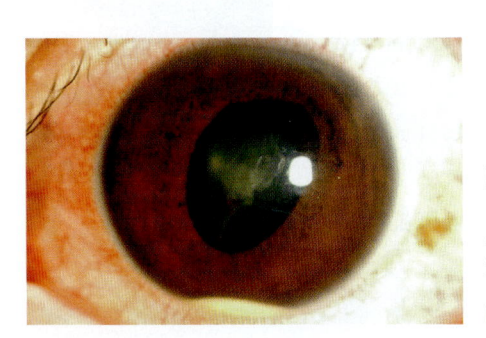

図1 重篤な糖尿病虹彩炎患者の検眼鏡所見
43歳，男性．散瞳不良，虹彩後癒着，線維素性の析出や前房蓄膿がみられる．血糖値は 279 mg/dL，HbA_{1C} は 12.1% であった．

a. 右眼　　　　　　　　　　　　　　　　　b. 左眼

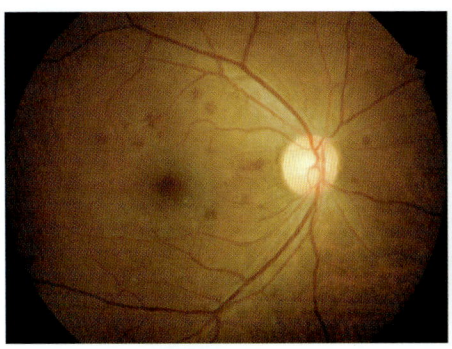

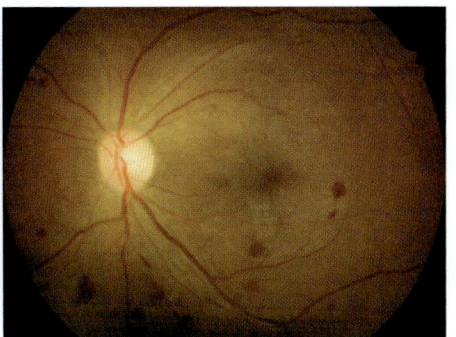

図2　重篤な糖尿病虹彩炎患者の両眼眼底写真
図1と同一症例．両眼に糖尿病網膜症を認める．

隅角に蓄膿が確認される場合もある．散瞳が不良であることが多く，しばしば虹彩後癒着を生じるが，初期であれば散瞳薬によって容易に解除される．さらに毛様充血がみられ，角膜にはDescemet膜皺襞と微細な角膜後面沈着物がみられることがあるが，肉芽腫性ぶどう膜炎でみられるような豚脂様角膜後面沈着物（mutton-fat keratic precipitates）がみられることはほとんどない．多くの症例に糖尿病網膜症を認める（**図2**）が，網膜症がみられないこともある．

検査および診断

　急性前部ぶどう膜炎や感染性眼内炎との鑑別を行い，すぐに血糖値やHbA_{1C}を測定する必要がある．糖尿病虹彩炎発症時の血糖値が250〜400 mg/dL以上，HbA_{1C}は10％以上ときわめて高値で，血糖コントロールが不良であることが多い．また，ぶどう膜炎を契機に無治療のコントロール不良な糖尿病が発見されることも多く，内科医との速やかな病診連携が必要である．血糖値やHbA_{1C}以外には特異的な検査所見はない．

　虹彩炎が病変の主座であり，眼底には視神経乳頭に軽度発赤をみることがあるが，一般的に硝子体や網脈絡膜に炎症は観察されない．逆にいえば，眼底に炎症所見が観察されるようであれば，ほかのぶどう膜炎あるいは糖尿病に伴う転移性眼内炎も鑑別に入れる必要がある．特に感染性眼内炎は，早急に抗菌薬などの局所および全身投与を行わないと重篤な視機能障害を来たすため，CRP，赤沈，末梢血白血球数などの全身的な炎症の検索も重要となってくる．

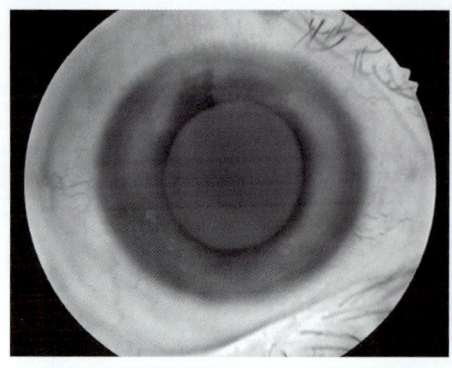

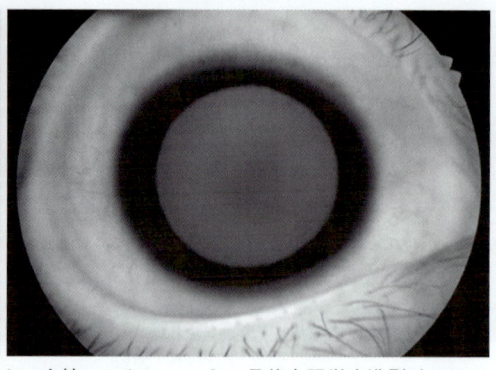

a. 治療前右眼蛍光造影時における前眼部写真.
b. 血糖コントロール6か月後右眼蛍光造影時における前眼部写真.

図3 血糖コントロールによる効果
39歳，男性．初診時は血液眼関門のバリアが破綻し，虹彩血管の透過性が亢進している（a）．空腹時血糖値は366 mg/dL，HbA$_{1C}$は12.6％であった．治療および血糖のコントロール6か月後，虹彩血管の透過性亢進はない（b）．また，散瞳も良好となっている．

治療

　副腎皮質ステロイド（例：0.1％ベタメタゾンリン酸エステルナトリウム〈リンデロン®〉）の点眼で消炎することが多い．フルオロメトロン点眼薬は，前房内移行の観点から効果的ではない．線維素性の析出や前房蓄膿のような強い炎症がある場合，リンデロン®の結膜下注射を併用する．虹彩後癒着を予防あるいは治療するために短時間作用型であるトロピカミド（ミドリンP®）なども使用する．ほとんどの症例で上述の治療により速やかに炎症は鎮静化し，血糖のコントロールも良好であれば血液眼関門のバリア破綻も改善する（図3）．ステロイドの全身投与が必要となることはほとんどない．血糖のコントロールが良好になった後は，虹彩炎の再発や続発緑内障を来たすことはほとんどない．

（臼井嘉彦）

小児のぶどう膜炎

　小児は自覚症状を訴えることが少なく，ぶどう膜炎の発見や治療が遅れることがある．したがって，われわれは普段から家族や小児科医などと協力して，眼症状の有無に関する情報を得る努力が必要である．小児のぶどう膜炎は，サルコイドーシス，若年性特発性関節炎（JIA），間質性腎炎ぶどう膜炎（TINU）症候群などが多い．本項ではJIAとTINU症候群を中心に解説したい．

若年性特発性関節炎（JIA）

　若年性特発性関節炎は，16歳以下の小児期に発症する原因不明の慢性関節炎と定義され，小児期の慢性関節炎のなかで最も頻度の高い疾患である．以前は，若年性関節リウマチ（juvenile rheumatoid arthritis；JRA）と呼ばれた．臨床的には全身型，関節型，症候性慢性関節炎に分類される．従来の若年性関節リウマチは，小児期の慢性関節炎を網羅的に表現する診断名であると同時に，特発性慢性関節炎として一つの疾患単位でもあったため，世界保健機構（WHO）が中心となって診断基準・分類を統一し，小児期の特発性関節炎を若年性特発性関節炎（juvenile idiopathic arthritis；JIA）と定義するようになった[1]．本疾患はまず関節型と全身型に大別され，関節型はさらに少（寡）関節型，少（寡）関節進展型，多関節型に細分される（表1）．血清学的には，少関節型は抗核抗体陽性例が，多関節型はリウマチ因子陽性例者が多いとされ，また，HLA（human leukocyte antigen）では，少関節型はHLA-DR4と，多関節型はHLA-DR9と相関するとされている[2]．多関節型患者は成人の関節リウマチへ移行することも多い．

文献はp.311参照．

間質性腎炎ぶどう膜炎症候群（TINU）

　特発性の急性尿細管間質性腎炎にぶどう膜炎を合併した疾患を，間質性腎炎ぶどう膜炎症候群（tubulointerstitial nephritis and uveitis syndrome；TINU症候群）と呼ぶ．1975年Dobrinらにより，急性好酸球性間質性腎炎に前部ぶどう膜炎と骨髄肉芽腫を伴った二症例

表1　JIA の診断・分類基準

全身発症型関節炎	2週間以上続く弛張熱を伴い，右の項目の1つ以上を伴う関節炎	一過性の紅斑
		全身のリンパ節腫脹
		肝腫大または脾腫大
		漿膜炎
少（寡）関節型	発症6か月以内に1〜4か所の関節に限局する関節炎．右の二つの型を区別する．	持続型：全経過を通じて4関節以下の関節炎
		進展型：発症6か月以内に5か所以上の関節炎
多関節型（リウマトイド因子陰性）		
多関節型（リウマトイド因子陽性）		
乾癬関連関節炎		
付着部炎関連関節炎		
その他	6週間以上持続する小児期の原因不明関節炎	

が初めて報告された[1]．北海道大学病院眼科ぶどう膜炎外来では10〜15歳の小児ぶどう膜炎の7.2％を占め，サルコイドーシスに次ぐ第二番目の頻度である[3]．

本症が疑われたら尿中 β_2 ミクログロブリン（β_2-MG）検査を行う．これが最も有用な検査で10倍以上の異常高値を示すことが多い．尿中 N-アセチルグルコサミニダーゼ（NAG）値も参考になる．腎機能検査は必須であるが，血液尿素窒素（blood urea nitrogen；BUN），クレアチニン値は正常値のことが多い．一般尿検査では，尿蛋白だけではなく尿糖が陽性のことも多く，参考になる．血液マーカーでは，MUC-1糖蛋白である KL-6 が高値となることがある．KL-6 は II 型肺胞上皮細胞に存在し，間質性肺炎の血液マーカーとして内科で広く用いられているが，われわれは腎の遠位尿細管にもこの糖蛋白が発現していることを報告した（**図1**）[4]．ぶどう膜炎疾患では，肺病変を反映してサルコイドーシス[5,6]，あるいは腎病変を反映して本症で高値となる[7]．

眼所見

若年性特発性関節炎（JIA）に伴うぶどう膜炎：膠原病・リウマチ疾患はしばしば眼症状を呈する（**表2**）．JIA に伴うぶどう膜炎は，全身疾患に合併する小児の内眼炎のなかでは代表的なものの一つである[3]．しかし，全身的には JIA の診断基準を満たさないが，眼所

表2　膠原病・リウマチ疾患の眼症状

外眼
乾性角結膜炎
結膜炎
角膜浸潤，角膜潰瘍
上強膜炎，強膜炎
内眼
ぶどう膜炎
硝子体混濁
網膜炎
網膜血管炎
神経症状
治療の副作用
ステロイド白内障
ステロイド緑内障

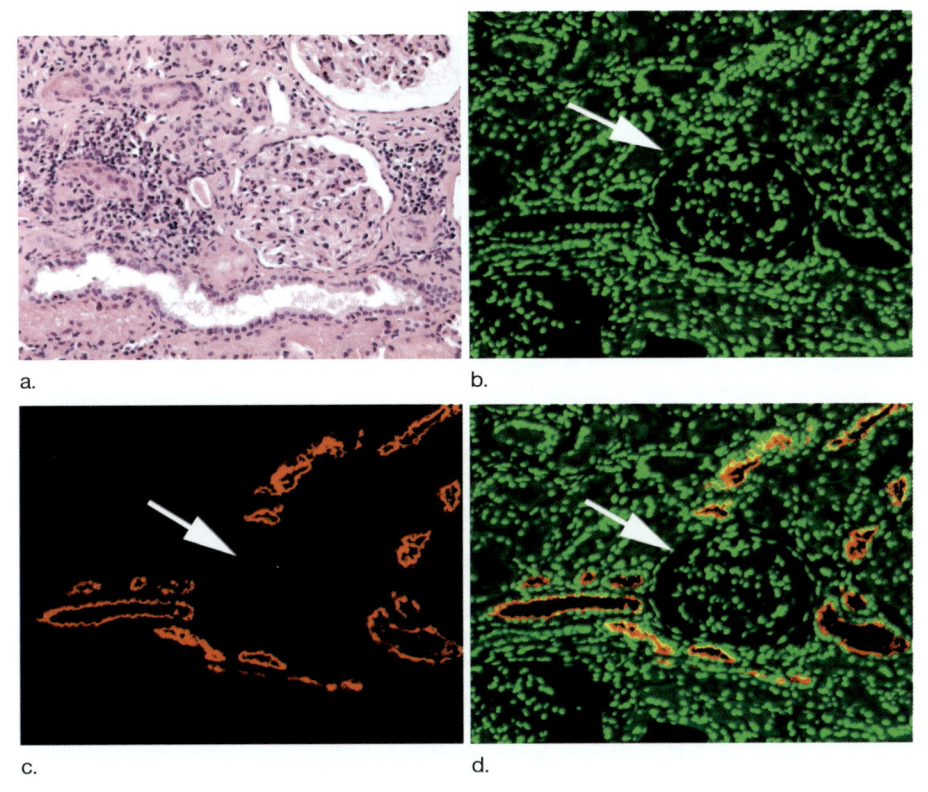

図 1　生検腎組織の免疫組織化学写真（b～dの矢印は糸球体）
a. ヘマトキシリン-エオジン染色.
b. 核染色.
c. 抗KL-6抗体染色. 腎の間質が染色されるが糸球体は染色されない.
d. 核とKL-6の二重染色. KL-6は腎の遠位尿細管に発現している.

見はきわめて類似した小児の原因不明慢性虹彩毛様体炎も多い. 1966年, Perkinsが提唱した"chronic iridocyclitis in young girls（女児慢性虹彩毛様体炎）"は, 眼の臨床症状がJIAに伴うぶどう膜炎に類似しているが全身症状からはJIAと診断されないものを指し, 今日ではJIAに伴う内眼炎の不全型ともいうべき疾患と考えられている[8]. どちらも日本人より白人に多い.

眼科的特徴は別名"白いぶどう膜炎（white uveitis）"と呼ばれるほど自覚症状に乏しい慢性再発性虹彩毛様体炎で, 視力障害が相当進行してから発見されることが多い（図2）. 炎症は前部ぶどう膜炎が主体で, 帯状角膜変性や瞳孔閉鎖がしばしばみられる. 長期にわたるぶどう膜炎とステロイドの使用による白内障, 緑内障の合併も多い.

ぶどう膜炎を有する症例の80％は抗核抗体が陽性であり, 抗核抗体はぜひ検査しておくべき項目である. しかし, リウマチ因子（rheu-

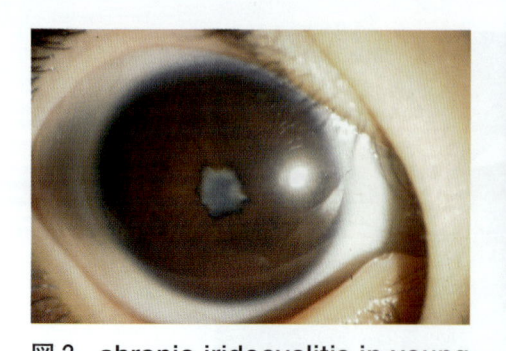

図2 chronic iridocyclitis in young girls の前眼部所見
5歳, 女性. 充血のない"白いぶどう膜炎"で, 成熟白内障がみられる.

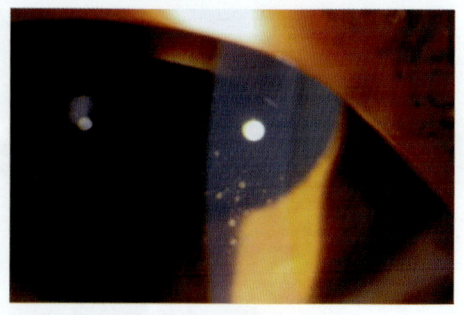

図3 小児のぶどう膜炎
14歳, 女性. 小〜中等度大の角膜後面沈着物がみられる.

matoid factor；RF）の陽性率は低い[9].

TINU症候群：TINU症候群の眼所見は, 虹彩毛様体炎を呈する症例が多い. 微細な角膜後面沈着物を伴う弱〜中程度の前房炎症であることが多いが, 再燃例や遷延例では, 豚脂様角膜後面沈着物や線維素の析出, 虹彩後癒着, 前房蓄膿を呈することもある（図3）. 硝子体混濁がみられるときには, びまん性混濁としてみられることが多いが, 周辺部下方に小さな塊状混濁がみられることもある.

眼底病変は, 乳頭の発赤・腫脹, 後極部網膜静脈の拡張・蛇行, 周辺網膜に滲出斑などがみられることがある. 網膜出血や網膜血管炎はまれである. フルオレセイン蛍光眼底造影で視神経乳頭からの過蛍光や, 検眼鏡的に網膜所見がなくても, 網膜毛細血管から色素漏出がみられることがある.

北海道大学病院眼科の統計では発症年齢は平均21歳で83％が女性, 92％が両眼性ぶどう膜炎を呈していた[10].

治療方針

JIA：アスピリンなどの非ステロイド性抗炎症薬（nonsteroidal anti-inflammatory drugs；NSAIDs）, 抗リウマチ薬, 免疫抑制薬, ステロイドなどを用いる[11]. ただし, 妊娠中あるいは妊娠を希望する女性には, 催奇形性から疾患修飾性抗リウマチ薬（disease-modifying antirheumatic drugs；DMARDs）や免疫抑制薬の使用は避ける. NSAIDsもプロスタグランジン抑制作用があるために使用せず, 少量のステロイドでコントロールする. 2008年に抗IL-6単クローン抗体であるトシリズマブ, 2009年にTNF-α（腫瘍壊死因子-α）受容体結合阻害薬エンブレル®が保険適用となった.

眼合併症に対してはぶどう膜炎，併発白内障，続発緑内障に対して点眼薬，ステロイドの後部Tenon囊下注射，場合によっては手術を行う[12]．低年齢の場合は弱視となることがあり，緑内障を合併した場合の予後はさらに不良で失明する場合が少なくない．

TINU：眼所見は前部内眼炎が中心なので，治療はステロイドと散瞳薬の点眼が主となるが，局所治療に反応しない例が多い．このような場合は腎生検で診断が確定次第，腎炎に対してステロイドを全身投与するときわめてよく反応し，内眼炎も消退する．ステロイドの減量あるいは中止後に再燃することがあるが，内眼炎の悪化と腎機能所見とは一致しないこともある．ステロイド内服薬の投与量は腎炎の程度によって異なるが，プレドニゾロン換算で20〜60mgである[7]．

鑑別疾患：年齢や全身所見などから，表3が鑑別疾患となる．

（北市伸義）

表3 JIAおよびTINUとの鑑別疾患

若年性慢性虹彩毛様体炎
HLA-B27関連ぶどう膜炎
サルコイドーシス
全身性エリテマトーデス（systemic lupus erythematosus；SLE）
Sjögren症候群
ヒトT細胞白血病ウイルス1型（HTLV-1）関連ぶどう膜炎
眼トキソプラズマ症

7．特殊なぶどう膜炎

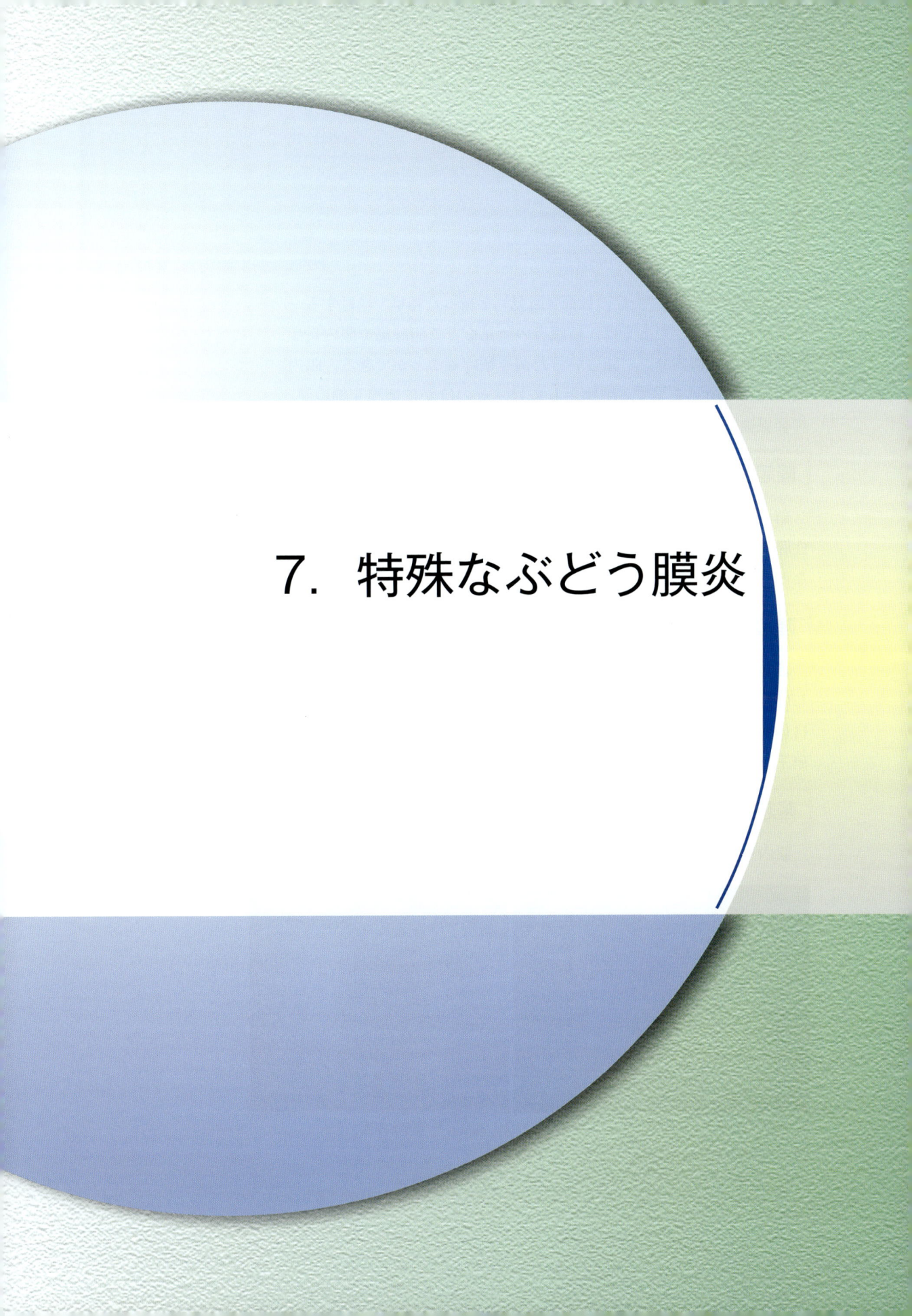

仮面症候群

　仮面症候群とは，"炎症の仮面（所見）を被った腫瘍"に対する一般診断名である．たとえば，結膜炎の所見をとる脂腺癌や眼内炎症の所見をとる眼内リンパ腫といった例を挙げることができる．眼内炎症類似の所見を呈する腫瘍としては，そのほかに網膜芽細胞腫，神経線維腫，転移性脈絡膜腫瘍などがある．

隆起性病変は腫瘍を疑う

　硝子体内に播種した網膜芽細胞腫や，白っぽい色調の脈絡膜転移性腫瘍は，眼内炎症と鑑別が難しい（図1a）．超音波Bモード検査などで病巣の隆起性が確認できると鑑別が進めやすい（図1b）．

隆起性の乏しい眼内腫瘍

　乳癌の脈絡膜転移では比較的扁平で広範な脈絡膜病変がみられ，しばしば乳頭腫脹も合併する．また，神経線維腫や神経膠腫では網膜自体の低い隆起がみられ，腫瘍細胞は少し大きめの顆粒を形成して硝子体内に播種する．既往歴がなければ，鑑別が困難な場合も多い．

隆起性のない眼内腫瘍

　眼内リンパ腫は隆起性病変を形成することはきわめてまれで，硝

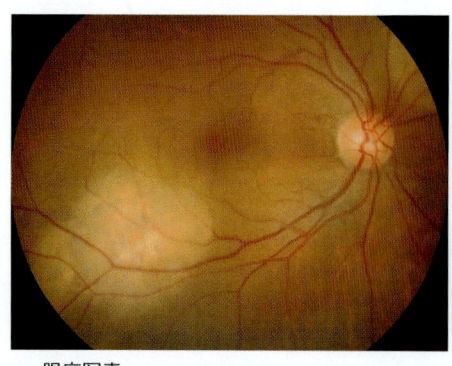

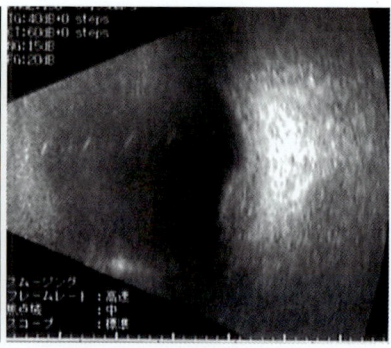

　a．眼底写真　　　　　　　　　　　　　b．超音波Bモード検査

図1　転移性脈絡膜腫瘍（肺癌）の1例
a．眼底写真では脈絡膜滲出斑類似の病変として写っている．
b．超音波Bモード検査を行うと，ドーム状の隆起性病変であることが明らかである．

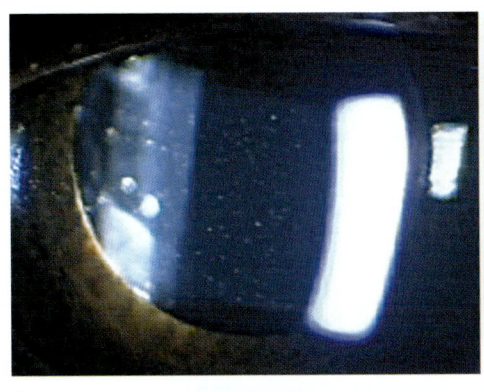

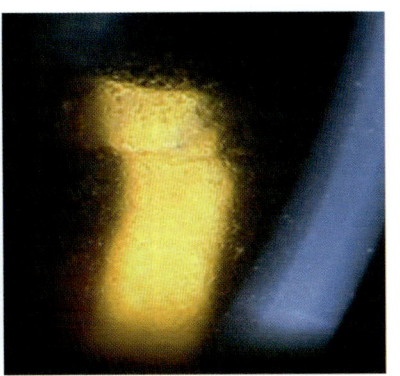

図2　眼内リンパ腫の前眼部所見
a. 前房中に比較的大型の細胞がみられる.
b. 角膜後面沈着物は, とげとげした印象がある.

子体混濁や網膜下浸潤病巣といった所見が一般的である. 眼内病巣が原発である場合, 積極的に診断的硝子体手術を行わなければ, 疾患の早期診断は難しい.

眼内リンパ腫を疑う所見：眼内リンパ腫は比較的特異性の高い眼内所見を呈する. 角膜後面沈着物を伴う前房炎症がみられるが, 一般に軽微で, 角膜後面沈着物にはとげとげした印象がある (**図2**). 硝子体混濁は特徴的で, 比較的大きな粒子が集塊をつくることなく密に集積し, これはベール状あるいはオーロラ状の硝子体混濁と呼ばれる (**図3a**). 網膜下滲出斑は, 大きな斑状のものから小さな粟粒状のものまで発生する (**図3b**). 腫瘍浸潤は網膜色素上皮下に起こるとされ, OCTで確認できる場合がある. 網膜血管炎や乳頭腫脹 (**図3c**), 血管新生緑内障が合併する場合も知られている.

眼内リンパ腫を診断するために：一般的にリンパ腫診断の基本は, 病理検査である. しかし, 硝子体を病理組織学的に検討することは不可能であり, 眼内リンパ腫の診断は手術で得られる硝子体サンプルの検討に委ねられることになる.

硝子体細胞診：眼内リンパ腫診断のゴールドスタンダードとされているが, 初回の検査で診断を確定できる所見が得られる確率は低く (3割以下)[*1], しばしばクラスIII (異形細胞をみるが, 悪性の確定はできない) と判断される (**図4a**). 確実な所見が得られるまで, 硝子体生検を繰り返す必要があるとされている (**図4b**). また, 得られた細胞硝子体細胞を遠心分離したうえで固定包埋し, HE (ヘマトキシリン・エオジン) 染色することで診断確率が上がるとされる.

診断補助検査：細胞診の不確実さを補う目的で, 硝子体サイトカイ

[*1] 中枢神経眼リンパ腫はvanishing tumor (消えゆく腫瘍) とも呼ばれ, 腫瘍細胞は比較的短期間に急速増殖し, 急速崩壊すると考えられている. 時をおかずに硝子体生検を行わなければ, 細胞診による診断は困難である.

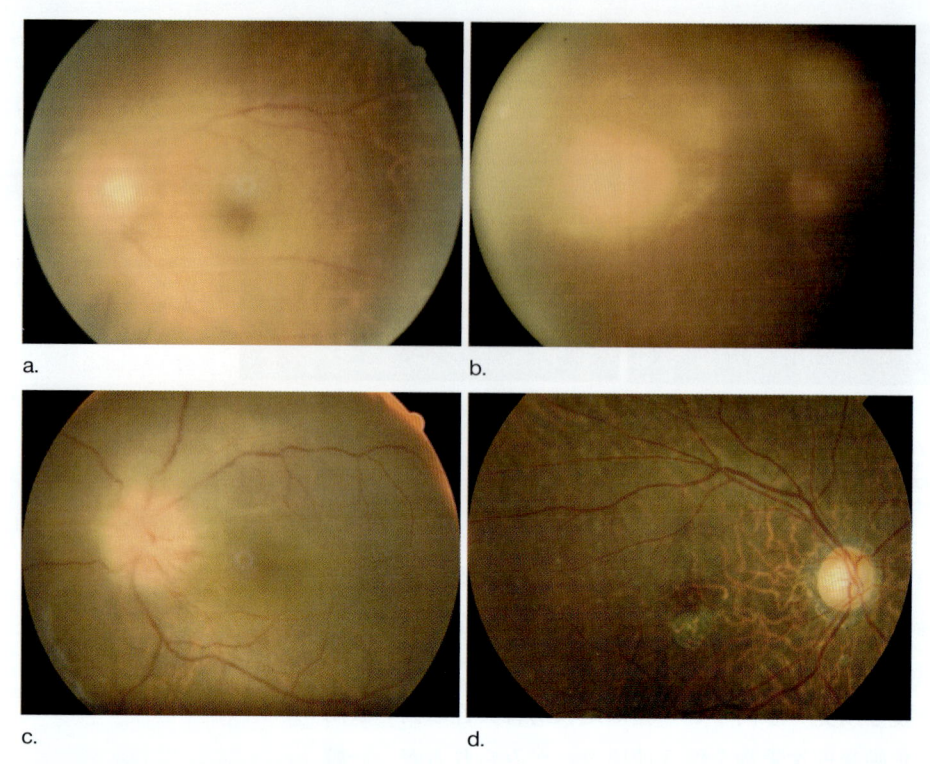

図3 眼内リンパ腫の眼底所見
a. 高度な硝子体混濁により眼底の透見性が部分的に悪くなっている．
b. 視神経鼻側の網膜下滲出斑．
c. 視神経乳頭の発赤腫脹がみられる．網膜動脈炎もみられる．
d. 脈絡膜に小さな網膜下病変の多発がみられる．

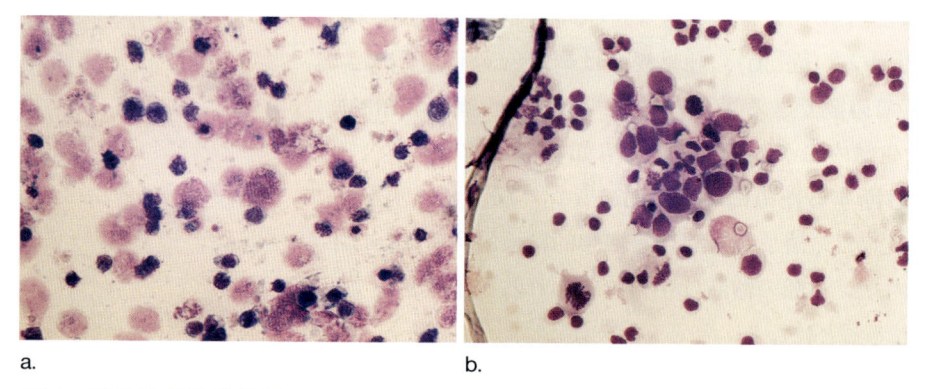

図4 硝子体細胞診所見
a. 初回硝子体手術で得られたもの．大型の細胞の大半は死滅して評価ができない．
b. 2回目の硝子体手術で得られたもの．大型の細胞や核分裂中の細胞がみられる．

ンの測定，免疫グロブリン遺伝子再構成検査，染色体検査，フローサイトメトリーが行われる．

インターロイキン10（IL-10）は，眼内リンパ腫の硝子体できわめて高値となっていることが多い[*2]．正常もしくは眼内炎症眼の硝

[*2] 採取した硝子体液は，灌流液で希釈することなく検査にまわすことが望ましい．

検査結果：再構成を認める				
下記5領域のうち1領域以上陽性であった場合，"再構成を認める"と判定する				
VH(FR1)/JH	VH(FR2)/JH	VH(FR3)/JH	DH1-6/JH	DH7/JH
＋	－	＋	＋	－

判定の表記　＋：陽性　－：陰性

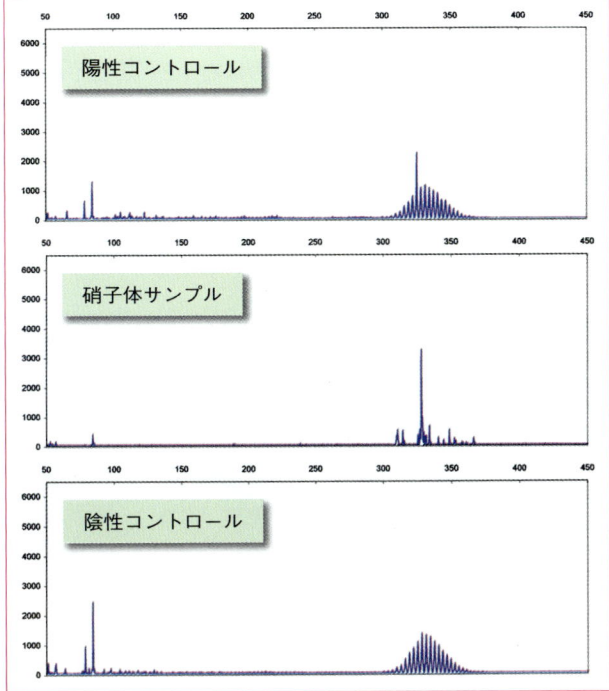

図5　PCRによる免疫グロブリン遺伝子再構成検査

五つの部分の免疫グロブリン遺伝子について再構成が検討され，この症例では3か所（■）でモノクローナルな再構成が検出された．下図はVH(FR1)/JH部分の解析結果が陽性であることを示している．

子体では100 pg/mL以下の低値となっていることがほとんどで，診断的価値が高い．インターロイキン6（IL-6）との比をとることも推奨されている．

免疫グロブリン遺伝子再構成検査も比較的陽性率の高い検査である．回収できる遺伝子はごく微量であり，サザンブロット法による解析は困難で，PCRを用いた検討を行う場合が多い（図5）．

フローサイトメトリーや染色体検査は，現時点では陽性率の低い検査にとどまっている．

眼内リンパ腫の治療とその成績：眼内リンパ腫はしばしば中枢神経リンパ腫を併発するので，眼内リンパ腫が疑われたらまず頭蓋内のMRIを行う．造影が望ましい．

眼内の病変に対しては，メトトレキサート（400 μg/0.1 mL）の硝子体注射の有効である．原法では，1週間2回を4週間，1週間1回

を4週間投与した後，月1回のペースで8から12か月にわたって硝子体注射を行う．また，全身治療としてメトトレキサート大量投与をメインとした方法が考案されている．こうした近年の眼内リンパ腫治療改良の結果，従来10％以下とされていた5年生存率は，今日50％弱まで改善されてきている．

カコモン読解　第19回 臨床実地問題20

68歳の女性．3か月前から右眼の霧視と視力低下と自覚して来院した．視力は右1.2（矯正不能），左0.03（矯正不能）．診断的治療で，左白内障手術と硝子体手術とを行った．術中の硝子体液で細胞診はクラスⅢ，IL-10/IL-6比が高値であった．術後眼底写真を図に示す．考えられるのはどれか．

a 急性網膜壊死
b 悪性リンパ腫
c サルコイドーシス
d 転移性脈絡膜腫瘍
e サイトメガロウイルス網膜炎

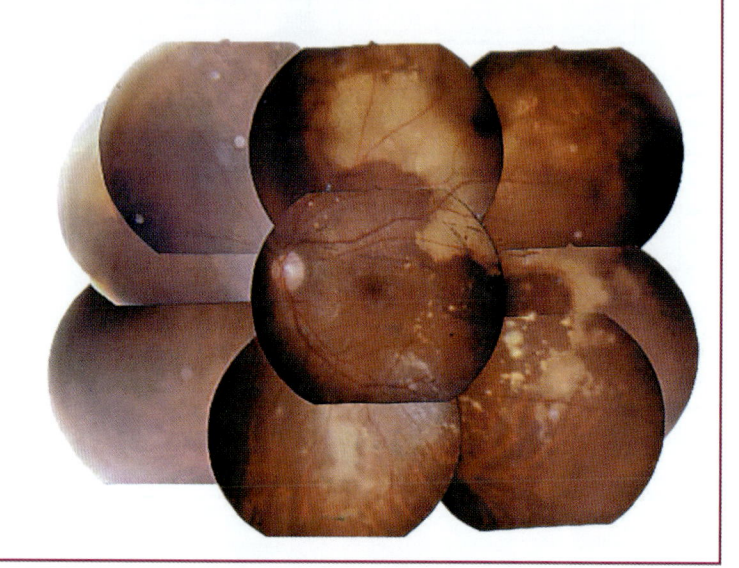

解説　術後眼底写真から選択肢を鑑別することは難しい．診断目的に施行する硝子体手術では，術中に得られた硝子体の細胞成分や液体成分に対して精査が行われるが，硝子体液のIL-10は眼内リンパ腫で高値になることが知られており，IL-10/IL-6比が高値，というキーワードから悪性リンパ腫を選択できる．硝子体細胞診で確定診断がつきにくいこと（クラスⅢ）も有名な事実である．

模範解答　b

（安積　淳）

水晶体起因性ぶどう膜炎

背景および発症機序

　水晶体物質に対する免疫反応の結果，引き起こされるぶどう膜炎で，水晶体起因性ぶどう膜炎（lens-induced uveitis）は，水晶体過敏性眼内炎（phacoanaphylactic endophthalmitis），水晶体毒性ぶどう膜炎（phacotoxic uveitis）をあわせた疾患である．水晶体の外傷や白内障手術時，または過熟白内障の自然破囊など水晶体物質が眼内に流入・露出した際，免疫寛容の破綻が生じ自己免疫が誘導され，ぶどう膜炎が発症すると考えられている．

　以前は，水晶体蛋白は囊で覆われているため，水晶体囊が破損し，初めて認識される臟器特異性を有するものとされていた．そのため，曝露された後，初めて水晶体蛋白に対する抗体が産生され，水晶体起因性ぶどう膜炎が生じると考えられていた．しかし，この考えは現在では否定的なものである．

　胎生期の初期の段階で，水晶体蛋白は膵臓の免疫機構ですでに認識されており，水晶体蛋白は正常水晶体の症例でも前房内から検出され，白内障進行に伴い量は増加する．また，水晶体蛋白には α, β, γ-クリスタリン蛋白が存在するが，正常人の 50% に α-クリスタリン抗体がすでに存在する．

　前房内は ACAID（anterior chamber associated immune deviation）があり，免疫寛容が存在する．蛋白抗原の量が増大すると ACAID による免疫寛容が変化する．外傷，手術などで，大量の蛋白抗原が露出すると免疫寛容が変化し，その結果，水晶体蛋白に対する自己組織としての認識の障害が発生すると考えられている．また，細菌感染が水晶体に対する自己免疫を誘導する可能性も示唆されている．

　発症時期は，手術，外傷後 2 日から 2 週間以降に生じ，さまざまである．術後感染性眼内炎との鑑別が大切である．一般に白内障手術によって生じる際は，術後に多量の水晶体が残存した場合である．囊内に残った水晶体蛋白が抗原提示され，免疫機構が変化すること

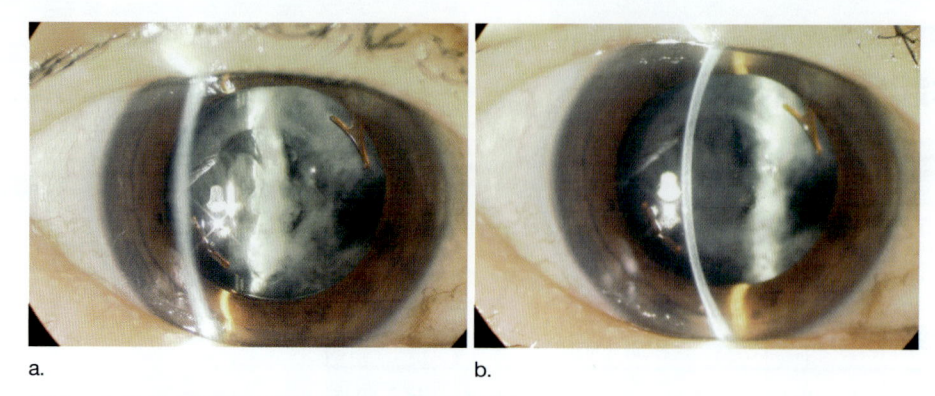

図1　水晶体起因性ぶどう膜炎の前眼部写真
眼内レンズおよび白内障術後の皮質残存を認め（a），白色の豚脂様角膜後面沈着物を認める（b）．

によると考えられる．

炎症存在下での白内障手術が起因となる場合：ぶどう膜炎患者に対する白内障手術件数の増加に伴い，炎症存在下での白内障手術を行う場合がある．ぶどう膜炎に水晶体起因性ぶどう膜炎を合併した報告がされている．水晶体起因性ぶどう膜炎の動物実験モデルは，水晶体蛋白のみの生態感作だけで生じることはない．人工的に炎症性房水を作製した状態で水晶体物質を注入することにより作製可能であった．基礎疾患に炎症眼であることは，水晶体起因性ぶどう膜炎を生じる原因になりうるため，注意が必要である．また，通常とは異なる状況下でも報告があり，敗血症性肺炎後に転移性眼内炎を生じ，その6か月後に水晶体起因性ぶどう膜炎が生じ，眼球摘出になった症例がある[1]．

文献は p.311 参照．

臨床症状と検眼鏡所見

　片眼性の前部ぶどう膜炎が基本的な病像である．霧視，視力低下，充血，眼瞼腫脹，疼痛など，炎症程度により多彩な臨床像を呈する．炎症は，増減し遷延性である．

　検眼鏡所見は，毛様充血，豚脂様角膜後面沈着物，前房炎症，フィブリン析出，虹彩後癒着，時に前房蓄膿，および硝子体混濁などである（図1）．

診断

　外傷，手術，過熟白内障や水晶体物質が眼内に流出した既往のある眼に，上述のようなぶどう膜炎が生じた場合，または炎症が遷延した場合に本症が疑われる．しかし，臨床症状が多彩であるため診

表1 診断のポイント

肉芽腫性炎症所見	破嚢症例	眼圧上昇	網膜病変なし	
無菌性眼内炎	残存皮質の有無	眼痛は軽度	ステロイド反応性あり	など

断は困難なことが多く，外傷後では，交感性眼炎と，白内障術後では弱毒菌などによる感染性眼内炎との鑑別が大切である．

前房水，硝子体からの細菌培養，ウイルスPCR検査が有用である．しかし，遅発性眼内炎の原因の一つである嫌気性，弱毒性 *Propionibacterium acnes*[2] などは，培養困難である．また，水晶体起因性ぶどう膜炎では，前房内細胞は，類上皮細胞や多角巨細胞の浸潤など肉芽腫性炎症の病像をとる．

診断のポイントを**表1**にまとめる．

治療

眼内に残留している水晶体蛋白を外科的に除去することが最も効果的である．ただし，水晶体物質の残存量が少ない場合，ステロイドの内服および点眼だけが有効な場合があるが，炎症が軽度な場合に限られ，中程度以上の炎症であれば，ステロイドへの反応性は低いと考えられている．

（中井　慶）

交感性眼炎

病態

　交感性眼炎は先行する眼外傷があるか否かの違いはあるが，病態の基本は Vogt-小柳-原田病（原田病）と変わりないと信じられている．その根拠としては，メラノサイトあるいはメラニン色素に対する免疫反応によってすべて説明でき，原田病同様の免疫抑制治療によって消炎を図ることができることによる．実験的に交感性眼炎のモデル動物を作製することができたとする報告もあるが，ヒトの交感性眼炎とは少し異なる．

　病態は起炎眼が開放性眼外傷あるいは眼内手術により障害され，メラノサイトあるいはメラニン色素が起炎眼で感作され，強い自己免疫反応を生じるとされる．

臨床症状

　起炎眼に激しい汎ぶどう膜炎（前房，硝子体に炎症性細胞の浸潤，虹彩結節），脈絡膜は激しい炎症，細胞浸潤によって著しく肥厚，浸潤性網膜剝離を来たす．時に外傷そのものとの鑑別が困難なこともある．非起炎眼は，起炎眼に比較して炎症は軽度なことが多い．非起炎眼臨床症状は原田病と区別することが困難である．

治療

　治療は，以前は起炎眼を摘出することが推奨されたが，現在では摘出することはない．これに代わり，原田病に準じたステロイド治療が一般的である．しかし，起炎眼に活動性の感染が残存するなどの感作状態が持続し，起炎眼の視機能がない場合は起炎眼を摘出せざるをえないこともある．

（山木邦比古）

8. ぶどう膜炎研究

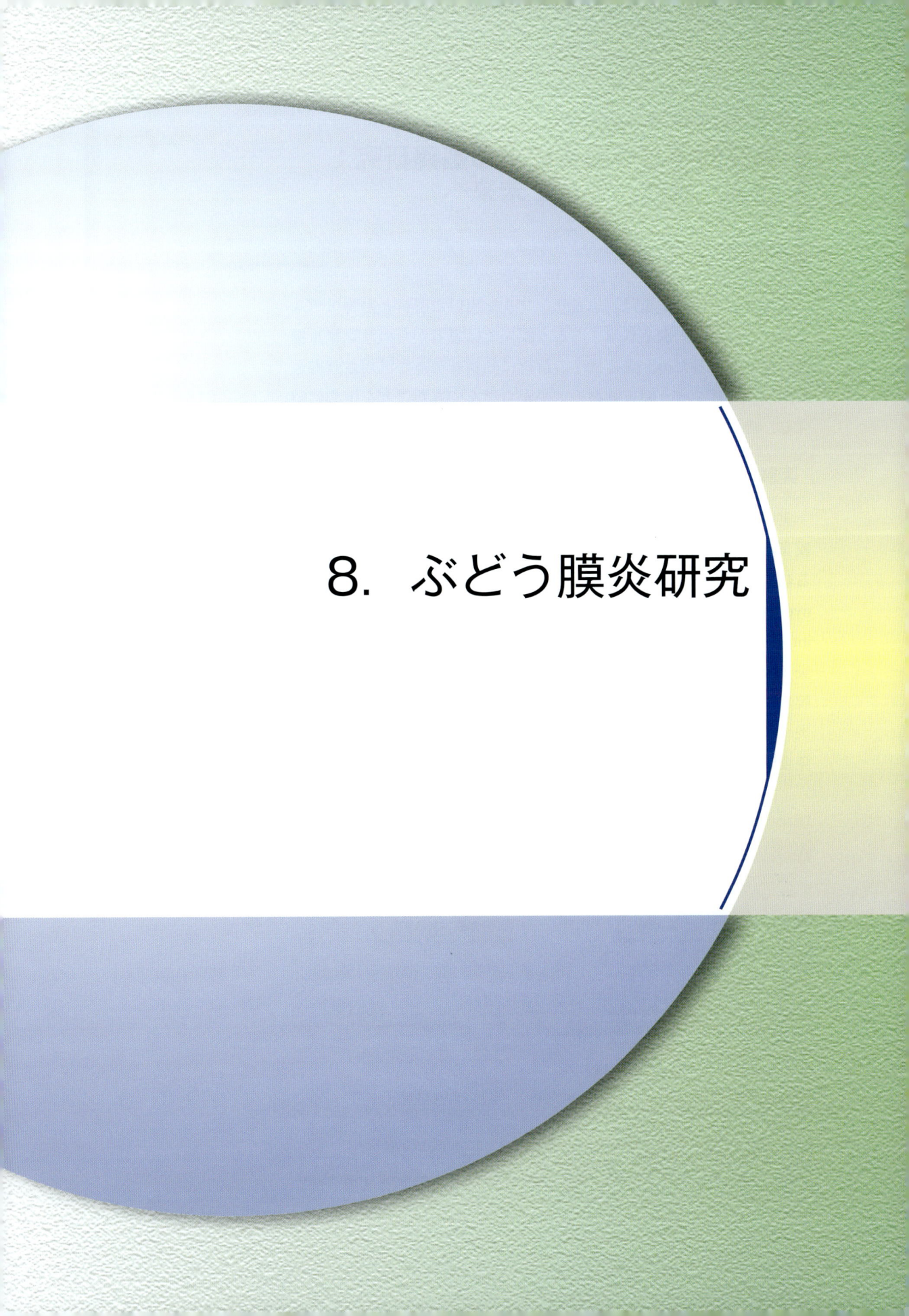

実験的ぶどう膜炎による基礎研究：過去，現在，そして未来へ

疾患発症機序の解析は，患者サンプルを用いた解析と動物モデルを用いた解析に大別される．ぶどう膜炎では患者からのサンプル採取に限りがあるため，発症機序の解析に動物モデルが汎用されてきた．本項ではぶどう膜炎動物モデルから学んできたことを中心に紹介し，そして将来の研究の方向性について述べる．

実験的ぶどう膜炎の種類

実験的ぶどう膜炎は，自然免疫が主な役割を果たす実験的ぶどう膜炎と，獲得免疫が主な役割を果たす実験的ぶどう膜炎に大別される（図1）．前者はエンドトキシン誘発ぶどう膜炎（endotoxin-induced uveitis；EIU）と muramyl dipeptide（MDP）誘発ぶどう膜炎（MDP-induced uveitis）に大別される．後者は実験的自己免疫性ぶどう膜炎（experimental autoimmune uveitis；EAU），水晶体起因性ぶどう膜炎（lens-induced uveitis；LIU），実験的自己免疫性前部ぶどう膜炎（experimental autoimmune anterior uveitis）に大別される．自然免疫が主に関与する系は，toll-like receptor（TLR）を刺激する物質

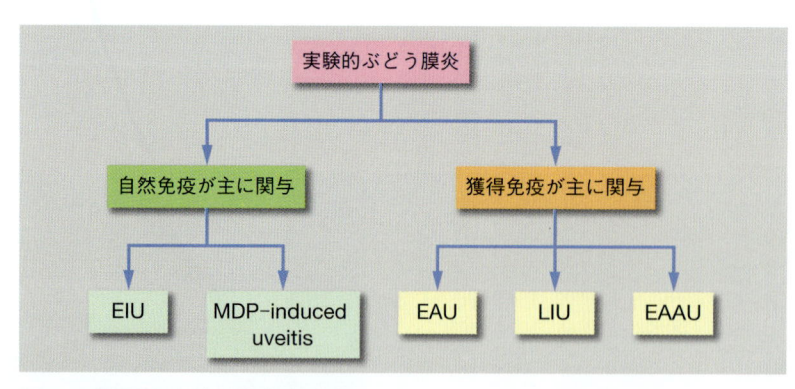

図1 実験的ぶどう膜炎の分類
EIU：エンドトキシン誘発ぶどう膜炎（endotoxin-induced uveitis）
MDP-induced uveitis：MDP 誘発ぶどう膜炎（muramyl dipeptide〈MDP〉-induced uveitis）
EAU：実験的自己免疫性ぶどう膜炎（experimental autoimmune uveitis）
LIU：水晶体起因性ぶどう膜炎（lens-induced uveitis）
EAAU：実験的自己免疫性前部ぶどう膜炎（experimental autoimmune anterior uveitis）

を全身あるいは眼局所に投与する方法により誘導する．獲得免疫が主に関与するぶどう膜炎は，自己抗原を免疫することによりぶどう膜炎を誘導する方法が一般的であるが，自然発症する系もある．

自然免疫が主に関与する系

EIUとはエンドトキシンであるlipopolysaccharide（LPS）をラットやマウスに全身投与することにより，全身の炎症反応を誘導し，その一症状として眼内に炎症を誘導する系である[1]．好中球浸潤を主体とする炎症を前房，硝子体に認め，急性前部ぶどう膜炎やBehçet病の所見と部分的にオーバーラップする．MDP-induced uveitisはMDPを眼内に注射することにより炎症を誘導するモデルで，MDPのリガンド（nucleotide-binding oligomerization domain 2；NOD2）がBlau症候群の発症に関与していることから，Blau症候群などにみられるぶどう膜炎のモデルと考えられている[2]．これらのモデルの利点は，単一物質の投与により急性炎症を誘導できるため発症機序が明瞭な点であるが，ぶどう膜炎の発症に重要な役割を果たすと考えられる自己免疫応答を反映していない欠点がある．

文献はp.312参照．

獲得免疫が主に関与する系：自己抗原を投与することにより誘導する系

EAU，LIU，EAAUなどの報告があるが，EAUが最も汎用されている系である．EAUは自己抗原であるarrestin（網膜可溶性〈S〉抗原）やinterphotoreceptor retinoid-binding protein（IRBP）などを完全フロイントアジュバント（complete Freund's adjuvant；CFA）とともに皮下投与することにより，強い眼内炎症が誘導され，網膜外層を中心に炎症細胞浸潤を認める系である（図2）．

用いる実験動物の変遷：1980年代から1990年前半にはルイスラットを用いる系で研究が発展した．重要な発見として，①ラット系統間でぶどう膜炎感受性に差があること，②自己抗原感作CD4陽性ヘルパーT（Th）細胞を同系ラットに移入することによりぶどう膜炎を誘導できること，③自己抗原蛋白のなかで発症に関与するペプチドが同定されたこと，などが挙げられる[3]．ラットによる解析では免疫学的な解析に限界があり，1990年ころよりマウスの研究へ移行が進んだ．マウスはルイスラットと比較しぶどう膜炎を誘導することが難しいが，各種系統のマウス，各種抗原を用いて検討がなされた結果，B10R.III，B10.BR，C57BL/6の系統で誘導可能なこと

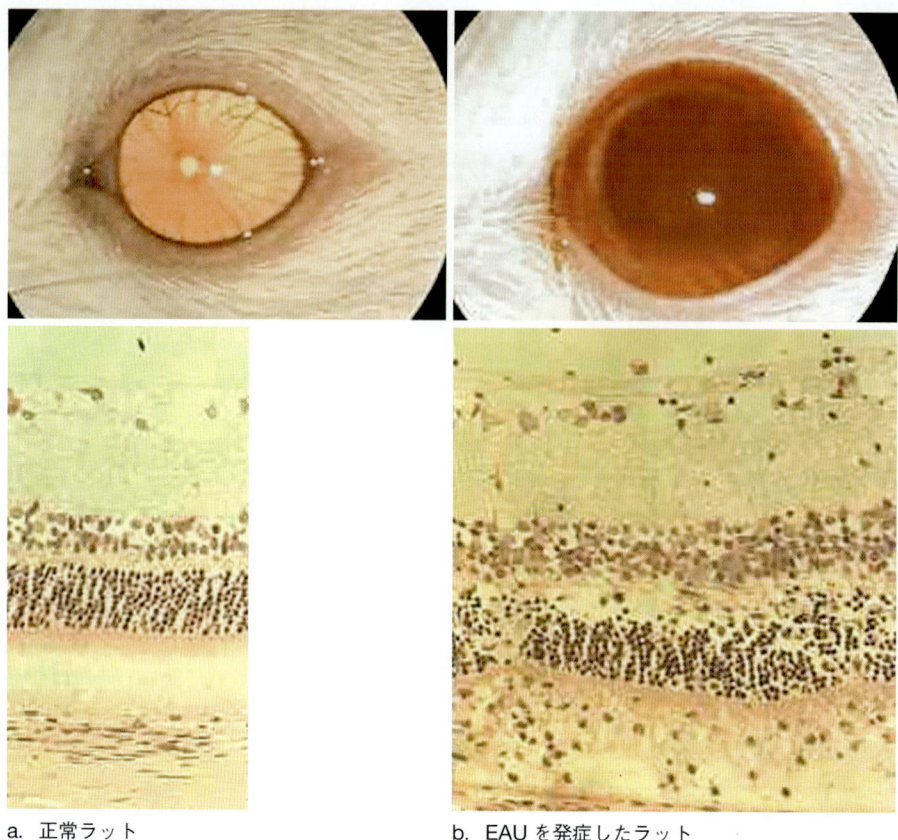

a. 正常ラット　　　　　　　　　　b. EAU を発症したラット

図 2　ルイスラットにおける EAU
上段は前眼部写真，下段は網膜病理写真．

がわかった[4]．これらのマウスに IRBP 抗原，あるいは IRBP 抗原の断片ペプチドを CFA と百日咳トキシンをアジュバントとして投与することにより，網膜を中心とした炎症細胞浸潤を認める（図 3）．ラットの系で T 細胞が EAU の発症に重要であることがわかったと同様に，マウスにおいても発症には T 細胞が必須であることが証明された．

関与する Th 細胞サブセット：1980 年代後半には，Th 細胞サブセットはインターフェロンガンマ（IFNγ）を産生する Th1 細胞とインターロイキン 4（IL-4）を産生する Th2 細胞に大別されることがわかってきた．EAU に関しては，抗原特異的 Th1 細胞の移入で誘導できるが，抗原特異的 Th2 細胞では誘導できないこと，さらには抗原特異的 Th2 応答を向上させることにより，EAU の発症が抑制されると報告された[5]．1990 年代なかば以降にはサイトカインノックアウトマウスが汎用されるようになり，Th1 誘導に関与する IL-12 が EAU の発症に重要であるなどの報告がなされた．しかし，Th

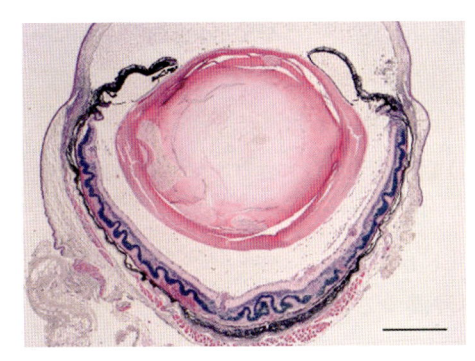

図3　B10.RIII マウスにおける EAU
バーは 100μm.

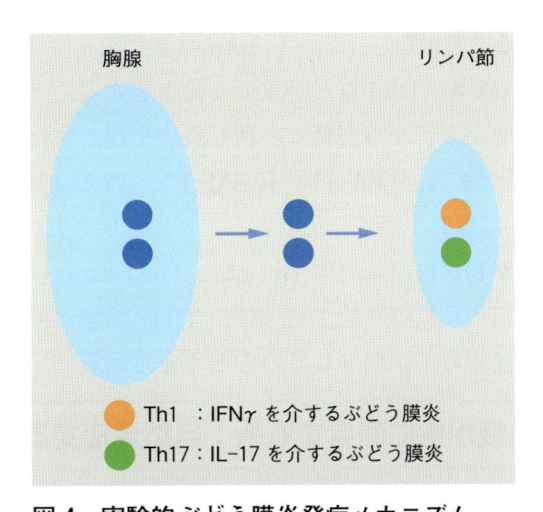

図4　実験的ぶどう膜炎発症メカニズム
胸腺由来の自己反応性 T 細胞がリンパ節で抗原感作を受ける．その際にサイトカインや共刺激分子からのシグナルにより Th1 あるいは Th17 に分化する．Th1, Th17 細胞はそれぞれ IFNγ, IL-17 を産生し，種々の炎症細胞浸潤を誘導し，ぶどう膜炎病像を形成する．

1 サイトカインである IFNγ ノックアウトマウスにおいて，あるいは抗 IFNγ 抗体を投与すると EAU 発症が抑制されず，逆に EAU が悪化することが確認された[6]．この結果は，EAU が Th1 細胞の移入によって誘導できる事実，いわゆる Th1 関連疾患であることと矛盾し，なぜ，そのような現象に至るのかは不明であった．2006 年に Th1, Th2 に加えて新しい T 細胞サブセットとして Th17 が報告された．EAU においても Th17 の関与が検討された結果，IL-17 の中和抗体を投与すると EAU が抑制されることが判明した[7]．IFNγ は Th17 の分化に抑制的に働くことが証明されており，抗 IFNγ 抗体の投与により Th17 の分化が促進し，EAU の悪化に働く可能性が考えられる．では，IFNγ は EAU に抑制的に働くサイトカインなのか？ EAU を誘導するための別のアプローチとして樹状細胞に抗原を提示させ，その樹状細胞を移入する系が報告されている[7]．その系を用いた解析では，IFNγ ノックアウトマウスでは EAU を誘導することができない．すなわち，この系では Th1 応答が重要な役割を果たす．このように EAU 誘導系により Th1 あるいは Th17 が優位に働く系が存在する（図4）．この事実は，ヒトのぶどう膜炎における病像の多様性を説明するうえで重要であると考えられる．

発症に関与するサイトカイン：EAU の発症には T 細胞が活性化され，眼局所に浸潤する必要がある．T 細胞の活性化には T 細胞受容体を介するシグナルに加えて，種々の共刺激分子からのシグナルが

重要であることが知られている．EAU 発症に関してはCD 28, ICOS*1, 4-1 BB, OX 40, Dll 4 などが重要な働きをすることが証明されている．T 細胞が血管から網膜に浸潤し炎症を起こすためには，接着分子が重要である．LFA-1*2，ICAM-1*3，VLA-4*4，CD 44 などが EAU 発症に重要な接着分子であることが証明されている．種々の共刺激分子が自己抗原特異的 Th 1 細胞，Th 17 細胞への分化に関与し，分化した自己抗原特異的 Th 1 細胞，Th 17 細胞が網膜へ浸潤する際に種々の接着分子が関与していると考えられる．

獲得免疫が主に関与する系：自然発症する系

上記 EAU の誘導方法は，大量の自己抗原と大量のアジュバントを用いて感作する系であり，ヒトぶどう膜炎発症機序とは隔たりが大きい．ぶどう膜炎を自然発症する系が理想であるが，無処置で自然発症する系は報告されていない．1990 年代後半には，ぶどう膜炎と関連する自己抗原が胸腺で発現していることが証明され，2000 年代前半には胸腺における自己抗原発現を制御する autoimmune regulator（AIRE）が発見された．AIRE ノックアウトマウスでは自己反応性 T 細胞の除去がなされず，末梢に自己反応性 T 細胞が出現し，ぶどう膜炎が自然発症することも証明された[8)*5]．

胸腺における自己反応性 T 細胞除去に加えて，制御性 T 細胞の研究も行われてきた．1980 年代なかころにはヌードマウスにラット胎児胸腺を移植する系で（図5）[9)]，1990 年代なかころには胸腺摘出マウスに抗 CD 25 モノクローナル抗体を投与する系で，ぶどう膜炎が一定の頻度で発症することが報告されている．これらの系では臓器抗原特異的な制御性 T 細胞が末梢に存在しないことにより，ぶどう膜炎を含む自己免疫性炎症が多臓器に発症したと考えられる．さらに，抗 CD 25 抗体を投与することにより制御性 T 細胞を除去すると EAU が悪化することから，制御性 T 細胞も EAU 発症を制御していることが明らかとなった[10)]．

以上の結果より，自己反応性 T 細胞は胸腺で除去され，末梢では制御性 T 細胞により自己反応性 T 細胞の活性化が抑制されていると考えられる（図6）．ただし，これらの実験系は自然発症に近い系であるが，遺伝子操作や胸腺摘出といった操作が加わっている点に注意を払う必要がある．

(*1) inducible co-stimulator

(*2) lymphocyte function-associated antigen

(*3) intracellular adhesion molecule

(*4) very late antigen

(*5) これらの報告から判明した重要な事実は，ぶどう膜炎発症において胸腺における自己反応性 T 細胞の除去が重要であるという点である．2000 年代なかばには，自己抗原特異的 T 細胞受容体トランスジェニックマウスを用いてぶどう膜炎を自然発症させる系が報告された．外来抗原である hen egg lysozyme（HEL）を水晶体に発現させたマウスと，HEL 特異的 T 細胞受容体トランスジェニックマウスを交配させることにより，ぶどう膜炎が自然発症する系も報告された．この系も，自己反応性 T 細胞が除去されず末梢に自己反応性 T 細胞が出現した場合，ぶどう膜炎が発症することを示唆するものである．

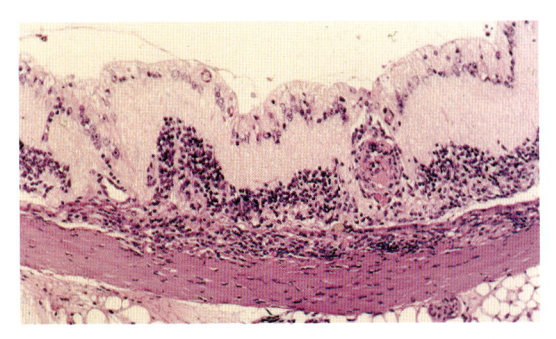

図5 ぶどう膜炎発症がみられたラットの系の網膜病理所見
腎皮膜下にラット胎児胸腺を移植したヌードマウスに発症した網膜ぶどう膜炎.

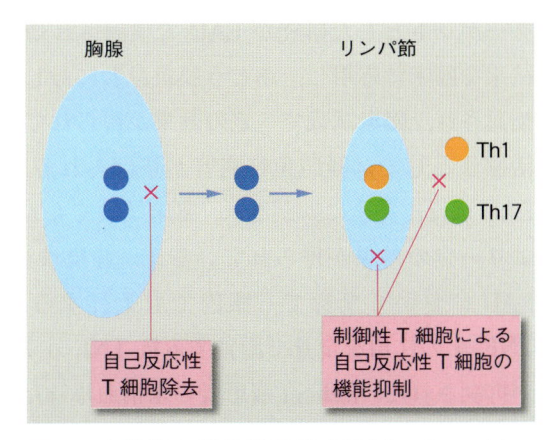

図6 実験的ぶどう膜炎発症抑制メカニズム
胸腺では自己反応性T細胞が除去される．リンパ節や炎症局所（眼内）では，制御性T細胞が自己反応性T細胞の分化，活性化，機能発現を抑制する.

実験的ぶどう膜炎：ヒト化マウスを用いた系

ぶどう膜炎の発症には遺伝背景が関与し，human leukocyte antigen（HLA）とぶどう膜炎疾患感受性との相関が報告されていた1990年代後半にはHLA-B27トランスジェニックマウスが作製され，EAU発症に抑制的に働くと報告された．2000年代前半にはHLA-A29トランスジェニックマウスやHLAクラスIIトランスジェニックマウスが報告された．HLA-A29トランスジェニックマウスでは生後8～12か月でぶどう膜炎が自然発症すると報告されているが，自己抗原を含め詳細な発症機序は不明である．HLAクラスII（HLA-DR3）トランスジェニックマウスにIRBPとアジュバントでEAUを誘導した場合，自己抗原ペプチドはヒトHLAクラスII上に提示され，マウスT細胞が認識し，ぶどう膜炎発症に関与する[11]．ヒトMHCクラスIIでどのような抗原ペプチドがマウスT細胞に提示され，ぶどう膜炎発症に関与しているかを検索するうえで有用なツールとなる．

実験的ぶどう膜炎を用いた治療研究の変遷

実験的ぶどう膜炎，特にEAUの発症にT細胞が重要なことが証明され，T細胞をターゲットとした治療法が研究開発されてきた．非選択的にT細胞の機能を抑制するシクロスポリン，タクロリムスなどの免疫抑制剤は臨床でも使用され，一定の効果を挙げている．続いてT細胞の増殖因子であるIL-2に着目し，IL-2受容体α鎖を

ターゲットとした研究が EAU で検討され効果が確認された．この結果を臨床に応用し，ぶどう膜炎患者に対しダクリズマブの効果が検討され，臨床試験で一定の効果が得られている[12]．抗原特異的な治療法としては経口免疫寛容が挙げられる．経口免疫寛容により EAU はほぼ完全に抑制され，臨床試験でも arrestin[*6] の経口投与により一定の効果が得られている[12]．腫瘍壊死因子 α（TNF-α）は EAU において全身でも眼内でも上昇することが知られており，TNF-α の作用を全身で阻害する抗 TNF-α 抗体の投与により EAU が抑制された．Behçet 病患者の末梢血単球は眼発作期に TNF-α 産生が亢進している結果とあわせ，Behçet 病患者で抗 TNF-α 抗体の効果が検討され，臨床でも抜群の効力が発揮されている．最近では抗 IL-17 抗体が EAU を抑制することから，抗 IL-17 抗体の臨床試験が米国で試みられている[13]．

[*6] ヒトのぶどう膜炎における自己抗原は arrestin 単独であるとは考えられない．しかし，炎症が波及し網膜が破壊されることにより，隔絶されたさまざまな網膜抗原が免疫系にさらされ，種々の自己抗原に対する自己免疫反応が確立すること（epitope-spreading）が知られている．その現象を抑制するうえでも経口免疫寛容は意味があると考えられる．

実験的ぶどう膜炎の未来

　実験的ぶどう膜炎，特に EAU は，実験的自己免疫性脳脊髄膜炎（experimental autoimmune encephalomyelitis；EAE）をもとに開発され，EAE を追従するような形で研究が展開されてきた．さらに最近では免疫学の進歩にあわせて，基礎免疫学で明らかとなった新たな事実をとり入れ，研究が展開されている．今後もこの方向性を継続していくことは必要である．実験的ぶどう膜炎の最大の問題点はヒトぶどう膜炎との異同である．いかにヒトぶどう膜炎に近づくことができるか，あるいはヒトぶどう膜炎とオーバーラップする部分を増やし，その部分を明確に解析できるかが今後の方向性となる．そういう意味では実験的ぶどう膜炎も洗練される必要があるが，ヒトぶどう膜炎の発症機序をさらに整理・分類する必要があると考える．

（福島敦樹）

自己炎症症候群とぶどう膜炎

自己炎症症候群にはどんな疾患が含まれるのか

 自己炎症症候群とは，提唱されてからまだ10年あまりの耳慣れない疾患概念であり，自己抗体や抗原特異的T細胞が検出されない，自然免疫の異常による疾患群とされている．この症候群はまだ疾患概念が形成途上にあるため，どのような疾患がこの症候群の範疇に入るのかは意見が分かれている．代表的な疾患として狭義には表1のような疾患などが含まれるが，その多くが遺伝性であり，まれな疾患である．Behçet病については，現時点では自己炎症症候群と自己免疫疾患の中間に位置づけされている．自己炎症症候群に含まれる疾患の多くが発熱を伴う全身性の炎症を，持続性にあるいは繰り返すとともに，眼・皮膚・関節などの特定部位に炎症が生じることがあり，そのいくつかはBehçet病と所見が類似しているものもある．Behçet病については他項に譲るが，ぶどう膜炎などの眼症状を有する代表的な疾患としてはBlau症候群／若年性サルコイドーシス，TRAPS，chronic infantile neurologic cutaneous and articular (CINCA) 症候群（別名 neonatal onset multisystem inflammatory disease syndrome）が報告されており，これらの疾患について紹介する．

Blau症候群／若年性サルコイドーシス

疾患概要：Blau症候群は，常染色体優性遺伝形式をとる家族性全身性肉芽腫性炎症で，眼・皮膚・関節症状を三主徴とする[1]．1985年にBlau[1]により4世代にわたる家系が報告されて以来，世界で約20家系，わが国でも4家系が報告されている．一方，4歳以下で発症する若年性サルコイドーシスは孤発性であるが，眼・皮膚・関節症状が認められることより，以前よりこの二つの疾患が同一疾患であるかどうかが議論されていた．まず，Blau症候群にて*NOD 2*遺伝子の変異が報告され[2]，次いで若年性サルコイドーシスにおいても同じく*NOD 2*遺伝子の変異が報告され，同一の疾患であることが明

表1 狭義の自己炎症症候群に含まれる代表的な疾患

家族性地中海熱 (familial Mediterranean fever)
高IgD症候群 (hyper-IgD with periodic fever)
TNF受容体関連周期性発熱症候群 (TNF receptor-associated periodic syndrome ; TRAPS)
cryopyrin-associated periodic syndrome (CAPS)
Blau（ブラウ）症候群／若年性サルコイドーシス (early-onset sarcoidosis)

文献はp.312参照．

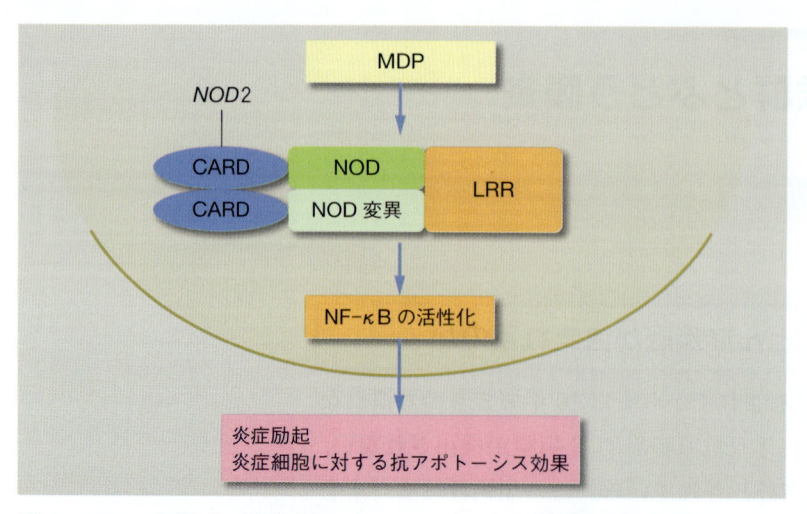

図1 Blau症候群／若年性サルコイドーシスの発症メカニズム
MDPからのシグナルでNOD2が活性化すると，NF-κBの核内移行が促進され，炎症性サイトカインなどの転写が促進され，マクロファージなどの炎症細胞の抗アポトーシス効果が増強される．
MDP：muramyl dipeptide
NF-κB：nuclear factor kappa-light-chain-enhancer of activated B cells
CARD：caspase recruitment domain
LRR：leucine rich repeat
NOD2：nucleotide-binding oligomerization domain-containing protein 2

らかにされた[3]．どちらの疾患も難治性のぶどう膜炎となることが多く，視力予後は不良である．

原因：本症の原因は*NOD2*遺伝子変異である．NOD2はグラム陽性菌，陰性菌の両方の細胞壁ペプチドグリカンに共通に含まれるムラミルジペプチド（muramyl dipeptide；MDP）からのシグナルを認識し，NF-κB[*1]を活性化し炎症性サイトカインを誘導する．Blau症候群／若年性サルコイドーシスの*NOD2*遺伝子変異は，リガンド非依存性に免疫反応における重要な転写因子NF-κBの活性化を増強する機能獲得変異である（図1）．

全身症状：

皮膚：約50～70％にみられ，初発症状であることが多い．かゆみなどの自覚症状がない，粟粒大から小豆大ほどの常色あるいは紅色の丘疹が末梢から求心性に体幹から全身に拡大する．年余にわたって出没を繰り返し，季節により消長がみられる場合もある．

関節：皮膚症状に次いで出現する．通常のサルコイドーシスでは5％しかみられないのに対し，若年性サルコイドーシスでは48％あるいは91％生じるとの報告があり，特徴的である．足，膝，手，肘などの大関節に無痛性の軟らかい腫脹が生じ，こわばり，可動制限もほとんどない．骨破壊はなく，X線検査では異常を認めない．し

[*1] **NF-κB**
nuclear factor kappa-light-chain-enhancer of activated B cells.

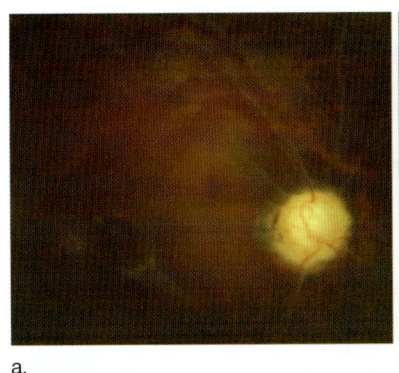

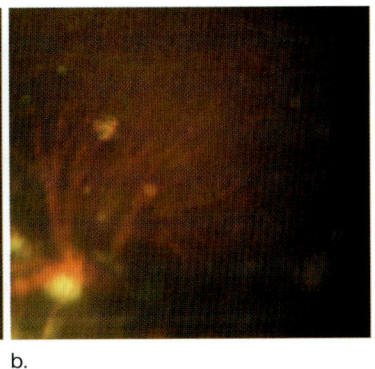

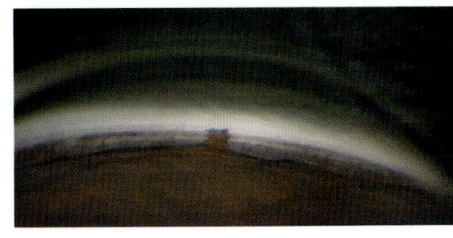

図2 Blau症候群の眼底写真，隅角所見
a. 血管炎による動静脈の白線化．
b. 点状の網脈絡膜萎縮．
c. 周辺部虹彩前癒着．

かし慢性化すると骨のびらん，関節の変形，拘縮を来たし，指趾の屈曲拘縮（camptodactyly）が特徴的とされている．

胸郭内：13％にしか認められず，約90％肺門リンパ節腫脹がみられるサルコイドーシスと対照的である．

内臓：肝臓，脾臓，リンパ節浸潤．

発熱，体重減少．まれではあるが，腎病変，心病変，中枢神経病変を伴うことがあり，多臓器不全での死亡例の報告もある．

眼症状（図2）：

肉芽腫性ぶどう膜炎：約50～70％に認め，汎ぶどう膜炎（虹彩毛様体炎，虹彩後癒着，網脈絡膜炎）である．続発緑内障が合併することがあり，失明の多くの原因が続発緑内障である[4]．

角膜：角膜実質や上皮下に点状混濁，帯状角膜変性．結膜炎．白内障．

鑑別診断： 若年性特発性関節炎，サルコイドーシス．

治療： 眼病変に対して副腎皮質ステロイドの局所投与で改善なければ全身投与を行う．虹彩後癒着予防に散瞳薬を併用する．副腎皮質ステロイドの全身投与は，皮膚病変や関節病変にも有効であるという報告もある．ステロイド減量時に再発するため，長期投与が必要となることがある．また，ステロイド無効例も多い．小児発症例ではステロイド投与により成長障害を来たすことがある．ステロイド無効例に対し，メトトレキサートや抗TNF-α抗体インフリキシマブの有効例が報告されている．

chronic infantile neurologic cutaneous and articular（CINCA）症候群

疾患概要：別名 neonatal onset multisystem inflammatory disease syndrome. cryopyrin-associated periodic syndrome（CAPS）の一亜型である．CAPS は cryopyrin（遺伝子は *NLRP3*）の異常により発症する疾患で，重症度により家族性寒冷蕁麻疹，Muckle-Wells 症候群，CINCA 症候群の三群に分類され，後者になるにつれ重症度は高くなる[5]．世界中で 1,000 例以下のまれな疾患である．眼症状は，Muckle-Wells 症候群から重症度の高い CINCA 症候群でみられる．

原因：*NLRP3* 遺伝子の変異である．最近では変異陰性例に体細胞モザイクの存在が報告されている．NLRP3 inflammasome は NLRP3，ASC，caspase-1 などで構成された複合蛋白質で，病原体由来抗原などの刺激からのシグナルにより活性化され，IL-1 や IL-18 といった炎症性サイトカインの産生を誘導する（図3）．CAPS 発症は，*NLRP3* 遺伝子変異による NLRP3 inflammasome のリガンド非依存性の恒常的活性化が生じるためと考えられている[6]．

全身所見：

発熱：生後，家族性寒冷蕁麻疹では寒冷刺激で誘発される．Muckle-Wells 症候群，CINCA 症候群では特に誘因なく，発熱する．

蕁麻疹様の皮疹：ほぼ必発．多くが出生時や生後1週以内にみられる．

関節症状：関節炎，関節腫脹．

中枢神経症状：無菌性髄膜炎．

感音性難聴．

眼症状：

視神経乳頭異常：約80％に認め，そのうち半分に乳頭浮腫，偽乳頭浮腫，視神経乳頭萎縮を呈することがある[7]．

非肉芽腫性前部ぶどう膜炎：約50％に認め，虹彩後癒着，続発性緑内障は少ない[7]．

後部ぶどう膜炎：頻度は低いが，硝子体炎，網膜血管炎の報告がある[7]．

角膜：帯状角膜変性，実質混濁，角膜血管新生．

慢性結膜炎，慢性毛様充血．

白内障は少ない．

　眼症状と全身症状の重症度は必ずしも一致しない．

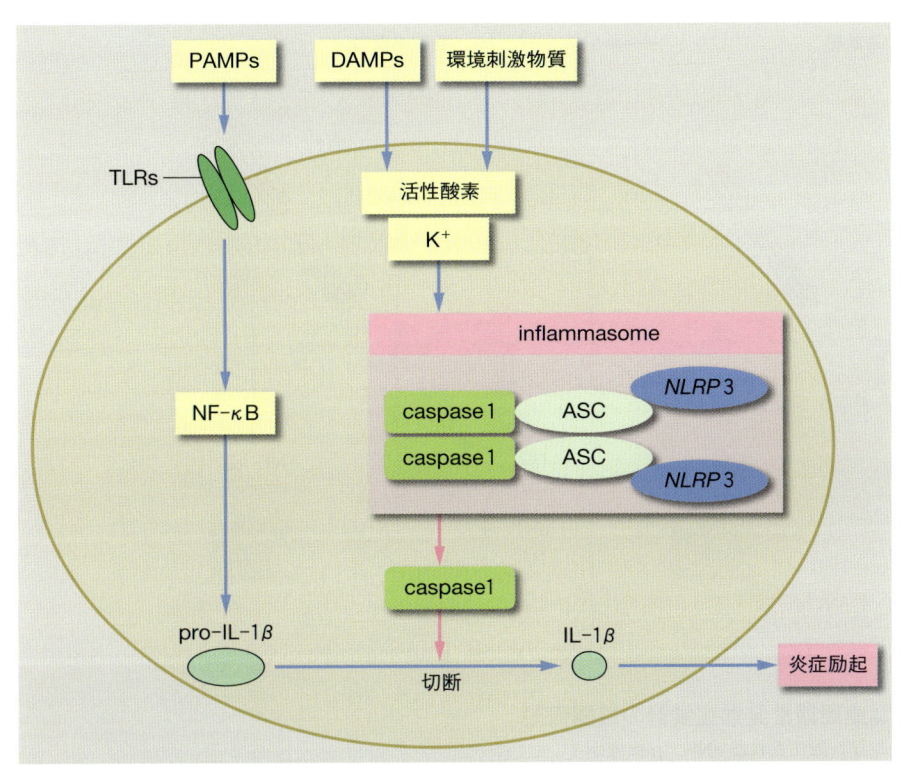

図3 NLRP3 inflammasome の活性化機構
細菌やウイルスなどの病原体由来の物質からの刺激により，pro-IL-1β の発現が促進される．次に PAMPs や環境刺激物質などの刺激により NLRP3 inflammasome が活性化され，caspase-1 の活性化が生じ，caspase-1 により pro-IL-1β から IL-1β が産生され，炎症が励起される．
PAMPs：pathogen-associated molecular patterns
DAMPs：danger-associated molecular patterns
ASC：apoptosis-associated speck-like protein containing caspase-recruitment domain
TLRs：toll-like receptors

鑑別診断：若年性サルコイドーシス．

治療：抗 IL-1 療法が奏効したという報告がある．ステロイドは無効である．一度，発症した難聴，関節病変の進行を止めることは可能だが，改善はできない．

TNF 受容体関連周期性発熱症候群（TNF receptor-associated periodic syndrome；TRAPS）

疾患概要：TNF receptor 1（TNFR1）の異常により，比較的長い発熱発作を繰り返す疾患である．1982 年に Williamson らにより報告され，年長児に発症することが多いが，成人になってからの報告[8]もあり，発症年齢は幅広い．

原因：本症の原因は TNFR1 をコードする *TNFRSF1A* 遺伝子変異であり，100 種類以上の遺伝子変異が報告され，わが国でも 7 種類の

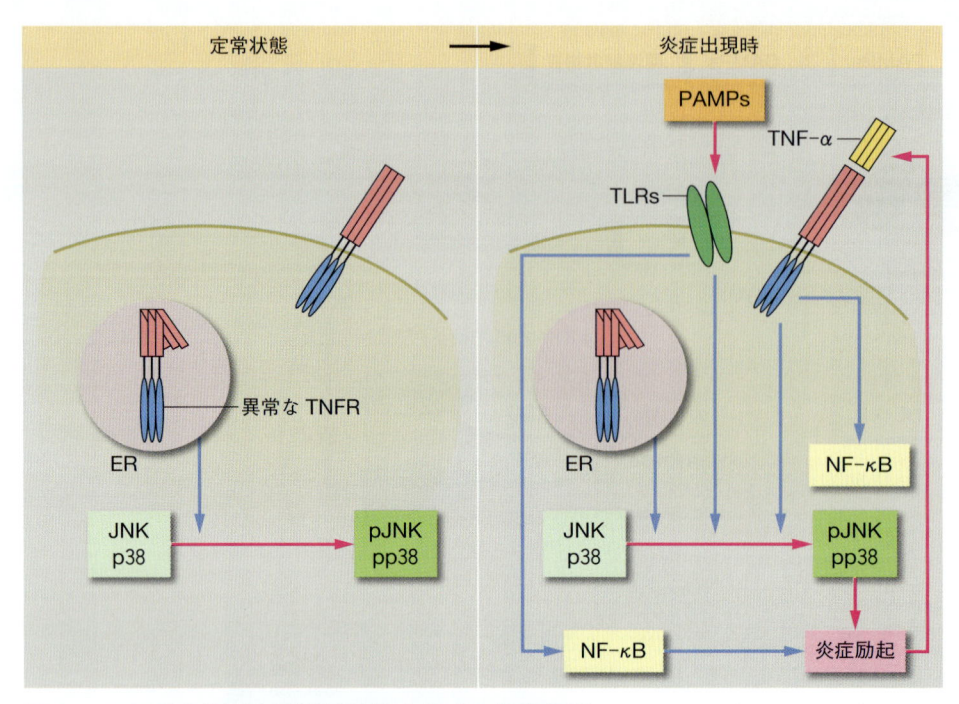

図4 TNF受容体関連周期性発熱症候群の協調仮説
pJNK, pp38 はチロシンリン酸化された JNK, p38 を示す.
PAMPs：pathogen-associated molecular patterns
TLRs：toll-like receptors
(Bulua AC, et al：Mitchondrial reactive oxygen species promote production of proinflammatory cytokines and are elevated in TNHR1-associated periodic syndrome (TRAPS). J Exp Med 2011；208：519-533.)

変異が報告されている. 病態形成についてはさまざまなメカニズムが提唱されているが, 以下の説が考えられている (図4). 変異TNFR1のmisfolding (蛋白質の折り畳み不良) のため, 変異TNFR1は正常なTNFR1として機能せずに小胞体に蓄積すると, ミトコンドリア由来の活性酸素種の産生が増加し, 細胞質内のmitogen-activated protein kinase (MAPK) 脱リン酸化酵素を阻害することで, MAPKを恒常的に活性化した状態にする. それに細菌感染などのtoll-like receptorなどのシグナルが入ると, サイトカインやケモカインの産生が増加し炎症が増強される. マクロファージなどのTNF-α産生細胞では正常TNFR1からのシグナルも入り, 炎症が増強される[9]. Behçet病のなかには *TNFRSF1A* 遺伝子変異をもつ個体も報告されている.

全身所見：
発熱：38℃を超える発熱が1〜4数週間 (通常1週間以上) にわたり持続する. 発熱の間隔は1〜数か月である.
筋肉痛：発作時に高頻度に出現し, 筋肉のけいれんを伴い, 罹患肢

が効かなくなることがある．通常は1か所にのみ生じ，発作中寛解と増悪を繰り返す．

関節症状：非破壊性，非対称性，下肢の大関節に起こることが多い．

皮膚症状：圧痛，熱感を伴う体幹部や四肢の紅斑が多く，筋肉痛の位置に一致して出現し遠心性に移動する．

腹痛：腹膜炎，腸炎．

胸痛：胸膜炎，胸壁の筋膜炎．

二次性アミロイドーシス：約15％に併発し，腎不全などの原因となり生命予後に重要である．

眼症状：片眼性または両眼性結膜炎．眼瞼周囲浮腫および痛み．

治療：コルヒチンの有効率は低い．副腎皮質ステロイドと抗TNF-α阻害薬エタネルセプトにより発作や発作期間が短縮されるが，エタネルセプトが無効な症例も存在する．IL-1受容体拮抗薬やIL-6受容体拮抗薬の有効例も報告されている．

疾患認知度が低いための問題点

今回，挙げた疾患はまれな疾患として扱われているが，あまり認知されていないために原因不明の難治性疾患として扱われている症例も存在すると考えられる．そのため，広くこれらの疾患が認知されることで確定診断される症例が増えれば，体のどこでどんな症状が出現するか，あらかじめ予想することができ，対処しやすくなると思われる．特に幼少時に発症し，全身性の病変を伴うことが多いため，小児のリウマチ疾患を専門とする小児科医との連携が必須であると考えられる．

（武田篤信）

エビデンスの扉

ぶどう膜炎の病因遺伝子研究

遺伝的素因と外的要因

わが国における三大ぶどう膜炎であるBehçet病，サルコイドーシス，Vogt-小柳-原田病については，現在まで精力的に研究がなされてきた．しかし，その詳細な発症のメカニズムは，いまだよくわかっていないのが現状である．同じ環境で生活をしていてもぶどう膜炎を発症する人は，そのうちのごくわずかであることより，その発症の背景には遺伝的素因が大きく関与していると考えられる．逆に，遺伝的背景が近い同一民族間や血縁者間においても，居住地域によって発症率が異なることがあるため，何らかの地域特異的な病原微生物などの環境要因や生活スタイルといった外的要因が発症に大きく関与していることも示唆される．

最近になり，GWAS（genome-wide association study；ゲノムワイド相関解析）[*1]や高速シークエンスといったゲノム解析における革新的技術が開発され，遺伝学的側面から疾患の本質にアプローチする研究が急速に発展してきている．これら技術の応用により，ぶどう膜炎に関しても遺伝学的に多くの新たな知見が得られてきている．

本項では，まず遺伝子研究の基本的事項に関して，次にぶどう膜炎と関連の深いHLAに関して，最後にわが国における三大ぶどう膜炎に関して，最近の遺伝子研究の動向について概説する．

最近のヒトゲノム研究について

ヒトの体は約60兆個の細胞より成り立っている．細胞には細胞小器官の一つである核が存在し，核内には46本の染色体（22対の常染色体と1対の性染色体）が存在し，染色体は遺伝情報のもととなる二重らせんのDNA（デオキシリボ核酸）により形成されている．DNAはA（アデニン），T（チミン），G（グアニン），C（シトシン）の四種類の塩基により構成され，その配列が遺伝情報"ゲノム"となる（図1）．ヒトゲノムは約31億塩基対からなるが，その全長を解読するために，1990年より米国国立衛生研究所（NIH）と米国エ

[*1] **GWAS**
genome-wide association study（ゲノムワイド相関解析）．ある疾患に罹患している集団と健常者集団において，広範なゲノム領域の解析を行い，比較することにより疾患に関与する多型を検索する方法．基板上に無数のオリゴヌクレオチドが配列されたマイクロアレイを用いて，タグSNPを遺伝マーカーとして用い，全ゲノム領域を一度に網羅的に解析する方法が主流になっている．

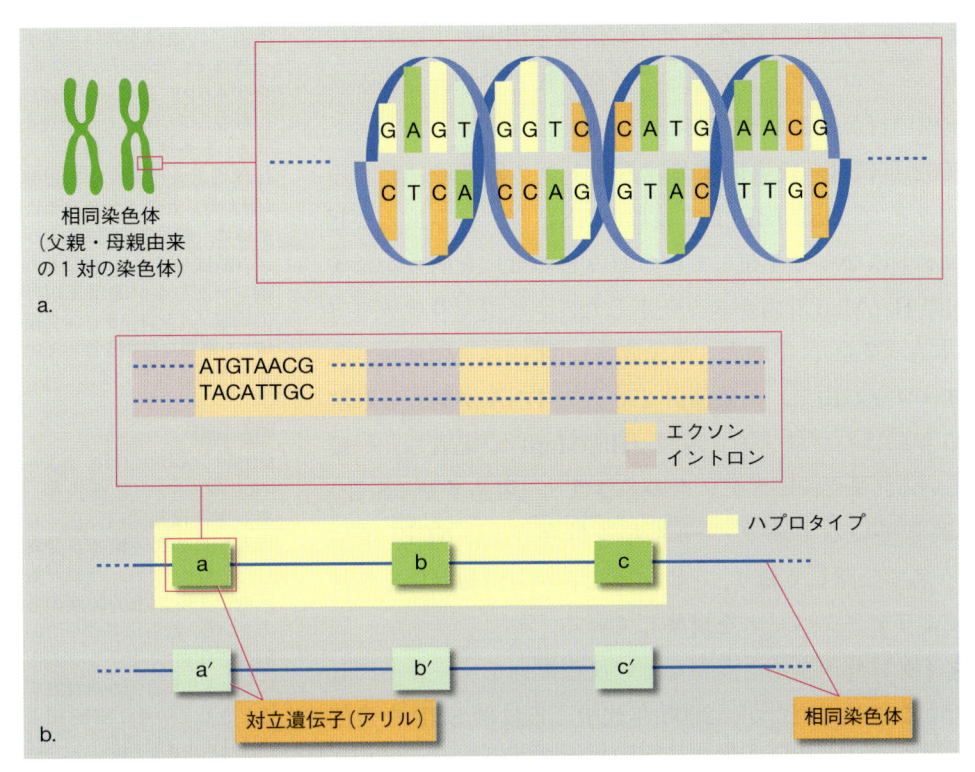

図1 遺伝子の基礎知識
a. DNAはデオキシリボース，リン酸，塩基からなる．塩基であるA（アデニン）とT（チミン）あるいはG（グアニン）とC（シトシン）が相補的に水素結合により二重らせんのDNAを形成し，DNAは折り畳まれて染色体を形成する．
b. スプライシングにより，遺伝子中のエクソン部分がmRNAになり蛋白に翻訳される．同一染色体上に存在する対立遺伝子の組み合わせをハプロタイプという．対立遺伝子間で組み換えが起こらなければ，近隣の遺伝子はハプロタイプとして親から子に受け継がれる．

表1 最近のヒトゲノム研究の流れ

1990～2003年	ヒトゲノム計画
2002年～	国際HapMap計画
	dbSNPなど，データベースの拡充
	網羅的ゲノム解析における革新的技術の発展（GWASや高速シークエンス）
2008年～	1,000人ゲノム計画

ヒトゲノム計画後の大まかなゲノム研究について示す．ポストゲノム時代の10年は，情報技術の発達と相まって，これまでにないスピードでゲノム研究が進んでいる．

ネルギー省（DOE）が主体となってヒトゲノム計画（Human Genome Project）が開始され，2003年には解読の完了が報告された（**表1**）．蛋白に翻訳される遺伝子（コーディング領域）についてもその場所が同定され，その数はおよそ22,000個程度であり，コーディング領域は全ゲノムの2％程度に過ぎないことが判明した[*2]．ヒトゲノムプロジェクトによるゲノム解読終了後，生命科学はポストゲノム（ポ

[*2]はp.282参照．

ストシークエンス）時代に入った．ゲノム情報を用いた実際の遺伝子の機能解析，ノンコーディング領域の研究，疾患の原因究明がゲノム全体の規模で行われるようになっている．

さらに，2002年には一般集団におけるヒトゲノム全域にわたるSNP*3 ハプロタイプ（塩基配列上で複数のSNPが，組み換えが起こらずに1セットになって存在している組み合わせ）を明らかにするために，国際HapMap計画がスタートした．ナイジェリア人（ヨルバ族），日本人（東京），中国人（漢民族系），米国ユタ州住民（北あるいは西ヨーロッパ由来）の集団計270人のDNAが集められ解析され，2005年にはハプロタイプ地図（HapMap）が完成し，一般に公開されている．また，ヒトゲノムの多様性（一塩基多型；SNP）について提供しているデータベースも多数存在し，NCBIではdbSNPという名で公開しており，一般の研究者から情報登録を受け付けることによりデータベースを構築している．

以前よりマイクロサテライト多型などの反復配列をマーカーにした遺伝子解析もなされていたが，2000年代中ごろにはSNPを遺伝マーカーとして全ゲノム領域を網羅的に解析できるマイクロアレイが開発され，GWASが行われるようになった．SNPマイクロアレイの技術は最近さらにハイスループット化されており，ゲノムカバー率も大幅に向上してきている．ぶどう膜炎をはじめとした眼疾患においても数多くの興味深い報告がなされてきており，現在のところ疾患感受性遺伝子研究では主流の方法となっている．

HLAとぶどう膜炎

HLA（human leukocyte antigen；ヒト白血球抗原）は，ヒトにおけるMHC（major histocompatibility complex；主要組織適合遺伝子複合体）であり，ヒトでは6番染色体短腕上，約400万塩基対の範囲に一群となって存在する．HLAクラスⅠおよびクラスⅡ分子は，非自己抗原ペプチドをCD8T細胞あるいはCD4T細胞へ提示し，その後の免疫応答を惹起する．HLA領域はヒトゲノム中で最も多型性に富むため，この違いが個人における免疫応答や疾患感受性の違いを生み出し，よって多様な病原体の脅威から人類を集団として守るのに寄与してきたと考えられる．以前よりさまざまなぶどう膜炎において，その関連性が指摘されている（表2）．すなわち，特定のHLA型を保有していることが，統計学上疾患罹患のリスクを有意に上昇させる．しかし，それらHLA型を保有していても，疾

*2 この遺伝子数は当初予想されていたよりも少なく，全ゲノム内に遺伝子がまばらに散在していることが示唆された．したがって，複雑な人体構造および多彩な表現型（個人差）が生み出されるためには，残りの98％ものゲノム領域を占める，蛋白を直接コードしない遺伝子以外の領域（ノンコーディング領域）も重要な役割を担っていると推察されている．

*3 SNP
single nucleotide polymorphism（一塩基多型）．ある生物種集団内でゲノム塩基配列中の一塩基が変異した多型性を示し，それが集団内で1％以上の頻度のものをいう．数百塩基に一つの割合で存在し，ヒトゲノム中におよそ1,500万か所存在するとされている．SNPによってはアミノ酸置換を引き起こす，あるいは転写調節を変化させることがあり，さまざまな各個人における表現型の差異を生み出していると考えられる．またSNPは多因子遺伝疾患に深く関与していると考えられ，さまざまな疾患に対して世界中で研究が進んでいる．

表2 HLAとぶどう膜炎

疾患名	HLA遺伝子型	文献
Behçet病	HLA-B51	Ohno, et al：JAMA 1978；11；240：529. Mizuki, et al：Am J Ophthalmol 1993；15；116：406-409.
	HLA-A26	Meguro, et al：Ann Rhem Dis 2010；69：747-754. Kaburaki, et al：Cli ExpRheumatol 2010；28（4 Suppl 60）：S39-44.
サルコイドーシス	HLA-DR8, DR11, DR12, DR14	Ishihara, et al：Tissue Antigen 1994；43：238-241. Ishihara, et al：Jpn J Ophthalmol 1996；40：86-94.
Vogt-小柳-原田病	HLA-DR4	Tagawa, et al：N Engl J Med 1976；295：173. Shindo, et al：Br J Ophthalmol 1994；78：223-226.
HLA-B27関連ぶどう膜炎	HLA-B27	Derhaag, et al：Invest Ophthalmol Vis Sci 1988；29：1137-1140. Goto, et al：Invest Ophthalmol Vis Sci 1998；39：634-637. Konno, et al：Invest Ophthalmol Vis Sci 1999；40：1838-1844.

HLAは多型性を有するため，さまざまな疾患との関連が想定され研究されてきた（ここでは，主に日本人集団における疾患関連HLA型について示す）．
HLA：human leukocyte antigen（ヒト白血球抗原）

患を発症しないケースが圧倒的多数であり（浸透率が低い），いまだに疾患発症のメカニズムは明確にはされていない．HLA以外のほかの遺伝的背景も大きく関与している可能性が高いと考えられ，よって，HLA以外の領域も網羅的に検索するGWAS研究が応用されてきている．

Behçet病

Behçet病は，全身の諸臓器に急性の炎症を繰り返す原因不明の難治性炎症性疾患で，口腔内アフタ，眼症状，皮膚症状，陰部潰瘍を四主症状とする[1]．本病は，人種を越えてHLA-B51と顕著に相関していることがわかっている．地中海沿岸諸国・中近東・東アジアといった北緯30°から45°付近のシルクロード沿いに好発するが，これら好発地域はHLA-B51抗原頻度の高い地域としても知られている．わが国からハワイ，カリフォルニア，サンパウロに移住した集団を対象とした移民研究では，移民においてはBehçet病発症がほぼ皆無であることもわかっている．このことから，地理特異的な何らかの外的要因も発症して深く関与していることがうかがえる．

最近われわれは，HLA-B51を保有していても本病を発症しない（あるいは保有していなくても発症する）という事実より，HLA以外の遺伝的要因がBehçet病発症に関与していると想定し，日本人集団における大規模なGWASを行った[2]．Behçet病612人と健常者

文献はp.313参照．

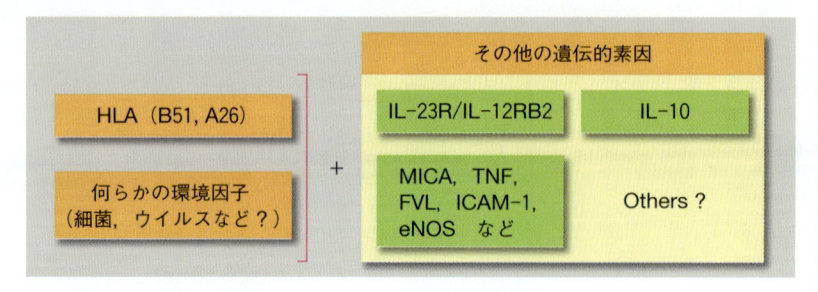

図2 Behçet病の原因
最近の研究によりHLA-B51以外の疾患感受性遺伝子が見つかった．今後，さらにほかの要因についても探索していく必要がある．
MICA：MHC class I polypeptide-related sequence A
TNF：tumor necrosis factor
FVL：factor V Leiden
ICAM-1：intercellular adhesion molecule 1
eNOS：endothelial nitric oxide synthase

740人を対象に，全ゲノムをカバーする約50万個のSNPを網羅的に解析した結果，炎症性サイトカインとその受容体であるIL-10およびIL-23R/IL-12RB2の2遺伝子領域のSNPが本病発症と顕著に相関していることを見いだした（図2）．また，われわれはこれらの遺伝子多型が，トルコ人（患者集団1,215人，非患者集団1,279人）や韓国人（患者集団119人，非患者集団140人）においても同様にBehçet病の発症に深く関与することを見いだし，これら多型が本病発症に人種を越えて有意にかかわっていることが明らかとなった[3]．

IL-10は免疫抑制的に働くサイトカインであり，ほかの炎症性サイトカインやインターフェロンの産生を抑制する．IL-10におけるリスクアリル保有者では，その発現量が低下することがわかっており，炎症抑制機能が低下してBehçet病発症に至ると考えられる．

Vogt-小柳-原田病（VKH病）

VKH病は，ぶどう膜・内耳・皮膚・頭髪・軟髄膜といったメラニン色素の多い組織に病変がみられ，それら病変部位には炎症細胞の浸潤とメラノサイトの破壊がみられることから自己メラノサイトに対する免疫異常が原因と考えられている．

VKH病は日本人のような黄色人種に多く，白色人種には少ないといったことから，遺伝的要因がその発症に大きく関与していると考えられる．日本人VKH病患者では，95％以上がHLA-DR4（主にHLA-DRB1*0405対立遺伝子）を保有することが知られており，VKH病発症原因の一つと考えられている．しかし，日本人全体におけるHLA-DR抗原頻度（保有率）は，40％程度（HLA-DRB1*0405

対立遺伝子保有率は26〜28％）と非常に高く，またVKH病では家族内発症が少ないといったことから，遺伝要因以外の環境要因も大きく関与していると考えられる．

メラニン産生にかかわる酵素であるチロシナーゼやチロシナーゼ関連蛋白質（TRP-1, TRP-2）で免疫することによって，実験的にVKH病様症状をラットに発症させることができると報告されている[4]．しかしその後，それらの遺伝子には塩基配列上VKH病と健常者群で差異がみられなかったことが報告されており[5]，メラノサイト特異的な免疫反応のメカニズムは，ほかのメラノサイト特異的遺伝子異常により生じている可能性があり，ほかの遺伝子に関しても調べていかなければならない．VKH病に関しては，いまだに大規模GWASについての報告がなく，今後の研究が期待される．

サルコイドーシス

サルコイドーシスは非乾酪性類上皮肉芽腫形成を特徴とし，肺門リンパ節・肺・眼・皮膚をはじめとして，神経・筋・心臓などにも発症する原因不明の全身性疾患である[6]．以前よりサルコイドーシスとHLAに関する研究が精力的に行われてきた[7]．血清型検査によりDR5, DR6, DR8, DR52がサルコイドーシス患者で保有頻度が高いことが知られていた．その後の遺伝子タイピングにより日本人集団におけるHLAとの相関も示された（表2）．

ほかに6番染色体に位置するBTNL2（Butyrophilin-like protein 2）の多型が，サルコイドーシス群において有意に認められたとの報告がある[8]．BTNL2はT細胞活性化を抑制していると考えられているが，G16071A多型により通常より短いtruncate型蛋白を生じることにより，その抑制が効かなくなるために炎症が惹起されると推察されている．しかし，BTNL2はHLA-DRB1およびHLA-DQB1と強い連鎖不平衡の関係にあり，連鎖しているHLAが真の疾患感受性遺伝子であるという可能性がある．そのため，BTNL2単独で疾患感受性因子となりうるかを今後さらに検証していく必要がある．

近年，ドイツ人サルコイドーシス患者集団においてGWASが行われて，ANXA11（Annexin A11）が疾患感受性遺伝子として同定された[9]．ANXA11の機能はよくはわかっていないが，細胞分裂やアポトーシスへの関与が推測されている．その後，ほかのドイツ人集団やチェコ人集団においてもANXA11とサルコイドーシスの関連について指摘されている．最近，さらにほかのドイツ人サルコイドー

シス患者381人を対象としたGWASも行われ，6番染色体のRAB23が疾患感受性遺伝子であると報告された[10]．今後，ほかの民族集団での追試，検証が待たれる．

今後の展望

最近10年，いわゆるポストゲノム時代は，ゲノム情報を用いた疾患感受性遺伝子の探索が急速に行われてきた．SNPを遺伝マーカーに用いた遺伝子の網羅的検索といった新たなアプローチがなされて，その成果が大きな話題を集めている．また次世代シークエンサーの登場により，塩基配列解読を超高速大量に行うことが可能となり，全ゲノムシークエンス，あるいはエクソン部分のみをターゲットに絞った解析も行われてきている．2008年にはヒトゲノムの多様性を明らかにするために，全ゲノム塩基配列解読を国際的に行っていくための"1,000人ゲノム計画"が始まり，2010年にはその途中報告がなされた[11]．驚くことにヒト一人に平均して250〜300遺伝子において機能喪失型変異があることがわかり，このことよりヒトの遺伝子には相当な冗長性が存在すると推察された．今後このプロジェクトの結果はデータベース化され公表される予定であり，この情報を用いて病気の原因探索がさらに進むことが期待される．

これらDNA配列の違いに原因を求める遺伝子研究だけでなく，DNAのメチル化解析などの，いわゆるエピジェネティクス研究[*3]も盛んに行われてきている．エピジェネティックな機序に破綻を来たし遺伝子発現調節異常が起き，その結果，部位特異的な表現型発現につながっている可能性も十分に考えられる．今後，こういった疾患関連遺伝子の遺伝子発現調節の分野も急速に研究がなされていくことであろう．それらの成果を生かして，創薬をはじめとした新規治療の開発をさらに精力的にに行っていかなくてはならない．最近では特定の蛋白にターゲットを絞った分子生物学的製剤が盛んに開発されており，作用点が限られていることより副作用が少なく効果が高いという理由で，これまでの治療法に抵抗性の症例に対して急速に使われ始めてきている．"遺伝子研究により得られた結果から分子創薬を"われわれ眼科医・眼研究者は，今後も最善の治療のためにぶどう膜炎疾患原因の探索を続けていかなくてはならない．

（河越龍方，水木信久）

*3 エピジェネティクス
DNA塩基配列の変化によらず，遺伝子発現制御を生み出す仕組みを研究する分野．DNAメチル化やヒストン化学修飾はクロマチン構造の変化を引き起こし，その結果，遺伝子発現制御が行われる．これらの変化は発生や分化において重要な役割を担っている．エピジェネティックな修飾状態は細胞分裂を通じて次世代の細胞にも維持されるが，原則として子孫には遺伝しないといわれている．しかし最近の線虫を用いた研究では，クロマチンのメチル化修飾は世代を超えて遺伝するということが示された[12]．DNA配列が同一である一卵性双生児においてクロマチンの化学修飾が年齢とともに大きく異なることが示されて[13]一卵性双生児間の表現型の違いにもエピジェネティックな仕組みが関与していると考えられる．

新しいドラッグデリバリーシステムと抗炎症治療

ドラッグデリバリーシステムについて

　ドラッグデリバリーシステム（drug delivery system；DDS）とは，薬物を体内の必要な部位に必要な量を必要な時間だけ送り込むシステムのことで，現在までに組織特異的・臓器特異的にドラッグデリバーするシステム，もしくはキャリア（担体）として，高分子徐放剤，ウイルスベクターを用いた遺伝子導入法や，リポソームを用いた導入方法などが開発されている[1,2]．いずれの方法においても導入効率・特異性・宿主免疫応答など，さまざまな解決すべき問題点があり有効な導入方法の開発が望まれている[1-3]．一般的に，全身投与した薬物が，実際の炎症部位である眼球に到達するのは投与量のごくわずかであり，炎症疾患におけるDDSの観点から，眼球における有効薬物濃度を高めるには必然的に全投与量を多くするほかにはない．

　実際，ぶどう膜炎治療の臨床では，眼局所および全身的にステロイドや免疫抑制薬（タクロリムス，シクロスポリンなど）の投与，近年では抗TNFα抗体といった生物学的製剤が使用され，その有効性が報告されている[4]．そのいずれの薬物も免疫機能を抑制して炎症の消退を促進するために，これらの薬物の大量投与や長期投与に伴うさまざまな副作用の出現が問題視されている．

　一方，眼球を薬理学的に一つの箱（コンパートメント）として考えると，局所投与において閉鎖空間である眼はよいDDSの対象になりうる．すなわち，眼球およびその周囲組織に直接薬剤を投与することにより，全身副作用を軽減し局所濃度を高めた治療ができることになる．その成功例として，たとえばステロイドの徐放効果を期待したトリアムシノロンアセトニドのTenon嚢下注射，滲出性加齢黄斑変性に対する抗VEGF薬の硝子体内投与があり，よい治療成績をおさめている（図1）．

　眼局所における治療に関して，最も理想的で簡便な局所療法は点眼であり，製薬企業の努力により組織親和性や滞留性を高めること

文献は p.313 参照．

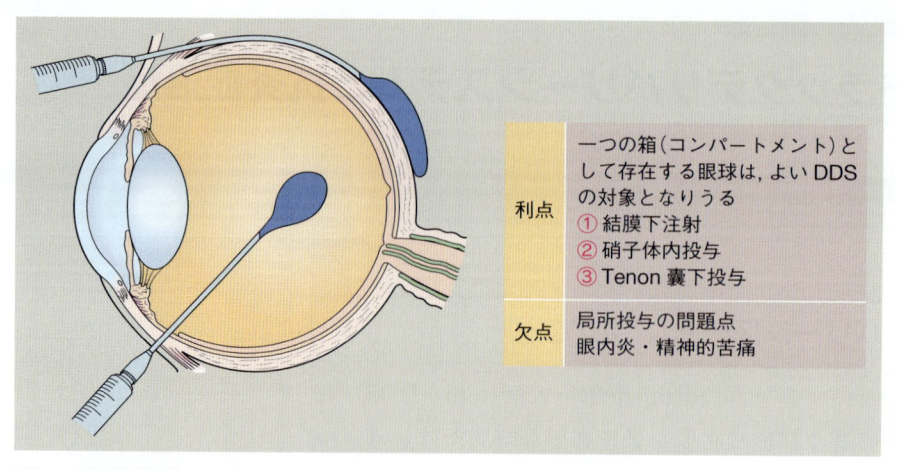

図1 眼科領域におけるドラッグデリバリーシステム（DDS）
一つの箱（コンパートメント）として存在する眼球はよいDDSの対象となるが，感染などの局所投与の問題点などもあり，より効率的で安全なシステムの開発が望まれている．

利点：一つの箱（コンパートメント）として存在する眼球は，よいDDSの対象となりうる
① 結膜下注射
② 硝子体内投与
③ Tenon嚢下投与

欠点：局所投与の問題点
眼内炎・精神的苦痛

を目的として，ポリエチレングリコール（PEG）などを使った製剤の開発や，ゲル化剤など[5]を用いた工夫がなされているが，前眼部病変には一定の効果はあるものの，特に脈絡膜を炎症の主座とするぶどう膜炎などに対する治療効果は，まだ低いのが現状である．本項では，現在までに眼科領域で使用されているDDS製剤について解説し，いまだ研究段階だが，これから出てくる可能性のある薬物についても紹介する．

眼局所における薬物の徐放化を目指して開発されたDDS製剤

現在の眼炎症疾患治療では，トリアムシノロンアセトニド（ケナコルト-A®）のTenon嚢下注射もしくは硝子体内投与が行われ，その薬物徐放効果により消炎を図る治療が行われている．投与する薬物は何の修飾もない状態で投与されるため，投与時にいちばん濃度が高く，薬物の消失に伴い局所濃度が減少して，長期にわたって局所の有効濃度を維持できない可能性がある．有効濃度を長期にわたって維持する目的で，よりよいインプラントの開発が進んでいる．

眼内埋植型ステロイド徐放剤：眼局所の薬物濃度を高めるために，非分解性インプラントもしくは生体内分解性インプラントが開発され，現在臨床試験が行われている．Retisert®（ボシュロム）は，2005年に非感染性ぶどう膜炎に対して米国で実用化された（図2）[6]．Retisert®はフルオシノロンアセトニド0.59 mgを内包し，ポリビニルアルコールでコーティングされた非分解性の眼内インプラントであり，わが国でも，臨床試験が行われた．30か月にわたり安定した

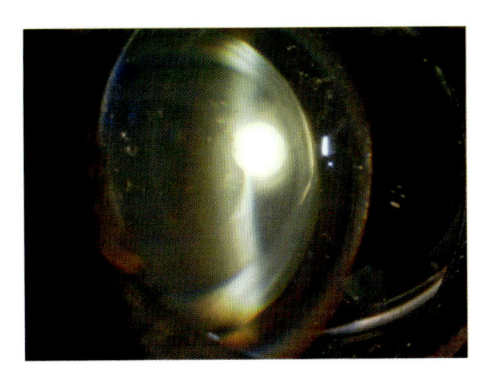

図2 硝子体内挿入されたRetisert®の所見
Retisert®は，ポリビニルアルコールでコーティングされた非分解性の眼内インプラントであり，安定した薬物徐放が可能である一方，内包する薬物がなくなっても眼内にインプラントは残留したままになるという側面もある．

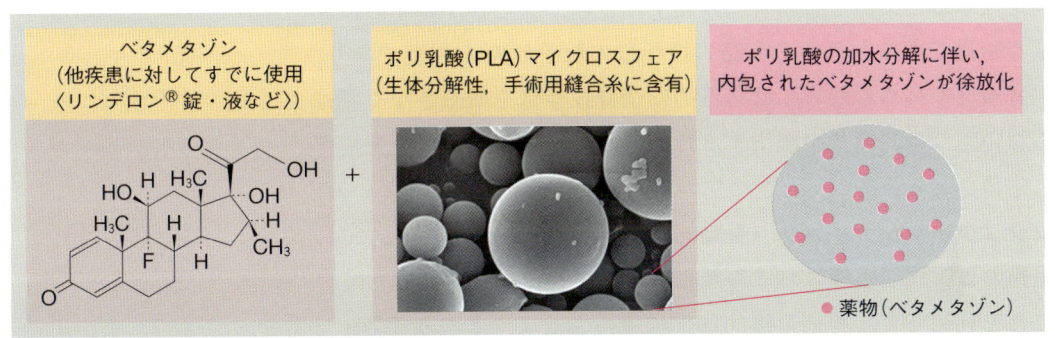

図3 DE-102の薬物放出メカニズム
DE-102は，手術用縫合糸に含有される生体分解性のポリ乳酸マイクロスフェアにベタメタゾンなどのステロイドを内包させ，ゆっくりした加水分解に伴って内包薬剤を徐放するDDS製剤である．
PLA：polylactic acid

薬物放出を可能にし，ぶどう膜炎に伴う症状に優れた有効性を示す一方，多くの症例でステロイドによる眼圧上昇・白内障を生じた．なかには濾過手術を要する症例もあった．その他，眼内挿入型ステロイド徐放剤であるIluvien™（pSivida），経結膜ねじ込み型ステロイド徐放剤であるI-vation™（SurModics）などがある．よりよいコントロールド・リリースを目指して開発された生体内分解性ステロイド徐放マイクロスフェア製剤DE-102（参天製薬）は，ポリ乳酸マイクロスフェアを基材にしてベタメタゾンを内包したユニークな製剤で，現在は糖尿病黄斑浮腫に対して臨床試験が行われている（図3）．OZURDEX®（デキサメタゾン硝子体内インプラントキット，Allergan）は，米国FDA（Food and Drug Administration）および欧州EMA（European Medicines Agency）により網膜静脈閉塞に伴う黄斑浮腫および後眼部の非感染性ぶどう膜炎への適応が承認されており，糖尿病黄斑浮腫に対しても臨床試験が進められている．現在，わが国でも開発中であり，SK-0503として三和化学研究所によりBRVO（branch retinal vein occlusion；網膜静脈分枝閉塞）に

伴う黄斑浮腫に対する臨床試験が実施中である．その他，カプセルの中に増殖因子を持続的に産生するように改変された細胞を閉じ込めた DDS 製剤である NT-50（Neurotech）などが臨床試験に入っている．ただし，ほとんどの薬物の臨床試験は眼炎症疾患領域では行われていないために，臨床の現場で使えるようになるには，もうしばらく時間がかかると思われる．

全身投与による眼炎症部位への集積を目指した標的指向性薬物

　全身投与した薬物が眼局所に到達する量は，脈絡膜がいくら血流豊富な組織であるとしても実際の投与量の数千分の 1 程度であり，眼局所濃度を高めるためには必然的に全身投与量を増やさなくてはならない．この問題点を解決するために，より多くの薬物を炎症部位に集積させる目的で，大きく二つの DDS が開発されてきている．

パッシブターゲッティング（受動的標的化）：コンセプトとしては，癌組織および周囲組織における新生血管の血管透過性が亢進していることを利用して，薬剤を標的部位に集積させようとする DDS であり，さまざまな腫瘍細胞に対する抗癌薬としての開発が進んでいる．炎症部位も腫瘍組織と同様に透過性が亢進しており，投与した薬物が血管内から血管外に漏出されやすい傾向にあり，パッシブターゲッティングの対象となる[1-3]．ほとんどの薬物では，全身投与した薬剤は肝臓や腎臓で代謝されて血中濃度が速やかに低下し，有効な血中薬物濃度が維持できない．そこで，血中の滞留性を高めたパッシブターゲッティング薬物が開発されている．その例として，1964 年に Bangham らにより発見されたリポソーム[7]は，すぐれた DDS 製剤であり，欧米では抗癌薬や抗真菌薬内包リポソームが開発され，すでに臨床応用されている[8]．その多くは，リポソーム表面の構造を改変することにより血中滞留性を高めた標的化であり，血中よりクリアランスされにくく長期にわたって血中有効濃度を保ちながら薬効を発揮する．わが国では，リポ化ステロイドであるリメタゾン®（田辺三菱製薬）が関節リウマチに使用されている．

アクティブターゲッティング（能動的標的化）：特定の分子（たとえば，細胞表面抗原・糖鎖・受容体など）を標的として，ピンポイントに標的化させる DDS をアクティブターゲッティングと呼んでいる．炎症部位における血管内皮細胞と白血球の相互作用は，炎症の病態発現に重要な役割を果たしている．したがって，ぶどう膜炎など炎症疾患を治療の対象とする場合，炎症部位の細胞表面に特異的

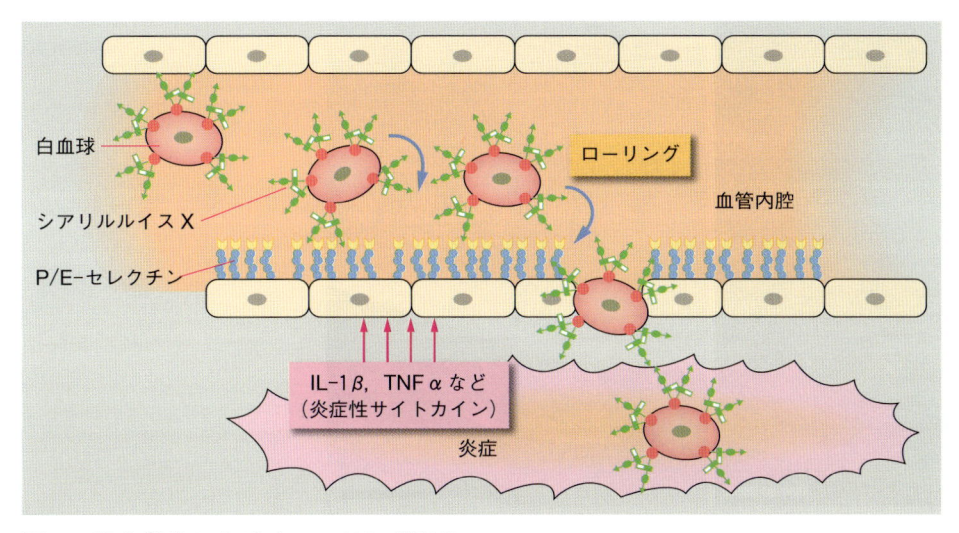

図4　炎症部位におけるローリング現象
血管中を高速でローリングしている炎症細胞の表面に発現しているシアリルルイスX（SLX）が，活性化内皮細胞上に発現するE-セレクチンに結合する．流速が遅くなり炎症部位への集積が開始される．ケモカイン・サイトカイン産生によりさらに炎症細胞が集積し，最終的にはICAM-1やVCAM-1などの発現により，炎症細胞と血管内皮細胞の結合は強固になり血管内皮を越えて実質細胞中への浸潤が始まる．

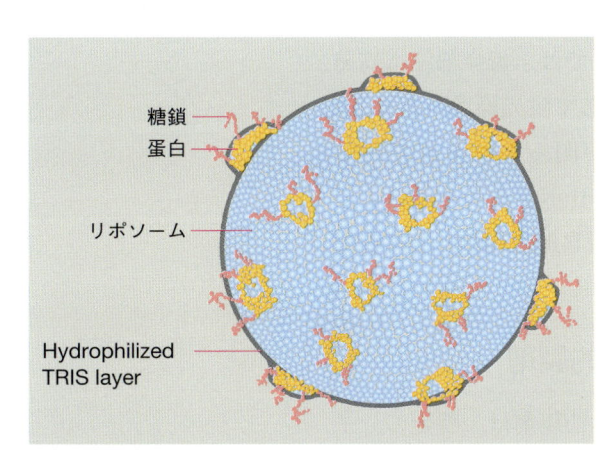

図5　標的指向性リポソームの模式図
炎症血管内皮細胞特異的に発現するE-セレクチンを標的として，そのリガンドであり白血球の膜表面にも存在するシアリルルイスXを結合した標的指向性リポソーム．脂質二重膜からなるリポソームの基本骨格に加えて，蛋白分子を土台（アンカー）として分子表面に糖鎖を結合させ，標的指向性を高める工夫がなされている．

に発現上昇を認めるE-セレクチンなどは，よい分子標的とされている[9]．E-セレクチン分子はP-セレクチンと並んで炎症部位の血管内皮細胞に発現上昇がみられる分子で，白血球は分子表面に発現した糖鎖リガンドであるシアリルルイスX（sialyl Lewis X；SLX）を介して血管内皮に結合し，ケモカインシグナルを介して細胞間隙から炎症部位に集積することが知られている（図4）．アクティブターゲッティングの代表的な担体としては，炎症血管内皮細胞特異的に発現するE-セレクチンを標的として，そのリガンドであり白血球の膜表面にも存在するSLXを結合した標的指向性リポソーム（図5）が開発され，その分子動態を実験的自己免疫性ぶどう膜炎マウスモデル

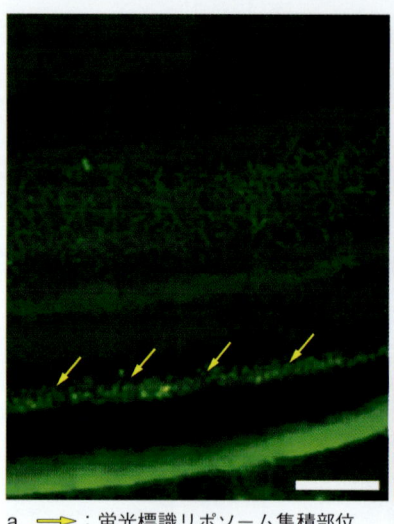

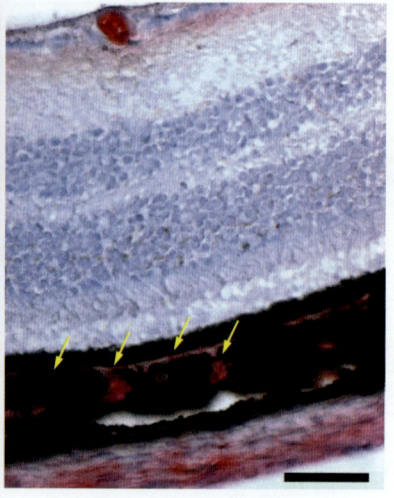

a. ➡：蛍光標識リポソーム集積部位　　b. ➡：E-セレクチン発現部位

図6　標的指向性リポソームの集積部位におけるE-セレクチンの発現解析

実験的自己免疫性ぶどう膜炎マウスモデルにおいて標的指向性リポソームを投与後，蛍光標識リポソームの集積部位（a）は，E-セレクチン分子の発現部位（b）に一致していた．バー：50μm．

を用いて評価した報告がなされている．そこでは，炎症部位に高発現するE-セレクチン分子の発現部位に一致して蛍光標識された，標的指向性リポソームが集積していることが明らかにされている（図6)[10]．今後，これら標的指向性を高めたリポソームを用いることにより，全身副作用を軽減した炎症部位特異的なDDSが達成できる可能性がある．

広義な意味でのDDS製剤／生物学的製剤

詳細は別項を参照いただきたいが，生物学的製剤は，特定の分子を標的にした治療法で広い意味でのDDS製剤といえる．現在では，Behçet病に伴う難治性ぶどう膜炎に対してキメラ型抗TNFαモノクローナル抗体であるインフリキシマブ（レミケード®）が実際使用されており，発作回数を減少させ，炎症の軽減に有効であることが報告されている[4]．このほか，ヒト型抗ヒトTNFαモノクローナル抗体アダリムマブ（ヒュミラ®）が現在眼科でも臨床試験中であり，結果の発表が待たれる．その他，ヒト化抗ヒトIL-6受容体モノクローナル抗体であるトシリズマブ（アクテムラ®），T細胞選択的共刺激調節薬に分類され，T細胞補助シグナル分子CTLA4とヒトIgG-Fc領域の融合蛋白であるアバタセプト（オレンシア®）などが関節リウマチの治療薬として，ヒト型抗ヒトIL-12/23p40モノクロ

ーナル抗体製剤であるウステキヌマブ（ステラーラ®）が乾癬の治療に使用されるようになってきている．関節リウマチやCrohn病，潰瘍性大腸炎などの炎症性腸疾患に対して，生物学的製剤を用いた治療が浸透し有効性が報告されているので，この成功体験をもとにして眼科領域でも臨床試験が行われ，今後，これらの薬物を眼炎症疾患治療に使用することも，増えていくのではないかと思われる．

ウイルスベクターを用いた遺伝子導入

遺伝性眼疾患，たとえば網膜色素変性など遺伝子の異常により本来発現されるべき蛋白が欠損することにより，病態が発現する疾患においては，この蛋白を補うべく遺伝子を導入しようという研究領域が存在し，一部臨床応用されるところまで研究が進んでいる．遺伝子導入効率の問題や，標的とする細胞特異的に遺伝子導入できるかが最大の焦点であり，日々研究成果が発表されている．ウイルスベクターに関しては，大きくアデノウイルスを基本として導入効率の高さを誇るアデノウイルスベクターと，ゲノムに遺伝子を恒常的に組み込み，安定した蛋白発現を目指すレトロウイルスベクターの二つのシステムが存在している．導入する遺伝子とウイルスベクターとの相性や，細胞特異的に導入して遺伝子発現させるためのプロモーター選択など，まだまだ研究段階のところも存在する．眼炎症領域においては，炎症にかかわるサイトカイン・ケモカインを分子標的とした遺伝子操作が今後の可能性として考えられる．

まとめ

現在も，さまざまなDDS製剤について多くの研究がなされている．臨床応用に至るには，さまざまなハードルがあると思うが，今後はキャリアの開発や細胞接着分子とその副分子を標的とした生物学的製剤および合成化学物質などの開発が次々と行われ，臨床の現場に登場し，ぶどう膜炎治療の選択肢が広がる日も遠くないと思われる．

（橋田徳康）

ぶどう膜炎と自然免疫

自然免疫のメカニズム

免疫反応は，自然免疫反応と獲得免疫反応の二つに大別される（表1）．微生物の侵入や組織障害が起こると，自然免疫による初期反応が引き起こされ，それによって活性化されたT細胞や，B細胞による抗原特異的な抗体産生を介して獲得免疫反応が誘導される．

自然免疫は異物に特有の分子パターン（pathogen-associated molecular pattern；PAMP）を認識するシステムである．PAMPを認識するパターン認識受容体（pattern recognition receptor；PRP）ファミリーとして，toll様受容体（toll-like receptor；TLR）[*1]，retinoic acid inducible gene I-like receptor（RLR），nucleotide oligomerization domain-like receptor（NLR）などが知られている．

TLRは抗原提示細胞や上皮細胞の細胞膜表面およびendosomeなどの膜成分に発現する受容体で，ぶどう膜炎の免疫応答においても重要な役割を果たしていると考えられている（図1）．現在，ヒトでは10種類，マウスでは13種類のTLRが同定されており，獲得免疫と異なりゲノムの再構成を伴わないシステムにもかかわらず，広範囲にわたる病原体の認識が可能である．

自然免疫と炎症反応

自然免疫システムは，本来自己には存在しないPAMPを認識することで炎症反応を誘導する．しかし，特殊な環境下ではRNAやDNAなどの自己核酸，白内障手術時に使用される粘弾性物質や生体内に含まれるヒアルロン酸，凝固因子であるフィブリノーゲン，尿酸，ATPなどの自己分子が自然免疫系を活性化する．この異常活性に起因する炎症反応が，生体内でさらなる炎症反応を引き起こすという悪循環につながり，それが自己免疫疾患などの慢性炎症性疾患の主要因になっていると考えられるようになってきた．

ぶどう膜炎も例外ではなく，Behçet病，サルコイドーシス，Vogt-小柳-原田病，急性前部ぶどう膜炎に代表される非感染性内因性ぶ

[*1] tollはショウジョウバエの発生時に背腹軸を決定する遺伝子として発見された．その後，1996年にHoffmann教授らが，真菌に対する免疫に関与する受容体であることを解明した．TLRに関する研究成果により，Hoffmann教授とBeutler教授は2011年にノーベル生理学医学賞を授与された．

表1 自然免疫と獲得免疫

	自然免疫	獲得免疫
免疫応答の特異性	なし	特異的
免疫応答までの時間	迅速	遅い
担当細胞	好中球 樹状細胞 マクロファージ	T細胞 B細胞
免疫記憶	なし	あり

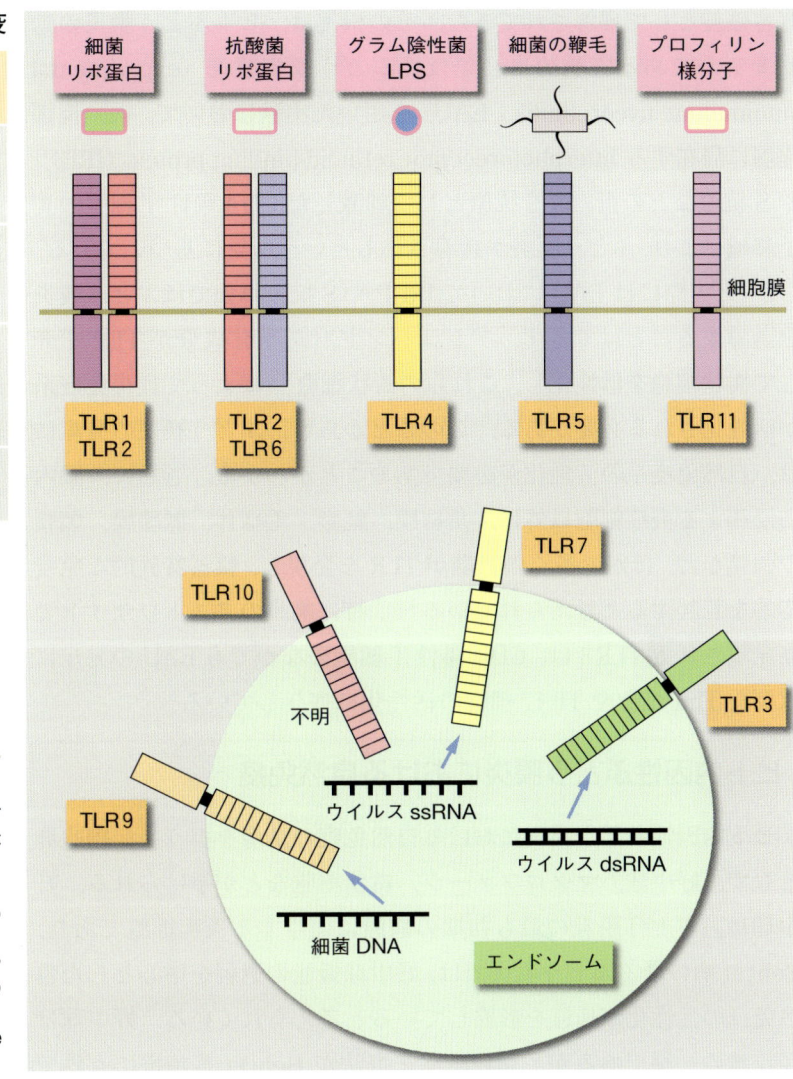

図1 toll-like receptors (TRLs)

ヒトには10種類のTLR分子が存在する．マウスはTLR10が存在しないもののTLR11, 12, 13とヒトに存在しないTLRをもつ．TLRは特定の分子を認識するのではなく，細菌リポ蛋白，鞭毛，ウイルスの二本鎖RNA，細菌やウイルス・DNAなどある一群の分子を認識する．
LPS：lipopolysaccharide（リポ多糖）

ぶどう膜炎は，以前はT細胞[*2]を中心とした獲得免疫系の異常として解析が行われていた．しかし，発症の原因が獲得免疫系の異常だけで説明できないことも多く，自然免疫系についても解析が行われるようになってきた．ヒトぶどう膜炎の病態の複雑さを考えれば，自然免疫と獲得免疫とが個別に作用するものではなく，両者が同時に作用している可能性も考えられるが，自然免疫−獲得免疫のサイクルが構築され，ぶどう膜炎の持続・慢性化にも寄与していると推測することができる．

[*2] T細胞はリンパ球の一種であり，そのなかでもCD4 T細胞が獲得免疫に中心的な役割を果たし，CD4 T細胞から産生されるIFNγ, TNF-α, IL-2を代表とするTh1サイトカインと，IL-17, IL-23を代表とするTh17サイトカインが，ぶどう膜炎の病態形成に重要な役割を果たしていると考えられている．

ぶどう膜炎動物モデルと自然免疫

前述したように，ぶどう膜炎はT細胞を中心とした獲得免疫系の

寛容破綻として理解されてきた．その根拠は，ヒトぶどう膜炎の動物モデルである実験的自己免疫性ぶどう膜網膜炎（experimental autoimmune uveoretinitis；EAU）を用いた実験において，網膜視細胞層に局在する interphotoreceptor retinoid-binding protein（IRBP）やS抗原などの蛋白質を抗原として刺激したCD4陽性T細胞の養子移植により，ぶどう膜炎が誘導されるという所見に基づいている．しかし，実際にはEAUにおいてIRBPやS抗原単独ではぶどう膜炎を誘導することはできず，アジュバンド*3の菌体成分がTLRを介して樹状細胞を活性化し，これらの樹状細胞*4によって獲得免疫系が活性化される必要がある．このことからも，ぶどう膜炎の発症には，自然免疫系の活性化が必要であることがわかる．さらに，眼内に浸潤する炎症細胞以外に，角結膜，虹彩，毛様体，脈絡膜，網膜や強膜など，ほかの多くの組織がTLRを発現し，臓器特異的な免疫応答を惹起すると考えられている[1,2]．特に網膜のアストロサイトで高発現されるTLR3は，CD4陽性T細胞のなかでもEAUの発症に重要なTh1細胞やTh17細胞の活性化に寄与している[3]．

ヒト内因性ぶどう膜炎における自然免疫

　ヒト内因性ぶどう膜炎における自然免疫の誘導を担う炎症細胞群として，好中球，マクロファージ，樹状細胞などが挙げられる．好中球は，ぶどう膜炎の最も初期の病態に関与する炎症細胞であり，Behçet病によるぶどう膜炎では，好中球機能の過剰を中心とした自然免疫の活性化が病態を形成していると考えられている．好中球は顆粒球の一種であるが，顆粒球除去療法がBehçet病治療に有効であることからも，好中球がBehçet病の病態において中心的な役割を担っていることがわかる[4]．マクロファージや樹状細胞は，TNF-αやIL-6などの炎症性サイトカインやIL-8などの好中球走化ケモカイン，炎症にかかわる液性因子などを産生し（表2），抗原提示細胞として重要な役割を果たしている．特に樹状細胞は，マクロファージよりも高い抗原提示能を有し（図3），免疫応答を増強させ，獲得免疫応答への橋渡しをする（図4）．樹状細胞は正常マウス眼内において角膜，ぶどう膜，網膜などに広く分布しているため，ぶどう膜炎の誘導や増悪に深く関与していることが推測される．

　内因性ぶどう膜炎患者の眼内液中では，自然免疫の誘導を担う好中球やマクロファージの遊走に重要な役割を果たすIL-8やMCP-1（monocyte chemoattractant protein-1）などのサイトカイン*5の濃

*3 免疫賦活薬．抗原とともに注射することで，抗原性を増強し，動物にぶどう膜炎を発症させる．

*4 樹状細胞
骨髄，脾臓，リンパ節，皮膚，さらに角膜やぶどう膜などの眼組織に存在する抗原提示機能をもつ細胞で，周囲に突起を伸ばしている形態が特徴である（図2）．1973年に樹状細胞の存在を初めて報告したSteinman教授も2011年にノーベル生理学医学賞を授与された．

文献はp.314参照．

表2　自然免疫に関与する液性因子

サイトカイン
TNF-α, IL-1, IL-6, IL-8
脂質メディエーター
PGE_2, PGI_2, PAF, lysoPC, ロイコトリエン
血管作動性アミン
ヒスタミン
補体由来メディエーター
C3a, C5a

TNF：tumor necrosis factor
PG：prostaglandin
PAF：platelet activating factor（血小板活性化因子）
lysoPC：lysophosphatidylcholine

*5 ぶどう膜炎の病態における炎症細胞や炎症細胞が分泌するサイトカインの関与は明らかにされているものの，サイトカインの産生に至るまでの過程，すなわち，PRPによる認識からシグナル伝達，炎症性サイトカイン発現と分泌までのメカニズムについてはほとんど明らかにされておらず，今後の研究発展が望まれる．

図2 樹状細胞の形態

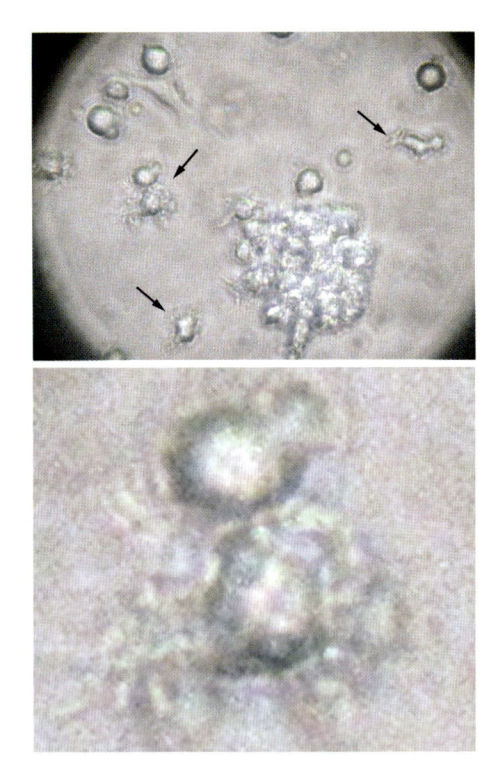

図3 樹状細胞の抗原提示能
樹状細胞はマクロファージよりもT細胞増殖能がきわめて高い.

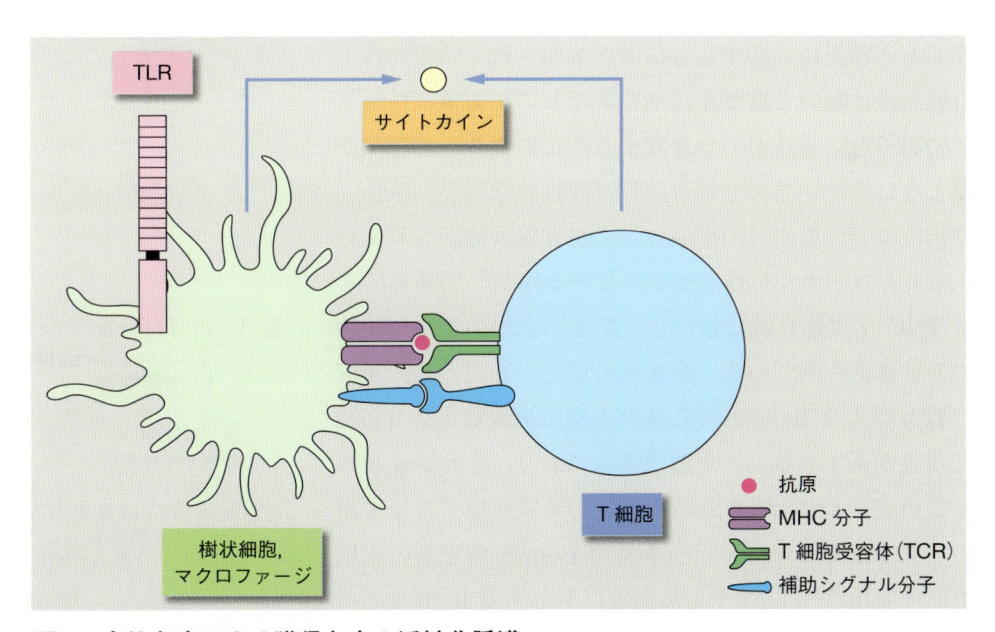

図4 自然免疫による獲得免疫の活性化誘導
自然免疫では，マクロファージや樹状細胞は抗原をMHCとともにT細胞に提示する．さらにTLR（toll-like receptor）に刺激が入ることにより，炎症性サイトカインや補助シグナル分子の発現が増強される．

度が上昇している．これは，獲得免疫が誘導されている環境下で，自然免疫が並行して誘導されている可能性を示唆している．

感染性ぶどう膜炎と自然免疫

　感染性ぶどう膜炎についても，自然免疫系の仕組みが明らかになるに従って，その病態が解明されつつある．感染性ぶどう膜炎の代表である急性網膜壊死（acute retinal necrosis；ARN）は，成人の多くが既感染しているヘルペスウイルスを病原体とするが，なぜ免疫能が正常な健常人にも発症するかは不明であった．ARN患者では，ヘルペスウイルスに対する生体防御に重要なI型インターフェロンの産生が亢進し，TLR7とTLR9を発現する形質細胞様樹状細胞が量的に減少することにより，潜伏感染していたヘルペスウイルスの再活性化を防ぐことができず，ARNが発症するという報告がある[5]．また，Behçet病ではレンサ球菌，サルコイドーシスではアクネ菌（*Propionibacterium acnes*）や抗酸菌などが自己抗原となって発症する可能性が報告されているため，従来の"感染性ぶどう膜炎"の範疇に入らない内因性ぶどう膜炎においても，自然免疫の役割が解明されていくことが期待される．

自然免疫を利用したぶどう膜炎治療の展望

　ヒト内因性ぶどう膜炎は，必ずしも病因が解明されているわけではないが，自然免疫において重要な役割を果たしている炎症性サイトカインなどの因子をいずれか一つ遮断することにより，悪循環が断ち切られたように病態が改善される．その代表的な例が，Behçet病における難治性ぶどう膜炎の治療薬として現在保険適応されている抗TNF-αモノクローナル抗体（インフリキシマブ）である．この抗体はヒトTNF-αに特異的に結合し，表3の三つの機序で生物活性を阻害すると考えられている．筆者らの最近の知見から，インフリキシマブ投与によりBehçet病患者の末梢血単核球上のTLR2とTLR4の発現量が低下することが確認されており，それが症状の改善と関連していることが示唆される．また，マイクロアレイを用いた解析でもインフリキシマブを投与されたBehçet病患者の末梢血単核球の遺伝子変化は，TLR2や自然免疫に関与するIL-6などのサイトカインの発現が低下する[6]．このように，TNF-αの作用が阻害され，二次的にTLRや自然免疫に関与するサイトカインの発現が低下することにより，Behçet病によるぶどう膜炎が改善されている可能性がある．

（臼井嘉彦）

表3　抗TNF-αモノクローナル抗体の作用機序

1. 可溶型TNF-αの生物活性を中和する．
2. 受容体に結合したTNF-αを解離することによりTNF-αの作用を阻害する．
3. 膜結合型TNF-α発現細胞を補体依存性細胞障害，または抗体依存性細胞媒介型細胞障害により障害する．

文献

項目起始頁	文献番号	文献
		■ ぶどう膜炎の疫学
2	1	Ohguro N, et al：A prospective multi-center epidemiologic survey of uveitis in Japan：A 2009 survey. Jpn J Ophthalmol（in press）.
2	2	Goto H, et al：Epidemiological survey of intraocular inflammation in Japan. Jpn J Ophthalmol 2007；51：41-44.
2	3	Sakai JI, et al：Clinical statistics of endogenous uveitis：comparison between general eye clinic and university hospital. Int Ophthalmol Clin 2010；30：297-301.
2	4	Akiyama K, et al：Statistical analysis of endogenous uveitis at Tokyo University Hospital（1998-2000）. Jpn J Ophthalmol 2006；50：62-80.
2	5	Yoshida A, et al：Comparison of patients with Behçet's disease in the 1980s and 1990s. Ophthalmology 2004；111：810-815.
2	6	Wakefield D, et al：Epidemiology of uveitis. Int Ophthalmol Clin 2005；45：1-13.
		■ 肉芽腫性炎症と非肉芽腫性炎症
8	1	竹内 大：ぶどう膜炎と目の免疫. あたらしい眼科 2008；25：337-338.
8	2	園田康平：角膜後面沈着物. 大橋裕一編. 眼科診療プラクティス 28. 眼感染症の謎を解く. 東京：文光堂；2009.
		■ 前房浸潤細胞，角膜後面沈着物の種類と鑑別
11	1	Koizumi N, Suzuki T, et al：Cytomegalovirus as an etiologic factor in corneal endotheliitis. Ophthalmology 2008；115：292-297.
11	2	Chee SP, et al：Presumed Fuchs heterochromic iridocyclitis and Posner-Schlossman syndrome：comparison of cytomegalovirus-positive and negative eyes. Am J Ophthalmol 2008；146：883-889.
		■ 虹彩結節・隅角結節・虹彩癒着の種類と鑑別
16	i	春田恭照ら：内因性ぶどう膜炎における完全虹彩後癒着. 日本眼科紀要 1991；42：1002-1007.
16	ii	Myers TD, et al：Iris nodules associated with infectious uveitis. Br J Ophthalmol 2002；86：969-974.
		■ 前房蓄膿の鑑別診断
20	1	Smith RE, et al：Uveitis：A clinical approach to diagnosis and management. 2nd ed. Baltimore：Williams & Wilkins；1989. p.85-86.
20	2	Ramsay A, et al：Hypopyon uveitis. Surv Ophthalmol 2001；46：1-18.
20	3	合田千穂ら：前房蓄膿を伴うぶどう膜炎に関する検討. 臨床眼科 2000；54：553-556.
20	4	May DR, et al：Endophthalmitis after vitrectomy. Am J Ophthalmol 1976；81：520-521.
20	5	Nelson ML, et al：Infectious and presumed noninfectious endophthalmitis after intravitreal triamcinolone acetonide injection. Retina 2003；23：686-691.
20	6	Ness T, et al：Toxic vitreitis outbreak after intravitreal injection. Retina 2010；30：332-338.

文献番号：アラビア数字（1，2，3…）は本文中に参照位置のある文献，ローマ数字（i，ii，iii…）は項目全体についての参考文献であることを示します．

項目起始頁	文献番号	文献
20 - 7		Dawson CR, et al：Herpes simplex eye infections：clinical manifestations, pathogenesis and management. Surv Ophthalmol 1976；21：121-135.
20 - 8		Smith PH, et al：Unusual presentation of ocular toxocara infestation. Br J Ophthalmol 1971；55：317-320.
20 - 9		David R, et al：Anterior uveitis and leptospirosis. Ann Ophthalmol 1976；8：958-962.
20 - 10		藤田晋吾ら：ハンセン病の眼病変．II．虹彩．臨床眼科 1981；35：1086-1087.
20 - 11		Saran BR, et al：Hypopyon uveitis in patients with acquired immunodeficiency syndrome treated for systemic mycobacterium avium complex infection with rifabutin. Arch Ophthalmol 1994；112：1159-1165.
20 - 12		Mamalis N, et al：Toxic anterior segment syndrome. J Cataract Refract Surg 2006；32：324-333.
20 - 13		Cohen JS, et al：Hypopyon following laser iridotomy. Ophthalmic Surg 1984；15：604-606.
20 - 14		Barr CC, et al：Intraocular reticulum-cell sarcoma：clinico-pathologic study of four cases and review of the literature. Surv Ophthalmol 1975；19：224-239.
20 - 15		Gruenewald RL, et al：Leukemic iritis with hypopyon. Cancer 1979；44：1511-1513.
20 - 16		Balmer A, et al：Manifestations inhabituelles du rétinoblastome. Klin Monatsbl Augenheilkd 1994；204：313-315.
20 - 17		Ionides ACW, et al：Corneal infiltration after recurrent corneal epithelial erosion. Br J Ophthalmol 1997；81：537-540.
		■網膜視神経炎の鑑別疾患
28 - 1		Ohno S, et al：Clinical studies on Vogt-Koyanagi-Harada's disease. Jpn J Ophthalmol 1988；32：334-343.
28 - 2		Spalton DJ, et al：Fundus changes in histologically confirmed sarcoidosis. Br J Ophthalmol 1981；65：348-358.
28 - 3		村田茂之ら：視神経萎縮で発見された梅毒の3例．日本眼科紀要 2000；51：61-64.
		■網膜血管炎・滲出斑の鑑別診断
33 - i		臼井正彦編：眼科診療プラクティス68．所見から診るぶどう膜炎．東京：文光堂；2001.
		■滲出性網膜剥離の鑑別診断
38 - 1		Khalatbari D, et al：Demographic-related variations in posterior segment ocular sarcoidosis. Ophthalmology 2004；111：357-362.
38 - 2		Ishihara K, et al：Acute Vogt-Koyanagi-Harada disease in enhanced spectral-domain optical coherence tomography. Ophthalmology 2009；116：1799-1807.［Epub 2009 Jul 30.］
38 - 3		Maruko I, et al：Subfoveal choroidal thickness after treatment of central serous chorioretinopathy. Ophthalmology 2010；117：1792-1799.［Epub 2010 May 15.］
38 - 4		Hikichi T, et al：Causes of macular serous retinal detachments in Japanese patients 40 years and older. Retina 2009；29：395-404.
38 - 5		Hirakata A, et al：Long-term results of vitrectomy without laser treatment for macular detachment associated with an optic disc pit. Ophthalmology 2005；112：1430-1435.
		■脈絡膜剥離の鑑別診断
42 - 1		Brockhurst RJ, et al：Uveal effusion. In：Albert DM, et al, editors. Principles and practice of ophthalmology, Volume 1. Pennsylvania：WB Saunders；1994. p.548-560.

項目起始頁	文献番号	文献
42	2	Yanoff M, et al：Uveal edema（Uveal detachment；uveal hydrops）. In：Ocular pathology. 6th ed. Philadelphia：Mosby Elsevier；2009. p.355-356.
42	3	Elagouz M, et al：Uveal effusion syndrome. Surv Ophthalmol 2010；55：134-145.
42	4	Schepens CL, et al：Uveal effusion. I. Clinical picture. Arch Ophthalmol 1963；70：189-201.
42	5	Awotesu S, et al：Bilateral sequential uveal effusion syndrome after one-quarter of a century. Clin Expeiment Ophthalmol 2010；38：817-818.
42	6	Yamamoto N, et al：Annular choroidal detachment in a patient with Vogt-Koyanagi-Harada disease. Graefe's Arch Clin Exp Ophthalmol 2004；242：355-358.
42	7	Matthews BN, et al：Bilateral combined retinal and choroidal detachment in antineutrophil cytoplasmic antibody-positive scleritis. Acta Ophthalmol Scand 2003；81：405-407.
■ 細隙灯所見のとらえ方		
48	1	坂井潤一：角膜後面沈着物．臼井正彦編．眼科診療プラクティス68．所見から診るぶどう膜炎．東京：文光堂；2001. p.12-14.
48	2	後藤　浩：前眼部．岡田アナベルあやめ編．眼科プラクティス16．眼内炎症診療のこれから．東京：文光堂；2007. p.24-29.
48	3	Jabs DA, et al：Standardization of Uveitis Nomenclature（SUN）working group. Standardization of Uveitis Nomenclature for Reporting Clinical Data（Results of the First International Workshop）. Am J Ophthalmol 2005；140：509-516.
48	4	笹本洋一：虹彩紋理の変化と萎縮．臼井正彦編．眼科診療プラクティス68．所見から診るぶどう膜炎．東京：文光堂；2001. p.22-23.
48	5	杉田美由紀：隅角所見の診かた．水木信久編．基礎からわかるぶどう膜炎．東京：金原出版；2006. p.24-27.
■ 眼底所見のとらえ方		
55	i	Harper SL, et al：Diagnosis of Uveitis. In：Foster CS and Vitale AT, editors. Diagnosis and Treatment of Uveitis. Philadelphia：WB Saunders；2002. p.79-103.
55	ii	後藤　浩：後眼部．岡田アナベルあやめ編．眼科プラクティス16．眼内炎症診療のこれから．東京：文光堂；2007. p.30-35.
55	iii	田内芳仁：眼底所見の解釈．臼井正彦編．眼科診療プラクティス8．ぶどう膜炎診療のしかた．東京：文光堂；1993. p.38-41.
55	iv	南場研一：ぶどう膜の炎症．大鹿哲郎編．眼科学第2版．東京：文光堂；2011. p.299-303.
55	v	臼井正彦編：眼科診療プラクティス68．所見から診るぶどう膜炎．東京：文光堂；2001. p.38-57.
55	vi	中村　聡：眼底の診かた．すぐに役立つ眼科診療の知識．水木信久編．基礎からわかるぶどう膜炎．東京：金原出版；2006. p.40-50.
55	vii	宇山昌延：ぶどう膜炎の症状と所見．増田寛次郎ら編．ぶどう膜炎．東京：医学書院；1999. p.14-22.
■ 眼内液検査		
81	1	Endophthalmitis Vitrectomy Study Group. Results of the Endophthalmitis Vitrectomy Study. A randomized trial of immediate vitrectomy and of intravenous antibiotics for the treatment of postoperative bacterial endophthalmitis. Arch Ophthalmol 1995；113：1479-1496.
81	2	薄井紀夫：急性網膜壊死．あたらしい眼科 2003；20：309-320.
81	3	山内康行ら：桐沢型ぶどう膜炎患者眼内液を用いた経時的ウイルス学的検索．臨床眼科 1997；51：603-606.

項目起始頁	文献番号	文献
81 – 4		田口千香子ら：眼トキソカラ症における ToxocaraCHEK の有用性．臨床眼科 2000；54：841-845.
81 – 5		塩谷尚子ら：炎症が遷延化し硝子体手術で寛解した眼トキソカラ症の1例．臨床眼科 2012；66：367-371.
81 – 6		横井まり絵ら：真菌性眼内炎における真菌抗原測定の意義．あたらしい眼科 2001；18：101-103.
81 – 7		田中麻以ら：眼内悪性リンパ腫におけるサイトカイン測定の意義．日本眼科紀要 2001；52：392-397.
81 – 8		平形明人ら：眼内悪性リンパ腫における硝子体内インターロイキン10，インターロイキン6の診断的価値．日本眼科学会雑誌 2004；108：359-367.

■ レーザーフレアセルメーターの使い方

85 – i		澤　充：レーザーフレアセルフォトメトリー．眼科 2005；47：1487-1495.
85 – ii		大鹿哲郎ら：正常人眼における前房フレア値の日内変動．日本眼科学会雑誌 1988；92：1196-1201.
85 – iii		大鹿哲郎ら：正常人眼における前房フレア値の強度年齢との相関．日本眼科学会雑誌 1989；93：358-362.
85 – iv		Numaga J : Phase II placebo-controlled study of nepafenac ophthalmic suspension 0.1% for postoperative inflammation and ocular pain associated with cataract surgery in Japanese patients. J Ophthal Inflamm Infect 2011；1：57-63.

■ 発展する PCR 検査，網羅的診断法

94 – 1		Sugita S, et al : Use of multiplex PCR and real-time PCR to detect human herpes virus genome in ocular fluids of patients with uveitis. Br J Ophthalmol 2008；92：928-932.
94 – 2		Sugita S, et al : Diagnosis of bacterial endophthalmitis by broad-range quantitative polymerase chain reaction. Br J Ophthalmol 2011；95：345-349.
94 – 3		Kido S, et al : Association of varicella-zoster virus (VZV) load in the aqueous humor with clinical manifestations of anterior uveitis in herpes zoster ophthalmicus and zoster sine herpete. Br J Ophthalmol 2008；92：505-508.
94 – 4		Miyanaga M, et al : A significant association of viral loads with corneal endothelial cell damage in cytomegalovirus anterior uveitis. Br J Ophthalmol 2010；94：336-340.
94 – 5		Sugita S, et al : Identification of human herpesvirus 6 in a patient with severe unilateral panuveitis. Arch Ophthalmol 2007；125：1426-1427.

■ 眼内液採取法の実際を教えてください

102 – 1		Sugita S, et al : Use of multiplex PCR and real-time PCR to detect human herpes virus genome in ocular fluids of patients with uveitis. Br J Ophthalmol 2008；92：928-932.
102 – 2		Sugita S, et al : Diagnosis of bacterial endophthalmitis by broad-range quantitative PCR. Br J Ophthalmol 2011；95：345-349.
102 – 3		Whitcup SM, et al : Association of interleukin 10 in the vitreous and cerebrospinal fluid and primary central nervous system lymphoma. Arch Ophthalmol 1997；115：1157-1160.
102 – 4		Shen DF, et al : Utility of microdissection and polymerase chain reaction for detection of immunoglobulin gene rearrangement and translocation in primary intraocular lymphoma. Ophthalmology 1998；105：1664-1669.

■ 適正な副腎皮質ステロイド全身投与法

108 – 1		宮坂信之編：正しいステロイド剤の使い方 1．内用剤編．東京：医薬ジャーナル社；2000.

項目起始頁	文献番号	文献
108 - 2		菅原大輔ら：高齢サルコイドーシス患者に対する白内障手術の検討．眼科 2009；51：1175-1179.
108 - 3		厚生労働省健康局総務課生活習慣病対策室：平成 19 年度糖尿病実態調査報告．厚生労働省；2009.
108 - 4		清野 裕ら：糖尿病の分類と診断基準に関する委員会報告．糖尿病 2010；53：450-467.
108 - 5		Lenart BA, et al：Atypical fractures of the femoral diaphysis in postmenopausal women taking alendronate. N Engl J Med 2008；358：1304-1306.
108 - 6		市川陽一：全身性エリテマトーデスの予後因子と治療．日本医事新報 1987；3322：3-14.
108 - 7		Rivkees SA, et al：Prednisone dose limitation of growth hormone treatment of steroid-induced growth failure. J Pediatr 1994；125：322-325.
■ 副腎皮質ステロイド局所投与法バリエーション		
115 - 1		Floman N, et al：Mechanism of steroid action in ocular inflammation：Inhibition of prostaglandin production. Invest Ophthalmol Vis Sci 1977；16：69-73.
115 - 2		Wilson CA, et al：Treatment with intravitreal steroid reduces blood-retinal barrier breakdown due to retinal photocoagulation. Arch Ophthalmol 1992；110：1155-1159.
115 - 3		Albini TA, et al：Evaluation of subconjunctival triamcinolone for nonnecrotizing anterior scleritis. Ophthalmology 2005；112：1814-1820.
115 - 4		Zamir E, et al：A prospective evaluation of subconjunctival injection of triamcinolone acetonide for resistant anterior scleritis. Ophthalmol 2002；109：798-805；discussion-7.
115 - 5		Roufas A, et al：Subconjunctival triamcinolone treatment for non-necrotising anterior scleritis. Ophthalmology 2010；94：743-747.
115 - 6		Fraunfelder FT, et al：Evaluation of eyes enucleated for scleritis. Br J Ophthalmol 1976；60：227-230.
115 - 7		Kuroyanagi K, et al：Necrotizing scleritis in a patient positive for both c-and p-ANCA without underlying systemic vasculitis. Jpn J Ophthalmol 2011；55：581-582.
115 - 8		Nozik RA：Periocular injection of steroids. Trans Am Acad Ophthalmol Otolaryngol 1972；76：695-705.
115 - 9		Moshfeghi DM, et al：Retinal and choroidal vascular occlusion after posterior sub-tenon triamcinolone injection. Am J Ophthalmol 2002；134：132-134.
115 - 10		Okada AA, et al：Trans-Tenon's retrobulbar triamcinolone infusion for the treatment of uveitis. Br J Ophthalmol 2003；87：968-971.
115 - 11		Gharaee H, et al：Infectious scleritis after subtenon triamcinolone acetonide injection. Ocul Immunol Inflamm 2011；19：284-285.
115 - 12		Poonyathalang A, et al：Retrobulbar injection of triamcinolone in thyroid associated orbitopathy. J Med Assoc Thail 2005；88：345-349.
115 - 13		Knudsen LL：Retrobulbar injection of methylprednisolone in diffuse diabetic macular edema. Retina 2004；24：905-909.
115 - 14		Hayashi K, et al：Intravitreal versus retrobulbar injections of triamcinolone for macular edema associated with branch retinal vein occlusion. Am J Ophthalmol 2005；139：972-982.
115 - 15		Lin JM, et al：Intravitreal versus retrobulbar injection of triamcinolone for young patients. Am J Ophthalmol 2006；141：author reply 226-227.
115 - 16		Machemer R, et al：Treatment of intraocular proliferations with intravitreal steroids. Trans Am Ophthalmol Soc 1979；77：171-180.

項目起始頁	文献番号	文献
115 - 17		Couch SM, et al：Intravitreal triamcinolone for intraocular inflammation and associated macular edema. Clin Ophthalmol 2009；3：41-47.
115 - 18		Ohguro N, et al：Repeated intravitreal triamcinolone injections in Behcet disease that is resistant to conventional therapy：one-year results. Am J Ophthalmol 2006；141：218-220.
115 - 19		Galor A, et al：Adverse events after intravitreal triamcinolone in patients with and without uveitis. Ophthalmology 2007；114：1912-1918.
115 - 20		Jonas JB, et al：Intraocular pressure elevation after intravitreal triamcinolone acetonide injection. Ophthalmol 2005；112：593-598.
115 - 21		Saidel MA, et al：Cytomegalovirus retinitis after intravitreous triamcinolone in an immuno-competent patient. Am J Ophthalmol 2005；140：1141-1143.
115 - 22		Bae JH, et al：Efficacy and safety of intravitreal bevacizumab compared with intravitreal and posterior sub-tenon triamcinolone acetonide for treatment of uveitic cystoid macular edema. Retina 2011；31：111-118.
115 - 23		Martin DF, et al：Treatment of cytomegalovirus retinitis with an intraocular sustained-release ganciclovir implant. A randomized controlled clinical trial. Arch Ophthalmol 1994；112：1531-1539.
115 - 24		Jaffe GJ, et al：Safety and pharmacokinetics of an intraocular fluocinolone acetonide sustained delivery device. Invet Ophthalmol Vis Sci 2000；41：3569-3575.
115 - 25		Jaffe GJ, et al：Long-term follow-up results of a pilot trial of a fluocinolone acetonide implant to treat posterior uveitis. Ophthalmology 2005；112：1192-1198.
115 - 26		Jaffe GJ, et al：Fluocinolone acetonide implant（Retisert）for noninfectious posterior uveitis：thirty-four-week results of a multicenter randomized clinical study. Ophthalmol 2006；113：1020-1027.
115 - 27		Ufret-Vincenty RL, et al：Cytomegalovirus retinitis after fluocinolone acetonide（Retisert）implant. Am J Ophthalmol 2007；143：334-335.
		■免疫抑制薬の現状と今後の可能性
122 - 1		浦部晶夫ら：今日の治療薬．東京：南江堂；2011．
122 - 2		舟久保ゆう，ら：免疫抑制薬の使い方と留意点．特集 最新の膠原病診療―そのパラダイムシフト．日本医師会雑誌 2012；140：2337-2341．
122 - 3		増田寛次郎ら：難治性Behçet病におけるシクロスポリン治療のガイドライン．厚生省特定疾患Behçet病調査研究班 昭和62年度研究業績．1988．p.8-12．
122 - 4		柴田興一ら：サイクロスポリン使用中にミオパチーを呈したBehçet病の一症例．臨床神経学 1991；31：847-851．
122 - 5		中川やよい，ら：Behçet病に対するシクロスポリンの長期投与．日本眼科紀要 1988；39：1786-1790．
		■分子標的治療薬とぶどう膜炎治療
130 - 1		Takeuchi T, et al：Postmarketing surveillance of the safety profile of infliximab in 5000 Japanese patients with rheumatoid arthritis. Ann Rhem Dis 2008；67：189-194.
130 - 2		Koike T, et al：Postmarketing surveillance of the safety and effectiveness of etanercept in Japan. J Rheumatol 2009；36：898-906.
130 - 3		Miyasaka N：Clinical investigation in highly disease-affected rheumatoid arthritis patients in Japan with adalimumab applying standard and general evaluation：the Change study. Mod Rheumatol 2008；18：252-262.

項目起始頁	文献番号	文献
130 - 4		Ohno S, et al：Efficacy, safety, and pharmacokinetics of multiple administration of infliximab in Behçet's disease with refractory uveoretinitis. J Rheumatol 2004；31；1362-1368.
130 - 5		田辺三菱製薬：レミケード®点滴静注用100 Behçet病による難治性網膜ぶどう膜炎適正使用情報．使用成績調査の中間報告．
130 - 6		Keino H, et al：Decreased ocular inflammatory attacks and background retinal and disc vascular leakage in patients with Behçet's disease on infliximab therapy. Br J Ophthalmol 2011；95：1245-1250.
130 - 7		日本リウマチ学会：関節リウマチに対するTNF阻害療法施行ガイドライン．http://www.ryumachi-jp.com/info/guideline.pdf
130 - 8		Keane J, et al：Tuberculosis associated with infliximab, a tumor necrosis factor a-neutralizing agent. New Eng J Med 2001；345：1098-1104.

■ リウマチから学ぶ各種抗TNF阻害治療薬の使い方とぶどう膜炎への応用

項目起始頁	文献番号	文献
138 - 1		Okada, et al：Multicenter study of infliximab for refractory uveoretinitis in Behçet's disease. Arch Ophthalmol 2012；130：592-598.
138 - 2		Yamada Y, et al：Timing of recurrent uveitis in patients with Behçet's disease receiving infliximab treatment. Br J Ophthalmol 2011；95：205-208.
138 - 3		Keino H, et al：Decreased ocular inflammatory attacks and background retinal and disc vascular leakage in patients with Behçet's disease on infliximab therapy. Br J Ophthalmol 2011；95：1245-1250.
138 - 4		Takeuchi T, et al：Impact of trough serum level on radiographic and clinical response to infliximab plus methotrexate in patients with rheumatoid arthritis：results from the RISING study. Mod Rheumatol 2009；19：478-487.
138 - 5		Takeuchi T, et al：Baseline tumor necrosis factor alpha levels predict the necessity for dose escalation of infliximab therapy in patients with rheumatoid arthritis. Ann Rheum Dis 2011；70：1208-1215.
138 - 6		Flendrie M, et al：Titration of infliximab treatment in rheumatoid arthritis patients based on response patterns. Rheumatology (Oxford) 2007；46：146-149.
138 - 7		Tanaka Y, et al：Discontinuation of infliximab after attaining low disease activity in patients with rheumatoid arthritis：RRR (remission induction by Remicade in RA) study. Ann Rheum Dis 2010；69：1286-1291.
138 - 8		Koike T, et al：Postmarketing surveillance of the safety and effectiveness of etanercept in Japan. J Rheumatol 2009；36：898-906.
138 - 9		Gaujoux-Viala C, et al：Scleritis：a paradoxical effect of etanercept？ Etanercept-associated inflammatory eye disease. J Rheumatol 2012；39：233-239.
138 - 10		Sassa Y, et al：A change in treatment from etanercept to infliximab was effective to control scleritis in a patient with rheumatoid arthritis. Acta Ophthalmol 2012 (in press).
138 - 11		Miyasaka N：CHANGE Study Investigators. Mod Rheumatol 2008；18：252-262.
138 - 12		Díaz-Llopis M, et al：Treatment of refractory uveitis with adalimumab：A prospective multicenter study of 131 patients. Ophthalmology 2012 (in press).
138 - 13		Erckens RJ, et al：Adalimumab successful in sarcoidosis patients with refractory chronic non-infectious uveitis. Graefes Arch Clin Exp Ophthalmol 2012；250：713-720.
138 - 14		Nishimoto N, et al：Study of active controlled tocilizumab monotherapy for rheumatoid arthritis patients with an inadequate response to methotrexate (SATORI)：significant reduction in disease activity and serum vascular endothelial growth factor by IL-6 receptor inhibition therapy. Mod Rheumatol 2009；19：12-19.

項目起始頁	文献番号	文献
138 - 15		Muselier A, et al：Efficacy of tocilizumab in two patients with anti-TNF-alpha refractory uveitis. Ocul Immunol Inflamm 2011；19：382-383.
138 - 16		Yoshimura T, et al：Involvement of Th17 cells and the effect of anti-IL-6 therapy in autoimmune uveitis. Rheumatology (Oxford) 2009；48：347-354.
■非ステロイド性抗炎症薬の可能性		
143 - 1		Miyake K：Prevention of cystoid macular edema after lens extraction by topical indomethacin (I). A preliminary report. Albrecht Von Grafes Arch Klin Exp Ophthalmol 1977；203：81-88.
143 - 2		Miyake K：Prevention of cystoid macular edema after lens extraction by topical indomethacin (II). A control study in bilateral extractions. Japan J Ophthalmol 1978；22：80-94.
143 - 3		Sakamoto T, et al：Effect of intravitreal administration of indomethacin on experimental subretinal neovascularization in the subhuman primate. Arch Ophthalmol 1995；113：222-226.
■ぶどう膜炎を併発した白内障手術		
148 - 1		毛塚剛司：ぶどう膜炎併発白内障における手術の適応・手技・予後．あたらしい眼科 2004；21：7-11.
148 - 2		Sakai T, et al：Intraocular surgery in patients receiving infliximab therapy for Behçet disease. Jpn J Ophthalmol 2010；54：360-361.
148 - 3		石川友昭ら：ぶどう膜炎による併発白内障術後後嚢混濁の定量的評価．IOL & RS 2003；17：125-129.
■ぶどう膜炎における緑内障手術		
151 - 1		Takahashi T, et al：A Clinical Evaluation of Uveitis-associated Secondary Glaucoma. Jpn J Ophthalmol 2002；46：556-562.
151 - 2		蕪城俊克ら：ブドウ膜炎併発緑内障における手術の適応・術式の選択・術後処置．あたらしい眼科 2004；21：13-19.
151 - 3		Iwao K, et al；Japanese Steroid-Induced Glaucoma Multicenter Study Group. Success rates of trabeculotomy for steroid-induced glaucoma：a comparative, multicenter, retrospective cohort study. Am J Ophthalmol 2011；151：1047-1056.
151 - 4		今泉佳子ら：ぶどう膜炎による続発緑内障に対するマイトマイシンC併用線維柱帯切除術の成績．臨床眼科 2001；55：359-363.
151 - 5		Kaburaki T, et al：Initial trabeculectomy with mitomycin C in eyes with uveitic glaucoma with inactive uveitis. Eye 2009；23：1509-1517.
■ぶどう膜炎における硝子体手術		
156 - 1		Yoshimura T, et al：Involvement of Th17 cells and the effect of anti-IL-6 therapy in autoimmune uveitis. Rheumatology 2009；48：347-354.
156 - 2		Sugita S, et al：Use of multiplex PCR and real-time PCR to detect human herpes virus genome in ocular fluids of patients with uveitis. Br J Ophthalmol 2008；92：928-932.
156 - 3		Sonoda KH, et al：Pars plana vitrectomy assisted by triamcinolone-acetonide for refractory uveitis: a case series study. Br J Ophthalmol 2003；87：1010-1014.
■結核		
162 - 1		厚生労働省：平成22年結核登録者情報調査年報集計結果（概況）．
162 - 2		日本結核病学会予防委員会：クォンティフェロン®TB-2Gの使用指針．結核 2006；81：393-397.

項目起始頁	文献番号	文献
162 − 3		Sakai J, et al：New diagnostic approach for ocular tuberculosis by ELISA using the cord factor as antigen. Br J Ophthalmol 2001；85：130-133.
162 − 4		福留みのり，ら：リファブチン関連ぶどう膜炎の2例 臨床眼科 2010；64：1587-1592.
		■ 梅毒
167 − 1		Aldave AJ, et al：Ocular syphilis. Curr Opin Ophthalmol 2001；12：433-441.
167 − 2		Chao JR, et al：Syphilis：reemergence of an old adversary. Ophthalmology 2006；113：2074-2079.
167 − 3		Cornut PL, et Al：Detection of *Treponema pallidum* in aqueous humor by real-time polymerase chain reaction. Ocul Immunol Inflamm 2011；19：127-128.
		■ HTLV-1 関連ぶどう膜炎
171 − i		Nakao K, et al：Clinical features of HTLV-I associated uveitis. Br J Ophthalmol 1993；77：274-279.
171 − ii		Nakao K, et al：HTLV-1 associated uveitis revisited：characteristic grey-white, granular deposits on retinal vessels. Br J Ophthalmol 1996；80：719-722.
171 − iii		Ohba N, et al：A multicenter case-control study of HTLV-I associated uveitis. Study Group for HTLV-I Associated Ocular Diseases. Jpn J Ophthalmol 1994；38：162-167.
171 − iv		Nakao K, et al：HTLV-1 associated uveitis and hyperthyroidism. Jpn J Ophthalmol 1994；38：56-61.
171 − v		Nakao K, et al：Clinical course of HTLV-1-associated uveitis. Jpn J Ophthalmol 1999；43：404-409.
		■ ウイルス性虹彩毛様体炎
176 − 1		Teoh SB, et al：Cytomegalovirus in aetiology of Posner-Schlossman syndrome：evidence from quantitative polymerase chain reaction. Eye 2005；19：1338-1340.
176 − 2		Chee SP, et al：Clinical features of cytomegalovirus anterior uveitis in immunocompetent patients. Am J Ophthalmol 2008；145：834-840.
176 − 3		Miyanaga M, et al：A significant association of viral loads with corneal endothelial cell damage in cytomegalovirus anterior uveitis. Br J Ophthalmol 2010；94：336-340.
176 − 4		Koizumi N, et al：Cytomegalovirus as an etiologic factor in corneal endotheliitis. Ophthalmology 2008；115：292-297.
176 − 5		Quentin CD, et al：Fuchs heterochromic cyclitis：rubella virus antibodies and genome in aqueous humor. Am J Ophthalmol 2004；138：46-54.
176 − 6		de Groot-Mijnes JD, et al：Identification of new pathogens in the intraocular fluid of patients with uveitis. Am J Ophthalmol 2010；150：628-636.
176 − 7		Koizumi N, et al：Cytomegalovirus in aqueous humor from an eye with corneal endotheliitis. Am J Ophthalmol 2006；141：564-565.
176 − 8		Kobayashi A, et al：Clinical significance of owl eye morphologic features by in vivo laser confocal microscopy in patients with cytomegalovirus corneal endotheliitis. Am J Ophthalmol 2012；153：445-453.
176 − 9		Singh K, et al：Mumps-induced corneal endotheliitis. Cornea 2004；23：400-402.
		■ ウイルス性網脈絡膜炎
183 − 1		浦山　晃ら：網膜動脈周囲炎と網膜剝離を伴う特異な片眼性ぶどう膜炎について．臨床眼科 1971；25：607-617.

項目起始頁	文献番号	文献
183 - 2		Holland GN, et al：Standard diagnostic criteria for the acute retinal necrosis syndrome. Am J Ophthalmol 1994；117：663-667.
183 - 3		De Groot-Minjnes JD, et al：Polymerase chain reaction and Goldmann-Witmer coefficient analysis are complimentary for the diagnosis of infectious uveitis. Am J Ophthalmol 2006；141：313-318.
183 - 4		Ohguro N, et al：A prospective multi-center epidemiologic survey of uveitis in Japan：A 2009 survey. Jpn J Ophthalmol（in press）.
183 - 5		Hillenkamp J, et al：Acute retinal necrosis：clinical features, early vitrectomy, and outcomes. Ophthalmology 2009；116：1971-1975.
183 - 6		Whitley RJ, et al：Guidelines for the treatment of cytomegalovirus diseases in patients with AIDS in the era of potent antiretroviral therapy；Recommendations of an international panel. Arch Intern Med 1998；158：957-969.
■眼トキソプラズマ症		
188 - 1		Goto H, et al：Epidemiological survey of intraocular inflammation in Japan. Jpn J Ophthalmol 2007；51：41-44.
188 - 2		Miyanaga M, et al：A clinical survey of uveitis in HTLV-1 endemic region. Ocul Immunol Inflamm 2009；17：335-341.
188 - 3		Hogan MJ：Ocular toxoplasmosis. Am J Ophthalmol 1958；46：467-494.
188 - 4		Balansard B, et al：Necrotising retinopathies simulating acute retinal necrosis syndrome. Br J Ophthalmol 2005；89：96-101.
188 - 5		Sugita S, et al：Diagnosis of ocular toxoplasmosis by two polymerase chain reaction（PCR）examinations：qualitive multiplex PCR and quantitative real-time PCR. Jpn J Ophthalmol 2011；55：495-501.
188 - 6		Talabani H, et al：Contributions of immunoblotting, real-time PCR, and the Goldmann-Witmer coefficient to diagnosis of atypical toxoplasmic retinochoroiditis. J Clin Microbiol 2009；47：2131-2135.
188 - 7		Dussaix E, et al：New approaches to the detection of locally produced antiviral antibodies in the aqueous of patients with endogenous uveitis. Ophthalmologica 1987；194：145-149.
188 - 8		de Visser L, et al：Diagnosis of ocular toxocariasis by establishing intraocular antibody production. Am J Ophthalmol 2008；145：369-374.
188 - 9		De Groot-Mijnes JD, et al：Polymerase chain reaction and Goldmann-Witmer coefficient analysis are complimentary for the diagnosis of infectious uveitis. Am J Ophthalmol 2006；141：313-318.
188 - 10		厚生労働省熱帯病治療薬研究班：寄生虫症薬物治療の手引き－2010－ 改訂第7.0版．2010．
■眼トキソカラ症，猫ひっかき病		
192 - 1		酒井理恵子ら：眼トキソカリアシス症4例でのヒト回虫RAST検査の有用性．臨床眼科 1998；52：1389-1394.
192 - 2		Sakai R, et al：Toxocara cati-induced toxocariasis. Arch Ophthalmol 1998；116：1686-1687.
192 - 3		小浦祐治ら：硝子体出血を契機に発見されたイヌ蛔虫症の1例．あたらしい眼科 2001；18：685-688.
192 - 4		Solley WA, et al：Cat scratch disease：posterior segment manifestations. Ophthalmology 1999；106：1546-1553.
192 - 5		Fukushima H, et al：An ocular cat-scratch disease patient positive for cytoplasmic anti-neutrophil cytoplasmic antibody. Graefes Arch Clin Exp Ophthalmol 2001；239：882-885.

項目起始頁	文献番号	文献
		■ 内因性転移性眼内炎
196	1	Jackson TL, et al：Endogenous bacterial endophthalmitis；a 17-year prospective series and review of 267 reported cases. Surv Ophthalmol 2003；48：403-423.
196	2	石橋康弥ら：内因性真菌性眼内炎の病期分類の提案．臨床眼科 1993；47：845-849.
196	3	酒井理恵子ら：健常者に発症した真菌性眼内炎の2症例．臨床眼科 1997；51：1733-1737.
196	4	秦野 寛ら：日本の眼内炎の現状 発症動機と起因菌．日本眼科学会雑誌 1991；95：369-376.
		■ 眼日和見感染症
199	1	永田洋一：サイトメガロウイルス網膜炎．眼科プラクティス 16 眼内炎症診療のこれから．東京：文光堂；2007. p.120-125.
199	2	HIV関連眼疾患．眼の感染症．京都：金芳堂；2010. p.186-195.
199	3	Forster DJ, et al：Rapidly progressive outer retinal necrosis in the acquired immunodeficiency syndrome. Am J Ophthalmol 1990；100：341-348.
199	4	Engstrom RE Jr, et al：The progressive outer retinal necrosis；a variant of necrotizing herpetic retinopathy in patients with AIDS. Ophthalmology 1994；101：1488-1502.
199	5	永田洋一：急性進行性網膜外層壊死．NEW MOOK 眼科 眼のウイルス感染症．東京：金原出版；2001. p.109-119.
199	6	Yin PD, et al：Progressive outer retinal necrosis in the era of highly active antiretroviral therapy；successful management with intravitreal injections and monitoring with quantitative PCR. J Clin Virol 2007；38：254-259.
199	7	永田洋一：Immune Recovery Uveitis. あたらしい眼科 2010；27：485-486.
199	8	Karavellas MP, et al：Immune recovery vitritis associated with inactive cytomegalovirus retinitis. Arch Ophthalmol 1998；116：169-175.
199	9	Zegans ME, et al：Transient vitreous inflammatory reactions associated with combination antiretroviral therapy in patients with AIDS and cytomegalovirus retinitis. Am J Ophthalmol 1998；125：292-300.
		■ サルコイドーシス
206	1	森本泰介ら：2004年サルコイドーシス疫学調査．日本サルコイドーシス／肉芽腫性疾患学会雑誌 2007；27：103-108.
206	2	Goto H, et al：Epidemiological survey of intraocular inflammation in Japan. Jpn J Ophthalmol 2007；51：41-44.
206	3	Valentonyte R, et al：Sarcoidosis is associated with a truncating splice site mutation in BTNL2. Nat Genet 2005；37：357-364.
206	4	日本眼炎症学会・日本サルコイドーシス／肉芽腫性疾患学会：サルコイドーシスの診断基準と診断の手引き―2006. 日本眼科学会雑誌 2007；111：117-121.
206	5	日本サルコイドーシス／肉芽腫性疾患学会：サルコイドーシス治療に関する見解―2003. 日本サルコイドーシス／肉芽腫性疾患学会雑誌 2003；23：105-114.
		■ Behçet病
220	1	Ohno S, et al：Close association of HLA-Bw51 with Behçet's disease. Arch Ophthalmol 1982；100：1455-1458.

項目起始頁	文献番号	文献
220 - 2		Mishima S, et al：The eighth Frederick H. Verhoeff Lecture. Presented by Saiichi Mishima, MD. Behçet's disease in Japan：ophthalmologic aspects. Trans Am Ophthalmol Soc 1979；77：225-279.
220 - 3		Benezra D, et al：Treatment and visual prognosis in Behçet's disease. Br J Ophthalmol 1986；70：589-592.
		■ Fuchs 虹彩異色性虹彩毛様体炎
225 - 1		de Groot-Mijnes JD, et al：Rubella virus is associated with fuchs heterochromic iridocyclitis. Am J Ophthalmol 2006；141：212-214.
225 - 2		E La Hey, et al：Clinical analysis of Fuchs' heterochromic cyclitis. Doc Ophthalmol 1991；78：225-235.
		■ Posner-Schlossman 症候群
229 - 1		Posner A, et al：Syndrome of unilateral recurrent attacks of glaucoma with cyclitic symptoms. Arch Ophthal 1948；39：517-535.
229 - 2		Bloch-Michel E, et al：Possible role of cytomegalovirus infection in the etiology of the Posner-Schlossmann syndrome. International Ophthalmology 1987；11：95-96.
229 - 3		Yamamoto S, et al：Possible role of herpes simplex virus in the origin of Posner-Schlossman syndrome. Am J Ophthalmol 1995；119：796-798.
229 - 4		Choi CY, et al：Association between Helicobacter pylori infection and Posner-Schlossman syndrome. Eye (Lond) 2010；24：64-69.
229 - 5		Puri P, et al：Bilateral glaucomatocyclitic crisis in a patient with Holmes Adie syndrome. J Postgrad Med 1998；44：76-77.
229 - 6		Sears ML, et al：Prostaglandins. Invest Ophthalmol 1973；12：161-164.
229 - 7		Miyanaga M, et al：A significant association of viral loads with corneal endothelial cell damage in cytomegalovirus anterior uveitis. Br J Ophthalmol 2010；94：336-340.
229 - 8		Koizumi N, et al：Cytomegalovirus in aqueous humor from an eye with corneal endotheliitis. Am J Ophthalmol 2006；141：564-565.
229 - 9		Sugita S, et al：Use of multiplex PCR and real-time PCR to detect human herpes virus genome in ocular fluids of patients with uveitis. Br J Ophthalmol 2008；92：928-932.
		■ 急性前部ぶどう膜炎
234 - 1		外間英之ら：急性前部ぶどう膜炎 94 症例の臨床的検討．臨床眼科 1999；53：637-640.
234 - 2		竹内　大：必読！眼科救急外来．IV．ぶどう膜．2．急性前部ぶどう膜炎．眼科 2009；51：1298-1302.
234 - 3		丸山耕一：急性前部ぶどう膜炎．眼科プラクティス 16 眼内炎症診療のこれから．東京：文光堂；2007. p.136-139.
		■ 皮膚疾患に伴うぶどう膜炎
242 - 1		飯塚　一：乾癬．最新皮膚科学大系 7 角化異常性疾患．東京：中山書店；2002. p.186-190.
242 - 2		Rehal B, et al：Ocular psoriasis. J Am Acad Dermatol 2011；65：1202-1212.
242 - 3		Durrani K, et al：Psoriatic Uveitis：A distinct clinical entity？Am J Ophthalmol 2005；139：106-111.
242 - 4		Read RW：Clinical mini-review：systemic lupus erythematosus and the eye. Ocul Immunol Inflamm 2004；12：87-99.

項目起始頁	文献番号	文献
242 – 5		Peponis V, et al：Ocular manifestations of systemic lupus erythematosus：a clinical review. Lupus 2006；15：3-12.
242 – 6		Kurup S, et al：Therapeutic efficacy of intravitreal bevacizumab on posterior uveitis complicated by neovascularization. Acta Ophthalmol 2009；87：349-352.
242 – 7		Gottlieb CC, et al：Ocular involvement in acute febrile neutrophilic dermatosis（Sweet syndrome）：new cases and review of the literature. Surv Ophthalmol 2008；53：219-226.
242 – 8		Matsumiya W, et al：Sweet's syndrome with panuveitis resembling Behçet's disease. Jpn J Ophthalmol 2012；56：268-272.

■ 糖尿病に伴うぶどう膜炎

246 – 1		Sakai J, et al：Clinical statistics of endogenous uveitis：comparison between general eye clinic and university hospital. Int Ophthalmol 2010；30：297-301.
246 – 2		Oswal KS, et al：Clinical features of patients with diabetes mellitus presenting with their first episode of uveitis. Ocul Immunol Inflamm 2009；17：390-393.
246 – 3		Vinores SA, et al：Electron microscopic immunocytochemical demonstration of blood-retinal barrier breakdown in human diabetes and its association with aldose reductase in retinal vascular endothelium and retinal pigment epithelium. Histochem J 1993；25：648-663.
246 – 4		Cunha-Vaz J, et al：Blood-retinal barrier permeability and its relation to progression of retinopathy with type 2 diabetes. Graefes Arch Clin Exp Ophthalmol 1993；231：141-145.

■ 小児のぶどう膜炎

249 – 1		Petty RE, et al：Revision of the proposed classification criteria for juvenile idiopathic arthritis：Durban, 1997. J Rheumatol 1998；25：1991-1994.
249 – 2		横田俊平：若年性関節リウマチ．日本臨床 2005；63（増刊号 臨床免疫学〈下〉）：274-280.
249 – 3		合田千穂ら：北海道大学眼科における小児ぶどう膜炎の臨床統計．臨床眼科 1995；49：1595-1599.
249 – 4		Kase S, et al：Elevation of serum Krebs von den Lunge-6 levels in patients with tubulointerstitial nephritis and uveitis syndrome. Am J Kidney Dis 2006；48：935-941.
249 – 5		Kitaichi N, et al：Increase of KL-6 in sera of uveitis patients with sarcoidosis. Graefes Arch Clin Exp Ophthalmol 2003；241：879-883.
249 – 6		Kitaichi N, et al：Usefulness of quantifying serum KL-6 levels in the follow-up of uveitic patients with sarcoidosis. Graefes Arch Clin Exp Ophthalmol 2006；244：433-437.
249 – 7		合田千穂ら：間質性腎炎ぶどう膜炎症候群．臨床眼科 2007；61：1598-1601.
249 – 8		中村 聡：若年性関節リウマチ．眼科診療プラクティス 8 ぶどう膜炎診療のしかた．東京：文光堂；1993．p.76-79.
249 – 9		北市伸義ら：自己免疫性ぶどう膜炎・交感性眼炎．小児内科 2004；36：1663-1667.
249 – 10		Goda C, et al：Clinical features in tubulointerstitial nephritis and uveitis（TINU）syndrome. Am J Ophthalmol 2005；140：637-641.
249 – 11		北市伸義ら：若年性関節リウマチに伴う前部内眼炎．臨床眼科 2007；61：488-492.
249 – 12		北市伸義：ぶどう膜炎に対するステロイド治療．水島 裕編．ステロイドの使い方 コツと落とし穴．東京：中山書店；2006．p.52-53.

■ 水晶体起因性ぶどう膜炎

261 – 1		Murase K, et al：A case of lens-induced uveitis following metastatic endophthalmitis. Jpn J Ophthalmol 2007；51：304-306.

項目起始頁	文献番号	文献
261 – 2		Meisler DM, et al：Chronic Propionibacterium endophthalmitis after extracapsular cataract extraction and intraocular lens implantation. Am J Ophthalmol 1986；102：733-739.
		■ 実験的ぶどう膜炎による基礎研究：過去，現在，そして未来へ
266 – 1		Rosenbaum JT, et al：Endotoxin-induced uveitis in rats as a model for human disease. Nature 1980；286：611-613.
266 – 2		Rosenzweig HL, et al：NOD 2, the gene responsible for familial granulomatous uveitis, in a mouse model of uveitis. Invest Ophthalmol Vis Sci 2008；49：1518-1524.
266 – 3		Caspi RR, et al：T cell lines mediating experimental autoimmune uveoretinitis (EAU) in the rat. J Immunol 1986；136：928-933.
266 – 4		Caspi RR, et al：A new model of autoimmune disease. Experimental autoimmune uveoretinitis induced in mice with two different retinal antigens. J Immunol 1988；140：1490-1495.
266 – 5		Kezuka T, et al：Peptide-mediated suppression of experimental autoimmune uveoretinitis in mice：development of a peptide vaccine. J Immunol 1996；8：1229-1235.
266 – 6		Caspi RR, et al：Endogenous systemic IFN-gamma has a protective role against ocular autoimmunity in mice. J Immunol 1994；152：890-899.
266 – 7		Luger D, et al：Either a Th 17 or a Th 1 effector response can drive autoimmunity：conditions of disease induction affect dominant effector category. J Exp Med 2008；205：799-810.
266 – 8		DeVoss J, et al：Spontaneous autoimmunity prevented by thymic expression of a single self-antigen. J Exp Med 2006；203：2727-2735.
266 – 9		Taguchi O, et al：Development of multiple organ-localized autoimmune diseases in nude mice after reconstitution of T cell function by rat fetal thymus graft. J Exp Med 1986；164：60-71.
266 – 10		Grajewski RS, et al：Endogenous IRBP can be dispensable for generation of natural CD4+CD25+ regulatory T cells that protect from IRBP-induced retinal autoimmunity. J Exp Med 2006；203：851-856.
266 – 11		Pennesi G, et al：A humanized model of experimental autoimmune uveitis in HLA class II transgenic mice. J Clin Invest 2003；111：1171-1180.
266 – 12		Nussenblatt RB：Bench to bedside：new approaches to the immunotherapy of uveitic disease. Int Rev Immunol 2002；21：273-289.
266 – 13		Hueber W, et al：Effects of AIN 457, a fully human antibody to interleukin-17A, on psoriasis, rheumatoid arthritis, and uveitis. Sci Transl Med 2010；2：52-72.
		■ 自己炎症症候群とぶどう膜炎
273 – 1		Blau EB：Familial granulomatous arthritis, iritis, rash. J Pediatr 1985；107：689-693.
273 – 2		Miceli-Richard C, et al：CARD 15 mutations in Blau syndrome. Nat Genet 2001；29：19-20.
273 – 3		Kanazawa N, et al：Early-onset sarcoidosis and CARD 15 mutations with constitutive nuclear factor κB activation：common genetic etiology with Blau syndrome. Blood 2005；105：1195-1197.
273 – 4		Kurokawa T, et al：Ocular manifestations in Blau syndrome associated with CARD 15/Nod 2 mutation. Opthalmology 2003；110：2040-2044.
273 – 5		Masters SL, et al：Horroe autoinflammaticus：the molecular pathophysiology of autoinflammatory diseases. Ann Rev Immunol 2009；27：621-668.
273 – 6		Schroder K, et al：The inflammasomes. Cell 2010；140：821-832.
273 – 7		Dollfus H, et al：Chronic infantile neurological cutaneous and articular/neonatal onset multisystem inflammatory disease syndrome. Arch Ophthalmol 2000；118：1386-1392.

項目起始頁	文献番号	文献
273 – 8		Williamson LM, et al：Familial hibernian fever. Q J Med 1982；51：469-480.
273 – 9		Bulua AC, et al：Mitchondrial reactive oxygen species promote production of proinflammatory cytokines and are elevated in TNFR1-associated periodic syndrome (TRAPS). J Exp Med 2011；208：519-533.
		■ ぶどう膜炎の病因遺伝子研究
280 – 1		水木信久：感受性遺伝子からみたベーチェット病の発症機序．眼科 2011；53：317-336.
280 – 2		Mizuki N, et al：Genome-wide association studies identify IL23R-IL12RB2 and IL10 as Behçet's disease susceptibility loci. Nature Genetics 2010；42：703-706.
280 – 3		Remmers EF, et al：Genome-wide association study identifies variants in the MHC class I, IL10, and IL23R-IL12RB2 regions associated with Behçet's disease. Nature Genetics 2010；42：698-702.
280 – 4		Yamaki K, et al：Animal models of Vogt-Koyanagi-Harada disease (sympathetic ophthalmia). Ophthalmic Res 2008；40：129-135.
280 – 5		Horie Y, et al：Tyrosinase gene family and Vogt-Koyanagi-Harada disease in Japanese patients. Mol Vis 2006；12：1601-1605.
280 – 6		Kawagoe T, et al：Sarcoidosis. Curr Opin ophthalmol 2011；22：502-507.
280 – 7		石原麻美：HLAとサルコイドーシス．あたらしい眼科 2006；23：1535-1541.
280 – 8		Valentonyte R, et al：Sarcoidosis is associated with a truncating splice site mutation in BTNL2. Nature Genetics 2005；37：357-364.
280 – 9		Hofmann S, et al：Genome-wide association study identifies ANXA11 as a new susceptibility locus for sarcoidosis. Nature Genetics 2008；40：1103-1106.
280 – 10		Hofmann S, et al：A genome-wide association study reveals evidence of association with sarcoidosis at 6p12.1. Eur Respir J 2011；38：1127-1135.
280 – 11		1000 Genomes Project Consortium：A map of human genome variation from population-scale sequencing. Nature 2010；467：1061-1073.
280 – 12		Greer EL, et al：Transgenerational epigenetic inheritance of longevity in *Caenorhabditis elegans*. Nature 2011；479：365-371.
280 – 13		Fraga MF, et al：Epigenetic differences arise during the lifetime of monozygotic twins. Proc Natl Acad Sci USA 2005；102：10604-10609.［Epub 2005 Jul 11.］
		■ 新しいドラッグデリバリーシステムと抗炎症治療
287 – 1		Harigai T, et al：Preferential binding of polyethylene glycol-coated liposomes containing a novel cationic lipid, TRX-20, to human subendthelial cells via chondroitin sulfate. Pharm Res 2001；18：1284-1290.
287 – 2		Lee CM, et al：Novel chondroitin sulfate-binding cationic liposomes loaded with cisplatin efficiently suppress the local growth and liver metastasis of tumor cells in vivo. Cancer Res 2002；62：4282-4288.
287 – 3		Vyas SP, et al：Ligand-receptor-mediated drug delivery：an emerging paradigm in cellular drug targeting. Crit Rev Ther Drug Carrier Syst 2001；18：1-76.
287 – 4		Ohno S, et al：Efficacy, safety, and pharmacokinetics of multiple administration of infliximab in Behçet's disease with refractory uveoretinitis. J Rheumatol 2004；31：1362-1368.
287 – 5		北澤克明ら：1日1回点眼製剤 Timolol GS 点眼液―チモロール点眼液1日2回点眼との臨床第3相比較試験．あたらしい眼科 1996；13：143-154.

項目起始頁	文献番号	文献
287 – 6		Jaffe GJ, et al：Fluocinolone acetonide implant（Retisert）for noninfectious posterior uveitis：thirty-four-week results of a multicenter randomized clinical study. Ophthalmology 2006；113：1020-1027.
287 – 7		Bangham AD, et al：Negative staining of phospholipids and their structural modification by surface-active agents as observed in the electron microscope. J Mol Biol 1964；8：660-668.
287 – 8		Zeisig R, et al：Effect of sialyl Lewis X-glycoliposomes on the inhibition of E-selectin-mediated tumour cell adhesion in vitro. Biochim Biophys Acta 2004；1660：31-40.
287 – 9		Kessner S, et al：Investigation of the cellular uptake of E-Selectin-targeted immunoliposomes by activated human endothelial cells. Biochem Biophys Acta 2001；1514：177-190.
287 – 10		Hashida N, et al：High-efficacy site-directed drug delivery system using sialyl-Lewis X conjugated liposome. Exp Eye Res 2008；86：138-149.
		■ぶどう膜炎と自然免疫
294 – 1		上田真由美ら：眼表面の自然免疫と眼表面炎症性疾患．実験医学 2007；25：30-36.
294 – 2		Chang JH, et al：Toll-like receptor 4 and its associated lipopolysaccharide receptor complex by resident antigen-presenting cells in the human uvea. Invest Ophthalmol Vis Sci 2004；45：1871-1878.
294 – 3		Jiang G, et al：Regulatory role of TLR ligands on the activation of autoreactive T cells by retinal astrocyte. Invest Ophthalmol Vis Sci 2009；50：4769-4776.
294 – 4		Namba K, et al：Granulocytapheresis in patients with refractory ocular Behçet's disease. J Clin Apher 2006；21：121-128.
294 – 5		Kittan NA, et al：Impaired plasmacytoid dendritic cell innate immune responses in patients with herpes virus-associated acute retinal necrosis. J Immunol 2007；179：4219-4230.
294 – 6		Keino H, et al：Effect of infliximab on gene expression profiling in Behçet's disease. Invest Ophthalmol Vis Sci 2011；52：7681-7686.

索引

あ行

悪性黒色腫	56
悪性腫瘍	135
悪性リンパ腫	59, 61, 77, 82, 103
アクティブターゲッティング	290
アクテムラ®	127, 138, 139, 142, 292
アクネ菌	298
アクロレイン	124
アザチオプリン	239
アシクロビル	178, 181, 185, 186
アスピリン	114, 252
アセチルスピラマイシン®	170, 191
アセメタシン	145
アダリムマブ	127, 130, 138, 139, 141, 292
圧迫子付き三面鏡	55
アトロピン®	155
アバスチン®	24
アバタセプト	127, 131, 138, 139, 292
アラキドン酸	143
アラキドン酸カスケード	143
アリール酢酸系	145
アルキル化薬	124
アンギオテンシン変換酵素	210, 213, 232
アンピシリン	169
異型リンパ球	93
イソジン®	117, 119
イソニアジド	135, 165
一塩基多型	282
イディオタイプ抑制	122
イヌ回虫	192
イヌ・ネコ回虫	83
イブプロフェン	145
イムノフィリン	126
イムノフィリンリガンド	123, 126
インターフェロンγ	80, 126
インターロイキン6	259
インターロイキン10	259
インドシアニングリーン蛍光眼底造影	63
インドメタシン	144, 145
インドメロール®	144, 145
陰部潰瘍	283
インプラント	118, 288
インフリキシマブ	123, 124, 127, 128, 130, 131, 134, 138, 139, 148, 211, 222, 223, 275, 292, 298
インフリキシマブ切れ	139
ウイルス抗体価	83
ウイルス性虹彩毛様体炎	176
ウイルスベクター	287, 293
ウステキヌマブ	293
栄養形	188
エカベナトリウム	113
疫学	2, 162
壊死性網膜炎	82
エタネルセプト	127, 130, 138, 139, 141
エタンブトール	164
エトドラク	145
エトレチナート	243
エノール系	145
エピジェネティクス	286
塩基性系	145
炎症性腸疾患	234, 238
エンドキサン®	123, 124
エンドトキシン誘発ぶどう膜炎	266
円板状皮疹	244
エンブレル®	127, 138, 139, 141, 252
黄斑星状白斑	57
黄斑浮腫	67, 68, 116, 159
黄斑部浮腫	158
オーロラ状硝子体混濁	257
オルソクローンOKT3®	127
オルニチンアミノトランスフェラーゼ	80
オレンシア®	127, 138, 139, 292
温流	12, 50

か行

外陰部潰瘍	22, 222
外境界膜	69
外血液網膜関門	38
開放隅角緑内障	151
潰瘍性大腸炎	50, 234, 238, 239, 293
寡関節型	249
寡関節進展型	249
獲得免疫反応	294
核内封入体	181
角膜後面沈着物	8, 11, 13, 48, 76, 172, 177, 184, 207, 226, 228, 230, 247, 252, 257, 262
角膜実質炎	167
角膜輪部色素	216
渦静脈うっ滞	43
家族性アミロイドーシス	103
家族性寒冷蕁麻疹	276
活性型ビタミンD	111
過熟白内障	261
仮面症候群	2, 20, 50, 56, 59, 61, 256
カルジオリピン	167
カルシニューリン	126
カルボン酸系	145
加齢黄斑変性	40, 146, 147, 193
肝炎ウイルス	113
眼球虚脱	157
眼原発悪性リンパ腫	77, 79
眼サルコイドーシス	17
ガンシクロビル	118, 179, 182, 187, 201
カンジダ	62
間質性腎炎	31
間質性腎炎ぶどう膜炎症候群	20, 79, 213, 249
眼症状	283
関節症性乾癬	242
関節リウマチ	9, 20, 130, 138, 167, 290, 293
乾癬	50, 242
乾癬関連関節炎	250
完全虹彩後癒着	18
感染症	135
乾癬性紅皮症	242
感染性ぶどう膜炎	11, 92
乾癬プラーク	242
眼痛	246
眼トキソカラ症	37, 56, 82, 83, 192
眼トキソプラズマ症	3, 9, 35, 37, 54, 59, 62, 82, 83, 166, 169, 188
眼内悪性リンパ腫	211, 212
眼内液採取法	102
眼内リンパ腫	14, 257
感音性難聴	29, 276
眼日和見感染症	199
眼部帯状疱疹	177
灌流ポート	157
消えゆく腫瘍	257
キシロカイン®	119
偽前房蓄膿	20
菊花状の蛍光漏出	64
偽乳頭浮腫	276
ギムザ染色	91
キャッスルマン病	142
球後注射	117
急性虹彩毛様体炎	184, 243
急性後部多発性斑状色素上皮症	56, 67
急性前部ぶどう膜炎	9, 14, 19, 22, 49, 76, 110, 115, 165, 234, 241

急性熱性好中球性皮膚症	245	結膜下注射	115, 119, 153	ゴリムマブ	127, 138, 139
急性ぶどう膜炎	2	ケナコルト-A®	24, 101, 120, 151, 288	コルヒチン	117, 130, 133, 140, 279
急性閉塞隅角緑内障発作	57	ゲノムワイド相関解析	280	コンフォーカル顕微鏡	181
急性網膜壊死	35-37, 56, 60, 76, 82, 83, 92, 100, 159, 160, 176, 183, 201, 212, 236, 298	限界フリッカ値	28		
		限局性滲出性網脈絡膜炎	188	**さ 行**	
急性緑内障発作	50	原発開放隅角緑内障	24, 232		
共焦点レーザー顕微鏡	181	原発閉塞隅角緑内障	232	細菌性眼内炎	82, 159, 196
強直性脊椎炎	20, 50, 141, 234, 238, 241	コインリージョン	14, 181, 182	サイクロフィリン	126
強膜炎	3	抗IL-6受容体抗体	142	細隙光	11
強膜コラーゲン線維	43	抗IL-6受容体抗体製剤	138	細隙灯顕微鏡	26
強膜バックリング手術	43	抗TNF-α抗体	124, 211, 238, 239, 287	再興感染症	162, 167
強膜ぶどう膜炎	20	抗TNF-α阻害薬エタネルセプト	279	細小血管障害	206
強膜輪状締結	160	抗イディオタイプ抗体	122	サイトケラチン陽性細胞	93
桐沢型ぶどう膜炎	35, 36, 37, 92, 183	高オルニチン血症	80	サイトスピン法	104
銀染色	92	高オルニチン尿症	80	サイトメガロウイルス	9, 14, 97, 102, 176, 186, 199, 230
隅角結節	8, 10, 16, 52, 207	抗核抗体	79		
隅角色素	52	効果細胞	122	サイトメガロウイルス角膜内皮炎	15
隅角色素脱失	231	抗カルジオリピン抗体	244	サイトメガロウイルス虹彩炎	15
隅角新生血管	53	交感性眼炎	18, 42, 44, 56, 59, 91, 118, 264	サイトメガロウイルス肺炎	135
隅角蓄膿	10, 20, 52			サイトメガロウイルス網膜炎	35, 36, 37, 56, 57, 92, 118, 176, 199, 244
隅角癒着解離術	154	抗キメラ抗体	139		
クォンティフェロン®	75, 80, 134, 212, 223	抗凝固薬	114	サイトメガロウイルス網膜症	6
		口腔潰瘍	244	再発性アフタ性潰瘍	22
クォンティフェロン®TB	135	口腔内アフタ	283	痤瘡様皮疹	220
クォンティフェロン®TB-2G	164	口腔内アフタ性潰瘍	220, 238, 241	サリチル酸系NSAIDs	114
屈曲拘縮	275	高血圧	110, 113	サルコイドーシス	2, 9, 10, 12, 13, 17, 19, 27, 29, 30, 31, 33, 36, 48, 51, 53, 56, 59, 63, 65, 66, 75, 76, 79, 93, 116, 148, 159, 169, 177, 206, 212, 218, 227, 234, 236, 249, 275, 285, 298
クラスIII	257	抗結核薬	114		
クラビット®	155	抗血管内皮増殖因子	24		
グラム染色	92	抗好中球細胞質（自己）抗体	44, 116		
クラリスロマイシン	164	虹彩	51		
クリスタリン蛋白	261	虹彩萎縮	51, 226	サルコイドーシス内眼炎	232
クリプトコッカス	192	虹彩異色	51	サルコイドーシスの診断基準と診断の手引き	206
クリンダマイシン	191	虹彩炎	245		
グルカン	84, 197	虹彩結節	8, 16, 51, 172, 207	サルファ剤	191
クレアチニン値	250	虹彩後癒着	51, 116, 151, 165, 177, 208, 242, 247, 252, 262, 275	三叉神経	233
クレアチニンホスホキナーゼ	127			三叉神経節	177
クローン病	238	虹彩前癒着	17	散弾状萎縮病変	169
クロマチン	286	虹彩毛様体炎	51, 169, 176, 220, 275	散弾状網脈絡膜炎	6
蛍光抗体法	83	虹彩癒着	16	サンディミュン®	123
蛍光貯留	64	虹彩ルベオーシス	51, 52, 90	サンピロ®	154, 155
蛍光標識抗トレポネーマ抗体吸収試験	167	抗酸菌	298	三方活栓	121
		鉱質コルチコイド	123	散乱光強度	85, 88
蛍光漏出	63	硬性白斑	194	シアリルルイスX	291
頸動脈海綿静脈洞瘻	42, 44	光線過敏症	244	ジエチルカルバマジン	193
血液尿素窒素	250	高速回転25Gシステム	158	敷石像	238
血液網膜関門	38	酵素抗体法	83	シクロオキシゲナーゼ	143
結核	27, 59, 61, 75, 79, 134, 135, 162	抗体率	76, 83, 102, 178, 190	ジクロード®	144, 145
結核腫	162	好中球	8, 296	シクロスポリン	114, 117, 123, 125, 126, 127, 130, 133, 137, 140, 218, 223, 239, 243, 271, 287
結核新登録患者数	162	抗てんかん薬	114		
結核性ぶどう膜炎	13, 34, 35, 80, 211, 224	後天性免疫不全症候群	186, 190, 199		
		後天梅毒	57, 167	ジクロフェナクナトリウム	144, 145
結核性網膜血管炎	166	後部Tenon囊下注射	119	シクロホスファミド	123, 124, 125
結核性網脈絡炎	163	後部強膜炎	44	自己炎症症候群	273
結核登録者情報調査	162	後部ぶどう膜炎	6, 55	視細胞錐体外節端	69
血管新生緑内障	257	抗リウマチ薬	252	視細胞内節外節接合部	69
血管内皮増殖因子	244	抗リン脂質抗体	244	脂質代謝異常	110, 113
血小板活性化因子	143, 296	抗リン脂質抗体症候群	244	視神経炎	28
血小板由来増殖因子	128	極小切開硝子体手術	102	視神経乳頭萎縮	276
結節性紅斑	22, 220, 238, 241	骨髄異形成症候群	245	視神経乳頭炎	28
結膜炎	242	骨粗鬆症	110, 112, 211	自然免疫	294
		コラーゲン	25	シダ状蛍光漏出	220

索引　317

シダの葉状の蛍光漏出	63	
市中病院	2	
疾患修飾性抗リウマチ薬	252	
実験的自己免疫性前部ぶどう膜炎	266	
実験的自己免疫性脳脊髄膜炎	272	
実験的自己免疫性ぶどう膜炎	266	
実験的自己免疫性ぶどう膜網膜炎	142, 296	
シムレクト®	127	
若年性関節リウマチ	249	
若年性サルコイドーシス	273	
若年性特発性関節炎	5, 31, 141, 236, 249, 275	
視野欠損	189	
充盈欠損	64, 68	
充盈遅延	68	
充血	49, 246	
周辺虹彩切除術	153	
周辺虹彩前癒着	10, 17, 52, 154, 207	
羞明	246	
樹枝状潰瘍	177	
樹状細胞	296	
出血性膀胱炎	124	
術後虹彩炎	89	
受動的標的化	290	
樹氷状血管炎	59	
周辺虹彩前癒着	151	
腫瘍壊死因子	138	
腫瘍細胞	12	
主要組織適合遺伝子複合体	122, 282	
漿液性網膜剥離	67, 68, 71	
消化性潰瘍	113, 211	
少関節型	249	
少関節進展型	249	
硝子体カッター	91, 104, 156	
硝子体混濁	8, 25, 78, 84, 102, 158, 165, 185, 211, 262	
硝子体細胞診	257	
硝子体手術	156, 159	
硝子体生検	157	
硝子体内注射	117, 120	
上脈絡膜腔	42	
シリコーンオイルタンポナーデ	186, 201	
シリコーンオイル注入	160	
シルクロード病	6	
白いぶどう膜炎	251	
真菌性眼内炎	37, 62, 82, 92	
進行性網膜外層壊死	199, 202	
滲出性網膜剥離	38, 57, 66, 93, 111	
滲出斑	8, 33, 252	
真珠の首飾り様硝子体混濁	27	
尋常性乾癬	242	
新生血管	158	
新生血管緑内障	151	
真性小眼球	43	
人畜共通感染症	192	
深部強調光干渉断層計	39	
シンポニー	127, 138, 139	
蕁麻疹	276	
髄液検査	77, 105	
水晶体過敏性眼内炎	261	
水晶体起因性ぶどう膜炎	20, 261, 266	
水晶体毒性ぶどう膜炎	261	
水痘	177	
水痘帯状ヘルペスウイルス性前部ぶどう膜炎	20	
水痘帯状疱疹ウイルス（水痘帯状ヘルペスウイルス）	14, 51, 97, 102, 176, 183, 201, 226	
水痘帯状疱疹ウイルス虹彩毛様体炎	233	
水疱性角膜症	182	
水疱性皮疹	177	
杉浦徴候	216, 224	
スタチン系	113	
ステラーラ®	293	
ステロイド	13, 52, 99, 108, 110, 115, 123, 175, 193, 217, 239, 243, 248, 252, 279	
ステロイド徐放剤	288	
ステロイド性骨粗鬆症	112	
ステロイドの全身副作用	110	
ステロイドの副作用	124	
ステロイド緑内障	152, 154, 209, 237	
ステロイドレスポンダー	233	
スパトニン®	193	
スピロヘータ	10	
スミルノフ・グラブス検定	87	
スリット幅	11	
スルピリン	145	
スルファジアジン	191	
脆弱性骨折	112	
成人T細胞白血病	171	
精神症状	211	
精神発達遅滞	188	
生物学的製剤	128, 292	
星芒状白斑	194	
世界での疫学	5	
接触型レンズ	26	
セルセプト®	123, 126	
線維柱帯切開術	24, 154	
線維柱帯切除術	23, 24, 155	
線維素析出	8, 18, 50, 240, 242, 246, 252	
全身性エリテマトーデス	44, 125, 167, 242, 244	
先天梅毒	167	
前部ぶどう膜炎	5	
前房出血	50, 224	
前房浸潤細胞	11	
前房深度	50	
前房蓄膿	8, 20, 50, 169, 177, 196, 220, 224, 235, 236, 241, 246, 252, 262	
前房内フィブリン	50	
前房フレア	49	
走査型レーザー検眼鏡	181	
増殖膜	158	
相対的瞳孔求心路障害	28	
続発緑内障	151, 253	
粟粒結核	61	
ゾビラックス®	178	
ソル・メドロール®	109	

た行

第1次硝子体過形成遺残	25	
大学病院	2	
代謝拮抗薬	125	
帯状角膜変性	129, 276	
帯状ヘルペス虹彩毛様体炎	228	
大腸ひだ	239	
多関節型	249	
タグSNP	280	
ダクリズマブ	272	
タクロリムス	239, 271, 287	
多発一過性白点症候群	67	
多発筋炎	171	
多発消失性白点症候群	56, 59	
多発性硬化症	28	
多発性後極部網膜色素上皮症	40	
炭酸脱水酵素阻害薬	233	
単純ヘルペスウイルス	97, 102, 183, 201	
単純ヘルペスウイルス1型	176	
単純ヘルペスウイルス角膜虹彩炎	232	
蛋白漏出	12	
チアベンダゾール	193	
チアラミド	145	
地図状脈絡膜炎	118	
地図状脈絡膜症	166	
地図状網脈絡膜症	56	
中間部ぶどう膜炎	6	
中心静脈栄養	197	
中心性漿液性脈絡網膜症	39	
超音波Bモード	27	
蝶形紅斑	244	
直接照明法	26	
チロシナーゼ	285	
チロシナーゼ関連蛋白質	285	
ツベルクリン反応	80, 164	
デカドロン®	116, 153, 223	
デカドロン液®	115	
デカドロン注®	155	
デキサメタゾン	108, 119, 153, 155, 223, 236, 237	
デキサメタゾン硝子体内インプラントキット	289	
滴状乾癬	242	
徹照法	26	
デノシン®	179, 187	
転移性脈絡膜腫瘍	45, 256	
点状脈絡膜内層症	56	
テント状PAS	18	
テント状周辺虹彩前癒着	53	
瞳孔不整	225	
瞳孔ブロック	151	
糖質コルチコイド	123	
糖尿病	110, 211	
糖尿病黄斑浮腫	289	
糖尿病虹彩炎	2, 50, 236, 243, 246	
糖尿病網膜症	111, 147, 224	
トキソカラ	192	
トキソプラズマ	51, 192	

トキソプラズマ感染症	169	
トキソプラズマ原虫	83, 188	
トキソプラズマ症	4, 5, 6, 83, 218, 225	
特異免疫療法	122	
トシリズマブ	127, 138, 139, 142, 252, 292	
ドライアイ	242	
ドラッグデリバリーシステム	287	
トラフ値	223	
トラフレベル	126	
トリアムシノロン（アセトニド）	24, 101, 108, 116, 119, 120, 150, 151, 159, 170	
トリグリセリド	113	
トリパンブルー	149	
トレポネーマ	167	
トロピカミド	178, 237, 248	
トロンボキサン A_2	143	
豚脂様角膜後面沈着物	8, 13, 48, 76, 177, 178, 184, 207, 227, 247, 252, 262	

な 行

内因性細菌性眼内炎	236
内因性転移性眼内炎	196
内血液網膜関門	38
内耳難聴	167
ナブメトン	145
ナプロキセン	145
軟性白斑	244
肉芽腫性炎症	8
肉芽腫性血管炎	206
肉芽腫性ぶどう膜炎	11, 17, 63
二次性アミロイドーシス	279
ニフラン®	144, 145
乳頭腫脹	257
乳頭小窩黄斑症候群	41
乳頭浮腫	56, 59, 276
ニューモシスチス・イロヴェツィイ	84
ニューモシスチス肺炎	113, 124, 135
尿酸	294
妊娠初期	114
ネオーラル®	126, 223
ネコ回虫	192
猫ひっかき病	31, 56, 57, 59, 192, 194
ネパナック®	144, 145
ネパフェナク	144
脳回状脈絡網膜萎縮	80
嚢子	188
脳水腫	188
能動的標的化	290
脳内石灰化	188
膿疱性乾癬	242
嚢胞体	188
嚢胞様黄斑浮腫	64, 66, 67, 68, 146, 204, 211, 226

は 行

バイオフリー	141
肺癌	93, 256
背景信号1	87
梅毒	30, 56, 57, 59, 167
梅毒性ばら疹	243
梅毒トレポネーマ	167
梅毒トレポネーマ赤血球凝集試験	167
肺門リンパ節腫脹	29
培養同定	81
ハウストラ	239
白鞘	33, 59, 163, 207
白色微細角膜後面沈着物	8
バクタ®	113
白点症候群	68
白内障	117, 148, 237, 251
白内障手術	146, 148
白内障術後炎症	89
白斑	212
バシリキシマブ	127
パターン認識受容体	294
白血球	197
パッシブターゲッティング	290
発熱	278
パパニコロウ染色	91, 93
バラシクロビル	178, 181
原田病	13, 57, 59, 214, 264
原田病国際診断基準	77
バリキサ®	187
針反応	76
バルガンシクロビル	179, 187, 201
バルトネラ抗体	32
バルトレックス®	178, 181
汎ぶどう膜炎	55, 176, 245, 275
ヒアルロン酸	25, 294
非感染性肉芽腫性ぶどう膜炎	213
非感染性ぶどう膜炎	11
非乾酪性類上皮細胞肉芽腫	206
ビクロックス®	185
非結核性抗酸菌症	165
ヒスタミン	296
非ステロイド性抗炎症薬	89, 143, 145, 252
ビスホスホネート製剤	111
ビタミン D_3	243
ビタミン K_2	111
ヒト T リンパ球向性ウイルス関連ぶどう膜炎	20
非特異免疫療法	122
ヒト白血球抗原	76, 282
ヒトヘルペスウイルス	97
ヒドロコルチゾン	108
ヒドロペルオキシエイコサテトラエン酸	143
非肉芽腫性炎症	8
非肉芽腫性前部ぶどう膜炎	276
非肉芽腫性ぶどう膜炎	11, 246
皮膚サルコイド	243
皮膚症状	283
飛蚊症	172
びまん性黄斑浮腫	67, 68
百日咳トキシン	268
ヒュミラ®	127, 138, 139, 141, 238, 292
日和見感染症	167
ピリメタミン	191
ピロカルピン	154, 155
ピロキシカム	145
ファンギテック G テスト®	84
フィブラート系	113
フィブリノーゲン	294
フィブリン	22, 25, 71
フィブリン析出	8, 12, 18, 50, 89, 196, 234, 235, 236, 242, 246, 262
風疹	225
風疹ウイルス	180
フェニトイン	114
フェノバルビタール	114
不完全後部硝子体剝離	185
副腎皮質ステロイド	108, 115, 123, 175, 193, 217, 244, 248, 279
副腎皮質ホルモン	123
フクロウの目現象	181
匐行性脈絡膜炎	118
ブラスト解析	99
プラノプロフェン	144, 145
ブリリアントブルー G	149, 159
フルオレセイン蛍光眼底造影	63
フルオロメトロン	152, 240, 248
フルフェナム酸	145
フルメトロン®	152
フレア	12, 26, 148, 242
フレア値	85, 88
プレドニゾロン	108, 110, 150, 175, 185, 237
プレドニン®	108, 117
プロウイルス	171
フローサイトメトリー	80, 258
ブロードレンジ PCR	94
ブロードレンジ定量 PCR 法	98
プロスタグランジン	143
プロスタグランジン E	230
プロトンポンプ阻害薬	113
ブロナック®	144, 145
プロピオン酸系	145
ブロムフェナクナトリウム	144, 145
プロラノン®	145
分子標的治療薬	128, 130
閉塞隅角緑内障	151
併発白内障	253
ベール状	257
ベール状硝子体混濁	27, 61
ベタメタゾン	12, 14, 108, 114, 150, 152, 155, 178, 181, 185, 236, 240, 248
ペニシリン	168
ペニシリン G®	169
ペニシリン製剤	30
ベバシズマブ	24, 118
ペプシン	113
ペルオキシダーゼ標識ヒトモノクローナル抗体	187

ヘルペスウイルス	9, 14	
ヘルペス性虹彩炎	2, 48, 54, 76, 224	
ヘルペス性虹彩毛様体炎	184, 208, 225, 236	
ほうき状の蛍光漏出	63	
胞状滲出性網膜下液	214	
胞状網膜剝離	219	
膨隆虹彩	151, 152	
星形KP	179	
ホスカビル®	187	
ホスカルネット	187, 201	
ポリープ状脈絡膜血管症	40	
ポリエチレングリコール	288	
ホリナートカルシウム	125	

ま行

マイクロペリメーター	63, 72
マイトマイシンC	155
マイトマイシンC併用線維柱帯切除術	155
マイボーム腺機能不全	242
マクロファージ	8, 17, 27, 296
麻疹ウイルス	182
麻痺性散瞳	51
マルチプレックス定性PCR	94
慢性虹彩毛様体炎	129
ミコフェノール酸モフェチル	123, 125, 126
ミコブティン®	24
ミドリンP®	115, 116, 178, 248
脈絡灰白色隆起性病変	218
脈絡膜炎	55
脈絡膜結核結節	61
脈絡膜粟粒結核	162
脈絡膜剝離	42
ミリポア®フィルター	120
ミンテゾール®	193
無菌性髄膜炎	276
霧視	172, 246
ムラミルジペプチド	274
ムロモナブ-CD3	127
ムンプスウイルス	176, 182
メソトレキセート®	137
メチルプレドニゾロン	108, 109, 113
メトトレキサート	123, 125, 139, 211, 260, 275
メフェナム酸	145
メラニン色素	214, 264
メラノサイト	214, 264
免疫再構築症候群	203
免疫抑制薬	122, 252
綿花様白斑	187
毛囊炎様皮疹	220
網膜炎	3
網膜外層	69
網膜芽細胞腫	256
網膜下滲出斑	257
網膜可溶性抗原	267
網膜血管炎	33, 55, 63, 227, 257
網膜血管腫状増殖	40

網膜血管閉塞	195
網膜厚マッピング	73
網膜色素上皮	38, 69, 91
網膜色素上皮病変	64
網膜視神経炎	28, 55
網膜静脈炎	162
網膜静脈分枝閉塞	289
網膜中心動脈閉塞症	224
網膜病変	64
網膜裂孔	158
網脈絡膜炎	55, 165, 188, 275
網脈絡膜滲出病巣	78
毛様充血	49, 262
毛様体脈絡膜剝離	42

や行

八重式マイクロ剪刀	149
夕焼け眼底	216
雪玉状混濁	227
雪玉状硝子体混濁	27, 218
葉酸	125
幼虫移行症	192

ら行

リアルタイム定量PCR	94
リウマチ因子	79, 251
リウマトレックス®	123, 125
リツキサン®	127
リツキシマブ	127
リファブチン	24
リファブチン関連ぶどう膜炎	165
リファンピシン	114, 164, 165
リポ化ステロイド	290
リポソーム	287
リポ多糖	295
リメタゾン®	290
硫酸アトロピン	155
流涙	246
両側肺門リンパ節腫脹	210, 232
緑内障	251
緑内障手術	24, 151
リン酸デキサメタゾンナトリウム	115
リンデロン®	108, 155, 178, 185, 248
リンパ球	8
ルイスラット	267, 268
ループス抗凝固因子	244
ループス様症候群	136
レアギン	167
レーザー虹彩切開術	152
レーザーフレアセルメーター	85
レバミピド	113
レボフロキサシン	155
レミケード®	124, 127, 130, 138, 139, 223, 238, 239, 292
レンサ球菌	298
連続円形前囊切開	149
ロイコトリエン	143, 296
ロイコボリン®	125
濾過胞感染	155

ロキソプロフェン	145
濾胞性結膜炎	194

わ行

ワーファリン®	114
ワイドビューイングシステム	158

数字

II型TNF受容体	131
18S/28S	96
25Gシステム	159
50%阻害濃度	145

ギリシャ文字

α-クリスタリン抗体	261
βグルカンテストワコー®	84
β遮断薬	233
$β_2$-ミクログロブリン	31, 79, 213, 250
β-N-アセチルグルコサミニダーゼ	31

A-E

AAU	49, 50, 234, 241
abatacept	131
ACAID	261
AccuPrime *Taq*®	97
ACE	75, 79, 210, 213
acquired immunodeficiency syndrome	186, 199
acrolein	124
acute anterior uveitis	49, 234, 241
acute febrile neutrophilic dermatosis	245
acute posterior multifocal placoid pigment epitheliopathy	56, 67
acute retinal necrosis	183, 201, 298
adalimumab	130
adult T-cell leukemia antibody	79
adult T-cell leukemia/lymphoma	171
age-related macular degeneration	40
AIDS	60, 186, 190, 199
AIRE	270
alignment off	87
AMD	40
Amsler 徴候	50
Amsler sign	226, 232
ANCA	44, 116
angiotensin-converting enzyme	75, 79, 210, 213
angle hypopyon	20
angle neovascularization	53
ankylosing spondylitis	141, 234
Annexin A 11	285
anterior chamber associated immune deviation	261
anterior uveitis	20
antigenemia	200

anti-neutrophil cystoplasmic antibody	44	
anti-neutrophil cytoplasmic autoantibody	116	
ANXA 11	285	
APMPPE	56, 59, 68	
apoptosis-associated speck-like protein containing caspase-recruitment domain	277	
ARN	183, 201, 298	
arrestin	267, 272	
AS	141, 234	
ASC	276, 277	
ATL	171	
ATLA	79	
autoimmune regulator	270	
B型肝炎	128, 135	
B型肝炎ウイルス	113	
Bモード超音波検査	57	
B10.RIII マウス	269	
bacillary angiomatosis	194	
background1	87	
background2	87	
Barkitt リンパ腫	176	
Bartonella henselae	194	
Basic Local Alignment Search Tool	99	
BCG 接種	164	
Behçet 病	6, 9, 10, 12, 14, 18, 20, 22, 27, 29, 33, 35, 50, 56, 59, 60, 63, 66, 69, 73, 75, 117, 127, 130, 137, 148, 166, 177, 211, 218, 220, 224, 234, 236, 283, 298	
Behçet 病網膜ぶどう膜炎	138	
BG1	87	
BG2	87	
BHL	29, 210	
bilateral hilar lymphadenopathy	29, 210	
BLAST	99	
Blau 症候群	267, 273	
blood retinal barrier	38	
blood urea nitrogen	250	
branch retinal vein occlusion	289	
BRB	38	
Brilliant Blue G	149, 159	
BRVO	289	
BSS PLUS®	120	
BTNL 2	206, 285	
BUN	250	
Busacca 結節	51, 207	
Busacca nodule	16	
butyrophilin-like 2	206	
Butyrophilin-like protein 2	285	
C型肝炎ウイルス	113	
C反応性蛋白	197, 236	
C3a	296	
C5a	296	
C7-HRP	187	
camptodactyly	275	
c-ANCA	116	
Candida albicans	92	

CAPS	276	
CARD	274	
caspase-1	276	
cat-scratch disease	194	
CBG	123	
CCC	149	
cell block	91	
central serous chorioretinopathy	39	
CFA	268	
CFF	28	
CFT-10	80	
CH50	79	
choroidal detachment	42	
choroidal effusion	42	
chronic infantile neurologic cutaneous and articular	273, 276	
chronic iridocyclitis in young girls	251	
ciliochoroidal detachment	42	
CINCA	276	
CINCA 症候群	273, 276	
CME	64, 66, 67, 68	
CMV	97, 176, 199	
CMV 角膜内皮炎	181	
CMV 抗原血症	200	
CMV 虹彩炎	178	
CMV 網膜症	186	
cobble stone appearance	238	
coin lesion	230	
coin-shaped lesion	181	
cone outer segment tips	69	
Congo-Red 染色	103	
Constellation®	104	
continuous curvilinear capsulorrhexis	149	
corticosteroid-binding globulin	123	
COST	69	
COX	143	
COX-1	144	
COX-2	144	
CPK	127	
C-reactive protein	197, 236	
creatine phosphokinase	127	
critical flicker fusion frequency	28	
Crohn 病	50, 234, 238, 293	
CRP	76, 197, 236	
cryopyrin	276	
cryopyrin-associated periodic syndrome	276	
Cryptococcus neoformans	84	
CSC	39	
CSD	194	
CTLA-4	127, 131, 292	
CTLA4-IgG1	139	
cyclooxygenase	143	
cyclophiline	126	
cyst	188	
cystoid macular edema	64, 67, 68	
cystoid space	39	
cytomegalovirus	97, 176, 186, 199	
cytotoxic T-lymphocyte antigen 4	127, 131	

DAMPs	277	
danger-associated molecular patterns	277	
dbSNP	281	
DDS	144, 287	
DE-102	289	
Debye の法則	85	
Descemet 膜皺襞	182, 235, 247	
diabetic iritis	246	
diffuse large B cell lymphoma	79	
diffuse macular edema	67, 68	
dihydrofolic acid reductase	125	
disease-modifying antirheumatic drugs	252	
DMARDs	252	
DME	67, 68	
drug delivery system	144, 287	
E-セレクチン	291, 292	
EAAU	266	
EAE	272	
EAU	266, 296	
EB ウイルス	97	
EBV	97, 176	
EDI	70	
EDI-OCT	39, 70	
Edmund-Jensen 型	189	
effector cells	122	
EIU	266	
ELISA	83, 158, 192	
ELM	69	
endotoxin-induced uveitis	266	
enhanced depth imaging	70	
enhanced depth imaging optical coherence tomography	39	
enzyme-linked immunosorbent assay	83, 158, 192	
epitopespreading	272	
Epstein-Barr virus	97	
ESAT-6	80	
etanercept	130	
experimental autoimmune anterior uveitis	266	
experimental autoimmune encephalomyelitis	272	
experimental autoimmune uveitis	266	
experimental autoimmune uveoretinitis	142, 296	
external limiting membrane	69	
exudative retinal detachment	38, 57	

F-J

FA	63, 83	
filling defect	64, 68, 71	
filling delay	68	
fluorescein angiography	63	
fluorescent antibody technique	83	
fluorescent treponemal antibody absorption test	167	
FTA-ABS	167	

Fuchs 虹彩異色性虹彩毛様体炎 17, 49, 50, 52, 82, 150, 179, 180, 224, 225, 232	HLA-DRB1*0405 214, 284	intracellular adhesion molecule 270
fungus ball 84	HPETE 143	intravenous hyperalimentation 197
GenBank® 99	HSV 77, 82, 83, 97, 183, 201	IRBP 267, 296
Genome Wide Association Study 206	HSV 角膜内皮炎 180	IRBP 抗原 268
genome-wide association study 280	HSV-1 176	iris atrophy 51
gG 83	HSV-2 100, 176	iris bombé 19, 50, 51, 151, 152, 208, 235
Giemsa 染色 91	HTLV-1 20, 133, 171	iris nodule 51
glucocorticoid receptor 蛋白 123	HTLV-1 関連ぶどう膜炎 5, 23, 35, 110, 171, 211, 223	iris rubeosis 51, 90
glycoprotein G 83	HTLV-1-associated arthropathy 171	IRU 199, 203
Goldmann-Witmer 係数値 183	HTLV-1-associated bronchopneumonopathy 171	IS/OS 69
Goldmann-Witmer coefficient 83, 190	HTLV-1-associated myelopathy 171	I-vation™ 289
GR 蛋白 123	HTLV-1-associated uveitis 172	IVH 197
Gram 染色 92	human antichimeric antibody 136, 139	Japan Diabetes Society 値 110
granulomatous uveitis 8	human herpes virus 97	JDS 値 110
GWAS 206, 280	human leukocyte antigen 76, 282	JIA 141, 249
GWC 83	human T-cell lymphotropic virus type 1 20, 171	JRA 249
H₂ ブロッカー 113	human T-cell lymphotropic virus type 1 associated uveitis 35	junction between photoreceptor inner and outer segment 69
HAAP 171	Hutchinson 三徴候 167	juvenile idiopathic arthritis 141, 249
HAART 199	Hutchinson 菌 167	juvenile rheumatoid arthritis 249
HAB 171	Hutchinson の法則 177	
HACA 136, 139	hypopyon 20, 50	# K-O
HAM 171	IA 63	
HapMap 281, 282	IBD 238	keratic precipitate(s) 48, 177
HAU 172	IC₅₀ 145	Koeppe 結節 9, 51, 207
HbA₁c 110, 236, 247	ICAM 270	Koeppe nodule 16
HBs 抗原 129	ICOS 270	KP 177
HEL 270	idiopathic uveal effusion syndrome 43	KPs 48
Helicobacter pylori 229	idiotype suppression 122	LDL 113
He-Ne レーザー 85	IFNγ 268, 295	leakage 63, 66
hen egg lysozyme 270	IgG 195	lens-induced uveitis 20, 261, 266
herpes simplex virus 82, 83, 97, 183, 201	IL 82	LFA 270
herpes simplex virus-type 1 176	IL-1 277, 296	lipopolysaccharide 267, 295
herpes zoster ophthalmicus 177	IL-2 126, 295	LIU 266
heterochromia iridis 51	IL-4 268	LPS 267
HHV 97	IL-6 84, 103, 138, 142, 259, 292, 296	LRR 274
HHV-6 176	IL-8 296	LT 143
HHV-7 176	IL-10 84, 103, 259, 284	Lymphocyte function-associated antigen 270
HHV-8 176	IL-10/IL-6（比） 77, 103, 260	lysoPC 296
highly active antiretroviral therapy 199	IL-17 295	lysophosphatidylcholine 296
HIV 133	IL-23 295	MAC 症 164
HLA 76, 206, 282, 283	IL-23R/IL-12RB2 284	macular star 194
HLA-A26 23, 283	Iluvien™ 289	major histocompatibility complex 122, 282
HLA-A29 抗原 6	immune reconstitution syndrome 203	MAPK 278
HLA-B27 22, 76, 234, 283	immune recovery uveitis 118, 199, 203	May-Giemsa 染色 103
HLA-B27 関連急性前部ぶどう膜炎 5	immunoglobulin G 195	MCP 56, 59, 67
HLA-B27 関連ぶどう膜炎 21, 115, 116, 218, 224, 241	indocyanine green angiography 63	MCP-1 296
HLA-B51 23, 76, 283	inducible co-stimulator 270	MDP 274
HLA-B*51 220	infectious uveitis 92	MDP 誘発ぶどう膜炎 266
HLA class II 抗原 214	inflammatory bowel diseases 238	MDP-induced uveitis 266, 267
HLA-DQB 1 285	infliximab 130	methicillin-resistant *Staphylococcus aureus* 82
HLA-DR4 76, 214, 249, 283, 284	INH 135, 165	methicillin-resistant *Staphylococcus epidermidis* 82
HLA-DR8 283	inhibit COX enzyme activity 145	methotrexate 139, 211
HLA-DR9 249	inner BRB 38	MEWDS 56, 59, 67
HLA-DR11 283	interferon-γ 80	MHC 122, 282
HLA-DR12 283	interleukin 82	microangiopathy 206
HLA-DR14 283	interphotoreceptor retinoid-binding protein 267, 296	micro incision vitreous surgery 102
HLA-DRB 1 285		

mitogen-activated protein kinase		278
MIVS		103
monocyte chemoattractant protein-1		296
MP-1®		63, 72
MPPE		40
MRSA		82
MRSE		82
MTX		139, 211
Muckle-Wells 症候群		276
multifocal choroiditis and panuveitis		67
multifocal choroiditis with panuveitis		56, 59
multifocal posterior pigment epitheliopathy		40
multiple evanescent white dot syndrome		56, 59, 67
muramyl dipeptide		274
muramyl dipeptide (MDP)-induced uveitis		266
muttonfat		13
mutton-fat keratic precipitates		247
Mycobacterium avium		164
Mycobacterium intracellulare complex		164
N-アセチルグルコサミニダーゼ		250
NAG		31, 250
National Glycohemoglobin Standardization Program 値		110
neonatal onset multisystem inflammatory disease syndrome		273, 276
NF-AT		126
NF-κB		274
NGSP 値		110
NLR		294
NLRP 3		276
NOD 2		267
nongranulomatous uveitis		8
nonsteroidal antiinflammatory drugs		143, 252
NSAID		89
NSAIDs		143, 145, 252
NT-50		290
nuclear factor of activated T cells		126
nucleotide-binding oligomerization domain 2		267
nucleotide oligomerization domain-like receptor		294
OCT		67
oocyst		188
outer BRB		38
owls eye		181
OZURDEX®		289

P−T

P-セレクチン		291
PAF		143, 296
PAMP		277, 278, 294
p-ANCA		116
Papanicolaou 染色		91
parecho ウイルス		180
Parinaud 眼腺症候群		194
Parinaud oculoglandular syndrome		194
PAS		18, 52, 151, 154
PAS 染色		92
pathogen-associated molecular patterns		277, 278, 294
pattern recognition receptor		294
PCR		76, 81, 94, 179, 183, 190, 200, 232
PCV		40
PDGF		128
PEG		288
peptidyl-prolyl cis-trans isomerase		126
periodic acid-Schiff 染色		92
peripheral anterior synechia		17, 52, 154
PG		143
PGE$_2$		296
PGI$_2$		296
phacoanaphylactic endophthalmitis		261
phacotoxic uveitis		261
phosphamide mustard		124
photon counts		85
PIC		56, 67
pigment pellet		52
pit-macular syndrome		41
platelet activating factor		296
platelet-derived growth factor		128
Pneumocystis jirovecii		84
polymerase chain reaction		76, 81, 94, 183, 190, 200, 232
polypoidal choroidal vasculopathy		40
pooling		64
PORN		199, 202
Posner-Schlossman 症候群		3, 14, 17, 49, 52, 152, 179, 181, 208, 211, 224, 226, 228, 229
posterior synechia		51, 151
posterior vitreous detachment		185
PPD		164
progressive outer retinal necrosis		199
Propionibacterium acnes		23, 206, 263, 298
prostaglandin		143
PRP		294
pseudohypopyon		20
punctate inner choroiditis		67
punctate inner choroidopathy		56
purified protein derivative		164
Push-and-pull 鑷子		149
PVD		185
Q 値		83, 96, 102, 178, 183, 190
QFT		212
QFT-2G		80
QuantiFERON® TB-2G		80
quotient ratio		83
RA		138
RAB 23		286
radio allergosorbent test		193
RAP		40
RAPD		28
rapid plasma regain		167
RAST		193
Rayleigh 散乱		85
real time PCR		179
Reiter 症候群		50
Reiter 病		234
relative afferent pupillary defect		28
remission induction by Remicade in RA		140
retinal angiomatous proliferation		40
retinal pigment epithelium		38, 69, 91
retinoic acid inducible gene I-like receptor		294
Retisert®		118, 288
RF		251
RFP		165
rheumatoid arthritis		138
rheumatoid factor		251
RLR		294
RPE		38, 69, 91
RPR		167
RRR study		140
S 抗原		267
Sabin-Feldman の四徴		188
Scanning laser ophthalmoscopy		181
Schepens		42
Schlemm 管		208
SD-OCT		68, 69
serologic tests for syphilis		167
serous retinal detachment		67, 68
sialyl Lewis X		291
single nucleotide polymorphism		282
Sjögren 症候群		171
SK-0503		289
SLE		44, 125, 244
SLO		181
SLX		291
Smirnov-Grubbs 検定		87
SNP		282
spectral domain-OCT		68
SRD		67, 68
staining		63, 66, 71, 208
Steinman		296
STS		167
SUN Working Group		49
suprachoroidal space		42
Sweet 病		242, 245
systemic lupus erythematosus		44, 125, 244
T サイン		57
TaqMan® プローブ		98
TASS		23
TD-OCT		68
Tenon 囊下球後注射		211
Tenon 囊下注射		116, 119, 151
tent like peripheral anterior synechiae		207

TGF-β	128
Th1	80, 268, 295, 296
Th2	268
Th17	269, 295, 296
time domain-OCT	68
TINU	32, 249
TINU 症候群	80
TLR	266, 294
TLR 2	298
TLR 4	298
TLRs	277
TNF	138
TNF 受容体関連周期性発熱症候群	277
TNF 阻害薬による副作用	136
TNF receptor 1	277
TNF receptorassociated periodic syndrome	277
TNFRII	131
TNFRSF 1 A	277
TNF-α	130, 135, 252, 295, 296, 298
TNIU 症候群	213
toll 様受容体	294
toll-like receptors	266, 277, 294, 295
Tolypocladium inflatum Gams	126
toxic anterior segment syndrome	23
Toxocara canis	192
Toxocara cati	192
Toxocara CHEK®	193
Toxoplasma gondii	83, 188
T-PAS	207
TPHA	168
trabeculectomy	23, 24
trabeculotomy	24
TRAPS	273, 277
Treponema pallidum	167
Treponema pallidum hemagglutination	168
TRLs	295
trophozoite	188
tropical spastic paraparesis	171
TRP-1	285
TRP-2	285
truncate 型蛋白	285
TSP	171
tubulointerstitial nephritis and uveitis syndrome	80, 213, 249
tumor necrosis factor	138
tumor necrosis factor-α	130
TXA₂	143

U-Z

UC	239
ulcerative colitis	239
uveal effusion	42, 43
uveal effusion syndrome	42
V-ランス	103
vanishing tumor	257
varicella zoster virus	14, 82, 83, 97, 176, 183, 201, 226
varicella zoster virus anterior uveitis	20
vascular endothelial growth factor	24, 244
VEGF	24, 244
Very Late antigen	270
Vitrasert®	118
vitreous haze	53
VKH	80, 105, 284
VLA	270
Vogt-小柳-原田病	2, 9, 17, 29, 39, 42, 44, 48, 50, 64-67, 70-72, 76, 78, 80, 105, 111, 118, 151, 166, 213, 214, 219, 224, 234, 264, 284
Vogt-小柳-原田病国際診断基準	77
VZV	14, 77, 82, 83, 97, 176, 183, 201, 226
VZV	20
VZV 角膜内皮炎	180
VZV 虹彩炎	14, 177, 178
Wagner 症候群	25
WBC	197
white blood cell	197
white dot syndrome	68
white uveitis	251
window defect	40
YAG レーザー	153
zoster sine herpete	177

専門医のための眼科診療クオリファイ　13
ぶどう膜炎を斬る！

2012年8月10日　初版第1刷発行 ©〔検印省略〕

シリーズ総編集	大鹿哲郎
	大橋裕一
編集	園田康平
発行者	平田　直
発行所	株式会社 中山書店
	〒113-8666　東京都文京区白山 1-25-14
	TEL 03-3813-1100（代表）　振替 00130-5-196565
	http://www.nakayamashoten.co.jp/
本文デザイン・装丁	藤岡雅史（プロジェクト・エス）
印刷・製本	中央印刷株式会社

ISBN978-4-521-73471-2
Published by Nakayama Shoten Co., Ltd.　　　　　　　Printed in Japan
落丁・乱丁の場合はお取り替えいたします

- 本書の複製権・上映権・譲渡権・公衆送信権（送信可能化権を含む）は株式会社中山書店が保有します．
- JCOPY ＜(社)出版者著作権管理機構　委託出版物＞
本書の無断複写は著作権法上での例外を除き禁じられています．複写される場合は，そのつど事前に，(株)日本著作出版権管理システム（電話 03-3817-5670, FAX 03-3815-8199, e-mail: info@jcls.co.jp）の許諾を得てください．

本書をスキャン・デジタルデータ化するなどの複製を無許諾で行う行為は，著作権法上での限られた例外（「私的使用のための複製」など）を除き著作権法違反となります．なお，大学・病院・企業などにおいて，内部的に業務上使用する目的で上記の行為を行うことは，私的使用には該当せず違法です．また私的使用のためであっても，代行業者等の第三者に依頼して使用する本人以外の者が上記の行為を行うことは違法です．

■東京都眼科医会監修■
インフォームドコンセント支援システム

iCeye
アイシーアイ

白内障・緑内障・加齢黄斑変性

標準価格 ¥79,800
WindowsXP/Vista/7対応

「何度も同じ説明をするのが大変」
「いくら説明してもわかってもらえない」

―― 病気説明の負担を軽減する3つのツール

病気解説ツール
患者様の待ち時間を利用して
病気を知っていただく解説動画

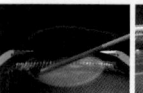

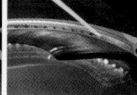

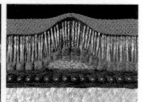

超音波乳化吸引術　レーザー線維柱帯形成術　滲出型加齢黄斑変性

眼球描画ツール
患部説明の書き込みが可能な
3次元CG眼球模型

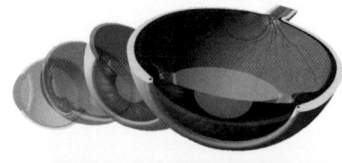

CG描画ツール
書き込み可能なCG動画で
資料作成の時間短縮

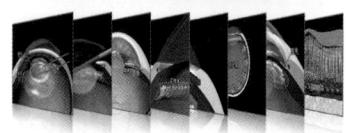

ご注文・お問合せ
Mimir Sun-Bow
有限会社ミミル山房
TEL 042-577-3299
(平日 10:00～20:00)

FAX　042-577-3705
E-mail　iceye@mimir.ne.jp
Web　http://iceye.mimir.ne.jp

〒186-0004
東京都国立市中1-9-4国立ビル506
iCeyeはミミル山房の登録商標です。

詳細はWebで　http://iceye.mimir.ne.jp
デモ版無料貸出　※製品の全内容をご確認の上ご購入いただけます

専門医認定をめざす,専門医の資格を更新する眼科医必携!
変化の速い眼科領域の知見をプラクティカルに解説

専門医のための
眼科診療クオリファイ

第II期(全10冊)好評刊行中!!

●シリーズ総編集　大鹿哲郎(筑波大学)　大橋裕一(愛媛大学)
●B5判／各巻約250頁／並製／本体予価：12,000～15,000円

●各巻の構成と編集　※配本順、タイトルなど諸事情により変更する場合がございます。　※白抜き数字は既刊。

⑪ 緑内障薬物治療ガイド	相原　一(東京大学)	定価(本体14,000円+税)	
⑫ 角膜内皮障害 to the Rescue	大橋裕一(愛媛大学)	定価(本体14,500円+税)	
⑬ ぶどう膜炎を斬る!	園田康平(山口大学)	定価(本体14,500円+税)	
14 網膜機能検査 A to Z	近藤峰生(三重大学)	本体予価 13,500円	
15 メディカルオフサルモロジー(眼薬物治療)	村田敏規(信州大学)	本体予価 13,500円	
16 糖尿病眼合併症	白神史雄(香川大学)	本体予価 13,500円	
17 裂孔原性網膜剥離―How to treat	瓶井資弘(大阪大学)	本体予価 13,500円	
18 眼底OCTのすべて	飯田知弘(東京女子医科大学)	本体予価 13,500円	
19 ドライアイスペシャリストへの道	横井則彦(京都府立医科大学)	本体予価 13,500円	
20 眼内レンズの使い方	大鹿哲郎(筑波大学)	本体予価 13,500円	

前金制
第II期(全10冊)
セット価格ございます!

第II期(全10冊)予価合計
~~137,500円+税~~

17,500円おトク!!

セット価格
→ 120,000円+税

※送料サービス
※お申し込みはお出入りの書店または
直接中山書店までお願いします

中山書店
〒113-8666 東京都文京区白山1-25-14　TEL 03-3813-1100　FAX 03-3816-1015
http://www.nakayamashoten.co.jp/